Die Formen der Vergesellschaftung im Tierreiche.

Ein systematisch-soziologischer Versuch

von

Dr. P. Deegener
Professor der Zoologie an der Universität Berlin

Leipzig
Verlag von Veit & Comp.
1918

Druck von Metzger & Wittig in Leipzig.

Dem Andenken
meiner im Kriege gefallenen
Schüler und Freunde.

Inhaltsübersicht.

Vorbemerkungen.

Unter Tiergesellschaften versteht man im allgemeinen zumeist nur solche Vereinigungen von Tieren, welche vorübergehend oder dauernd eine mehr oder minder feste und in sich geschlossene Gemeinschaft bilden, die als solche dem Individuum gegenüber der solitären, einsiedlerischen Lebensführung Vorteile gewährt. Der Begriff der Gesellschaft soll jedoch in der vorliegenden Abhandlung weiter gefaßt werden und alle Fälle in sich schließen, in welchen sich zwei oder mehr Einzeltiere zu gemeinsamer Lebensführung wenn auch nur für beschränkte Dauer miteinander vereinigen, gleichgültig, ob in diesem Zusammenschlusse als solchem ein Wert für die Einzelperson liegt oder ob die Zusammenrottung oder die Ansammlung an einem Orte durch Vorteile bedingt ist, die nicht mit dieser Ansammlung selbst erreicht werden.

Wenn man mit dem herkömmlichen Begriffe der menschlichen Gesellschaft, die in diesem Buche nicht mitbehandelt werden soll, an den uns beschäftigenden Stoff herantritt, so wird man nur die Familien, Herden, Staaten usw. der Tiere als Genossenschaften anerkennen, weil man von vornherein mit der Vorstellung einer Vergesellschaftung auch einen in ihr liegenden Wert für jedes Mitglied als vorhanden und unerläßlich vorauszusetzen pflegt und nur da eine Gesellschaft in irgendeiner Form anzuerkennen geneigt ist, wo dieser innere Wert als der Zweck nachweisbar wird, welcher die Verbindung der Einzeltiere zu einer Körperschaft teleologisch rechtfertigt. Nun muß aber nicht notwendig ein Zusammenschluß von Einzeltieren seine Berechtigung in sich selbst tragen; er kann vielmehr auch ausschließlich durch äußere Umstände bedingt sein, ohne selbst Sozietätswerte zu schaffen, und die Versammlung mehr oder minder zahlreicher Individuen, d. h. die Gesellschaft, erscheint dann als solche unwesentlich, wertlos und akzidentiell, immer aber doch noch als eine Gesellschaft im weiteren Sinne, die wir, wenn von Tiergesellschaften die Rede sein soll, nicht unberücksichtigt lassen dürfen. Allerdings besteht zwischen diesen beiden Arten der Gesellschaft ein sehr augenfälliger Unterschied, der leicht zu erkennen ist, wenn man ausgeprägte Repräsentanten essentieller und akzidentieller Vergesellschaftungsformen zur Beurteilung vor sich hat. Niemand wird zweifeln, daß ein Ameisenstaat, ein Bienenstaat, eine Rebhuhnfamilie usw. in der Vergesellschaftung der Einzeltiere selbst ihren Wert und ihre Existenzberechtigung tragen; daß dagegen z. B. die Kolonien der Blattläuse mit der Vergesellschaftung der Einzeltiere für diese keine Vorteile geschaffen haben, welche diese oft sehr individuenreichen Ansammlungen als solche gerechtfertigt erscheinen ließen, daß die Blattlauskolonien also keinen essentiellen, sondern rein akzidentiellen Charakter besitzen. Aber wir sind einer ganzen Anzahl von Tiergesellschaften gegenüber nicht in der Lage, mit voller Sicherheit zu entscheiden, ob eine essentielle oder akzidentielle Vergesellschaftung vorliege, eine Schwierigkeit, die uns trotzdem nicht hindern darf, diese beiden Begriffe beizubehalten und der Einteilung zugrunde zu legen. Denn in der Tat ist dieser Unterschied zwischen akzidentiellen und essentiellen Gesellschaften zu fundamental, als daß er übergangen werden könnte, um ohne Rücksicht auf ihn die Gesellschaften nur ihrer Form und Entstehung nach zu beurteilen und zu klassifizieren. Wir werden der Natur besser gerecht, wenn wir diesen Unterschied nicht nur festhalten, sondern noch betonen, ohne uns zu scheuen, die unvermeidlichen Schwierigkeiten mit in Kauf zu nehmen, die uns erwachsen, wenn wir nach diesem Gesichtspunkte die Genossenschaften im Einzelfalle zu beurteilen haben.

Die Ausdrücke „essentiell" und „akzidentiell" sind hier statt der sonst wohl gebräuchlichen „reziprok" und „indifferent" deshalb gewählt, weil sie die verschiedene Beschaffenheit der so benannten Gesellschaftsarten besser ihrem eigentlichen Wesen nach kennzeichnen; denn es gibt essentielle Vergesellschaftungen, die keineswegs reziprok sind, sondern nur einem Mitgliede oder einer Mitgliedergruppe Vorteil bringen (Parasitismus u. a.); und das Prädikat „akzidentiell" sagt deutlicher aus, daß die Ursachen für eine Sozietät nicht in ihr selbst liegen und daß mit ihr dem Mitgliede Vorteil schaffende Zwecke nicht verbunden sind oder erstrebt werden, als die Bezeichnung „indifferent". Auch verhalten sich die akzidentiell assoziierten Tiere nicht immer durchaus indifferent gegeneinander.

Die akzidentielle erscheint zunächst als die primitivere und rohere Gesellschaftsform, die aber sehr wohl zu einer essentiellen als der eigentlichen Gesellschaft oder Sozietät werden konnte, wenn sich aus ihr gewisse Vorteile für die Einzeltiere ergaben. Sicher beruht, genetisch betrachtet, eine Anzahl essentieller Gesellschaften primär auf außer ihnen gelegenen Ursachen, d. h. sie wurden nicht der bloßen Gesellschaftsvorteile wegen erstrebt und stellten sich ursprünglich per accidens ein. Aber auch die essentiellen Gesellschaften können sehr primitiv sein und müssen keineswegs aus akzidentiellen hervorgegangen sein. So ist die Vergesellschaftung der Geschlechter zum unmittelbaren Zwecke der Kopulation und zum mittelbaren Zwecke der Fortpflanzung eine ganz ursprüngliche, durch keine akzidentielle vorbereitete oder aus solcher hervorgegangene sehr essentielle Vereinigung von Tieren, die selbst zur Basis hochwertiger Sozietäten werden konnte, aber nicht mußte. Sobald eine Gesellschaft primär oder sekundär selbst gewisse Werte schuf oder bestimmten Ansprüchen oder Bedürfnissen Befriedigung gewährte derart, daß sie das Mittel zu einem ohne sie nicht erreichbaren Zwecke wurde, hatte oder erhielt sie damit essentiellen Wert, der sich, von der primitivsten Stufe ausgehend, so weit steigern konnte, daß die Sozietät conditio sine qua non für die Existenz des Individuums wurde. Die Antwort auf die Frage, ob ein solcher Sozietätswert vorhanden sei und wo er liege, wird im Einzelfalle darüber zu entscheiden haben, ob die Gesellschaft als akzidentiell oder als essentiell anzusprechen sei.

Das Problem, ob die Selektion die Tiergesellschaften geschaffen haben könne, soll hier nicht eingehend erörtert werden. Nur muß darauf hingewiesen werden, was leider noch zu oft übersehen wird, daß überhaupt eine Gesellschaft erst einmal ohne Selektion entstanden sein muß, bevor diese darüber entscheiden kann, ob die vergesellschafteten Tiere im Daseinskampfe besser zu bestehen vermögen als ihre ungesellig lebenden Verwandten; daß also die Gesellschaft nicht selbst durch eine Selektion, die diese ja als schon vorhanden voraussetzt, entstanden sein kann; daß die Selektion höchstens über Sein und Nichtsein der Gesellschaft zu entscheiden hatte, sie also allenfalls zuließ, aber nicht schuf. So drückt sich auch Darwin aus, wenn er sagt: „Bei denjenigen Tieren, welche den Vorzug erhielten, in enger Verbindung zu leben, werden die Individuen, welche das größte Vergnügen daran fanden, in Gesellschaft zu sein, verschiedenen Gefahren am sichersten entgangen sein, während diejenigen, die sich am wenigsten um ihre Genossen kümmerten und einsam lebten, in größerer Anzahl vernichtet worden sein mögen“.

Der Standpunkt, den man der Selektion gegenüber einzunehmen hat, wird mehr unter Benutzung anderen als unseres speziellen Stoffes zu gewinnen sein. Daß es mit ihrer schöpferischen Kraft und Allmacht nichts sei, und daß man mit der ständigen Formel: „wer so variierte, blieb übrig“ nur ein tieferem Eindringen hinderliches und daher nur einer gewissen Oberflächlichkeit genügendes Quietiv einem schwer zu lösenden Probleme gegenüber gefunden habe, beginnen die Biologen — freilich etwas spät — einzusehen.

Einteilung und Kennzeichnung der Gesellschaftsformen.

Zur Erleichterung des Überblickes stelle ich der ausführlicheren Behandlung die Einteilung und kurze Kennzeichnung der in diesem Buche unterschiedenen Gesellschaftsformen voran. Sie wurde im Zoolog. Anzeiger, Bd. 49, 1917, unter dem Titel: „Versuch zu einem System der Assoziations- und Sozietätsformen im Tierreiche" veröffentlicht.

I. Teil: Akzidentielle Vergesellschaftungen oder Assoziationen.

Vergesellschaftungen artgleicher oder artverschiedener Tiere, deren Wert nicht in ihnen selbst liegt, d. h. die als solche nicht Mittel zu einem dem Einzelmitgliede nützlichen Zwecke werden.

A. Homotypische Assoziationen. Vergesellschaftungen artgleicher Tiere.

a) Kormogene Assoziationen. Stöcke, Kolonien oder Kormen miteinander verwachsener Einzeltiere oder Personen.

I. Primäre Kolonien. Die von derselben Mutter abstammenden Individuen sind (vorübergehend oder dauernd) miteinander verbunden, bleiben von vornherein beisammen und kommen nicht nachträglich zusammen.

1. Homomorphe Kolonien. Alle Mitglieder des kolonialen Verbandes sind untereinander gleich. (Beispiele: Synura, Ophrydium, Carchesium.)

2. Heteromorphe Kolonien. Die Mitglieder des kolonialen Verbandes sind untereinander verschieden. (Beispiele: Strobila der Scyphozoen, Autolytus, Myrianida während des Bestandes der Tierkette.)

II. Sekundäre Kolonien, Konkreszenzkolonien. Die Mitglieder, die nicht notwendig von derselben Mutter abstammen, verwachsen nachträglich miteinander.

1. Konkreszenzkolonien auf ontogenetischer Grundlage. Die nachträglich miteinander verwachsenen Mitglieder stammen von derselben Mutter ab. (Beispiele: Poteriodendron, Dinobryon, Kettensalpen.)

2. Konkreszenzkolonien ohne ontogenetische Grundlage. Die nachträglich miteinander verwachsenen Mitglieder sind nicht Töchter derselben Mutter. (Beispiele: Ascidien, Muscheln.)

b) Assoziationen nicht miteinander verwachsener Individuen. Die Mitglieder sind zwar durch assoziierende Ursachen miteinander zu einer Einheit (Gesellschaft) verbunden, aber nicht miteinander verwachsen.

I. Primäre Assoziationen. Die Mitglieder sind von vornherein miteinander vergesellschaftet.

α) Auf Grund ungeschlechtlicher Fortpflanzung bei gemeinsamer ontogenetischer Abstammung. Syngenium.[1]*) (Beispiele: Stentor, Vorticella, Scyphostomen.)

Monosyngenium. Die Gesellschaft wird nur von den Töchtern derselben Mutter gebildet.

Polysyngenium. Die Gesellschaft wird von den Kindern und Kindeskindern derselben Stammutter gebildet.

β) Auf Grund geschlechtlicher Fortpflanzung bei gemeinsamer oder nicht gemeinsamer Abstammung.

β_I. Gemeinsame ontogenetische Abstammung. Familien. Die kindlichen Mitglieder der Gesellschaft stammen von derselben Mutter; die Gesellschaft ist eine einfache Familie.

1. Sympaedium[2]). Kinderfamilie. Die Kinder derselben Mutter bilden allein, ohne ihre Eltern, die Gesellschaft. (Beispiele: Spinnen, Lophyruslarven, Larven von Malacosoma neustria L. und M. castrense L., Larven von Eriogaster lanestris L., Euproctes chrysorrhoea L. Thaumetopoea Hb. solitäre Apiden, Spheciden, Borkenkäfer.)

2. Gynopaedium[3]), Mutterfamilie. Die Mutter bildet mit ihren Nachkommen die Gesellschaft.

Monogynopaedium: Die Familiengesellschaft besteht aus der Mutter und ihren Kindern. (Beispiel: Blattläuse.)

Polygynopaedium: Die Familiengesellschaft besteht aus der Mutter, ihren Kindern und Kindeskindern (Beispiel: Blattläuse.)

3. Patrogynopaedium[4]), Elternfamilie. Beide Eltern bilden mit ihren Kindern die Gesellschaft. (Beispiel: Necrophorus.)

β_{II}. Keine gemeinsame ontogenetische Abstammung aller kindlichen Mitglieder. Kombinierte Familien. Die Kinder stammen von verschiedenen Müttern derselben Art ab.

1. Synchoropaedium[5]): Die vergesellschafteten Kinder entstammen den an demselben günstigen Orte abgelegten Eiern verschiedener Mütter. (Beispiele: Jugendformen von Pyrrhocoris, Culexlarven, Kaulquappen.)

---

*) Die Ziffern beziehen sich auf die Worterklärung S. 18.

2. Symphagopaedium[6]: Die vergesellschafteten Kinder entstammen den an dieselbe Nahrung abgelegten Eiern verschiedener Mütter. (Beispiele: in Käse, Aas oder Kot lebende Fliegenlarven.)

II. Sekundäre Assoziationen. Die Mitglieder sind nicht von vornherein miteinander vergesellschaftet, sondern schließen sich erst nachträglich zusammen.

1. Sysyngenium.[1] Die Gesellschaft entsteht durch die sekundäre Vereinigung zweier oder mehrerer Syngenien oder Polysyngenien.
2. Sysympaedium[2], zusammengesetzte Kinderfamilie. Die Gesellschaft besteht aus zwei oder mehr sekundär miteinander vereinigten Kinderfamilien (Thaumetopoearaupen, Raupen von Malacosoma castrense L. und Hyphantria cunea Dru.).
3. Sympolyandrium.[7] Die Gesellschaft setzt sich aus Polyandrien (essentiellen polyandrischen Ehebündnissen, siehe unten) zusammen. (Beispiel: Alcippe lampas Hancock).
4. Synchorium[8], Platzgemeinschaft. Die Mitglieder der Gesellschaft werden durch die Gunst des Ortes zu einer Gemeinschaft vereinigt. (Beispiele: Cirripedien an Steinen, Felsen, Holz usw., Austern, Mytilus, Dreissensia, Häutungsspiegel der Nonnenraupen, Kolonien solitärer Raubwespen u. a.)
5. Syncheimadium[9], Überwinterungsgesellschaft, Winterschlafgesellschaft. Die Mitglieder der Gesellschaft finden sich zu gemeinsamer Überwinterung zusammen. (Beispiele: Feuersalamander, Kreuzotter, Fledermäuse.)
6. Synhesmium[10], Schwarmgesellschaft. Die Gesellschaft entsteht durch gemeinsames Schwärmen unter dem Einflusse des Fortpflanzungstriebes (Palolowurm, Palingenia longicauda Olivier, Polymitarcys virgo Ol., Oligoneura rhenana Imh.).
7. Symphagium[11], Freßgesellschaft, Tischgenossenschaft. Die Mitglieder sammeln sich an derselben Nahrung, die sie gemeinsam verzehren. (Beispiele: Fäulnisprotozoen, Fliegen an Aas, Kot, Baumsaft; Aaskäfer und Coprophagen, Blütenbesucher u. a.)
8. Symporium[12], Wandergesellschaft. Die Gesellschaft besteht aus Tieren, welche eine gemeinsame Ursache oder der Weg zu einem gemeinsamen Ziele zu gemeinschaftlicher Wanderung zusammenführt. (Beispiele: Landkrabben, Raupen von Pieris brassicae L.; Pyrameis cardui L., P. rapae L., Lymantria monacha L.; Agrotis suffusa Tutt., A. segetum Schiff., Heliothis armigera Hb., Plusia gamma L., Deiopeia pulchella L. u. a.,

Libellen, Maikäfer, Coccinellen, Heuschrecken, Ellritzen, Anadromen, Katadromen, Wanderfische des Süßwassers.)

9. Symphotium[13]), Lichtgesellschaft. Die Mitglieder versammeln sich bei einer Lichtquelle. (Beispiele: zahlreiche Insekten; Cladoceren, Ostracoden.)

10. Synaporium[14]), Notgesellschaft. Die Vergesellschaftung wird den Mitgliedern durch ungünstige äußere Bedingungen aufgezwungen, ist also durch eine Notlage entstanden, ohne übrigens ein Mittel zu deren Beseitigung zu sein. (Beispiele: Durch Wind zusammengewehte Blattläuse, am Strande zusammengetriebene Maikäfer, wipfelnde Nonnenraupen.)

B. Heterotypische Assoziationen. Die Gesellschaften bestehen aus artverschiedenen Mitgliedern.

1. Heterosymphagopaedium.[6]) Die Mitglieder entstammen Eiern, welche von artverschiedenen Müttern an dieselbe Nahrung abgelegt worden sind. Die Gesellschaft ist primärer Natur, im Gegensatze zu den folgenden. (Beispiele: Larven von Scatophaga stercoraria L. + Lucilia caesar L. + Sarcophaga carnaria L. + Homalomyiaarten + Psychoda phalaenoides Meig. + Scatopse notata L. + Sepsis cylindrica Fabr. + Bibioarten + Borborusarten.)

2. Heterosynchoropaedium. Die Mitglieder entstammen Eiern, welche von artverschiedenen Müttern an demselben geeigneten Orte abgelegt worden sind. Die Gesellschaft ist gleich der vorhergehenden und, im Gegensatze zu den folgenden, primärer Natur. (Beispiele: Artverschiedene Mückenlarven in demselben Wasserbecken; Froschlarven.)

3. Heterosynchorium.[8]) Die synchoristisch vergesellschafteten Mitglieder gehören verschiedenen Tierarten an. (Beispiele: Riffkorallen, Austern und Miesmuscheln; Lasius niger (L.) F. + Lasius flavus (Deg.); Lasius alienus (Foerst) + Lasius flavus (Deg.); Dolichoderus quadripunctatus (L.) + Colobopsis truncata (Spin.) + Leptothorax affinis (Mayr.); Geophilus + Julus + Porcellio; Vögel an gemeinsamen Schlafplätzen.)

4. Heterosyncheimadium.[9]) Überwinterungsgesellschaften, die aus artverschiedenen Tieren bestehen. (Beispiele: Fledermäuse, Insekten.)

5. Heterosynhesmium.[10]) Die Mitglieder der Schwarmgesellschaft sind artverschieden; die Komponenten der Gesellschaft sind homotypische Synhesmien. (Beispiele: Palolowurm mit anderen Polychaeten.)

6. Heterosymphagium.[11]) Vergesellschaftung artverschiedener Tiere mit dem Charakter des Symphagiums. (Beispiele: Fäulnisprotozoen, Aasfresser, Coprophagen, Pilzfresser, Aasvögel.)
7. Heterosymporium.[12]) Wandergesellschaften, die aus verschiedenen Tierarten bestehen. (Beispiele: Hybernia defoliaria Cl. + H. aurantiaria Esp.; Eugonia angularia Thnbg. + Gnophis quadra L.; Plusia gamma L. mit Vögeln; Libellen verschiedener Art; Coccinellen verschiedener Art.)
8. Heterosymphotium.[13]) Die Gesellschaft besteht aus artverschiedenen am Lichte versammelten Tieren. (Beispiel: zahlreiche Insekten.)
9. Heterosynaporium.[14]) Synaporielle Vergesellschaftung artverschiedener Tiere. (Beispiele: zahlreiche Wasserbewohner in eintrocknenden Teichen; Insekten u. a. bei Überschwemmungen; Flüchtlinge vor dem Präriebrande.)
10. Coincubatium, Brütegesellschaft. Sie entsteht da, wo verschiedene Vogelarten, um ihre Nester anzulegen und ihre Eier auszubrüten, einen geeigneten Ort als gemeinsamen Nistplatz wählen. (Beispiele: Vogelberge und Vogelinseln.)
11. Symphorium.[15]) Ein oder mehrere lebende Tiere siedeln sich auf dem Körper eines anderen artfremden Tieres an und bilden mit ihm eine heterotypische Vergesellschaftung ohne Mutualismus oder einseitigen Vorteil. (Beispiele: Balaniden auf sessilen Muscheln, Synascidien, sessile Anneliden, Bryozoen und Muscheln auf anderen Muscheln usw.)

II. Teil: Essentielle Vergesellschaftungen oder Sozietäten.

Vergesellschaftungen artgleicher oder artverschiedener Tiere, deren Wert in ihnen selbst liegt, d. h. die als solche Mittel zu einem den Einzelmitgliedern oder einem Teile der Mitglieder nützlichen Zwecke werden.

A. Homotypische Sozietäten. Gesellschaften artgleicher Tiere.

a) Kormogene Sozietäten. Stöcke, Kolonien oder Kormen miteinander verwachsener Einzeltiere oder Stöcke.

I. Primäre Kolonien. Die von derselben Mutter abstammenden Individuen sind von ihrer Entstehung ab miteinander verbunden.

α) Reziproke Kolonien. Die Mitglieder der Gesellschaft stehen in einem reziproken Verhältnisse zueinander, d. h. der Vorteil, welchen der koloniale Verband gewährt, kommt allen Mitgliedern zustatten.

α_1) Homomorphe Kolonien. Alle Mitglieder des kolonialen Verbandes sind untereinander gleich.

1. Teilungskolonien. Die Mitglieder gehen auf hemitomischem Wege[1] auseinander hervor. (Beispiele: Mäandrinen, [Volvox]).

2. Knospungskolonien. Die Kolonien bestehen aus Mitgliedern, die durch unvollständige Knospung entstanden sind. (Beispiele: Asconen, Hornschwämme, Hydrozoen, Anthozoen, Clavelliniden, Perophoriden.)

α_2) Heteromorphe und polymorphe Kolonien. Die Mitglieder des kolonialen Verbandes sind nicht alle untereinander gleich.

1. Teilungskolonien. Die Mitglieder sind durch Teilung entstanden. (Beispiel: Volvox, [Metazoenkörper als Zellenkolonie oder Zellstaat gefaßt].)

2. Knospungskolonien. Die Mitglieder sind durch Knospung entstanden. (Beispiele: Tubularinen, Campanularinen, Siphonophoren, Bryozoen.)

β) Irreziproke Kolonien, Kolonien mit einseitigem Vorteile. Die Mitglieder der Kolonie stehen in einem irreziproken Verhältnisse zueinander, d. h. der Vorteil, welchen der koloniale Verband gewährt, kommt nicht allen Mitgliedern zustatten. (Vorübergehender Zustand während der Knospung vor der Ablösung oder Reife der Knospe.)

II. Sekundäre Kolonien. Die Kolonien entstehen durch nachträgliches Verwachsen von Personen oder Stöcken miteinander. (Beispiele: Gemmulae der Spongilliden, Larven oder fertige Tiere von Poriferen, Hydroidstöckchen, Larven oder Stöcke von Anthozoen.)

b) Sozietäten freier Individuen. Die Mitglieder der Sozietät sind nicht miteinander verwachsen.

b_1) Auf sexueller oder genetischer Basis entstandene Sozietäten. Familienverbände und geschlechtliche Verbindungen.

I. Primäre Sozietäten, Familien. Die kindlichen Mitglieder der Familie sind vom Vater oder von der Mutter oder von beiden Eltern her gleicher Abstammung und von vornherein vergesellschaftet.

α) Reziproke Familien. Die Sozietätswerte erstrecken sich auf alle Mitglieder.

---

[1] Vgl. Deegener, Versuch zu einem System der Monogonie im Tierreiche. Zeit. f. wiss. Zool. Bd. 113. S. 606. 1915.

1. Sympaedium[2]), Kinderfamilie. Die Kinder derselben Mutter bilden allein, ohne ihre Eltern, die Familiensozietät.

1α) Homomorphes Sympaedium. Die Mitglieder sind untereinander morphologisch gleich (von der Geschlechtsverschiedenheit abgesehen). (Beispiele: Jungfische, junge Vögel, Junghasen.)

1β) Heteromorphes Sympaedium. Die Mitglieder sind nicht untereinander morphologisch gleich. (Beispiele: Bienenstaat zeitweise, z. B. nach Abflug des Vorschwarmes; verwaister Termitenstaat.)

2. Gynopaedium[3]), Mutterfamilie. Die Familie besteht aus der Mutter mit ihren Kindern.

2α) Homomorphes Gynopaedium. Die Mitglieder der Mutterfamilie sind (von Geschlechtsunterschieden abgesehen) untereinander gleich. (Beispiele: Gryllotalpa, Forficula, viele Vögel und Säugetiere.)

2β) Heteromorphes Gynopaedium. Die Mitglieder der Mutterfamilie sind untereinander nicht gleich. (Beispiele: Bienenstaat, Ameisenstaat.)

3. Patrogynopaedium.[4]) Die Familie besteht aus Vater, Mutter und Kindern.

3α) Homomorphes Patrogynopaedium. Die Elternfamilie besteht aus den Eltern und ihren ihnen wesentlich gleichenden Kindern.

$3\alpha_I$) Monogame Elternfamilie. Die Familie enthält außer den Kindern nur einen Vater und eine Mutter. (Beispiele: Löwen z. T., Rebhuhn, Singvögel und andere monogame Vögel.)

$3\alpha_{II}$) Polygame Elternfamilie. Die Familie besteht aus einem Vater, mehreren Müttern und deren Kindern. (Beispiele: Guanaco, Banteng, Robben und andere polygyne Säugetiere.)

3β) Dimorphes Patrogynopaedium. Die mit den Eltern zusammenlebenden Kinder sind echte (tertiäre) Larven und als solche von jenen morphologisch verschieden. (Beispiel: Passaliden.)

3γ) Polymorphes Patrogynopaedium. Unter den Mitgliedern herrscht Polymorphismus mit Arbeitsteilung. (Beispiel: Termitenstaat.)

4. Patropaedium: Die Familie besteht aus dem Vater und seinen Kindern. (Beispiele: Stichling, Makropoden, Amia calva L.)

β) Irreziproke Familien. Die Sozietätswerte erstrecken sich nur auf die kindlichen Mitglieder.

1. Gynopaedium[3]), Mutterfamilie. (Glossosiphoniden, manche Amphibien, wie Hylodes lineatus, Pipa dorsigera.)

2. Patropaedium, Vaterfamilie. (Beispiele: Syngnathus, Hippocampus, Alytes, Arthroleptis, Phyllobates, Rhinoderma.)

II. Sekundäre Sozietäten. Die Mitglieder der Sozietät sind nicht von vornherein vergesellschaftet, sondern finden sich erst nachträglich zusammen oder bilden wenigstens eine von der schon bestehenden abweichende Gesellschaftsform sekundär.

1. Sexuelle Sozietäten der Protozoen. Vergesellschaftung zum Zwecke der Caryogamie. (Beispiele: Verklebung von Primiten und Satelliten bei Gregarinen, Konjugation bei Ciliaten.)

2. Connubium simplex der Metazoen. Ehe zwischen artgleichen Tieren verschiedenen Geschlechtes oder Zwittern.

2α) Polygamium. Die Ehegenossenschaft besteht aus mehr als zwei Personen.

$2\alpha_{I}$. Polygynium. Die Ehegenossenschaft besteht aus einem Männchen und mehreren Weibchen. (Beispiele: Polygyne Borkenkäfer, polygyne Vögel und Säugetiere.)

$2\alpha_{II}$. Polyandrium. Mehrere Männchen gesellen sich einem Weibchen zum Zwecke der Kopulation zu, ohne daß notwendig alle Männchen zum Koitus zugelassen werden. (Beispiele: Sperling, Hase, Fuchs; Phoxinus laevis Agass; manche Insekten [Doppelcopula], Alcippe lampas Hancock.)

2β) Monogamium. Die Ehegenossenschaft besteht aus nur zwei Personen, die geschlechtsverschieden oder hermaphroditisch sind. (Beispiele: Anuren, Schildkröten, zahlreiche Vögel.)

2γ) Communalconnubium. Zwischen den in der Mehrzahl versammelten Männchen und Weibchen herrscht

Promiskuität. Jedes Männchen ist für jedes Weibchen da. (Beispiele: Viele Fische an ihren Laichplätzen; Bergschaf, Bison, Wildschwein zur Brunstzeit.)

2δ) Conconnubium. Die monogamen Tiere versammeln sich zur Brunstzeit zu kleinen Gesellschaften, die während der Kopula fortbestehen. (Beispiel: Kombinierte Monogamien der Kreuzotter.)

3. Perversium simplex. Zum Zwecke der Begattung gebildete (ihren höheren Zweck, die Fortpflanzung, verfehlende) Vergesellschaftung gleichgeschlechtlicher, zumeist männlicher artgleicher Individuen. (Beispiele: ♂♂ von Apis mellifica L., Lucanus cervus L., Melolontha vulgaris L., M. hippocastani F., Rhizotrogus solstitialis L., Aglia tau L., Lasiocampa quercus L., Gonepteryx rhamni L., Musca domestica L., Linyphia clathrata Sund.)

4. Praeconnubium. Versammlung der ungepaarten Geschlechter auf engem Raume zur Paarungszeit oder Vergesellschaftung zweier geschlechtsverschiedener Individuen noch ohne Ehe und oft in noch nicht geschlechtsreifem Zustande, die man als Verlobte bezeichnen kann. (Beispiele: Manche Frösche und Vögel; Spongicola, Eiconaxius, Alpheusarten u. a.)

5. Synhesmium[10]), Schwarmgesellschaft. Die Gesellschaft entsteht durch gemeinsames Schwärmen unter dem Einflusse des Fortpflanzungstriebes.

5α) Androsynhesmium, Männerschwarm. Die Schwarmgesellschaft besteht nur aus männlichen Mitgliedern. (Beispiele: Ephemera vulgata L., Tendipediden, Homalomyia canicularis L. u. a.)

5β) Gynosynhesmium, Weiberschwarm. Die Schwarmgesellschaft besteht nur aus weiblichen Mitgliedern. (Beispiel: Empiden z. T. [Empis borealis L.].)

5γ) Amphoterosynhesmium[22]), Mischschwarm. Die Schwarmgesellschaft besteht aus männlichen und weiblichen Mitgliedern. (Beispiele: Ameisen z. T., Adela viridella Scop.)

b_2) Nicht auf sexueller oder genetischer Basis entstandene Sozietäten.

1. Sysympaedium.[2]) Die kombinierte Kinderfamilie besteht aus zwei oder mehr miteinander vereinigten Kinder-

familien, also aus den Kindern verschiedener artgleicher Mütter. (Beispiele: Jungfische z. T., Edelhirsch zeitweise.)

2. Syngynopaedium.[3]) Die kombinierte Mutterfamilie besteht aus mindestens zwei Gynopädien, die sich als Ganzes miteinander vereinigt haben. (Beispiele: Ameisen z. T., Phoca groenlandica Fabr. zeitweise; Trichechus rosmarus L. zeitweise; Sus scrofa L. zeitweise.)

3. Sympatrogynopaedium.[4]) Die kombinierte Elternfamilie besteht aus mindestens zwei Elternfamilien, die sich zu einer Herde miteinander vereinigt haben. (Beispiele: Cercopithecus, Cynocephalus, Mycetes, Marmota, Oryctolagus cuniculus L., Macrorhinus leoninus L., Callorhinus ursinus L., Elefant, Rinder, Antilopen u. a.; Larus ridibundus L., Philhetaerus socius Lath., Corvus frugilegus L., Sturnus vulgaris L., Colaeus (Lycus) monedula L. u. a.)

4. Adoptionssozietät. Eine Mutter nimmt die Kinder einer fremden artgleichen Mutter an Kindesstatt an. (Beispiele: Säugetiere, Vögel u. a.)

5. Synandrium[16]), Männerbund. Die Sozietät besteht nur aus männlichen Tieren und kann daher nur von vorübergehendem Bestande sein, weil sie der erwachende Geschlechtstrieb jedesmal aufhebt. (Beispiele: Phoca groenlandica Fabr., Ovis ammon L., Palaantilope, Poëphagus grunniens L., Rupicapra rupicapra L., Cervus elaphus L., Sus scrofa L.; Meleagris gallopavo L.; Leuciscus rutilus L.)

6. Syngynium[17]), Weiberbund. Die Sozietät besteht nur aus weiblichen Tieren und ist von unterbrochenem Bestande wie das Synandrium. (Beispiele: Gasterosteus aculeatus L., Leuciscus rutilus L.)

7. Symphagium[11]), Freßgesellschaft. Sozietäten, deren Mitglieder wesentlich durch den von ihnen begehrten Fraß zusammengehalten werden. (Beispiele: Möwen z. T., Necrophorus zeitweise.

8. Synchorium[8]), Platzgemeinschaft. Sozietäten, deren Mitglieder wesentlich durch die günstige Beschaffenheit des Ortes zusammengeführt werden. (Beispiele: Übernachtende Stare, Zaunkönige.)

9. Syncheimadium[9]), Winterschlafgesellschaft. Die Mitglieder der Sozietät kommen zum Zwecke gemeinsamer Überwinterung an einem geeigneten Orte zusammen. (Beispiel: Solitäre Bienen z. T.)

10. Symporium[12]), Wandergenossenschaft. Die Mitglieder treten unter der Wirkung derselben Ursache und um dasselbe Ziel zu erreichen, zu einer Wandergesellschaft zusammen; oder es findet eine Umgruppierung sozialer Tiere zur Bildung der Wandergesellschaft statt. (Beispiele: Bartenwale, Equus hemionus Pall., Wanderratte; Zugvögel; Bienenschwarm, Sciara militaris Now.)
11. Synepileium[18]), Beutegenossenschaft. Mehrere Tiere vereinigen sich miteinander, um mit vereinten Kräften ihrer Beute habhaft zu werden. (Beispiele: Wölfe, Schakale.)
12. Sympaigma[19]), Spielgesellschaft. Die Mitglieder der Sozietät vereinigen sich miteinander zu keinem anderen ersichtlichen Zwecke, als um miteinander zu „spielen". (Beispiel: Gyrinus.)
13. Symphylacium[20]), Schutzbündnisse. Die Mitglieder schließen sich zu einer Sozietät zusammen, welche dem Einzeltiere gesteigerte Sicherheit gewährt. (Beispiele: Zahlreiche Fischschwärme, manche solitären Hymenopteren unter Umständen.)

B. Heterotypische Sozietäten. Die Sozietäten bestehen aus artverschiedenen Mitgliedern.

a) Reziproke Sozietäten. Die Sozietätswerte erstrecken sich auf alle Mitglieder.

I. Sexuelle Verbindungen. Der Geschlechtstrieb führt die Mitglieder zusammen.

1. Connubium confusum. Vergesellschaftung artungleicher Tiere verschiedenen Geschlechtes zum Zwecke der Begattung. (Beispiele: Froschmännchen mit Weibchen anderer Froscharten, Kröten oder Karpfen; Melitaea dictynna Esp. ♂ mit M. athalia Rott. ♀; Zygaena trifolii Esp. ♂ mit Z. filipendulae L. ♀; Coccinella decempunctata L. ♂ mit C. bipunctata L. ♀ u. a.; Amsel ♂ mit Drossel ♀; Wildkater und Hauskatze; Wölfe und Hunde usw.)
2. Perversium confusum. Zum Zwecke der Begattung gebildete (ihren höheren Zweck, die Fortpflanzung, verfehlende) Vergesellschaftung gleichgeschlechtiger artverschiedener Individuen. (Beispiele: Pseudokopulationen zwischen männlichen Fröschen und Kröten; Rhagonycha melanura Oliv. ♂ mit Luciola lusitanica Charp. ♂.)

II. Nicht sexuelle Verbindungen. Nicht der Geschlechtstrieb sondern verschiedene andere Ursachen führen die Mitglieder der Sozietät zusammen.

1. Phagophilium.[21]) Die Mitglieder der einen Gruppe der Sozietät leben von Parasiten der Mitglieder der anderen Gruppe. (Beispiele: Stare und Weidevieh; Pluvianus aegypticus L. und Crocodilus niloticus Laur.; Fledermäuse und Rinderherden.)
2. Synsitium.[23]) Ein Mitglied bewohnt die Schale oder die Körperoberfläche des anderen Mitgliedes; zwischen beiden bestehen mutualistische Beziehungen anderer Art als bei dem Phagophilium und den übrigen reziproken heterotypischen Verbindungen. (Beispiele: Eupagurus prideauxii Hell. mit Adamsia palliata Forbes.; Eupagurus bernhardus L. mit Hydractinia echinata Flem. u. a.)
3. Phylacobium. Die Sozietät entsteht dadurch, daß eine Tierart der anderen das Wohnen in ihrem Bau gestattet und dafür von dem Einmieter geschützt wird. (Beispiele: Camponotus punctulatus subspec. termitarius Em. bei Eutermes- und Anoplotermesarten; Trigona bei Eutermes.)
4. Trophobium. In dieser Sozietät stellt eine Tierart der anderen Sekrete oder Fäzes zur Verfügung oder erschließt ihr sonstwie durch seine Tätigkeit eine Nahrungsquelle, um selbst von der empfangenden Tierart verteidigt oder geschützt zu werden. (Beispiele: Ameisen und Pflanzenläuse; Formica cinerea Mayr. und Gargara genistae F.; Ameisen und Lycänidenraupen; Termitaphis circumvallata Wasm. und Armitermes foreli; Ameisen und Raupen von Psecadia pusiella Röm. und P. decemguttella Hb.)
5. Symphilium. Eine Tierart erschleicht Nahrung und Unterkunft, Schutz, Pflege, das Recht zu Mord und Brutraub durch Darbietung eines von der anderen Tierart gesuchten Narkotikums. (Beispiele: Ameisen und zahlreiche symphile Insekten, Termiten und ihre symphilen Insekten.)
6. Dulobium. Geraubte Tiere anderer Artzugehörigkeit arbeiten für ihre Räuber (als „Sklaven"), genießen aber alle Rechte der Bürger des Raubstaates und alle Vorteile der Sozietät. (Beispiele: Sklavenhaltende Ameisen.)
7. Adoptionssozietät. Die Sozietät entsteht, indem eine Tierart die andere freiwillig freundlich aufnimmt, ohne erkennbare materielle Vorteile durch sie zu gewinnen und ohne durch sie ernstlich geschädigt zu werden. (Beispiele: Formica consocians mit Formica incerta, Anergates und Tetramorium; Bombus silvarum L. und B. arenicola Ths.; Bombus lucorum L. und B. derhamellus K.; Grasmücke mit jungen Nachtigallen; Rotkehlchen mit jungen Zaunkönigen; junge Kuckucke bei ihren Pflegeeltern.)

8. Heterosymphylacium.[20]) Die heterotypischen Mitglieder der Sozietät ergänzen einander in ihren Fähigkeiten derart, daß ihr Zusammenleben der Gesellschaft eine gesteigerte Sicherheit gewährt. (Beispiele: Wildpferde und Strauße, Nandu und Steppenhirsch, Giraffen und Elefanten.)

9. Heterosynepileium.[18]) Mehrere artverschiedene Tiere vereinigen sich zu einer Beutegenossenschaft miteinander, um mit vereinten Kräften zu jagen. (Beispiel: Ciconia alba L. mit Leptoptilus crumenifer [Less.]).

10. Confoederatium. Die Vergesellschaftung artverschiedener Tiere scheint auf einer Freundschaft (Sympathie) zu beruhen und keinen anderen Wert zu haben, als die gegenseitige Zuneigung zu befriedigen. (Beispiele: Krähen und Dohlen; Stare, Krähen und Dohlen; Wacholderdrosseln und Goldammern; Goldhähnchen, Meisen, Baumläufer, Spechtmeisen und Spechte.)

11. Heterosymporium.[12]) Artverschiedene Mitglieder schließen sich unter der Wirkung derselben Ursachen und um dasselbe Ziel zu erreichen zu einer Wandergesellschaft zusammen. (Beispiel: Kraniche und Lerchen.)

b) Irreziproke Sozietäten. Die Sozietätswerte erstrecken sich nicht auf alle Mitglieder der Gesellschaft, der Nutzen ist einseitig und bringt oft der anderen Partei Schaden.

1. Synclopium[24]), Diebsvergesellschaftung. Der Vorteil, welcher aus der Vergesellschaftung erwächst, besteht darin, daß die eine Tierart der anderen mit leichter Mühe und Ersparung eigener Arbeit Nähr- oder Gebrauchsstoffe als Lebensmittel zu ihrem Gebrauche entzieht (stiehlt), welche die bestohlene Tierart angesammelt hat. (Beispiele: Diebstermiten bei anderen Termiten; Diebsameisen bei Termiten; Antennophorusarten bei Lasiusarten, Galleria melonella L. bei Apis mellifica L.)

2. Syllestium[25]), Raubgastgesellschaft. Den Raubgästen fallen Mitglieder oder Eier derjenigen Tierart, mit der sie zusammenleben, für ihre räuberische Ernährung zum Opfer. (Beispiele: Viele Staphylinen bei Ameisen; Systellonotus triguttatus L. ♀ bei Lasius niger L.; Solenopsis fugax (Latr.) For. bei Formicaarten, Polyergus, Lasius, Myrmica, Tetramorium usw.; Metoecuslarven bei Vespa vulgaris L. und V. germanica F.; Myrmedonien bei Termiten; Gonatodes humeralis Guich. und Tupinambis nigropunctatus Spix. bei Termiten; Heringsschwärme und ihre Verfolger.)

3. Paraphagium.[26]) Die Paraphagen sind harmlose, oft ganz unschädliche Genossen ihrer Wirte, von denen sie nur wertlose

Abfallstoffe oder wenigstens keine Substanzen beanspruchen, durch deren Entziehung der Wirt merklich beeinträchtigt wird. (Beispiele: Alcippe lampas Hancock und Eupagurus; Trinodes hirtus Fabr. und Tegenaria domestica L.; Dermestes erichsoni Gglb. und Euproctes chrysorrhoea L.; Dermestes aurichalceus Küst. und Thaumetopoea pityocampa Schiff.; Oxysoma oberthüri Fol. und Myrmecocystus viaticus Fb.; Mallophagen z. T. und Säugetiere oder Vögel; Astacobdella, Histriobdella, Polia und ihre Wirtskrebse.)

4. Synoecium, Wohngenossenschaft. Diese Gesellschaftsform liegt nur da vor, wo eine Tierart bei der anderen nichts weiter sucht als eine geeignete Wohnstätte. (Beispiele: Im Storchnest nistende Sperlinge; im Horste von Pandion haliaëtus Cuv. nistende Sperlingsvögel und Nachtreiher; in Formicanestern bauende Lasius, Myrmica, Tetramorium; Formicoxenus nitidulus Nyl. bei Formica rufa L. und F. pratensis Retz.; Papageien in Termitennestern; Pinnotheresarten in Muscheln.)

5. Paroecium, Nachbargenossenschaft. Eine Tierart sucht bei der anderen (Wohnungs-) Schutz, ohne doch, wie bei dem Synoecium, mit ihr den Wohnraum zu teilen. (Beispiele: Caranx trachurus L. bei Medusen; junge Fische bei Physalien; junge Dorsche bei Cyanea, Crambessa, Aurelia; Seranus bei Astraea; paröcische Fische, Krebse, Schnecken, Muscheln, Würmer, Seesterne und Seeigel auf Korallenriffen.)

6. Metrokoinonium[27]), Mütterbund. Das zur selbständigen Koloniegründung unfähige Weibchen einer Ameisenart schließt sich an das gründungsfähige Weibchen einer anderen Art an und läßt von ihm seine Brut mitaufziehen. (Beispiel: Strongylognathus und Tetramorium.)

7. Symphorium.[15]) Eine Tierart siedelt sich, ohne Parasit zu werden, auf der Körperoberfläche einer anderen Tierart an, ohne daß ein mutualistisches (reziprokes) Verhältnis zwischen Träger und Getragenem zustande kommt. (Beispiele: Cirripedien auf Walen und Haien; Polypenstöckchen auf Krabben: sessile Peritrichen und Suktorien auf Schnecken, Insekten und Krustazeen; Parasitidae (Gamasidae) an Geotrupes, Necrophorus; symphoristische Milben an Apiden; Triungulinus auf Anthophora, Andrena, Eucera, Osmia, Halictus u. a.)

8. Syncollesium[28]), Verkittungsgesellschaft. Eine Tierart verkittet zur Herstellung seines Wohngehäuses die Gehäuse anderer Tierarten, ohne deren Bewohner zu töten. (Beispiele: Sphärien,

Bithynien, Limnaeen, Planorben als Gehäusebausteine der Larve von Limnophilus flavicornis Fabr.)

9. Parachorium.[29]) Eine Tierart sucht im Körper der anderen schützende Unterkunft, ohne zum Parasiten zu werden. (Beispiele: Tierasfer in Holothurien; junge Bitterlinge in Unio; Hydroidpolypen, Aktinien, Polychäten, Ophiuroideen, Krustazeen im Kanalsysteme von Spongien.)

10. Parasitium, Schmarotzergenossenschaft. Das parasitäre Mitglied der Gesellschaft ist mindestens in seiner Ernährung mehr oder minder ausschließlich auf die Existenz des Wirtes angewiesen, dem es assimilierte wertvolle Körpersubstanz entzieht.

Worterklärung der neu eingeführten griechischen Namen.

[1]) Syngenium (σύν zusammen, γενέα Abstammung). [2]) Sympaedium (σύν, παιδίον Kindlein). [3]) Gynopaedium (γυνή Weib, παιδίον Kindlein). [4]) Patrogynopaedium (πατήρ Vater, γυνή Weib, παιδίον Kindlein). [5]) Synchoropaedium (σύν zusammen, χῶρος Platz, παιδίον). [6]) Symphagopaedium (σύν, φαγεῖν essen, παιδίον). [7]) Sympolyandrium (συν, πολύανδρος mit vielen Ehemännern). [8]) Synchorium (συν, χῶρος Platz). [9]) Syncheimadium (σύν, χειμάδιον Winterwohnung). [10]) Synhesmium (σύν, ἑσμός, Schwarm). [11]) Symphagium (συν, φαγειν essen). [12]) Symporium (σύν, πορεία Reise). [13]) Symphotium (σύν, φώς Licht). [14]) Synaporium (σύν, ἀπορία Verlegenheit, Ratlosigkeit, Schwierigkeit). [15]) Symphorium (σύν mit, φέρω trage). [16]) Synandrium (σύν, ἀνήρ Mann). [17]) Syngynium (σύν, γυνή Weib). [18]) Synepileium (σύν, ἐπί darauf zu, λεία Beute). [19]) Sympaigma (σύν, παῖγμα Spiel). [20]) Symphylacium (σύν, φύλαξ Wächter). [21]) Phagophilium (φαγεῖν essen, φίλιος freundlich gesinnt). [22]) Amphoterosynhesmium (ἀμφότερος beide, σύν zusammen, ἑσμός Schwarm). [23]) Synsitium (σύν, σῖτος Nahrung). [24]) Synclopium (σύν, κλοπεία Dieberei). [25]) Syllestium (σύν, ληστεία Rauben). [26]) Paraphagium (παρά neben, φαγεῖν essen). [27]) Metrokoinonium (μήτηρ Mutter, κοινωνία Gemeinschaft). [28]) Syncollesium (σύν, κόλλησις das Anleimen). [29]) Parachorium (παρά neben, χῶρος Ort, Platz).

Erster Teil.

Akzidentielle Vergesellschaftungen oder Assoziationen.

Wir beginnen mit der Besprechung der akzidentiellen Vergesellschaftungen, die ihrerseits wieder, wie die essentiellen, eine Anzahl unter sich verschiedener Formen unterscheiden lassen und auf recht verschiedenen Wegen zustande kommen. Wie aus den einleitenden Bemerkungen hervorgeht, soll unter einer Assoziation eine Vergesellschaftung artgleicher oder artverschiedener Tiere verstanden werden, deren Wert nicht in ihr selbst liegt, die als solche nicht Mittel zu einem dem Einzelmitgliede nützlichen Zwecke wird. Ob dies zutrifft, ist, wie wir sehen werden, nicht immer mit Sicherheit festzustellen, und es bleibt in manchen Fällen noch dem subjektiven Ermessen überlassen, welcher Gesellschaftskategorie man eine Tiergesellschaft zurechnen will. Die Erörterungen darüber werden hier nicht im allgemeinen sondern im Anschlusse an den Spezialfall zu geben sein, bei dessen eingehenderer Betrachtung die sich etwa ergebenden essentiellen Momente zu bewerten sein werden.

Für die Einteilung der akzidentiellen Gesellschaftsformen werden zunächst genetische Gesichtspunkte maßgebend sein; denn es leuchtet ein, daß die Art und Weise der Entstehung einer Tiergesellschaft dieser einen bestimmten Charakter verleihen muß. Mindestens ergibt sich schon aus der gemeinsamen Abstammung von denselben Eltern oder derselben Mutter notwendig die Tatsache, daß alle Mitglieder der Gesellschaft derselben Tierart angehören, und damit gewinnen wir ein zweites, formales Einteilungsprinzip, das uns gestattet, artgleiche Gesellschaften als homotypische („homogene"), artungleiche als heterotypische („heterogene") zu unterscheiden. Unter die homotypischen fallen aber auch solche Gesellschaftsformen, welche, wie die heterotypischen stets, keine gemeinsame Abstammung von denselben Eltern voraussetzen. Daher wird man die homotypischen Assoziationen in primäre und sekundäre einteilen müssen, d. h. in solche, welche auf Grund gemeinsamer Abstammung ihrer Mitglieder homotypisch sind, und solche, deren Homotypie nicht auf gemeinsamer ontogenetischer Abstammung beruht. Es können nun primäre und sekundäre Assoziationen homotypischen Charakters wieder entweder auf kormogener Vermehrung oder auf der Vereinigung nicht miteinander verwachsener Individuen beruhen, daher wir monogonisch entstandene primäre und sekundäre kormogene Assoziationen und primäre und sekundäre Assoziationen freier Individuen zu unterscheiden haben.

Die stets homotypischen kormogenen Assoziationen sind nur als primäre Teilungskolonien und sekundäre Kolonien vorhanden. Als sekundäre sind die kormogenen Kolonien Konkreszenzen auf ontogenetischer oder ohne ontogenetische Grundlage.

Die Assoziationen frei beweglicher Individuen sind als primäre stets homotypisch und entweder auf Grund ungeschlechtlicher Fortpflanzung entstanden und dann Syngenien; oder sie entstehen im Anschlusse an geschlechtliche Fortpflanzung und können dann Gesellschaften der Kinder desselben Elternpaares (Sympädien) oder Gesellschaften der Mutter mit ihren Kindern (Gynopädien) oder beider Eltern mit ihren Kindern (Patrogynopädien) sein; dazu kommen noch Vergesellschaftungen von Kindern verschiedener Mütter derselben Art, deren primäre Natur vornehmlich in einer Ortsgemeinschaft ab ovo begründet erscheint (Synchoropaedium), und Vergesellschaftungen derselben Zusammensetzung, deren primärer Charakter seine Ursache darin hat, daß die Eier verschiedener artgleicher Mütter in dieselbe reichlich vorhandene Nahrung abgelegt werden (Symphagopaedium);

Als sekundäre sind die Assoziationen (wenigstens zeitweise) freier Individuen entweder homotypisch oder heterotypisch. Für die weitere Einteilung der homo- und heterotypischen Assoziationen kommen deren Zusammensetzung sowie die assoziierenden Ursachen in Frage. Sekundär miteinander vereinigte artgleiche Syngenien bilden Sysyngenien; sekundäre Assoziationen von Sympädien sind Sysympädien. Können mehrere Polyandrien (vgl. essentielle Sozietäten, S. 255) zu einer Assoziation zusammengefaßt werden, so haben wir ein Sympolyandrium vor uns. Führt die zur Ansiedelung oder zum gemeinsamen Aufenthalte geeignete Örtlichkeit die Tiere zusammen, so haben wir Platzgemeinschaften (Synchorien) vor uns; wird ein gemeinsamer Zufluchtsort zur Überwinterung gewählt, so kommt noch ein besonderes Kennzeichen zum bloßen Synchorismus hinzu und es entsteht eine Überwinterungsgesellschaft, ein Syncheimadium; Schwärmgenossenschaften oder Synhesmien nennen wir diejenigen Assoziationen, welche durch gemeinsames gleichzeitiges Schwärmen zustande kommen; handelt es sich um eine Tischgesellschaft, die eine von vielen begehrte Nahrung um sich schart, so nennen wir diese ein Symphagium; wo sich zahlreiche Individuen zu gemeinsamem Wandern miteinander verbinden, haben wir eine Wandergenossenschaft oder ein Symporium vor uns; eine von vielen Tieren umschwärmte Lichtquelle schafft eine als Symphotium zu bezeichnende Assoziationsform.

Diese auf recht verschiedenen Grundlagen entstandenen Tiergesellschaften kommen z. T. als homotypische und heterotypische vor. Drei weiterhin noch zu unterscheidende Formen sind aber wohl ausnahmslos heterotypisch: die Brütegenossenschaft oder das Coincubatium, welches artverschiedene Vögel an geeigneten Niststellen zusammenführt, und das Symphorium, die Besiedelung eines lebenden Tieres durch artverschiedene andere Tiere, sind ihrem Wesen nach stets heterotypisch; und die Notgemeinschaften oder Symporien werden in freier Natur nur ganz ausnahmsweise homotypisch sein können, da von der Notlage, welche die Tiere assoziiert, fast regelmäßig mehrere Arten zugleich betroffen werden.

Der folgende Abschnitt wird die Aufgabe haben, die hier nur kurz skizzierten Gesellschaftsformen an der Hand eingehenderer Betrachtungen und unter Heranziehung ausgewählter Beispiele in ihrer charakteristischen Eigenart darzustellen.

A) Homotypische Assoziationen.

Die homotypischen Assoziationen bestehen aus artgleichen Mitgliedern, die, geschlechtlich oder ungeschlechtlich erzeugt, entweder, im Anschlusse an die Art ihrer Entstehung miteinander vereinigt, primäre oder, unabhängig von einer gemeinsamen ontogenetischen Abstammung assoziiert, sekundäre Gesellschaften bilden.

Bei ungeschlechtlicher Vermehrung entstehen, wenn die Teilung oder Knospung unvollständig bleiben, oder wenn ein nachträgliches Verwachsen von verschiedenen geschlechtlich oder ungeschlechtlich erzeugten Individuen oder Kolonien derselben Art stattfindet, kormogene Assoziationen, d. h. Tiergesellschaften, deren Individuen vorübergehend oder dauernd zu einem Cormus (Tierstock, Kolonie) miteinander verbunden sind. Diese kormogenen Gesellschaften mit ihren verschiedenen Formen sollen uns zunächst beschäftigen.

a) Kormogene Assoziationen.

Die kormogenen Assoziationen (Tierstöcke, Kolonien oder Kormen) sind auf die wirbellosen Tiere beschränkt, bei deren höheren Typen (Arthropoden, Echinodermen, Mollusken[1]) sie jedoch vermißt werden.

In gewissen Fällen ist weder ein reziprokes Verhältnis zwischen den Individuen noch überhaupt ein Nutzen erkennbar, der aus dieser Vergesellschaftung entspringt; dann ist sie akzidentiell und Begleiterscheinung einer anders bedingten Form der Fortpflanzung usw. Hierfür wären Synura und Carchesium Beispiele. Die Anordnung der Einzeltiere ist nicht derart, daß

---

[1] Unter den Mollusken könnte höchstens da von einer kormogenen Gesellschaft die Rede sein, wo sich z. B. jüngere Austern auf der Schale älterer oder jüngere Mytilus auf der Schale ihrer älteren Artgenossen ansiedeln, wenn man diese Art der Ansiedlung noch als Konkreszenz gelten lassen will.

etwa eine Summierung der Strudelwirkung zugunsten der ganzen Kolonie stattfände; und auch sonst ist nicht einzusehen, inwiefern ein Nutzen aus der Koloniebildung erwachse, zumal bei der Vernichtung gewöhnlich nicht eins oder einige Individuen zugrunde gehen, sondern die ganze Kolonie.

Bei vielen Protozoen ist die organische Verbindung der Mitglieder nicht derart, daß man eine gemeinsame Ernährung des ganzen Stockes durch die Individuen annehmen könnte; es wird also die Ernährung der Kolonie nicht dadurch sicherer gestellt, daß sie eine Gesellschaft von Einzeltieren ist, und eine Reziprozität könnte höchstens darin gefunden werden, daß der Körper der Kolonie eine bessere Anpassung an die im Wasser schwebende Lebensweise (Synura) ist als die Organisation des Einzeltieres. Jedenfalls kann aber zwischen den Individuen der Kolonie eine Reziprozität bestehen, derart, daß das Leben des Einzeltieres im kolonialen Verbande besser gesichert erscheint. Schon wo jedes Einzeltier der ganzen Kolonie Nahrung zuführt (Polypenstöckchen, Korallen u. a.), ist die Ernährung des Einzeltieres der Kolonie besser gesichert als das des solitär lebenden Individuums — ein Verhältnis, das dann noch eine zweckmäßige Steigerung erfährt, wenn die Kolonie nicht homomorph bleibt, sondern unter Arbeitsteilung ihre Individuen umformt und so als heteromorphe Kolonie in steigendem Maße den Eindruck eines einheitlichen Organismus macht (Siphonophora).

Die Bildung der Kolonien erscheint primär nicht als Selbstzweck. Die Kolonie wird nicht gebildet, weil der koloniale Verband eine günstigere Anpassung an die Lebensverhältnisse ist, sondern die Kolonie entsteht zumeist, weil sich die ungeschlechtlich entstandenen Individuen nicht voneinander trennen; und die Trennung wird deshalb nicht durchgeführt, weil gar kein Antrieb dazu vorliegt, wenn die jungen Tiere ihre Lebensbedingungen schon vor der durchgeführten Sonderung finden. Ist so zunächst rein akzidentiell die Gesellschaft entstanden, so sind mit ihr zwar alle Bedingungen, aber noch nicht die ausschlaggebende Ursache zu einer Arbeitsteilung gegeben, die natürlich als eine sekundäre Erscheinung in der Kolonie auftritt und durch den kolonialen Verband erst möglich wird.

Die zur Koloniebildung führende ungeschlechtliche Fortpflanzung kommt nur bei Parasiten und Wasserbewohnern vor, und vorwiegend die sessilen Tiere neigen zu ihr (Spongien, Hydrozoen, Anthozoen, Bryozoen, Aszidien). Für ein neu entstandenes sessiles Tier ist es, wenn keine Kommunikation der verdauenden Hohlräume besteht, mit Rücksicht auf seine Ernährung gleichgültig, ob es an seiner Mutter oder Schwester sessil bleibt oder sich dicht neben ihr gesondert festsetzt. Bequemer, der Trägheit und geringen Bewegungsfähigkeit mehr entsprechend ist es natürlich, wenn die Tochter den Fußpunkt behält, den sie von vornherein am Mutterkörper besaß. Damit stimmt auch die Tatsache gut zusammen, daß die Hydren, die nicht dauernd an derselben Stelle festsitzen, sondern sich ablösen und wandern, ebenso wie die zur Eigenbewegung auf ihrer Fußscheibe wohl befähigten Aktinien keine Kolonien bilden, obwohl sie sich ebenfalls ungeschlechtlich vermehren. Wo die Lokomotionsfähigkeit noch wohlentwickelt ist, wird weniger Neigung zur Koloniebildung bestehen als da, wo diese durch feste Skelettmassen (Periderm, Kalkgerüst, Nadelgerüst, Mantel) sehr stark herabgesetzt erscheint (Hydrocorallina, Tubularina, Campanularina, Korallen, Spongien, Bryozoen, Tunikaten); und mit dem Grade der Lokomotionsunfähigkeit wird sich die Neigung zur Koloniebildung steigern (Korallen, Hydrokorallinen, Schwämme). Die frei schwimmenden Siphonophorenkolonien sind entweder ebensowenig wie die Kettensalpen aus frei schwimmenden Solitärtieren hervorgegangen, sondern aus sessilen Vorfahren, die schon als solche koloniale Verbände bildeten, oder die Siphonophorenkolonie ging aus einer frei schwimmenden Meduse hervor, die, zur ungeschlechtlichen Vermehrung zurückgekehrt, auch die Koloniebildung ihrer sessilen Vorfahren, der Polypen, wieder aufnahm, wobei die Polypen an ihrem beweglichen Körper eine günstigere Position fanden als anderswo, weshalb kein Zwang zur vollständigen Knospung, d. h. zur Ablösung der Knospen bestand, deren Verbundenbleiben mit ihrer Mutter sich vielmehr als vorteilhaft erwies.

Daß die ungeschlechtliche Vermehrung nicht erst mit der Sessilität erworben wurde, beweisen u. a. die Ziliaten, die, als frei schwimmende Protozoen mit großer Lokomotionsfähigkeit ausgestattet, sich dennoch durch Teilung vermehren. Kolonien aber bilden sie erst als sessile Peritricha, und die Lokomotionsfähigkeit dieser Gruppe erscheint den freien solitären Ziliaten gegenüber stark, wenngleich nicht in dem Maße herabgesetzt, daß nicht auch frei bewegliche Kolonien hätten entstehen können (Ophrydium).

Es gibt aber den bisher besprochenen gegenüber Kolonien, welche von nicht sessilen Vorfahren abstammen, z. B. die Polyzittarien unter den Spumellarien. Jedoch auch hier tritt die Koloniebildung (ungeschlechtliche Vermehrung vorausgesetzt) wenigstens zugleich mit dem Mangel an aktiver Lokomotionsfähigkeit auf; denn die Radiolarien sind schwebende Organismen des Meeres ohne aktive Lokomotionsorgane, und nur mit der Fähigkeit, durch Ausbildung besonderer Vakuolen zu steigen und zu sinken.

Wie in diesem Zusammenhange die freien Flagellatenkolonien (Volvox, Synura, Dinobryon u. a.) zu beurteilen sind, ist kaum sicher zu entscheiden. Stammen sie von sessilen Vorfahren ab? Solange diese Frage nicht entschieden ist, kommen wir zu keiner ausreichend begründeten Beurteilung.

Bei den Parasiten können wir zur Erklärung des Zustandekommens der Kolonien (ungeschlechtliche Vermehrung vorausgesetzt) ebenfalls die geringe Lokomotionsfähigkeit des Individuums heranziehen; denn die hier in Frage kommenden Endoparasiten (Bandwurmfinnen) besitzen überhaupt keine Lokomotionsfähigkeit in ihrem Wirte und werden auch passiv auf den definitiven Wirt übertragen.

Alle diese Tatsachen legen die Vermutung sehr nahe, daß die Kolonie ein Akzidens der Monogonie, begünstigt durch die geringe oder fehlende Lokomotionsfähigkeit der Individuen, sei, daß aber die Monogonie nicht unvollständig wurde, um zum Vorteile des Individuums die Kolonie zu schaffen. Die herabgesetzte Lokomotionsfähigkeit bedingt jedoch nicht notwendig ein Unvollständigbleiben der Monogonie, wie die vollständige Knospung gewisser Schwämme (Polylophus philippinensis Gray., Oscarella lobularis O. Schmidt) und die vollständige exogene Knospung von Taenia echinococcus Sieb. beweisen.

I. Primäre Kolonien.

Die primären Kolonien entstehen als Folgeerscheinung der merotomischen Hemitomie[1], einer Teilung, bei welcher die untereinander gleichen Teilstücke miteinander verbunden bleiben; oder als vorübergehende Assoziationen im Anschlusse an die holotomische Hemitomie, sukzessive Polytomie und metabologene sowie ametabologene Heterotomie als Teilungskolonien; ferner auf Grund homogener imperfekter Gemmatio, gemmationaler und divisionaler Stologonie oder als vorübergehende primäre Assoziationen infolge von heterogener oder homogener perfekter Astologonie als Knospungskolonien. Demnach haben wir zunächst Teilungs- und Knospungskolonien zu unterscheiden. Beide sind insofern primär, als alle Mitglieder, von derselben Mutter stammend, vorübergehend oder dauernd miteinander verbunden bleiben, nicht erst nachträglich zu einem kolonialen Verbande zusammentreten.

Wenn wir unter den Teilungskolonien zweifellos akzidentielle antreffen, so wird unten zu erörtern sein, ob die Knospungskolonien überhaupt jemals als akzidentielle Assoziationen angesehen werden können.

Ist die Teilung eine Homotomie, so entstehen untereinander gleiche Mitglieder der Kolonie, und diese wird homomorph; ist sie eine Heterotomie, so entstehen verschiedene Mitglieder der Kolonie, die dann als heteromorph zu bezeichnen ist. Wir werden also homomorphe und heteromorphe Teilungskolonien zu unterscheiden haben.

Der Charakter der Teilungskolonie, mit Rücksicht auf ihre Zusammensetzung, liegt darin, daß bei jeder Teilung, also bei der Entstehung neuer Individuen, die Mutter als Mitglied der Kolonie verschwindet; und da dies natürlich bei der ersten Teilung schon der Fall ist und die Entstehung der Kolonie diese voraussetzt, ist jede Teilungskolonie mutterlos, d. h. entbehrt der Mutter als tatsächlich mit ihren Töchtern gleichzeitig lebenden Mitgliedes. Es leben auf Grund der Natur des Teilungsvorganges in einer solchen

[1] Vgl. Deegener, Versuch zu einem System der Monogonie im Tierreiche. Zeitschr. f. wiss. Zoologie. Bd. 113. 1915.

Kolonie immer nur die zuletzt entstandenen Generationen, nie die ihnen vorausgegangenen direkten Aszendenten; doch stammen alle Mitglieder der letzten Generationen von derselben Mutter ab, so zahlreich sie auch sein können.

1. Homomorphe Kolonien.

Alle Mitglieder dieses kolonialen Verbandes sind untereinander gleich. Auf Grund prototomisch-merotomischer Hemitomie, d. h. durch einen zu gleichhälftiger Teilung führenden Vorgang, bei welchem die Teilstücke miteinander verbunden bleiben und die Teilungsebene keine näher bestimmbare Lage hat, entstehen die Radiolarienkolonien der Polycittaria. Nur die Zentralkapseln mit ihrem Inhalte teilen sich; die außerhalb der Kapselmembran gelegene Körpermasse bleibt dagegen ungeteilt, und so entstehen Kolonien, deren Einzeltiere in ein gemeinsames Calymma eingeschlossen liegen. Essentielle Werte, welche diese Assoziation geschaffen haben könnte, lassen sich schwer nachweisen. Alle Lebensfunktionen dieser Gesellschaft vermag auch das einzeln lebende Radiolar zu vollziehen. Höchstens wird mit dem Ausfalle der Teilung des extrakapsulären Körpers Arbeit gespart, und vielleicht wird die Position des Einzeltieres insofern günstiger, als durch die Kommunikation der Zytoplasmafäden ein Austausch von Nahrung möglich ist. Ob damit aber mehr Individuen existenzfähig werden als bei den solitären Radiolarien, und ob das Einzeltier der Kolonie merklich besser gestellt sei als das allein lebende Radiolar, kann man wohl bezweifeln. Träfe es dennoch zu, so müßten die Polyzittarien den essentiellen Sozietäten zugerechnet werden. Mir scheinen sie derart auf der Grenze zwischen Assoziationen und Sozietäten zu stehen, daß sie noch vorherrschend akzidentiellen Charakter haben, weshalb sie an dieser Stelle besprochen worden sind.

Die katatomische Merotomie, d. h. die unvollständige Längsteilung, schafft koloniale Verbände von der Art, wie sie Synura, Carchesium, Ophrydium, Zoothamnium u. a. zur Anschauung bringen.

Die kugeligen Synurakolonien sind frei beweglich und bestehen aus einer wechselnden Anzahl von Einzeltieren (gewöhnlich 32), die durch Längsteilung auseinander und in letzter Linie aus einer gemeinsamen Mutter hervorgegangen sind, die zwar als Individuum nicht mehr lebt, aber auch nicht gestorben ist. Sie sind an ihrem Hinterende miteinander verbunden, indem eine das Zentrum der Kolonie bildende protoplasmatische Verbindung erhalten bleibt; oder die Teilung ist eine weniger unvollständige und erstreckt sich auf den ganzen Protoplasmakörper, weshalb dann nur die Hüllen der Einzeltiere miteinander verbunden bleiben und so ein lockerer Zusammenhang gewahrt wird. Nachträglich kann die ganze Kolonie in ihre Einzeltiere zerfallen. In den Fällen, in welchen eine protoplasmatische Verbindung der Mitglieder nicht besteht, kann auch durch diese kein sozialer Wert im Sinne des Stoffaustausches geschaffen werden. Jedes Individuum kann selbständig leben, wie die zerfallenden Kolonien lehren. Worin ein merklicher Vorteil der Assoziation bestehen sollte, vermag ich nicht zu erkennen, da eine Arbeitsteilung ebensowenig wie eine vorteilhafte Arbeitssummierung vorhanden zu sein scheint. Und „solange die zusammensetzenden Individuen nicht physiologisch solidarisch sind, kann die organische Vereinigung, das materielle Band, welches sie umschlingt, keine irgendwie höher stehende Gesellschaft begründen" (Espinas).[1]

Ganz ähnlich wie bei dem besprochenen Chrysomonadinum (Flagellat) liegen die Verhältnisse bei dem peritrichen Ziliat Ophrydium, dessen umfang- und individuenreiche Kolonien einen Durchmesser von 10—15 cm erreichen (O. versatile O. F. M.) und als meist grüne Gallertklumpen häufig ufernahe in Seen gefunden werden. Die dichotomisch verzweigten dünnen Stiele sind im Zentrum der kugeligen oder unregelmäßig geformten Kolonie miteinander verbunden, und der Zusammenhalt der Einzeltiere wird dadurch gesteigert, daß es zu einer Gallertausscheidung kommt. Jedes Einzeltier bildet eine es umhüllende Gallertröhre, welche sich an die benachbarten anlegt und mit ihnen verschmilzt. Über den so entstandenen kompakten Gallertklumpen ragen die Einzeltiere mit einem großen Teile ihres schlanken Körpers hinaus. Essentielle Werte der Assoziation sind auch hier kaum aufzuzeigen; denn inwiefern ist das Individuum in der Kolonie besser situiert, als wenn es isoliert lebte?

Bei Carchesium und Zoothamnium, ebenfalls peritrichen Ziliaten, ist schon ein Unterschied in dem Gesellschaftswerte erkennbar. Bei Carchesium teilt sich nämlich der Stielmuskel nicht, sondern wird bei der Teilung von einer Tochter neu gebildet, während die andere den der Mutter behält. Eine vollkommenere Teilung liegt bei dem nahe verwandten Zoothamnium vor, weil hier auch die Stielfäden längsgespalten werden und sich daher am Grunde sämtlich miteinander vereinigen. Daher ist auch der Zusammenhang der Einzeltiere hier ein innigerer und bedingt eine einheitliche Kontraktion der ganzen Kolonie, während sich bei Carchesium einzelne Teile des Stockes unabhängig voneinander zusammenziehen können. Bei Zoothamnium kann schon von einem essentiellen Werte der Vergesellschaftung gesprochen werden; denn es ist nicht ohne Vorteil für jedes Mitglied der Körperschaft, wenn die Störung, die ein Tier oder deren einige benachbarte zum Zurückziehen veranlaßt, die ganze Kolonie aus dem Bereiche der störenden und oft auch gefährdenden Einwirkung bringt. Dem Erfolge nach kommt dies einer Warnung von seiten einiger Mitglieder an die Gesamtheit und einer daraufhin bewerkstelligten gemeinsamen Flucht gleich.

[1] Espinas, Die tierischen Gesellschaften. Übers. v. Schlosser Braunschweig 1879.

Im allgemeinen gilt jedoch für diese Kolonien und ihre Komponenten, was Espinas (l. c.) sagt: „Gerade weil jeder Teil sich selbst genügen kann, was in gewissem Sinne als die höchste Stufe der Individualität erscheint, unterscheidet er sich nicht von den übrigen durch eigentümliche Eigenschaften, was von einem anderen Gesichtspunkte aus die niedrigste Stufe ist. Um ihre Unabhängigkeit zu bewahren, bleiben alle einander nahezu ähnlich: das ist die Individualität des Sandkorns".

Von geringem Interesse für die Beurteilung der Assoziationsformen sind die vorübergehenden Verbindungen zweier oder mehrerer (Polytomie) in Teilung begriffener Personen, weil die Tiere nur in Abhängigkeit von dem Teilungsprozesse primär assoziiert sind, die Vergesellschaftung also nichts weiter als eine Begleiterscheinung der Hemitomie oder Polytomie als eines Fortpflanzungsvorganges ist. Sofern aber diese (mit Beschränkung auf die Protozoen und unter Ausschluß der Metazoen) vorübergehende Assoziation zur Grundlage nicht nur dauernder akzidentieller, sondern sogar der höchst erreichten essentiellen Vergesellschaftung, des Zellstaates oder Metazoenkörpers, geworden ist, gewinnt sie als genetisches Moment doch eine sehr wesentliche Bedeutung. Eben diese Art der Fortpflanzung hat zur Entstehung einer Reihe von Vergesellschaftungen geführt, welche sich durch den Umstand charakterisieren, daß ihre Mitglieder Zellen sind. Am Anfange der Stufenfolge steht die holotomische Hemitomie von Zellen; einen Schritt weiter bedeutet die merotomische Hemitomie von Zellen, welche als homotomische Teilung homomorphe Kolonien schafft, die ihrerseits zum Ausgangspunkte heteromorpher Zellstaaten werden; und diese polymorphen Zellgesellschaften finden ihre höchste Vollendung durch zahlreiche Stufen hindurch, wenigstens nach einer bestimmten Richtung hin, im Menschen, der diesen ganzen Weg zwar überschaut und das Werden erkennt, aber nicht begreift, zumal er sich nicht als Gesellschaft ungeheuer vieler und verschiedener Individuen, sondern als Einheit, nicht als Kompositum aus Einzelpersonen, sondern als Person, als Ich empfindet. Angesichts dieses Werdeganges glaubt man ein Ziel zu sehen, das für die höchsten Sozietätsformen als naturgewollt erscheint. Tendiert die höchste uns bekannte Sozietät, die menschliche, bei all ihrer Unvollkommenheit ebendahin, wohin es die höchste Zellsozietät schon gebracht hat? Und hat die Zellsozietät ihr Ziel deshalb schon erreicht, weil sie auf einer uralten Form der Gesellschaftsbildung fußt, während die psychische Sozietät, aus viel jüngeren Vorstufen entwickelt, erst noch bis zu diesem Ziele höchster Vollendung fortzuschreiten hat? Dann kennten wir nicht nur ein festes Ziel, sondern auch den Weg, der die menschliche Sozietät ihrer endlichen Bestimmung zuzuführen hätte. Natura docet! Sollte nicht unter ihrer Leitung auch das wahre Staatsideal gefunden werden können?!

2. Heteromorphe Kolonien.

Die heteromorphen Teilungskolonien entstehen durch Heterotomie oder Ungleichteilung, jedoch nur dann, wenn die Teilung zugleich eine heterogene ist, d. h. im Gegensatze zu der homogenen Heterotomie Individuen schafft, welche durch negative oder positive Merkmale, nicht nur durch Größenunterschiede, dauernd oder vorübergehend verschieden sind (metabologene und ametabologene Heterotomie).

Auch diese Kolonien entstehen rein abhängig von der Art der Fortpflanzung und zeigen das Fehlen essentieller sozialer Werte schon dadurch, daß sie im Gegensatze zu den essentiellen Teilungskolonien nur bis zum Abschlusse des monogonischen Prozesses bestehen. Damit ist ihr akzidentieller Charakter bewiesen. Die Assoziation hat ihren Wert nicht in sich selbst, besteht nicht um ihrer selbst und ihrer Mitglieder willen. Auch wird diese vorübergehende Vergesellschaftung, obwohl sie heteromorphe Kormen schafft, niemals zur Grundlage essentieller Vergesellschaftungen, weil die Arbeitsteilung, an sich natürlich wertvoll, zu der Gesellschaft als solcher gar keine Beziehung gewinnt. Dem Einzelwesen erwächst kein Vorteil und keine Entlastung aus dem Beisammensein, welches sich als eine in Auflösung begriffene Einheit darstellt. Die Verhältnisse liegen hier wesentlich ebenso wie bei den durch seriale Polytomie oder homogene Heterotomie entstandenen Tierketten. Die Ursachen, weshalb diese keinen Bestand haben und nicht essentiell werden können, sind ohne große Schwierigkeiten zu erkennen. Man kann sich leicht vorstellen, daß eine unvollständige Querteilung serial angeordnete Individuen (Tierketten) schaffen muß, die, dauernd miteinander verbunden, in ihrer ungünstigen Lage zueinander sich gegenseitig nur in ihrer Bewegung, Nahrungsaufnahme usw. beeinträchtigen müßten. Da dergleichen nicht im Plane einer auf die Erhaltung ihrer Geschöpfe abzielenden Natur liegen kann, kommt eine unvollständige Querteilung normalerweise nicht zustande, und die Tierketten sind als Begleiterscheinungen der serialen Querteilung akzidentielle Gesellschaften, ohne die Möglichkeit dauernden Bestandes.

Gute erläuternde Beispiele liefern die orale und aborale Strobilation als Formen der ametabologenen Heterotomie. Der Polyp der Skyphozoen, das Skyphostoma, schnürt, nachdem die künftigen Randlappen der jungen Meduse (Ephyra) am Peristomfelde ausgebildet sind, die Proboscis (der Mundkegel) des Polypen zum Manubrium der Meduse und das Gastralraumsystem des Polypen weitgehend umgebildet worden ist, mehrere Ephyren (oder deren nur eine: monodiske Strobilation) ab, indem sich die erwähnten Umbildungen so schnell wiederholen, daß sich die erste Ephyra noch nicht abgelöst hat, wenn die letzte (basale oder aborale) schon angelegt ist. Infolge dieser schnell wiederholten monodisken Strobilation, als welche sich die polydiske Strobilation erweist, entsteht vorübergehend eine Tierkette (Strobila), an welcher das basale Teilstück (Polyp) von den übrigen Teilstücken (Ephyren) sehr auffallend verschieden ist. Nachdem die heteromorphen Teilstücke (Ephyren) frei geworden sind, bleibt das basale Teilstück (Polyp) als von den Ephyren dauernd verschiedenes Tier erhalten und nimmt unter Ausbildung der Proboscis, des Peristomfeldes und der Tentakeln die Gestalt wieder an, die es vor der Strobilation besessen hat.

Aus welchen Gründen die Strobilation hier entgegen der Auffassung vieler Autoren als Teilung, nicht als Knospung beurteilt wird, habe ich an anderer Stelle auseinandergesetzt.[1] Inwiefern das im allgemeinen über die heteromorphen Teilungskolonien Gesagte auf dieses Beispiel paßt, bedarf wohl keiner weiteren Darlegung.

Wenn bei der ametabologenen Heterotomie die Teilungsebene aboralwärts verlagert wird und dann hinter der Körpermitte liegt, so können wir sie als aborale Strobilation bezeichnen. Beispiele für diese ebenfalls zur Entstehung heteromorpher Tierketten führenden Art der ungeschlechtlichen Fortpflanzung liefern uns unter den Würmern die Syllideen. Bei manchen Autolytusarten entstehen am Hinterende des Körpers zahlreiche serial angeordnete Teilstücke, die vorübergehend eine Kette bilden, weil die Ablösung der hintersten Tochter erst erfolgt, nachdem eine größere oder geringere Anzahl jüngerer Töchter angelegt worden ist. Bei Myrianida kann diese Kette oder Strobila aus dreißig Individuen bestehen. Hier wie bei Autolytus repräsentiert das sich fortgesetzt teilende vordere Mitglied des Cormus die ungeschlechtliche Generation, während sich die ungeteilt bleibenden Personen geschlechtlich fortpflanzen. Es soll jedoch vorkommen, daß auch das vorderste Mitglied der Kette sich später zu einem Geschlechtstiere umwandelt.

II. Sekundäre Kolonien.

Die sekundären Kolonien entstehen durch nachträgliche Konkreszenz, wobei also nicht notwendig alle Individuen des Gemeinwesens blutsverwandt sein müssen, wohl aber sein können.

1. Konkreszenz auf genetischer Grundlage.

Der Fall, daß die sekundäre Kolonie aus der Konkreszenz auf genetischer Grundlage resultiert, liegt bei manchen Flagellaten vor, z. B. bei Dinobryon und Poteriodendron. Poteriodendron ist eine festsitzende Flagellatengattung, deren teils solitären Verwandten ebenfalls sessil sind. Stiel und Gehäuse weisen auf diese Sessilität hin. Hier entsteht nun die Kolonie derart, daß zunächst eine vollständige Teilung des Weichkörpers durch-

[1] Zeitschr. f. wiss. Zoologie. Bd. 113. H. 4. 1915.

geführt wird, wobei die eine Schwester das Muttergehäuse behält, die andere ein neues Gehäuse bilden muß. Dieses neue Gehäuse befestigt die zunächst nackte Tochter mit dem Stiele an der Innenwand des Muttergehäuses; es handelt sich also um eine Konkreszenz beider Schwestern, die akzidentiell zur Bildung von Kolonien führt, welche nur ihrer Entstehung nach nicht mit den primären Teilungskolonien übereinstimmen. Aus dem kolonialen Verbande, der nur dadurch zustande kommt, daß sich das gehäuselose Flagellat am nächsten geeigneten Orte, an der ersten sich bietenden festen Unterlage ansetzt, mögen den Einzeltieren gewisse Vorteile erwachsen, indem sich die Strudelwirkung ihrer Geißeln summiert und infolgedessen die Nahrungszufuhr günstiger wird. Doch beweisen die solitären Verwandten, daß nicht der nur, der so variierte, übrig blieb, und daß diese Tiere auch ohne den angegebenen nur geringen und wohl zweifellos zufälligen Vorteil, den die Vergesellschaftung möglicherweise mit sich bringt, zu leben vermögen.

Dinobryon unterscheidet sich von Poteriodendron wesentlich nur dadurch, daß bei dieser Gattung die Kolonie frei schwimmt. Daß auch dies Flagellat von sessilen Vorfahren abstamme, macht seine Gehäusebildung wahrscheinlich. Die koloniale Vereinigung ist auch hier nicht um ihrer selbst willen geschehen und schafft nicht einmal die Werte, die bei Poteriodendron als möglich anerkannt wurden.

Sehr merkwürdig und der der erwähnten Flagellaten ganz analog ist die Koloniebildung der Kettensalpen. Die Salpenketten entstehen durch zunächst unvollständige stoloniale Knospung und sind somit anfangs nicht nur primäre, sondern auch essentielle Kolonien, weil der organische Zusammenhang zwischen ihren Mitgliedern einstweilen noch gewahrt bleibt. Später aber verschwindet mit den Storesten die primäre organische Verbindung zwischen den Individuen der Salpenkette sowie zwischen diesen und ihrer gemeinsamen Mutter und damit hört die Kolonie auf, eine primäre und essentielle Sozietät zu sein. Die Kolonie als solche bleibt aber, wenn auch in anderer Form, trotzdem bestehen; nur wird sie zu einer sekundären Konkreszenzkolonie, indem die Verbindung zwischen den Einzeltieren (Blastozoiden) durch Ausstülpungen („Haftpapillen") wiederhergestellt wird, die, an der Körperwand jedes Individuums entstehend, sich mit dem benachbarten Individuum vereinigen.

Übrigens ist der Zusammenhalt der Salpenkette nicht so fest, daß sich nicht einzelne Individuen abtrennen und solitär weiterleben könnten. Diese Tatsache beweist wenigstens so viel, daß das solitäre Leben diesen Tieren möglich ist und daß sie nicht lebensnotwendig auf den kolonialen Verband angewiesen sind.

Welcher Vorteil hier in der Koloniebildung liege, vermag ich nicht zu erkennen. Dennoch wird man sich nur schwer entschließen, ihn in Abrede zu stellen, weil sonst durchaus nicht zu verstehen wäre, warum nach Auflösung der bestehenden ersten Verbindung diese sekundär mit anderen Mitteln sofort wieder hergestellt werde. Alle Tunikaten sind als solche (mit Ausnahme der Appendikularien?) ursprünglich sessile Tiere; und die Vorfahren der Salpen waren jedenfalls sessil. So versteht man zwar die Koloniebildung, sofern sie primärer Natur ist, nicht aber die sekundäre Verbindung.

Sekundäre Koloniebildung liegt auch bei den Dolioliden vor; doch hat sich hier eine deutlich erkennbare Reziprozität entwickelt. Denn die Konkreszenz bewirkt einen bestimmten Wert für die Individuen in dem Grade, daß sie lebensnotwendig werden kann. (Vgl. essentielle Konkreszenzkolonien!)

2. Konkreszenz ohne ontogenetische Grundlage.

Sekundäre Kolonien können auch unabhängig von gemeinsamer genetischer Grundlage entstehen, und dann sind nicht alle Mitglieder Töchter derselben Mutter. Solche Konkreszenzen (Giard) begegnen uns nicht selten bei sessilen, solitären oder kolonialen Organismen (Aszidien, Anthozoen, Spongien usw.). Sie werden als akzidentielle oder essentielle, je nach der Innigkeit ihrer Verbindung, beurteilt werden müssen.

Kommen keine organischen Verbindungen zustande, welche eine wirkliche Verschmelzung etwa zweier Kolonien bewirken, so bleibt die Vergesellschaftung akzidentiell; verwachsen aber die Mitglieder solcher Kolonien zu einer organischen Einheit, mit der Möglichkeit des wechselseitigen Substanzaustausches, so gewinnen sie, abgesehen von ihrer Entstehung, nach Form und Wert denselben Charakter wie die essentiellen Knospungskolonien, von denen im zweiten Teile dieses Buches die Rede sein wird.

Akzidentielle Konkreszenzen kommen z. B. bei den Aszidien vor. Aus den Synchorismen der dicht beieinander festgehefteten Larven entstehen sekundäre Verwachsungen der sich weiter entwickelnden Individuen, wie sie bei Ascidia, Ciona, Styela und Styelopsis beobachtet worden sind, bei welchen diese Kolonien aus 2—20 und mehr Mitgliedern bestehen können. Wenn hier zumeist wohl nur Verwachsungen des Zellulosemantels stattfinden, sind die entstehenden Verbindungen nicht so innig, daß man die Kolonien als essentielle auffassen könnte, wiewohl bei weiter gehender Konkreszenz auch essentielle Werte geschaffen werden mögen. Dies trifft bei sozialen Aszidien in der Tat zu, indem bei Distaplia und Bothrylloides bisweilen zwei Oozoide miteinander verwachsen, wobei außer den Zellulosemänteln auch die Mantelgefäße miteinander verschmelzen und so eine innige organische Verbindung hergestellt wird.[1] Bei Bothryllus und Bothrylloides verwachsen auch Kolonien miteinander zu einem einheitlichen Systeme.[2] Da

---

[1] Pizon, Bull. Soc. Sc. Nat. de l'Ouest. T. 10. 1900.

[2] Bancroft, Proc. California Acad. Sc. (3). Vol. 3. 1903.

nur artgleiche Individuen miteinander verwachsen, sind diese Kolonien homotypisch.

Schließlich sei noch auf die mittels ihrer Schale oder der Byssusfäden des Fußes fixierten Muscheln hingewiesen, die akzidentielle Konkreszenzen bilden können. Siedeln sich jüngere Austern auf der Schale älterer Artgenossen, junge Miesmuscheln (Mytilus) auf der Schale älterer gleichartiger Individuen an, so entstehen homotypische homomorphe Konkreszenzkolonien ohne jeden sozialen Wert. Diese werden heterotypisch und damit akzidentielle Symphorien, wenn sich z. B. Mytilus auf der Schale lebender Austern ansiedeln. Um essentielle Symphorismen (siehe diese S. 408) handelt es sich hier nicht, weil die tragenden Tiere nicht frei beweglich sind.

b) Assoziationen freier Individuen.

Den kormogenen Assoziationen stehen die Vergesellschaftungen freier Individuen gegenüber. Die Mitglieder sind hier zwar durch assoziierende Ursachen miteinander zu einer Einheit verbunden, jedoch nicht fest organisch-materiell miteinander verwachsen. Auch bei den Vergesellschaftungen freier Individuen können wir primäre und sekundäre Assoziationen unterscheiden.

I. Primäre Assoziationen.

Primäre Assoziationen freier Individuen entstehen auf Grund ungeschlechtlicher oder geschlechtlicher Fortpflanzung dann, wenn die von derselben Mutter abstammenden Individuen, zunächst am Orte ihrer Entstehung bleibend, Vergesellschaftungen von lockerem bis recht festem Gefüge bilden. Die erste Ursache ihres Beisammenseins ist ihre gemeinsame Abstammung; die Ursache des Beisammenbleibens aber ist nicht genetischer Natur, sondern häufig dieselbe wie bei einer Symphagie oder einem Synchorismus, d. h. die günstige Beschaffenheit des Ortes oder das reichliche Vorhandensein der von allen gesuchten Nahrung hält die Mitglieder zusammen. In anderen Fällen werden wir einen sozialen Trieb zu Hilfe nehmen müssen.

Solche genetischen Assoziationen nennen wir Syngenien, wenn sie auf ungeschlechtlicher Fortpflanzung beruhen; sind die Mitglieder aber geschlechtlich entstanden, so nimmt die Vergesellschaftung die Form einer Kinderfamilie (Sympaedium), einer Mutterfamilie (Gynopaedium) oder einer Elternfamilie (Patrogynopaedium) an, oder die einfachen Familien kombinieren sich, und dann stammen nicht mehr alle Mitglieder von derselben Mutter ab (Synchoropaedium, Symphagopaedium).

α) Primäre Assoziationen auf Grund ungeschlechtlicher Fortpflanzung. Syngenium.

Auf Grund ungeschlechtlicher Fortpflanzung können bei Protozoen und Metazoen primäre akzidentielle Assoziationen freier Individuen von homotypischer Zusammensetzung entstehen, die wir als Syngenien oder Entstehungsgemeinschaften bezeichnen wollen, wenn die Fortpflanzung (Teilung, Knospung) zur Entstehung nicht miteinander verbundener Einzeltiere führt. So sehen wir an geeigneten Orten im Wasser, an faulenden Rohrstengeln, Blättern u. dgl. oft Stentoren in so ungeheurer Menge angesiedelt, daß sie einen blauen Überzug bilden (Stentor coeruleus Ehrenbg.). Obwohl diese heterotrichen Ziliaten keineswegs dauernd festsitzen, sondern sehr wohl zu einer freien Lokomotion befähigt sind, siedeln sich doch die durch Teilung entstandenen Individuen deshalb nahe beieinander an, weil sie an die Stelle gebunden sind, welche ihnen die günstigsten Ernährungsbedingungen bietet. Daß hierbei nicht alle Individuen von derselben Mutter abstammen müssen, ist natürlich zuzugeben; aber zahlreiche assoziierte Individuen stammen jedesmal von derselben Mutter ab und bilden daher unter sich eine primäre Assoziation (Polysyngenium), die zumeist durch zuwandernde nicht familienverwandte Stentoren zu einer sekundären Assoziation (Sysyngenium) werden wird, welche dann den Charakter eines mit Symphagie kombinierten Syngeniums annimmt (vgl. Symphagium, S. 66).

Fester noch in ihrem Zusammenhalte, wenngleich ebenfalls akzidentieller Natur, sind die Gesellschaften, welche die sessilen Vortizellen an Blättern, Stengeln und ähnlichen Unterlagen bilden. Auch diese Assoziationen umfassen als Polysyngenien unter Umständen sehr zahlreiche Individuen und unterscheiden sich von den Stöckchen der verwandten Peritrichen (Carchesium usw.) nur dadurch, daß sich die Individuen infolge vollständiger Teilung voneinander sondern und daß dann jedes von ihnen mit einem eigenen Stielchen dicht neben dem anderen auf der Unterlage festsitzt. In dieser Syngenie könnte man schon essentielle Momente suchen; denn das Zusammenbleiben zahlreicher Individuen an eng begrenzter Stelle wird die Strudelwirkung der adoralen Zilien erheblich steigern und somit einen stärkeren, mehr Nahrung zuführenden Wasserstrom erzeugen können, den auszunutzen dem Einzeltiere einen Vorteil bringt, der nur durch das Zusammenwirken, also durch die Vergesellschaftung tatsächlich erzielt sein würde. Wenn aber hier ebensowenig wie bei den Stentoren die Anordnung der Einzeltiere dafür spricht, daß sie sich der Ausnutzung dieses günstigen Umstandes angepaßt haben, so berechtigt uns so gut wie nichts zu der Annahme, daß dieser Vorteil zum Motiv für das Zusammenbleiben der durch Teilung entstandenen Mitglieder geworden sei. Aber wenn aus einer diesen sessilen Tieren eigenen Trägheit der Ort der Entstehung gleich wieder besiedelt wird, und das Individuum das Suchen nach einem geeigneten Orte erspart, so ist hier, wie auch in anderen Fällen, mit der zunächst rein akzidentiellen Vergesellschaftung ein Zustand geschaffen, der zur Grundlage einer Sozietät werden kann. — Siedeln sich Vortizellen oder andere sessile Protozoen an der Oberfläche lebender Tiere an, so entsteht eine heterotypische Assoziation, von der später noch die Rede sein soll (vgl. Symphorium, S. 113 u. 408).

Auch bei solitären festsitzenden Metazoen, die sich ungeschlechtlich vermehren, kommt es gelegentlich vor, daß die neu entstandenen Individuen sich nicht weit voneinander entfernen, sondern sich nahe beieinander festsetzen. Dies hängt mit der geringen Lokomotionsfähigkeit engstens zusammen, welche die Tiere hindert, erst lange nach einer geeigneten entfernten Stelle zur Festheftung zu suchen. Eine Reziprozität besteht zwischen den Einzeltieren solcher Gesellschaften nicht, ebensowenig überhaupt ein festerer Zusammenhalt. Die Ansammlung ist rein akzidentieller Natur.

So findet man gelegentlich an Pflanzen, Floßholz, geeigneten Steinen, Stengeln u. dgl. sehr individuenreiche Gesellschaften unserer Süßwasserhydren, wie sie bei guter Pflege auch im Aquarium zustande kommen, wobei wenigstens die größeren Hydraarten die Lichtseite zu bevorzugen pflegen, zu ihrem Vorteile, weil ihre Nährtiere (Kladozeren) sich dort ebenfalls ansammeln.

Ganz ähnliche Polypengesellschaften von bisweilen sehr erheblichem Individuenreichtume bilden die Skyphostomen, indem sie nahe beieinander Steine u. dgl. besiedeln. Solche Gesellschaften kann man auch in Seewasseraquarien gelegentlich beobachten.

Durch ungeschlechtliche Vermehrung entstandene Aktinien bleiben ebenfalls oft, zu kleineren Gesellschaften vereinigt, längere Zeit beisammen, bis sie sich zerstreuen, indem sie mit Hilfe ihrer als Kriechsohle dienenden Fußscheibe langsam auseinander wandern.

Sofern bei einem Syngenium nur die Töchter derselben Mutter vergesellschaftet bleiben, kann man von einem Monosyngenium sprechen. Bei der Zweiteilung umfaßt ein solches nie mehr als zwei Individuen, denn die weiterhin neu entstehenden Tiere sind schon nicht mehr Töchter, sondern Enkel der Stammutter. Bleiben Enkel, Urenkel usw. vergesellschaftet, so behält zwar das Syngenium seinen primären Charakter, wird aber zum Polysyngenium. Vereinigen sich mehrere Monosyngenien oder Polysyngenien miteinander, indem von verschiedenen Müttern derselben Art monogonisch abstammende Nachkommen sich an demselben Orte verbinden, so werden sie als sekundäre Sozietäten Sysyngenien.

Die Syngenien könnten, da sie den genetischen und Zusammensetzungscharakter von Familien haben, zu echten essentiellen Familien werden, wenn zwischen ihren Mitgliedern soziale Beziehungen ausgebildet würden, d. h. wenn der Verband selbst als solcher Wert für das Einzeltier gewänne. Dies geschieht jedoch erst da in deutlich hervortretender Weise, wo die Familie in irgendeiner ihrer Formen auf der Grundlage geschlechtlicher Zeugung entstanden ist, ohne daß jedoch in diesem Falle von vornherein essentielle Faktoren in die Assoziation hineingelangen müßten. Vielmehr entstehen zunächst auch auf dieser Grundlage rein akzidentielle Verbände, die uns weiterhin noch beschäftigen werden und die ihrerseits erst zur biologischen Vorstufe der Staatenbildung und Herdenbildung mit ihren hohen sozialen Werten geworden sind, ohne es werden zu müssen.

β) Primäre Assoziationen auf Grund geschlechtlicher Fortpflanzung.

Zwischen den Mitgliedern der auf Grund geschlechtlicher Fortpflanzung entstandenen primären Assoziationen besteht oft ein inniger Zusammenhalt, der sich zu der weitgehenden Reziprozität der Bürger der höchsten Staatsformen steigern kann, die uns bei den wirbellosen Tieren überhaupt begegnen (Termiten- und Ameisenstaaten). An dieser Stelle aber interessieren uns zunächst nur die primitiveren, noch rein akzidentiellen Formen dieser Familienverbände, an denen nicht notwendig die Eltern beteiligt sein müssen, wie die rein sympädialen Assoziationen lehren.

Die akzidentiellen Familienverbände können nach ihrer Form und Entstehung in folgender Weise unterschieden und bezeichnet werden: Leben nur die Kinder derselben Mutter ohne ihre Eltern zusammen, so handelt es sich um eine Kinderfamilie, ein Sympaedium; gehört die Mutter der Kindergesellschaft noch als Mitglied an, so haben wir eine Mutterfamilie (Gynopaedium) vor uns; besteht die Gesellschaft aus dem Vater, der Mutter und deren Kindern, so können wir von einer Elternfamilie (Patrogynopaedium) sprechen. In allen diesen Fällen haben wir es mit einfachen Familien zu tun. Doch können auch kombinierte Familien primärer Natur sein, nämlich dann, wenn auf Grund gemeinsamer Ablage der Eier durch mehrere Mütter derselben Art an demselben Orte oder in dieselbe Nahrung die ausschlüpfenden Jungen von vornherein (ab ovo) miteinander vergesellschaftet sind. Ist die Gunst des Ortes oder die Beschränkung der die Lebensbedingungen bietenden örtlichen Verhältnisse wesentlich die Ursache zur Entstehung einer kombinierten Kinderfamilie, so kann diese als Synchoropaedium bezeichnet werden. Wird die reichlich vorhandene Nahrung für die trächtigen Weibchen Veranlassung zu gemeinsamer Eiablage, so nenne ich die im Anschlusse an sie entstandene Assoziation Symphagopaedium.

β₁) Familien.

1. Sympaedium, einfache Kinderfamilie.

Die geschlechtlich erzeugten Kinder nur einer Mutter sind häufig miteinander vergesellschaftet und bilden eine einfache elternlose Kinderfamilie. Für diese Assoziationsform finden wir bei den Spinnen, namentlich aber bei den Insekten, zahlreiche Beispiele und bemerken, daß die Form der Assoziation sich von primitiven Anfängen zu einer ziemlich ausgebildeten Gesellschaft mit festem Zusammenhalte ihrer Mitglieder entwickeln kann.

Bei den Spinnen halten sich oft die demselben Kokon entschlüpften Tiere noch einige Zeit zusammen, um sich erst dann zu zerstreuen und ein vollkommen solitäres Leben zu führen, wenn der Beutebedarf sie dazu zwingt. Essentielle Werte sind diesen Spinnensympädien allem Anscheine nach nicht zuzusprechen. Merkwürdig ist, daß die jungen Radspinnen bei einer Störung sofort nach allen Richtungen hin entfliehen, sich z. T. an einem Seidenfaden herablassen und so das Knäuel auflösen, das sie, ungestört, zu bilden pflegen und zu dem sie sich auch nach der Störung wieder sammeln. — In manchen Fällen überlebt übrigens die Mutter das Erscheinen ihrer Brut und bewacht diese, wie sie den Kokon mit den Eiern bewacht hat. Dann entsteht ein Gynopaedium von essentiellem Gepräge, das wenigstens für die jungen Spinnen Werte schafft.

Wenn die Lophyruslarven gemeinsam als Kinder derselben Mutter Kiefernzweige entnadeln, so muß sie irgend etwas zusammenhalten; denn andere verwandte Larven zerstreuen sich, obgleich die Eier, denen sie entstammen, ebenfalls nahe beieinander abgelegt werden. Das Lophyrusweibchen schlitzt zur Eiablage die Nadeln am Rande rinnenförmig auf und kittet die länglichen Eier reihenweise in der Rinne fest, jedesmal 10 bis 20 Stück zusammen, im ganzen bis 120 Stück. Die Geschwister bilden an Ort und Stelle die bekannten Assoziationen, die als vorteilhaft nicht erwiesen werden können; denn die Larven können gemeinsame Feinde nicht vereint abwehren, fallen diesen vielmehr um so sicherer zum Opfer, als sie in ihrer Gesamtheit viel leichter aufgefunden und schneller vernichtet werden können, als wenn sie einzeln lebten. Ein gemeinsames Gespinst wird nicht hergestellt. — Die Ursache des Zusammenbleibens ist ebenso schwer zu ermitteln, wie es leicht ist, aus der Art der Eiablage das Beisammensein ab ovo zu verstehen. Ist es die Trägheit der Tiere, das Fehlen eines zerstreuenden Reizes, welche die Larven hindern, den Ort ihrer Entstehung zu verlassen und sich dabei zu trennen, oder haben wir es mit einem sozialen, einem Herdeninstinkte zu tun, der in dem geselligen Leben seine Befriedigung findet? Diese Frage muß zunächst noch offen bleiben.

Auch viele Lepidopterenraupen leben in ähnlichen Gesellschaften beisammen; doch kann hier die Assoziation schon einen deutlicheren Ausdruck gewinnen, indem ein gemeinsam gesponnenes Nest allen Mitgliedern zum schützenden Aufenthalte dient oder sonst gemeinsame Kunstbauten sehr primitiver Art hergestellt werden (Seidenstraßen, Häutungspolster).

Die Tatsache, daß z. B. bei Malacosoma neustria L. und M. catsrense L. die Eier zu einem Ringe verbunden abgelegt werden, vermag allein nicht die bleibende Vergesellschaftung der Raupen zu erklären, da andere Spinner (z. B. Dendrolimus pini L.) ihre Eier ebenfalls in Haufen ablegen und trotzdem die ausgeschlüpften Raupen sich von vornherein zerstreuen. Der Zusammenhalt der Raupen zeigt sich nicht allein darin, daß sie ein anfangs freilich nur sehr lockeres gemeinsames Nest bewohnen, sondern auch darin, daß sie ihren gemeinsamen Ruheplatz und ihre Straße, auf der sie dann sehr sicher dahinziehen, mit Seide überspinnen und zur Häutung gemeinsame Spiegel bilden. Der Wert dieses Zusammenschlusses wird aber dadurch problematisch, daß später das gemeinsame Leben aufhört; die Raupen beweisen dadurch, daß sie sich, wenn sie reichlich halb erwachsen sind, zerstreuen, daß sie auch selbständig den Kampf ums Dasein zu führen vermögen. Darf man annehmen, daß der anfangs wirksame soziale Instinkt, das Gesellschaftsbedürfnis später erlöschen oder daß der Nachahmungstrieb und die Trägheit mit zunehmendem Alter geringer werden?

Eriogaster lanestris L. legt seine Eier als mit Afterwolle bedeckte Häufchen um Zweige, und die Raupen spinnen ein gemeinsames Nest, von dem aus sie nachts gemeinsam zum Fraße wandern. Am Tage ruhen sie in dem Wohnneste, in welchem auch die Häutungen stattfinden und das dem Bedarfe entsprechend vergrößert wird, um schließlich als auffallend großer Klumpen von dem es tragenden Birkenzweige herabzuhängen. In diesem sehr festen Neste sind die Raupen zweifellos gut vor Regen und Wind geborgen, und die Nestgemeinschaft könnte, wie wir sehen werden, hier, jedoch nicht allgemein, als Grundlage der sonstigen Lebensgemeinschaft angesehen werden. — Wenn sich schließlich die Birkenspinnerraupen ebenfalls zerstreuen, so hat vielleicht die Assoziation für sie das ihre geleistet; es fragt sich nur, was. Man meint gewöhnlich, die alte erstarkte und widerstandsfähigere Raupe vermöge unabhängig zu leben. Demnach wäre es nur das Erlöschen des Bedürfnisses nach schützendem Zusammenschlusse, das schließlich dissoziierend auf die Tiere wirkt.

Man hat bei oberflächlicher Betrachtung dieser Kinderfamilie ganz den Eindruck einer reziproken Sozietät; aber dennoch könnte diese Reziprozität nur scheinbar und die Vergesellschaftung ganz akzidentiell sein. Nehmen wir einmal an, eine junge Raupe pflege sich ein Gespinst als Zuflucht herzustellen, zu dem sie regelmäßig zurückkehrt; etwa zu demselben Zwecke, wie sonst nicht nestspinnende Lepidopterenlarven sich ein Häutungsgespinst herstellen, das sie in einer Periode besonderer Empfindlichkeit schützt; so wird, wenn bei haufenweiser Ablage der Eier jede junge Raupe an Ort und Stelle dieser ihrer Gewohnheit folgt, ein gemeinsames Nest entstehen müssen. Und wenn alle Raupen nachts zu fressen pflegen, wird sich der gemeinsame Nahrungszug aus dem Neste von selbst ergeben. Da ferner alle Raupen gleichaltrig sind, werden auch die Häutungen, von geringen individuellen Unterschieden abgesehen, gleichzeitig erfolgen müssen, und alles, was wie die Lebensordnung eines geregelten Gemeinwesens erscheint, wäre nur ein Akzidens, eine Begleiterscheinung; das Gemeinwesen wäre nicht der Ausdruck eines Zweckes, sondern etwas Nebensächliches, Mitbedingtes, an sich Wertloses, das sich auflöst, sobald die Raupe nach der letzten Häutung ihre Gewohnheit aufgibt, das schützende Gespinst aufzusuchen, weil sie seines Schutzes nicht mehr bedarf.

Ähnlich wie Eriogaster verhält sich auch Euproctis chrysorrhoea L. Die Eiablage findet hier in derselben Weise statt wie bei Porthesia similis Fuessl., und doch benehmen sich die Larven dieser letzteren Art ganz anders und leben ungesellig, während die E. chrysorrhoea L.-Raupen in einem gemeinsamen Neste überwintern. Sie zerstreuen sich nach dem Ausschlüpfen und überwintern ohne gemeinsames Nest in Rindenritzen und in der Bodendecke einzeln in kleinen Gespinsten. Würden diese Raupen am Orte ihres Schlüpfens verbleiben, so müßten Assoziationen und gemeinsame Nester entstehen. Warum bleiben nun in einem Falle die jungen Raupen am Orte ihrer Geburt und zerstreuen sich im anderen Falle? Ist bei der einen Art die Trägheit oder der soziale Instinkt nicht vorhanden, die bei der anderen das Verhalten bestimmen?

Auf die Entwicklung wirklicher Herdeninstinkte scheinen die sozialen Gewohnheiten der Thaumetopoearaupen hinzudeuten. Die Eier werden von dem Eichenprozessionsspinner (Th. processionea L.) in Platten von 100—200 Stück abgelegt. Die jungen Raupen bleiben beisammen, fressen nachts gemeinschaftlich, ruhen am Tage zusammen, häuten sich gemeinsam an geschützten Stellen, besonders unter abzweigenden Ästen. Sie überziehen ihre Wege am Baume, besonders aber ihre Ruhe- und Häutungsstellen, mit Gespinstfäden. Aus den Ruhestätten werden nach und nach durch neu gesponnene Seide, Ansammlung der abgestreiften Häute und des Kotes die Nester, die, wenn sich mehrere Familien miteinander verbinden (Sysympaedium) Dimensionen von der Größe eines Kinderkopfes erreichen können. Von kahlgefressenen Bäumen wandern die Raupen nachts gemeinsam auf benachbarte Bäume, kehren aber für den Tag wieder in das alte Nest zurück. Dabei ist die Marschordnung derart, daß eine Raupe der anderen unmittelbar folgt, wobei jede Raupe den „Leithammel" spielen kann. Kleine Gesellschaften ordnen sich einreihig, größere keilförmig, indem sich nach hinten mehrere Raupen an einen „Vordermann" anschließen. Solche großen Gesellschaften, die aus mehreren Familien bestehen, können sich unterwegs teilen. — Im Neste findet schließlich auch die gemeinsame Verpuppung statt, wobei jede Larve einen besonderen Kokon herstellt.

Der soziale Zusammenhalt erscheint hier außerordentlich fest und währt vom Eizustande bis zum Puppenzustande einschließlich. Welchen Wert aber diese Vergesellschaftung für das Einzeltier habe, ist um so weniger zu erkennen, als die Raupen durch ihre mit Recht gefürchteten Brennhaare bestens geschützt sind, gegen Feinde aber, die diese Waffe nicht achten (parasitäre Hymenopteren, Xylodrepa quadripunctata Schreb., Calosoma Web. u. a.), auch durch die Assoziierung nicht gesichert werden.

Etwas anders verhält sich Th. pinivora Tr. Das Weibchen dieses Prozessionsspinners legt seine Eier in gemeinsamem Gelege, mit Afterwolle schuppig bedeckt, um ein Kiefernadelpaar. Die Raupen fressen gesellig, bauen aber kein eigentliches Nest, daher dieses hier als assoziierender Faktor keine Rolle spielen kann. Sie ruhen gesellig und häuten sich in Klumpen zusammen. Ihre Prozessionen finden auch am Tage statt und sind mit Vorliebe einreihig. Über das Zusammenhalten der Raupen während ihrer Wanderung berichtet Heycke[1] folgendes:

„Um die Mittagszeit eines Augusttages bei klarem Himmel und heißestem Sonnenbrande beobachtete ich in jungem Kiefernwalde einen Zug von etwa 50 quer über den Weg ziehenden Pinivoraraupen. Soweit ich unterrichtet bin, gehen sie sonst nur des Nachts auf Nahrung aus. Es war mir aber in diesem Falle nicht möglich, ihren Ausgangspunkt und damit den Grund, der sie zu so ungewöhnlicher Zeit zur Auswanderung gezwungen hat, aufzufinden.

Eine hinter der anderen, mit dem Kopfe die Aftergegend der vorhergehenden berührend und genau die Fährte derselben verfolgend, zogen sie dahin. Mit einem dünnen Stäbchen, um diese Fährte nicht zu verwischen, schnellte ich die erste fort: die folgende stutzte, schlug mit dem Kopfe taktmäßig nach beiden Seiten, mußte sich aber schließlich, von den anderen geschoben, zum Weiterkriechen bequemen. Nach wenigen, anscheinend orientierenden Abweichungen schlug sie die frühere Richtung wieder ein.

Jetzt nahm ich eine Raupe aus der Mitte. Die vorhergehende, die den Druck des Kopfes nicht mehr fühlte, hielt an und begann ebenfalls, den Kopf ruckweise seitwärts zu schlagen. Interessant war nun zu sehen, wie dieses Anhalten und Taktschlagen sich nach vorn durch die ganze Reihe, einige 20 Raupen, fortpflanzte. Bei der Führerin der zweiten Hälfte nun bemerkte ich dieselben Zeichen, wie bereits beim ersten Versuche erwähnt. Nach einem mehrere Minuten langen Umherirren gelang es ihr endlich, das Endglied der vorderen Hälfte zu erreichen. Letztere setzte sich nun ebenfalls wieder in Bewegung, und zwar pflanzte sich auch diese Bewegung wie vorher die Unruhe von hinten nach vorn fort; sobald eine Raupe vom Kopfe der folgenden berührt wurde, kroch auch sie weiter.

Nach diesen beiden Versuchen schnellte ich auch die letzte des Zuges fort. Hierbei schien es mir, als ob diese mit der vorhergehenden durch einige feine Fädchen verbunden wäre. Meine Erwartung, daß durch das Wegnehmen der letzten der ganze Zug ins Stocken geraten würde, wurde getäuscht; nach einiger Unruhe zog die Reihe weiter. Auch als ich ein zweites Mal die Reihe in der Mitte unterbrach, geriet zwar die vordere Hälfte auch ins Stocken, bald beruhigten sich die Raupen aber wieder und krochen weiter. Diesmal jedoch gelang es der Führerin der zweiten Hälfte nicht,

[1] Allgemeine Zeitschr. f. Entomol. Bd 6. S. 348. 1901.

die erste zu erreichen. Nach mehreren vergeblichen Versuchen machte sie eine halbe Wendung nach rechts und suchte sich hinter die zweitfolgende anzugliedern, was ihr auch durch Verdrängen der vierten gelang. So drehten sich die drei ersten im Kreise herum; die folgenden drängten nach, bis das Ganze einen wirren Knäuel bildete, der schließlich gänzlich zur Ruhe kam. Unterdessen hatten sich zwei der vorher ausgestoßenen zufällig gefunden und lagen nun regungslos nebeneinander, während die anderen ziellos umherirrten."

Schließlich verpuppen sich die Raupen dieses Prozessionsspinners in leichtem Sandboden. Ihre Kokons stehen aufrecht dicht gedrängt nebeneinander.

Thaumetopoea pityocampa Schiff. legt die Eier ebenfalls um ein Nadelpaar und bedeckt sie schuppig mit Afterwolle. Ein Gelege enthält ungefähr 300 Eier, aus welchen im September die Raupen ausschlüpfen, die in der ersten Jugend zwar schon eine geschlossene Gesellschaft bilden, aber doch nicht ganz ausschließlich in Prozessionen wandern. Sie benagen die Nadeln, an welchen sich die Eierrolle befindet, sowie benachbarte Nadeln. „Von Zeit zu Zeit hören drei oder vier Raupen auf zu fressen, reihen sich hintereinander und beginnen so eine gemeinsame Wanderung; allein sie trennen sich bald wieder, und jede geht, wohin es ihr gefällt. Dies ist die Vorbereitung auf die zukünftigen Prozessionen, die der ganzen Familie den Namen gegeben haben." (J. H. Fabre.)[1] — Gesättigt, sammeln sich die Räupchen um die Basis der Doppelnadel, die das Gelege trägt, und beginnen hier, ohne bestimmte Ordnung gruppiert, zu spinnen. Es entsteht eine kugelförmige Seidenhülle, das erste gemeinsame Nest, unter dessen Schutze die Raupen tagsüber ruhen. „Die Räupchen spinnen und weben so eifrig, daß in 24 Stunden ihre seidene Kugel den Umfang einer Nuß und nach ein paar Wochen den eines Apfels erreicht. Diese stellt aber nicht etwa den Kern ihres späteren Winterquartiers dar, sondern es handelt sich zunächst nur um eine provisorische, leicht herzustellende Unterkunft, die während der milden Jahreszeit ausreichend ist. Die Raupen zernagen in dieser Zeit unbedenklich die Masten, zwischen denen ihre Fäden ausgespannt sind, d. h. die in das Gehäuse miteinbegriffenen Nadeln. Ihr Gebäude liefert ihnen gleichzeitig Nahrung und Schutz, so daß die noch sehr zarten Tierchen es gar nicht zu verlassen brauchen. Natürlich trocknen aber die bis auf die Rippen benagten Nadeln bald aus und lösen sich dann leicht von den Zweigen; die seidene Kugel wird baufällig und stürzt unter einem Windstoße zusammen. Alsdann rückt die Familie aus und errichtet anderwärts ein neues Zelt von gleich kurzer Dauer wie das erste.... Diese zeitweiligen Niederlassungen werden wiederholt gewechselt, immer aber möglichst hoch in den Bäumen eingerichtet, so daß die Raupenfamilie, die auf einem der unteren

[1] Souvenirs entomologiques. Übersetzt in Kosmos, 7. Jahrg. Stuttgart 1910.

Aste aus dem Ei gekrochen ist, in immer höhere Verästelungen und mitunter sogar bis in die äußerste Spitze der Kiefer gelangt." Nach einigen Wochen findet die erste Häutung statt. Im November wird das Winternest hergestellt: „Hoch oben in der Kiefer wird ein passender Zweig mit dicht zusammensitzenden Nadeln dazu ausersehen, den die Spinnerinnen nun mit einem ausgedehnten Gewebe umhüllen. Auf diese Weise entsteht eine Wohnstätte, halb aus Gespinst, halb aus Nadeln gebildet, die den Unbilden der Witterung zu widerstehen vermag. Anfang Dezember hat das Werk etwa die Stärke von zwei geballten Fäusten. In seiner letzten Vollendung, gegen Ende des Winters, erreicht es das Volumen von ein paar Litern. Es ist in groben Zügen ein Oval, das nach unten hin in eine Röhre ausläuft, die den tragenden Zweig umgibt. Der Ursprung dieser Verlängerung aus seidigem Stoffe ist folgender: bei günstiger Witterung verlassen die Raupen allabendlich zwischen 7 und 9 Uhr das Nest und steigen auf den von Nadeln entblößten Teil des Zweiges hinab, der die Achse ihres Winterquartieres bildet. Der Weg ist breit; denn diese Basis hat mitunter die Stärke eines Flaschenhalses. Der Abstieg vollzieht sich ohne bestimmte Ordnung; unten zerstreuen sich die Raupen truppweise über benachbarte Zweige, um dort die Nadeln abzuweiden; keine von ihnen aber marschiert, ohne den im Neste begonnenen Faden weiterzuspinnen. Der breite Weg des Abstieges, der bei der Rückkehr zum Aufstiege wird, bedeckt sich also bei diesem unzählige Male wiederholten Gehen und Kommen mit einer Masse von Fäden, die eine zusammenhängende Röhre oder Scheide bilden. Jedes Nest, das noch nicht durch den länger dauernden Aufenthalt der Raupen aus der Form gebracht wurde, zeigt somit im Zentrum ein umfangreiches Gehäuse von weißer Farbe, das undurchsichtig ist; ringsum aber umgibt es eine Hülle aus durchscheinender Gaze. Die Wandung der zentralen Masse stellt einen aus dicht zusammengepreßten Fäden gebildeten, flanellartigen Stoff dar, in den als Stützen zahlreiche unberührte grüne Kiefernnadeln eingelassen sind, und kann einige Zentimeter dick werden. In der oberen Wölbung befinden sich hier und dort runde Öffnungen von dem Durchmesser eines gewöhnlichen Bleistiftes: die Türen der Wohnung, durch welche die Raupen aus- und einkriechen. Rings um das Gehäuse ragen gleichfalls Nadeln empor, die ihr Zahn unberührt gelassen hat; von der Spitze einer jeden gehen in zierlichen Kurven Fäden aus, die, lose untereinander verknüpft, eine Netzhülle bilden, die sich von den Enden aller dieser Nadeln bis zur höchsten Spitze des Zweiges hinzieht. Auf diese Weise entsteht oberhalb des eigentlichen Nestes eine geräumige Terrasse, auf der tagsüber die Raupen im Sonnenscheine schlummern, dicht aneinander geschmiegt mit zusammengeringeltem Körper. Das über ihnen ausgespannte Netz dämpft die Bestrahlung ab und schützt die Schläferinnen vor dem Herausfallen, wenn der Wind den Zweig schüttelt.

Wenn wir mit einer Schere das Nest von oben bis unten der Länge nach aufschneiden, so öffnet sich ein breites Fenster, das die Anordnung des Innern zu sehen erlaubt. Zunächst fällt uns auf, daß alle darin befindlichen Nadeln unberührt und völlig lebenskräftig sind. Die jungen Raupen zernagen in ihren zeitweiligen Niederlassungen, wie oben erwähnt, die von ihrem Gewebe umhüllten Nadeln, bis diese absterben. Ohne daß sie bei schlechtem Wetter ihr Obdach zu verlassen brauchen, ist auf diese Art ihr Speiseschrank immer gefüllt, wie es ihre anfängliche Schwäche erfordert. Nachdem sie kräftig geworden sind, rühren sie bei der Herstellung ihres Winterquartiers nicht an die Nadeln, und der Grund dieser gewissenhaften Schonung springt in die Augen. Machten sie es wie früher, so würden die vertrockneten Nadeln sich beim ersten Windstoße vom Zweige lösen und samt ihrem Gewebe hinabstürzen. Diese Gefahr kennen die Weberinnen, obwohl sie noch keinen Winter erlebt haben, und deswegen hüten sie sich wohl, selbst wenn an Tagen schlechter Witterung der Hunger sie dazu drängt, die Stützbalken ihres Hauses selbst zu zersägen.

Im Inneren des aufgeschnittenen Nestes sehe ich also eine dichte Kolonnade grüner Nadeln, mehr oder weniger umhüllt von einem Futteral, an dem die abgestreiften ersten Bälge baumeln und Schnüre von getrockneten Kotklümpchen. Dieser äußerlich so hübsche Beutel aus dickem Gewebe, in das Kiefernnadeln verfilzt sind, ist gleichzeitig Abort und Plunderkammer und daher im Inneren recht widerlich anzuschauen. Es gibt darin keine Kammern und durch Scheidewände abgetrennten Abteilungen: das Ganze ist ein einheitlicher Raum, in welchem die Raupen während der Nachtruhe sich in einer wirren Masse um die als Pfeiler dienenden Nadeln lagern. Deutlich sind jetzt auch die Türöffnungen in der oberen Wölbung zu sehen; das als äußere Umhüllung dienende weitmaschige Netz dagegen hat keine solchen. Um es in dem einen oder anderen Sinne zu durchschreiten, genügt es, wenn die Raupen seine Fäden etwas zur Seite schieben.

Vormittags gegen 10 Uhr verlassen die Raupen ihre nächtliche Ruhestätte und begeben sich, wenn die Sonne scheint, auf ihre Terrasse unter den Laubengang, den die an den Nadelspitzen aufgehängten Fäden des Netzes bilden. Den ganzen Tag über halten sie hier ihre Siesta, indem sie, unbeweglich und eng zusammengedrängt daliegend, die Wärme in sich aufnehmen, nur ab und zu durch ein ruckweises Wackeln mit dem Kopfe ihr Wohlbehagen bekundend. Zwischen 6 und 7 Uhr abends, nach dem Dunkelwerden, erwachen die Schläferinnen, setzen sich in Bewegung und spazieren in buntem Gewirr nach allen Richtungen auf der weißseidenen Oberfläche ihres Nestes umher. Jede einzelne klebt aber auf der ganzen Strecke, die sie zurücklegt, den Faden an, der fortwährend an ihrer Lippe hängt. Auf diese Weise verstärkt sich die Dicke der Schutzhülle jedesmal um eine weitere feine Lage; sie erhält neue Stützpunkte, indem immer mehr benachbarte Nadeln in die Konstruktion einbezogen werden. Bei günstiger Witterung herrscht daher allabendlich mehrere Stunden lang ein äußerst lebhaftes Treiben auf der Oberfläche des Nestes, dessen Verstärkung und Verdickung die Raupen mit unermüdlichem Eifer sich angelegen sein lassen.

Sehen sie etwa die Zukunft vorher, indem sie sich so gegen die Unbilden des Winters zu schützen suchen? Ganz gewiß nicht; ihre nur wenige Monate zurückreichende Erfahrung — wenn diese überhaupt zu dem geistigen Vermögen einer Raupe gehört — weiß nur von wohlschmeckenden Mahlzeiten im Nadelwerke der Kiefern und vom sanften Dahindämmern im Sonnenscheine auf der Terrasse des Nestes; aber nichts hat ihnen bisher Kenntnis gegeben von kalten und anhaltenden Regengüssen, von Frost, Schnee und wütenden Windstößen. Und obgleich sie von dieser winterlichen Not nichts wissen, verwahren sie sich doch dagegen, als ob sie gründlich damit vertraut wären." (J. H. Fabre, l. c.)

Während des Fressens sitzen auf jeder Nadel 2—3 Raupen, und die kleinen Zweige beugen sich unter der Last der dichtgeschlossenen Gesellschaft. Nach der Mahlzeit kehren die einen früher, die anderen später zum Neste zurück.

Um das Verhalten der Raupengesellschaft zu beobachten, schnitt Fabre ein Nest der Länge nach von oben bis unten auf. Der so entstandene, in seiner Mitte zwei Finger breite Spalt wurde nicht beachtet, nicht absichtlich repariert. Die Tiere kümmerten sich gar nicht um ihn. „Zufällig gelangen einige an die Ränder des klaffenden Spaltes, ohne daß auch jetzt eine von ihnen Angst bekundete oder den Versuch machte, die beiden Ränder des Risses wieder einander zu nähern. Sie suchen einfach über die schwierige Stelle wegzukommen, indem sie den fortwährend aus ihrem Munde hervorquellenden Faden so weit entfernt drüben anheften, wie es die Länge ihres Körpers irgend erlaubt. Ist auf diese Weise der Abgrund überschritten, so setzen sie jenseits unbeirrt ihren Weg fort, ohne länger bei der Bresche zu verweilen. Nach ihnen kommen andere, welche, die bereits hinübergeworfenen Fäden als Steg benutzend, ebenfalls den Riß überschreiten und dabei ihren eigenen Faden über dem Spalt zurücklassen. So bildet sich an diesem ersten Abend über ihm ein leichter, kaum wahrnehmbarer Gazeschleier, der für die Hin- und Herbewegung der Kolonie gerade ausreichend ist. Dies wiederholt sich in den folgenden Nächten, bis endlich ein dürftiges Spinnennetz über der Lücke liegt. Dabei bleibt es, und auch am Ende des Winters steht das nur spärlich verschleierte Fenster, das meine Schere geöffnet hat, noch immer offen, ohne daß die Raupen den Versuch machen, das Gewebe in seiner ersten, unberührten Beschaffenheit wieder herzustellen." (J. H. Fabre, l. c.)

Dieser Versuch deutet darauf hin, daß auch hier das Nest ganz akzidentiell zustande kommt, seine Existenz nur dem Zusammenleben der spinnenden Raupen verdankt, nicht das Zusammenleben durch das Bedürfnis nach einem gemeinsamen und nur durch die Arbeit vieler Genossen herstellbaren Neste bestimmt wird.

Durch andere Versuche bewies Fabre, daß sich die Mitglieder verschiedener Sympädien ohne die geringste Störung ihres normalen Verhaltens miteinander vermischen und sich benehmen, als werde der Zuwachs ihrer Familie durch andere Raupen derselben Art gar nicht bemerkt.

In diesen Raupengesellschaften haben wir einen so vollkommenen Kommunismus, eine so weitgehende Gemeinsamkeit aller Handlungen vor uns, wie sie vielleicht keine andere Tiergesellschaft aufweist. Mit Recht hebt Fabre (l. c.) als wesentlich mitbedingenden Faktor für das Zustandekommen dieser „Gütergemeinschaft mit wirtschaftlicher und sozialer Gleichheit der Einzelwesen unter Verzicht auf die individuelle wirtschaftliche Selbständigkeit“ den Mangel an dissoziierenden Einwirkungen hervor, die sich sonst im Tierreiche vielfach geltend machen: Mangel an Eigentumssinn; nie versiegender Nahrungsüberfluß an leicht erreichbaren vegetabilischen Stoffen; Fortfall der Sorge für die Erhaltung der Art, die erst dem Schmetterlinge zufällt und nicht der geschlechtlich noch untätigen Raupe; vollständige Uniformität in Kräften, Begabung und Geschicklichkeit, in Alter und Bedürfnissen.

Damit allein aber ist der merkwürdig feste Zusammenhalt der Prozessionsraupen noch nicht erklärt, und es fragt sich, wo die Ursachen für ihn in letzter Instanz zu suchen seien. Die Gemeinsamkeit der Abstammung, die Art der Eiablage, sind nicht zwingend; denn wir sehen, daß die Raupen vieler anderer Schmetterlinge, die ihre Eier ebenfalls in Haufen an die Nahrung legen, hierdurch keineswegs gezwungen sind, eine Gesellschaft zu bilden, sich vielmehr zerstreuen und jeden Zusammenhalt verlieren. Die Tatsache, daß alle Raupen gleichalterig sind und dieselbe Nahrung verzehren, die ihnen am Orte ihrer Entstehung zur Verfügung steht, ist ebenfalls nicht allein, noch auch in Kombination mit den erstgenannten Faktoren imstande, eine festgefügte Gesellschaft zu begründen; denn diese Voraussetzungen treffen auch bei anderen Raupen zu, die sich trotzdem zerstreuen und keinen Hang zur Geselligkeit verraten (Lasiocampa pini L., Sphinx pinastri L., Porthesia similis Fuessl. u. a.). Nun könnte man vielleicht annehmen, daß die Raupen des gemeinsamen Nestes bedürfen, das ihnen nur in der durch vereinte Tätigkeit herstellbaren Form und Größe Schutz zu gewähren vermöge, und daß die gemeinsame Wohnung zur Grundlage der Assoziation geworden sei. Aber bei dem Kiefernprozessionsspinner fehlt ein eigentliches Nest, und trotzdem ist bei ihm die Gesellschaft so fest gefügt wie bei den nestspinnenden Thaumetopöen; und zahlreiche andere Insektensympädien beweisen, daß eine Geselligkeit auch ohne gemeinsame, selbsthergestellte Wohnung möglich ist.[1] Alles in allem sind äußere Ursachen, welche den Zusammenschluß begründen, nicht aufzufinden. Sie alle begünstigen und erleichtern diesen Zusammenschluß nur und keine hindert ihn. Die Erklärung würde nur eine Kenntnis der inneren Ursachen, der im Tiere selbst liegenden Qualifikation zu geben vermögen, und diese Kenntnis besitzen wir nicht. Wir können nur einen Trieb (oder deren mehrere) annehmen, welcher, sofern er direkt oder indirekt die Assoziation begründet, als sozialer Trieb angesprochen werden kann. Die äußeren uns erkennbaren Umstände hätten dann nur motivierende und regulierende Bedeutung, ohne allein maßgebend sein zu können.

Während sich die Individuen selbst desselben Eiersatzes bei der Mehrzahl der Tiere trotz gleicher Ernährung unter denselben äußeren Bedingungen verschieden schnell entwickeln und nicht mit derselben Geschwindigkeit wachsen, eine Erscheinung, die jedem Biologen geläufig ist, hat hier bei den Prozessionsspinnern eine merkwürdige Uniformität Platz gegriffen: alle Raupen schlüpfen an demselben Tage aus dem Ei, häuten sich an denselben Tagen, verpuppen sich an demselben Tage und schlüpfen an demselben Tage als Schmetterling aus der Puppe. Angesichts dieser Tatsachen liegt die Frage nahe, ob diese auffallende Uniformität der Gesellschaftsgenossen schon existierte, bevor sich die Raupen zu Gesellschaften vereinigten, oder ob sie erst infolge des Gesellschaftslebens ausgebildet wurde. Im ersteren Falle hätte sie der Gesellschaft nur ihr eigentümliches Gepräge gegeben und deren Zustandekommen sehr begünstigt; im zweiten Falle läge eine Weiterentwicklung, eine Anpassung an das soziale Leben vor, das zu einer völligen Nivellierung der Bürger geführt hätte. —

Von sozialen Instinkten sowie von einer Reziprozität kann dagegen bei den Sympädien der Borkenkäferlarven keine Rede sein. Es handelt sich um akzidentielle Vergesellschaftungen im reinsten Sinne; denn wenn die Eier von den Müttern in den von diesen genagten Fraßgängen (Muttergängen) in bestimmter Weise abgelegt werden und die Larven dann einfach die sie umgebende Nahrung verzehren, wobei sie, meist jede für sich fressend, einen besonderen (Larven-) Gang anlegen, so wird durch die Art der Eiablage und den hierfür gewählten und vorbereiteten Ort die Freßgemeinschaft der Larven bestimmt, die bei dem sogenannten Familienfraß (Hylesinus micans Kug.) am engsten erscheint, und die Gesellschaft als solche ist dabei ganz nebensächlich, gleichgültig und wertlos für die einzelne Larve und den ganzen Eiersatz. Das nur scheinbar planmäßige und oft recht zierliche und ziemlich regelmäßige Fraßbild im Holze oder in der Rinde

---

[1] Vanessa polychloros L. spinnt z. B. nur in der allerfrühesten Jugend; Phalera bucephala L., deren Raupen sich erst kurz vor ihrer Verpuppung zerstreuen, spinnt überhaupt nicht.

der befallenen Bäume ist dennoch nicht der Ausdruck einer Zusammenarbeit nach festliegendem Plane zur Herstellung einer gemeinsamen Wohnung für die Larvengesellschaft, sondern entsteht durchaus nebenher und ohne Nutzen für die Larven. (Vgl. Symphagopaedium, S. 52.)

Auf einer Brutpflege vonseiten der Mutter beruht auch das Zustandekommen derjenigen Sympädien, die wir bei solitären Bienen antreffen, wenn das Weibchen in demselben Baue mehrere Brutzellen anlegt. So gräbt z. B. Eucera difficilis (Duf.) Perez mit Hilfe der Kiefer eine Röhre mit kreisförmigem Querschnitte in den Sand. „Hat das Weibchen so einen etwa 8—10 cm langen Gang ausgeschachtet, so verändert es plötzlich die Richtung desselben, indem es unter einem stumpfen Winkel den Gang in schräger Richtung nach unten weiterführt. An diesem Teile der Röhre legt es abwechselnd links und rechts Nebenröhren an. Jede dieser etwa 3 cm langen Röhrchen beherbergt eine Zelle. Diese ist, wie auch der Gang, durch einen glänzenden Stoff (erhärteter Speichel) geglättet.

Hat das Weibchen so eine Zelle verfertigt, so beginnt das Einsammeln des Larvenfutters. Dieses besteht aus Pollen, welcher mit Nektar reichlich durchtränkt ist und einen zähflüssigen, rötlichgelben Futterbrei bildet ... Die Zelle ist etwa zu zwei Fünfteln mit Futterbrei gefüllt. Auf den Brei legt das Weibchen ein Ei" (Höppner)[1].

Die Larven und ebenso die Puppen leben dann als Kinder derselben Mutter bis zu ihrer Verwandlung in die Imago in demselben Bau zusammen und bilden ein Sympaedium, das sich erst mit dem Ausfliegen der Bienen auflöst.

Mehrere Arten der Gattung Prosopis legen ihre Nester gern in dürren Rubusstengeln an. „Der Nestbau ist immer ein Liniensystem. Das Prosopisweibchen nagt in dem Marke eine Röhre aus und fängt dann an, die Zellen zu bauen. Diese verfertigt es aus erbrochenem Schleim.... Die Zahl der Zellen schwankt zwischen 1 und 20. Die zellenreichsten Nester verfertigt nach meinen Beobachtungen Prosopis rinki Gorsky" (Höppner).[2]

Ähnliche Sympädien existieren bei anderen solitären Bienen (Odynerus exilis H. S., Odynerus laevipes Sh., Osmia parvula Duf. et Perr., Osmia leucomelaena K. u. a. m.) Beziehungen zwischen den Schwesterlarven desselben Nestes bestehen nicht; jede lebt gesondert und unabhängig von der anderen in ihrer eigenen Zelle, und die Assoziation hat durchaus akzidentielles Gepräge. Daß und wie aus dieser Brutpflege der solitären Bienen hochwertige Sozietäten (Staaten) entstehen konnten, wird uns an anderer Stelle noch beschäftigen.

Übrigens sei darauf hingewiesen, daß die Brutpflege der Spheziden eben-

---

[1] Allgem. Zeitschr. f. Entomol. 6. Bd. 1901.

[2] Ebenda. 7. Bd. 1902.

falls die Entstehung akzidentieller Sympädien zur Folge haben kann. J. C. Nielsen[1] berichtet, daß Ceratocolus subterraneus Fabr. in senkrechten Dünenseiten nistet. In den Hauptgang münden mehrere Seitenstollen ein, an deren blindem Ende jedesmal eine erweiterte Zelle für eine Larve liegt. Jede Zelle wird mit 8—12 Mikrolepidopteren (Crambus spec.) verproviantiert, mit einem Ei belegt und ihr Gang zum Hauptgange mit Sand verschlossen. Die Larven leben also auch hier zwar alle in demselben Baue zu einer Kinderfamilie vereinigt, sind aber räumlich voneinander getrennt und jede für sich mit ihrem Vorrate derart gesondert, daß sich keine näheren Beziehungen zwischen ihnen ausbilden konnten. — Ähnliche Sympädien entstehen bei anderen Raubwespen, welche ebenfalls in demselben Baue mehrere Zellen anlegen (Sphex flavipennis, Priocnemis-, Cerceris-, Crabroarten u. a. m.) und da, wo infolge der linearen Aufeinanderfolge der Brutzellen Reihenbauten hergestellt werden (Cemonus unicolor, Psen, Pemphredon, Crabroarten usw.).

Daß diese Sympädien der solitären Hymenopteren verschiedene Zusammensetzung haben können, zeigt das Verhalten z. B. der Maskenbiene (Prosopis kriechbaumeri Förster), deren Weibchen die alten verlassenen Gallen einer Fliege (Lipara lucens Meig.) im Rohr (Phragmites communis Trin.) zum Nisten benutzt. Der Ausflugsgang der Gallenerzeugerin wird erweitert und der vorhandene Hohlraum zur Anlage der Zellen benutzt. „Die Zahl der Zellen schwankt zwischen 1 und 8, gewöhnlich sind 4—5 vorhanden.“ Sie legen sich immer an die harte Gallenwand an. Larven und Puppen bilden auch hier in jeder Galle eine homotypische akzidentielle Kinderfamilie. Aber „gerade so wie bei in Rubusstengeln bauenden Apiden kommen auch bei Prosopis kriechbaumeri Förster drei Arten von Bauten vor, und zwar findet man Nestanlagen mit nur Männchen, ferner solche mit nur Weibchen und solche mit Männchen und Weibchen. Bei den Zwitterbauten enthalten die oberen Zellen Männchen, die unteren Weibchen“ (Höppner).[2] —

Wenn wir unter einem akzidentiellen Sympaedium die akzidentielle Assoziation geschlechtlich erzeugter Kinder derselben Mutter verstehen wollen, so liegt das Analogon zu dieser Gesellschaftsform in den Syngenien ungeschlechtlich erzeugter selbständiger Individuen. Notwendig analog den einfachen Sympädien (Monosympädien) sind jedoch nur diejenigen Syngenien, welche auf Grund der (vollständigen) Teilung entstanden sind, weil nur bei diesem Fortpflanzungsmodus die Mutter notwendig verschwindet und nur deren Kinder übrig bleiben. Die Analogie erstreckt sich dann aber nur auf die erste Nachkommengeneration einer Mutter (bei der Zweiteilung

[1] Allgem. Zeitschr. f. Entomol. 7. Bd. 1902.

[2] Ebenda. 6. Bd. 1901.

also nur auf zwei Individuen); denn die Mitglieder eines reicheren Syngeniums (Polysyngeniums) sind schon nicht mehr Kinder, sondern Enkel und Urenkel der gemeinsamen Stammutter, also auch keine Analoga der nur aus Kindern derselben Mutter bestehenden Sympädien. Den Sympädien analoge Syngenien können auch infolge vollständiger Knospung entstehen, dann aber nur, wenn die gemeinsame Stammutter stirbt und natürlich auch nur zwischen Knospen derselben Mutter, nicht zwischen Enkel- und Urenkelknospen. Die Syngenien und Sympädien unterscheiden sich also einzig durch ihre Entstehungsart voneinander, wobei die Monosyngenien den Sympädien (Monosympädien) entsprechen, die Polysyngenien dagegen als Analoga solcher Sympädien erscheinen würden, die aus Enkeln, Urenkeln usw. einer Stammutter bestehen und die als Polysympädien zu bezeichnen sein würden.

2. Gynopaedium, Mutterfamilie.

Als Mutterfamilie oder Gynopaedium bezeichne ich eine Familie, welche von einer Mutter und ihren Kindern gebildet wird, wenn sich Mutter und Kinder zu einer geschlossenen Gesellschaft zusammenhalten; denn nicht das Verwandtschaftsverhältnis, sondern die Gesellschaftsform soll unter dem Namen Gynopaedium verstanden werden. Bestehen keine sozialen Beziehungen zwischen Mutter und Kindern und erwächst keiner von beiden Generationen ein Vorteil aus der Vergesellschaftung, so haben wir akzidentielle Gynopädien vor uns.

Bei den Aphiden treten im Frühjahre ungeflügelte Läuse auf, welche parthenogenetisch zahlreiche Junge gebären und dann inmitten ihrer Brut noch längere Zeit mit dieser zusammenleben. Da sich die Kinder in derselben Weise fortpflanzen, findet man in reichen Blattlaus„kolonien" (an Rumex, Schilf usw.) im Sommer zahlreiche produktive Mütter zugleich mit ihren noch zahlreicheren Jungen. Die ganze „Kolonie" stammt von der ersten Stammutter ab. Da schon 12—14 Tage nach der Geburt jede Laus selbst Mutter werden kann, wachsen die „Kolonien" rapide an, trotz der zahlreichen Feinde (Coccinellen und deren Larven, Chrysopa-, Hemerobius- und Syrphuslarven).

Die einfachen akzidentiellen Gynopädien werden schließlich, und zwar von der Enkelgeneration ab, zu einer Gesellschaftsform, welche gewissen Syngenien mit persistierenden Müttern (z. B. Skyphostomen) vollständig analog ist, nur mit dem Unterschiede, daß die Syngenien ungeschlechtlich, die kombinierten Gynopädien geschlechtlich entstehen. Für diese Gynopädien, die primäre Gesellschaften bleiben, wollen wir die Bezeichnung Polygynopaedium anwenden, um sie so von den einfachen, nur Mutter und Kinder umfassenden (Mono-) Gynopädien zu unterscheiden.

Die anfangs homomorphe Blattlausfamilie wird weiterhin dadurch dimorph, daß geflügelte Läuse auftreten, die, parthenogenetisch erzeugt, sich auch parthenogenetisch fortpflanzen, sich außer um die Vermehrung aber noch um die Ausbreitung der Art verdient machen, indem sie, auf andere Pflanzen überwandernd (fliegend), neue Gesellschaften gründen. Im Herbste erscheinen neben flügellosen Weibchen geflügelte Männchen; es erfolgt die Paarung, Ablage von Eiern und deren Überwinterung. Im Herbste gehen also diese Gesellschaften zugrunde.

Eine Reziprozität zwischen Eltern und Kindern besteht ebensowenig wie reziproke soziale Beziehungen zwischen den Kindern zur Ausbildung gelangt sind. Von einer Brutpflege ist keine Rede. Der Zusammenhalt der Gesellschaft wird einfach dadurch bedingt, daß sich die jungen Tiere am Orte ihrer Geburt festsaugen und diesen gewöhnlich deshalb nicht verlassen, weil er ihnen alle Lebensbedingungen bietet, also eine Veranlassung zur Wanderung nicht vorliegt. In der Vergesellschaftung tritt kein Wert zutage, vielmehr bringt sie manchen Nachteil mit sich; denn erstens werden diese Assoziationen leicht durch Blattlausfresser völlig vernichtet; und zweitens werden sie oft so individuenreich, daß die Ernährung der Mitglieder darunter leidet, daher die Selbsthilfe durch das Auftreten geflügelter Wanderläuse. Wenn von einem Vorteile überhaupt die Rede sein kann, so ist er ganz zufälliger Natur und erstreckt sich nicht einmal auf alle Blattlausfamilien: die Gesellschaft kann durch Ameisen vor ihren Feinden wirksamer geschützt werden als die solitär lebende Laus. Natürlich wird niemand glauben, daß die Gesellschaft als solche um dieses vom Zufalle abhängenden Vorteiles willen entstanden wäre oder aufrecht erhalten würde. Die Blattlausgesellschaften sind demnach ohne jeden Sozietätswert und rein akzidentiell. Soziologisch fallen sie also unter denselben Gesichtspunkt wie etwa die sympädialen Freßgesellschaften der Borkenkäferlarven; nur in ihrer Form liegen Unterschiede äußerlicher, mit Rücksicht auf den Wert des Sozietätsverhältnisses unwesentlicher Natur.

3. Patrogynopaedium, Elternfamilie.

Als Elternfamilie oder Patrogynopaedium bezeichne ich eine einfache primäre Vergesellschaftung, deren Mitglieder die beiden Eltern und deren Kinder sind. Diese Elternfamilien sind zumeist essentieller Natur. Ein Beispiel für das akzidentielle Patrogynopaedium liefert uns jedoch der Totengräber (Necrophorus), der übrigens, wie wir sehen werden, auch essentielle Sozietäten bilden kann (vgl. Essentielle Symphagie, S. 302).

Nachdem der Fortpflanzungstrieb der Totengräber (Necrophorus) erloschen ist, sterben die Alten nicht ab, sondern bleiben bei ihrer letzten Brut und fressen mit ihren Larven zusammen von dem zuvor mit vereinten Kräften eingegrabenen Aase. Soziale Beziehungen zwischen dem Elternpaare und der Brut bestehen nicht, wenigstens sind sie nicht nachzuweisen. Die Eltern haben von der Assoziation mit ihren Kindern ebensowenig Vorteil wie die Larven von der Vergesellschaftung mit ihren Eltern. — Wenn auch der Brutpflegeinstinkt die Käfer veranlaßt, Kadaver einzugraben, so sind doch an dieser Arbeit nicht nur ein Männchen und ein Weibchen beteiligt; vielmehr kommt es vorübergehend zur Bildung von Sozietäten, deren Mitglieder jedoch schließlich immer nur einem Pärchen das Feld zu räumen scheinen.

β_{II}) Kombinierte Familien (vgl. S. 5).

1. Synchoropaedium.

Eigenartige kombinierte Kinderfamilien mit den Merkmalen des Synchorismus und der Symphagie bilden die Feuerwanzen (Pyrrhocoris apterus L.). Da die Weibchen ihre Eier an geeigneter Stelle in lockerem Sande (2—3 Weibchen) oder in alten Baumstämmen zusammen ablegen, so daß im letzteren Falle etwa faustgroße Klumpen entstehen können, muß die Assoziation der Kinder als primär bezeichnet werden; denn die Mitglieder der Gesellschaft, wenn wir als solche erst die metembryonalen Stadien, nicht aber schon die Eier, gelten lassen wollen, sind von vornherein beisammen und sammeln sich nicht erst nachträglich. Die Assoziation beruht aber nicht allein auf der gemeinsamen Abstammung, sondern wesentlich mit darauf, daß die Kinder verschiedener Mütter alle aus den an demselben Orte abgelegten Eiern entstehen. Die Gunst des Ortes spielt also eine ausschlaggebende Rolle, und damit tritt ein synchoristischer Faktor in Wirksamkeit, der die Sympädien erst zu kombinierten Sympädien werden läßt. Sysympädien haben wir indessen nicht vor uns, denn diese sind sekundäre Assoziationen, d. h. sie kommen erst durch nachträgliche Vereinigung ursprünglich gesonderter Sympädien zustande.

Als Ursachen der kombinierten Wanzensympädien treten uns also entgegen:

1. Die das einfache Sympaedium bedingende Abstammung von derselben Mutter;
2. der Umstand, daß die Mütter denselben passenden Ort zur Eiablage benutzen (Synchorismus).

Die resultierende Gesellschaft kann demnach als Synchoropaedium bezeichnet werden. Die beiden genannten Ursachen begründen die Assoziation; aber sie genügen nicht, sie auch als solche zu erhalten. Der Zusammenhalt beruht vielmehr aller Wahrscheinlichkeit nach, wenn nicht ein sozialer Trieb angenommen werden muß, auf einer Symphagie; denn der von diesen Insekten als Hauptnahrung aus den Adventivtrieben des Stammes aufgenommene Baumsaft wird sie an einem ihnen zusagenden, Nahrung spendenden

Baume (Linde u. a. Laubhölzer) zu einer Tischgesellschaft zusammenhalten.[1]

Die kombinierten Gesellschaften der Culexlarven, welche oft in sehr großer Anzahl kleine Tümpel und Regentonnen bewohnen, haben ebenfalls synchoropädisches Gepräge. Sie bestehen aus mehr oder minder zahlreichen Sympädien, welche von der Eiablage ab an demselben Orte miteinander vereinigt leben und deren Mitglieder sich nicht nach Familien zusammenhalten, sondern regellos mischen. Die Ursachen des Zustandekommens dieser kombinierten Kinderfamilien sind dieselben wie bei der Feuerwanze. Die Mütter legen ihre Eier auf den Spiegel des zum Aufenthalte für die Larven geeigneten Wasserbeckens, und aus jedem Eierhäufchen geht ein Sympaedium hervor. Auch das Beisammenbleiben der Mückenlarven wird hier allein durch die Beschaffenheit des Ortes erzwungen, dessen enge Grenzen die Tiere nicht zu überschreiten vermögen.

Wenn mehrere verschiedene Mückenarten ihre Eier demselben Wasserbecken anvertrauen, bilden die sich mischenden artverschiedenen Larven eine heterotypische Gesellschaft von sonst demselben Charakter wie das Synchoropaedium; wir können sie als Heterosynchoropaedium bezeichnen.

Findet man in einer Essigflasche oder einem Kleisterbehälter Tausende von Essigälchen (Anguillula aceti Ehrenbg.) vereinigt, so wird diese Tiergesellschaft zumeist als Synchoropaedium angesprochen werden dürfen. Stammen alle Mitglieder von derselben Mutter ab, so handelt es sich anfangs um ein Sympaedium, weiterhin (nach dem Auftreten der Enkelgeneration) um ein Polysympaedium, dessen Mitglieder, wie viele Generationen auch von ihrer Stammutter entfernt, dennoch alle untereinander verwandt sind und einer Familie angehören. Produzierten aber gleichzeitig mehrere synchoristisch, also sekundär, vereinigte nicht verwandte Mütter ihre Nachkommen in derselben Flasche, so waren diese Nachkommen primär beisammen, bildeten also kein sekundäres Sysympaedium, sondern eine primäre Kombination gleichartiger Kinderfamilien, ein Synchoropaedium, dessen Entstehung und Fortbestehen durch die reichlich vorhandene Nahrung ermöglicht wird, während das primäre Beisammensein und den dauernden Zusammenhalt der Gesellschaftskomponenten der gegen die Umwelt abgeschlossene Wohnraum bedingt. Durch Zuwanderung anderer Essigälchen kann die Assoziation weiter kompliziert werden, ohne den Charakter des Synchoropaediums zu verlieren, den sie schließlich immer wieder annimmt. —

Bei den Anuren bilden die demselben Laiche entschlüpften Kaulquappen oft außerordentlich individuenreiche Gesellschaften vom Entstehungswerte des Sympaediums. Die primäre Vergesellschaftung der Mitglieder beruht allein auf ihrer Abstammung von derselben Mutter. Essentielle soziale Be-

[1] Die Angaben über die Ethologie der Feuerwanzen verdanke ich Herrn Dr. P. Schulze (mündliche Mitteilung).

ziehungen existieren nicht. — Wenn in einem Wasserbecken von geringer Ausdehnung zahlreiche Frösche gelaicht haben, findet man Tausende von Larven beisammen, die nur durch synchoristische Momente zu einer Assoziation verbunden bleiben. Von verschiedenen Eltern derselben Art stammend, bilden diese Froschlarven homotypische akzidentielle Synchoropädien, deren Komponenten einfache Sympädien sind. Werden sie heterotypisch, so sind sie als Heterosynchoropädien zu bezeichnen.

2. Symphagopaedium.

Wenn mehrere Weibchen derselben Tierart ihre Eier an derselben Stelle ablegen und dabei wesentlich das reichliche Vorhandensein der Nahrung für ihre Nachkommen ihr Tun bestimmt, so entstehen primär assoziierte Kinderfamilien, die ich als Symphagopädien bezeichnen werde.

Primär ist auch diese Vergesellschaftung, sofern die Eier und damit auch die Jungen von vornherein und ohne ihr eigenes Zutun beisammen sind, wodurch sie sich von den sekundären Sysympädien unterscheidet.

Was z. B. die Fliegenmütter und durch sie deren Larven assoziiert, ist bei coprophagen und aasfressenden Arten nicht wie bei den Synchoropädien die Beschaffenheit der Örtlichkeit, sondern die reichlich vorhandene Nahrung. Damit gewinnt diese sympädiale Vergesellschaftung symphagiellen Charakter und erweist sich als Symphagopädium, das, wenn mehrere verschiedene Fliegenarten an ihm beteiligt sind, zu einem Heterosymphagopaedium wird. Als Mitglieder eines solchen Dipteren-Heterosymphagopädiums kommen neben vielen anderen Arten vornehmlich Scatophaga stercoraria L., Lucilia caesar L., Sarcophaga carnaria L., Homalomyiaarten, Psychoda phalaenoides Meig., Scatopse notata L., Sepsis cylindrica Fabr., Bibio- und Borborusarten in Betracht.

Echte homotypische Symphagopädien gehen z. B. aus den von mehreren Müttern derselben Art an Käse (Piophila casei L.), an einem Aase oder Kothaufen oder sonst an geeigneter Nahrung (Drosophilaarten) abgelegten Eiern mancher Dipteren hervor. —

Einige Schwierigkeiten bei dem Einordnen in unser System machen die polygamen Borkenkäfer. Man kann die primär assoziierten Sympädien, die in einem Sterngange zusammenleben, sofern sie von verschiedenen Müttern stammen, als Symphagopädien auffassen; denn hier liegt weit weniger Synchorismus als Symphagie vor: die Eier werden von verschiedenen artgleichen Müttern an dieselbe geeignete Nahrung gelegt. Von einem sekundären Sympaedium kann nicht die Rede sein.

Nun stammen aber die Larven zwar von verschiedenen Müttern ab, aber alle von demselben Vater; und sofern sie Halbgeschwister sind, kann man sie als einfaches Sympaedium auffassen. Mit diesem ist jedoch die hier vorliegende Assoziation insofern nicht identisch, als die Kinder nicht alle dieselben beiden Eltern haben. Um dies zum Ausdrucke zu bringen, könnte man die aus einer polygamen Ehe hervorgegangenen Kindergesellschaften als Hemisympädien bezeichnen.

Finden sich mehrere verschiedenen Arten angehörige Borkenkäfersympädien an demselben Stamme, und faßt man sie alle als eine heterotypische Assoziation zusammen, so muß diese als Heterosymphagopaedium bezeichnet werden.

II. Sekundäre Assoziationen.

Bei den in diesem Abschnitte zu behandelnden Assoziationsformen beruht die Vergesellschaftung nicht auf einem Zusammenbleiben sondern auf einem Zusammenkommen.

Die Ursachen der Vergesellschaftung können sehr verschiedener Art sein, wie sich auch ihre Zusammensetzung als verschieden erweist. Als vergesellschaftende oder die Form der Assoziation bestimmende Ursachen kommen z. B. die günstigen Bedingungen in Frage, die ein bestimmt beschaffener Ort bietet, sei es, daß er Schutz, passende Ansiedlungsflächen, geeignete Brutstätten gewährt oder sonst den Tieren zusagende Eigenschaften besitzt, sowie auch vielfach die im Überflusse vorhandene Nahrung; in anderen Fällen aber der Nahrungsmangel, der die Tiere zur Wanderung zwingt und, wenn sie sich dabei zusammenschließen, zwar die Assoziation als solche nicht zustande bringt, aber ihr doch das spezifische Kennzeichen einer Wandergesellschaft verleiht. Dabei kann die Wanderung außer durch Hungersnot auch durch andere Gefahren herbeigeführt werden, welche ungünstige Veränderungen in der Umgebung der Tiere mit sich bringen, etwa Wassers- und Feuersnot und andere das Leben bedrohende Faktoren. Auch die in der Phylogenesis begründete Forderung der Brut, in einer andere Bedingungen als der Aufenthaltsort der Eltern bietenden Umgebung ihre Entwicklung durchzumachen, führt zu gemeinsamen Wanderzügen. Ferner können Not und Krankheit und schließlich eine auf viele Tiere anziehend wirkende Lichtquelle sekundäre Assoziationen entstehen lassen.

Hier soll zunächst nur von denjenigen sekundären Vergesellschaftungen die Rede sein, die sich aus nur einer Tierart zusammensetzen, also homotypisch sind, und welche selbst keine sozialen Werte schaffen, sich also als akzidentiell erweisen.

1. Sysyngenium.

Ein Sysyngenium entsteht dann, wenn sich mehrere Syngenien oder Polysyngenien sekundär miteinander vereinigen. Von diesen kombinierten Assoziationen war schon a. a. O. die Rede, worauf hier verwiesen sei (S. 33, Syngenium).

2. Sysympaedium.

Sekundäre Vergesellschaftungen von bestimmtem Gepräge können dadurch entstehen, daß akzidentielle Sympädien sich sekundär miteinander vereinigen und so eine Gesellschaft bilden, die aus zwei oder mehr Kinderfamilien besteht. Sie erscheinen nicht als bloße Symphagien oder Synchorismen, indem ihre Komponenten nicht Einzeltiere sondern primäre Gesellschaften sind, und indem der assoziierende Faktor innerhalb dieser Komponenten ein sozialer Trieb zu sein scheint, nicht eine äußere Ursache. Die Kombination der Sympädien geschieht rein zufällig, wenn diese Gesellschaften einander auf ihren Wegen treffen.

Solche Sysympädien begegnen uns bei den Prozessionsspinnerraupen (Thaumetopoea), deren Sympädien sich in freier Natur leicht zu größeren Gesellschaften zusammenschließen und sich auch künstlich ohne Schwierigkeiten miteinander vereinigen lassen (vgl. Sympaedium accidentiale), ohne daß die Assoziation durch ihre andere Zusammensetzung in ihrem Wesen irgendwelche Veränderung erleidet. Ein solches kombiniertes Sympaedium als sekundäre Gesellschaft ist ohne Kenntnis seines Zustandekommens von dem einfachen Sympaedium nicht oder nur durch die größere Anzahl seiner Mitglieder zu unterscheiden.

Auch bei anderen Raupen kommen Sysympädien vor. Im Freien beobachtet man sie besonders leicht in Jahren, in welchen Malacosoma castrense L. häufig ist. Die Sympädien dieser Art bleiben so lange gesondert, wie der Ort ihrer Entstehung noch die von ihnen bevorzugte Wolfsmilch (Euphorbia) darbietet. Ist diese verzehrt, so wandern die Raupen nahrungsuchend weiter. Dabei treffen dann nicht selten mehrere Gesellschaften zusammen und vereinigen sich miteinander, ohne sich vor dem späteren Solitärwerden der Individuen wieder zu trennen. — Es scheint übrigens, als ob gewöhnlich nur ziemlich gleichalterige Raupenfamilien sich miteinander verbinden. Bringt man zahlreiche Sympädien in einem geräumigen Zuchtkasten zusammen, so verhalten sich die Raupen durchaus friedlich gegeneinander.

Das Zustandekommen solcher Sysympädien im Freien wird auch von den Raupen des in Ohio lebenden Spinners Hyphantria cunea Dru. angegeben, bei welchen gelegentliche Spaltungen der Gesellschaften beobachtet wurden (E. W. Berger).[1]

Es wäre interessant, festzustellen, ob Teilungen nur bei Sysympädien oder auch bei einfachen Sympädien vorkommen und ob, wenn eine Teilung des Sysympädiums erfolgt, die Raupen der primären Sympädien einen festeren Zusammenhalt untereinander als mit den Raupen des anderen Sympädiums bekunden. Hierüber sowie über manche andere Fragen liegen meines Wissens noch keine Versuche vor.

[1] Washington, U. S. Department of Agriculture, Bureau of Entomology. Bull. Nr. 60. 1906. p. 41 e. s.

3. Sympolyandrium.

Als Sympolyandrium bezeichne ich eine Tiergesellschaft, welche sich aus Polyandrien zusammensetzt. Die Polyandrien (vgl. diese S. 255) sind essentielle polyandrische Ehebündnisse. Werden diese zu (synchoristischen) Komponenten einer akzidentiellen Assoziation, so entsteht das akzidentielle Sympolyandrium, das wir z. B. bei Alcippe lampas Hancock vor uns haben, einem Cirriped, von welchem a. a. O. (S. 258) noch die Rede sein wird.

Wählt ein Einsiedlerkrebs (Eupagurus bernhardus L.) die von den Alcippen besiedelte Schale zu seiner Wohnung, so entsteht eine akzidentielle heterotypische Assoziation, die eine weitere Komplikation in der Zusammensetzung dann erfährt, wenn die Buccinumschale mit Bryozoen besetzt ist.

4. Synchorium, Platzgesellschaft.

Synchorien nenne ich diejenigen Assoziationen, deren Mitglieder die Gunst des Ortes zusammenführt, indem sie mehreren Individuen geeignete Aufenthaltsbedingungen gewährt. Von einem Synchorismus kann aber nur da die Rede sein, wo die Gunst des Ortes die Tiere erst sekundär zusammenführt oder allein die örtlichen Verhältnisse es sind, welche die Mitglieder der Gesellschaft auf begrenztem Raume zusammenhalten. Ich fasse jedoch den Begriff des Synchoriums nicht so weit, daß alle an einem Orte vergesellschafteten Tiere als Platzgemeinschaften angesehen würden; sonst wäre ja jede Assoziation und Sozietät, da ihre Mitglieder einen begrenzten Raum für sich in Anspruch nehmen, ein Synchorium. Alle primären Vergesellschaftungen sind schon, sofern sie genetisch begründet sind, keine Synchorien. Keine sekundäre Gesellschaft, welche der Geschlechtstrieb geschaffen hat oder die eine Familienassoziation ist, hat rein synchoristischen Charakter. Wo Tiere an demselben Orte beisammen sind, ohne eine Winterschlafgesellschaft zu bilden, ohne gemeinsam zu schwärmen, ohne daß die gemeinsam begehrte Nahrung sie um sich versammelt, ohne daß sie gemeinsam wandern, fliehen, vom Lichte angezogen oder durch Not zusammengezwungen werden, haben wir es mit reinen Synchorien zu tun. Die anzuführenden Beispiele sowie der Vergleich mit den anderen hier unterschiedenen Assoziations- und Sozietätsformen werden erkennen lassen, in welchem Sinne der nicht leicht scharf zu umreißende Begriff des Synchoriums von mir gebraucht werden soll.

Die Cirripedien bilden häufig sehr individuenreiche Assoziationen, z. B. dann, wenn sich Millionen von Seepocken (Balaniden) derselben Art an einer geeigneten Küste auf Steinen und Felsen oder eine geringere Anzahl dieser sessilen Entomostraken auf flottierendem Holze, Bimsstein usw. festsetzen. Die Larven der Cirripedien sind als Nauplien frei bewegliche, schwimmfähige Tiere und vermögen daher selbsttätig den bevorzugten Ort für ihre dauernde

Ansiedlung aufzusuchen. Die Mitglieder solcher Cirripediengesellschaften sind oft von verschiedenem Alter; es siedeln sich nicht nur Mutter und Kinder nebeneinander an, die ontogenetische Abstammung ist also nicht die Grundlage der Assoziation, als welche vielmehr die Besitzergreifung geeigneter Stellen durch zahlreiche umherschwärmende Larven erscheint. Die gleichen, durch die besondere Beschaffenheit des Ortes dargebotenen Lebensbedingungen bringen die Vergesellschaftung zustande, wobei sich die Nachkommen verschiedener Zwitter regellos mischen.

Der Wert dieser Assoziationen für das einzelne Mitglied ist in den meisten Fällen gleich Null. Doch soll bei gewissen Arten eine Wechselkreuzung der Zwitter derart stattfinden können, daß der Penis eines Krebses in die Mantelhöhle eines benachbarten Tieres eingeführt wird. Dann würde das enge Beisammenleben insofern einen Vorteil gewähren, als die Übertragung des fremden Spermas besser gesichert wäre, als wenn dieses einfach in das Wasser ejakuliert wird. —

Die Auster (Ostrea edulis L.) findet sich in größeren oder kleineren Gesellschaften auf den sogenannten Austernbänken angesiedelt. Die Mitglieder der Assoziation sind von verschiedenem Alter und stammen von verschiedenen Müttern (Zwittern) ab. Die frei schwärmenden Larven sind in der Lage, den zur Ansiedlung geeigneten Ort aufzusuchen, wobei sie entweder die schon von älteren Austern besetzten oder noch freie Stellen wählen, an welchen dann neue Bänke entstehen.

Die Austern verhalten sich völlig indifferent gegeneinander, und soziale Beziehungen bestehen nicht zwischen ihnen. Immerhin aber kann vielleicht ein gewisser Wert des engen Zusammenlebens darin gefunden werden, daß es die Befruchtung der Eier erleichtert, während für eine Kreuzung schon dadurch gesorgt ist, daß die zwittrige Auster in einem Jahre nur Eier, im anderen nur Sperma produziert. Die Ursache für das Zustandekommen der Assoziation liegt jedoch keinesfalls in diesem Zwecke, sondern ist mit der Tatsache gegeben, daß sich die Larven an ihnen zusagenden Stellen anheften und daß sie nicht überall die geeigneten Lebensbedingungen finden; denn die Auster beansprucht Wasser mit geringer Bewegung, mit einem Salzgehalte von 2—3 %, und findet diese Verhältnisse in Buchten oder an Uferstellen, deren Wasser durch mäßigen Süßwasserzufluß einen herabgesetzten Salzgehalt besitzt. Auch der Untergrund muß natürlich so beschaffen sein, daß den Tieren ein Festsetzen ermöglicht wird. Schlammigen Grund und schlammbedeckte Gegenstände meiden diese Muscheln durchaus. Die Austernbänke beginnen unterhalb des tiefsten Ebbestandes und reichen selten unter eine Tiefe von 15 Faden hinab.

Ähnliche Synchorien bilden die Miesmuscheln (Mytilus edulis L.). Sie setzen sich durch Vermittlung ihrer Byssusfäden klumpenweise an Steinen oder Pfählen fest und sitzen in geringen Tiefen. Besonders gut gedeihen sie in den nordeuropäischen Meeren und sind Gegenstand einer ausgedehnten Fischerei und Zucht. Die Gesellschaften können zu einem ungeheuren Individuenreichtume heranwachsen, derart, daß man 30000 Stück auf einem Quadratmeter zählen konnte. Die frei schwimmenden Larven siedeln sich an geeigneten Stellen an, so daß die Assoziationen sich aus Kindern der verschiedensten Mütter und ganz verschiedenaltrigen Individuen zusammensetzen, also durchaus den Charakter einer sekundären Gesellschaft haben wie bei den Austern.

Bei einer in unseren Seen häufigen, zu den Mytiliden gehörigen Süßwassermuschel kann man akzidentielle Synchorismen von bisweilen großem Individuenreichtume ebenfalls leicht beobachten. Es handelt sich um Dreyssensia polymorpha Pall., eine Art, welche sich wie Mytilus mit Hilfe des Sekretes ihrer Byssusdrüse festheften kann, übrigens aber hierdurch nicht zur dauernden Sessilität gezwungen ist, sondern sich jederzeit abzulösen und frei wandernd einen anderen Ort aufzusuchen vermag. Um sich festzusetzen, bedarf natürlich auch diese Muschel einer geeigneten haltbietenden Unterlage, eines Steines, einer Anodonta- oder Unioschale, eines Stengels, einer Nymphaeenwurzel, eines Pfahles u. dgl., und schon dieser Umstand kann da, wo die Muscheln häufig sind, zur Ansammlung mehrerer Dreyssensien auf derselben Unterlage, etwa auf Floßholz, führen, ohne daß die enge Nachbarschaft auch zur Entstehung sozialer Beziehungen Veranlassung wird. Besonders individuenreich werden diese Synchorien, wenn der Ort außer der geeigneten Unterlage auch sonst noch günstige (Ernährungs-, Temperatur- usw.) Bedingungen bietet. —

Es sind nun unter den Mollusken nicht allein die Lamellibranchiaten, welche synchoristische akzidentielle Assoziationen bilden können; vielmehr kommen solche auch bei den gewöhnlich frei beweglichen Gastropoden vor. Dafür liefert der durch seine seltsame Schalenform bekannte Vermetus ein Beispiel. Diese im Meere lebenden, zu den Prosobranchiaten gehörigen Vermetiden besitzen, erwachsen, eine ganz unregelmäßig gewundene Schale, die anfangs gewöhnlich regelmäßig spiralig erscheint, dann aber die Form einer verschieden gekrümmten Röhre annimmt. Die eigenartige Ausbildung der Schale hängt damit zusammen, daß diese Schnecken in der Regel sessil werden und dann das anfangs regelmäßige Schalenwachstum in ein ganz unregelmäßiges übergeht. Gleichzeitig degeneriert der nun nicht mehr zur Lokomotion benutzte Fuß. — Natürlich werden sich auch diese Schnecken neben einer geeigneten Unterlage zum Ankitten ihrer Schalenspitze zusagende örtliche Verhältnisse auswählen und daher bisweilen nicht ganz zufällige Assoziationen bilden können. „Oft wachsen die Individuen gruppenweise dicht beieinander heran und verschlingen sich vielfach untereinander, z. B. Vermetus glomeratus, was eben die Unregelmäßigkeit der Biegungen befördert“ (v. Martens, Die Weich- und Schaltiere, 1883). Soziale

Beziehungen bestehen, soweit mir bekannt, zwischen diesen Synchoristen nicht. —

Akzidentielle Synchorien kommen aber, wie es nach den bisher herangezogenen Beispielen scheinen könnte, nicht nur bei dauernd oder vorübergehend sessilen Tieren vor, sondern finden sich auch bei dauernd frei lebenden Arten. So sieht man, wenn die Imagines mancher Plecopteren in einem Gebirgsbache ziemlich gleichzeitig ausschlüpfen, ungeheure Massen der Tiere streckenweise das ganze Ufer und über den Wasserspiegel emporragende Steine, Zweige, Pflanzen u. dgl. bedecken und großenteils die Copula vollziehen. Begünstigt wird diese Assoziation durch den beschränkten Raum der Entstehung, weil sich die Larven massenweise an den günstigsten Stellen sammeln und die Imagines selbst bei schönem Wetter zu träge sind, um sich zu weiterem und länger dauerndem Fluge zu entschließen. Auch bleiben die Weibchen für die Eiablage an die Bachufer gebunden, und die Männchen verlassen den Ort nicht leicht, an dem sie zahlreiche Weibchen finden. Dennoch hat diese Assoziation nicht rein geschlechtliches Gepräge, sondern es sprechen die Trägheit dieser Insekten und ihr Gebundensein an das Wasser zur Brutversorgung mit, um diese Ansammlungen entstehen zu lassen und zusammenzuhalten.

Synchorien anderer Art hat man an Lepidopteren beobachtet und sie zu der schützenden Ähnlichkeit ihrer Färbung mit dem gewählten Orte in Beziehung gebracht. Schröder fand z. B. Pararge megaera L. in größerer Anzahl (bis über 150 Stück) auf unangestrichenen Plankenzäunen und Pfählen, die denselben grauen Farbenton besaßen wie die Unterseite der in der Ruhe zusammengeschlagenen Schmetterlingsflügel. Sie hatten sich hier zur Übernachtung zusammengefunden, benachbarte weiße Zäune aber gemieden. Ob diese Wahl den Schmetterlingen wirklich Nutzen bringe, kann man wohl bezweifeln, zumal nachts alle Katzen grau sind. Ob „Mimicry" vorliegt oder nicht: akzidentiell erscheint diese Ansammlung auf jeden Fall; denn nicht sie kann den Schmetterlingen Vorteile gewähren, sondern nur die Wahl des Übernachtungsortes, für welche wohl noch mancherlei andere Ursachen als die Farbenübereinstimmung in Frage kommen könnten. —

Wenn sich nach Brauns[1] südafrikanische Chrysisarten gern zur Nachtruhe in trockene, hohle, am Boden liegende Stengel verkriechen und dort vergesellschaftet angetroffen werden, handelt es sich ebenfalls um einen bloßen Synchorismus ohne essentiellen Wert, der, wie man diesen Autor wenigstens verstehen kann, auch zu einem Heterosynchorismus zu werden scheint, indem die Stengel „gegen Abend angefüllt sind mit Hymenopteren aus den Gattungen Anthophora, Megachile (meistens ♂), Stizus, Pompiliden, Spheciden und Chrysiden". — Hedychrum coelestinum Spin. findet man in den Blattwinkeln krautartiger Pflanzen in größerer Anzahl zur Nachtruhe

[1] Zeitschr. f. wiss. Insektenbiologie. 7. Bd. 1911.

miteinander vereinigt, wobei sich die Tiere zu einer Gesellschaft dicht aneinander drängen; und ähnliche synandrielle Übernachtungsassoziationen werden von den Männchen der südafrikanischen Mutilla merope Sm. in den Astwinkeln von krautartigen Pflanzen gebildet. Stizus clavicornis Handl. übernachtet gesellig; die Tiere versammeln sich häufig zu enorm großen Gesellschaften an geschützten Orten und hängen, zu Klumpen zusammengeballt, an Büschen und niederen Pflanzen. „Diese Ansammlungen, zum größten Teile aus Weibchen bestehend, ähneln in kleinerem Maßstabe den Schwärmen von Apis mellifica. Sie können die Größe von einem kleinen Kindskopf erreichen und zuweilen mehrere tausend Individuen enthalten; es ist wohl anzunehmen, daß diese Schwärme aus kurz vorher ausgeschlüpften und noch unbefruchteten Individuen bestehen." — Die Männchen und unbefruchteten Weibchen von Anthophora plumipes übernachten festgebissen an einem trockenen Zweige niederer Pflanzen, oft bis 10 und mehr in einer Reihe an einem einzelnen Stengel. Auch unter hohlen Steinen sammeln sie sich zur Nachtruhe (Brauns l. c. 9. 1913. S. 190). —

„Viele Raubwespen bauen nicht selten in solcher Menge und so dicht nebeneinander, daß sich sagen läßt, sie bilden wirkliche Kolonien. Aber die Vereinigung ist hier mehr scheinbar als wirklich und beruht vor allem darauf, daß die Lokalitäten für den Bau von Nestern besonders geeignet sind und daß sich dort alte Nester finden, welche sich leicht wiederherstellen und von neuem anwenden lassen. Stoßen die nahe nebeneinander bauenden Weibchen zusammen, so ist die Folge gewöhnlich ein mehr oder weniger heftiger Kampf zwischen ihnen. Solche dichten Kolonien von solitären Raubwespen sind bei Arten der Gattungen Cerceris, Philanthus, Sphex und Bembex beobachtet worden."

„Durch ihren Hang zur Geselligkeit zeichnet sich Anthophora circulata F. aus. Wohl auch zuweilen einzeln nistend, baut sie ihre Nisthöhlen an kahlen ebenen Plätzen als Regel in oft sehr ausgebreiteten Pseudokolonien dicht nebeneinander. Man wird schon von weitem auf diese Nistplätze aufmerksam durch das Geräusch, welches die ein- und ausfliegenden Bienen verursachen, dem Leben und Treiben eines in Tätigkeit befindlichen Bienenstockes vergleichbar... Diese Vorliebe zur Geselligkeit kommt auch in der Art des Übernachtens zum Vorschein. Dicht nebeneinander festgebissen, übernachten oft große Gesellschaften, Männchen und Weibchen gemischt, bis 30 und mehr. Seltener verkriechen sich die Männchen abends, meistens mit den Männchen von A. niveata zusammen, in hohlen, am Boden liegenden Stengeln und den trockenen, aufgesprungenen Samenkapseln einer Datura, die, eingewandert, hier große unfruchtbare Flächen bedeckt, deren hohle Stengel aber abends oft von den verschiedensten Hymenopteren als Schlupfwinkel für die Nacht benutzt werden." (H. Brauns.)[1]

[1] Zeitschr. f. wiss. Insektenbiologie. 9. Bd. 1913. S. 190.

Selbst bei den ihrer Mehrzahl nach durchaus ungeselligen Araneen kommen synchoristische Vergesellschaftungen vor; denn man findet die kunstvollen Netze ein- und derselben Spinnenart häufig in größerer Anzahl beisammen, z. B. 10—12 Netze an einer etwa mannshohen Fichte; oder eine Fichtenhecke ist ganz mit bewohnten Spinnengeweben bedeckt. Von einer gemeinsamen Arbeit bei der Herstellung der Nester ist aber ebensowenig zu bemerken wie von irgendwelchen sozialen Beziehungen ihrer Bewohner zueinander. Jede Spinne sitzt in ihrem Netze und hält sich von den benachbarten Geweben sorgfältig fern. Nur der günstige Ort zur Anlage des Gespinstes führt und hält die Mitglieder dieser Gesellschaft zusammen, die durch ihr örtliches Beieinander und ihren längeren zeitlichen Bestand zwar eine Assoziation bildet, aber keine Sozietät, die als solche Werte für das Einzeltier zu schaffen vermöchte. —

Um ein homotypisches Synchorium handelt es sich auch da, wo derselben Art angehörige Fledermäuse in größerer Anzahl einen gemeinsamen Schlafplatz aufsuchen. Es ist wohl nur der örtliche Bedingungskomplex, welcher diese Tiere primär zusammenführt. Eine Reziprozität besteht zwischen den Schlafgenossen nicht, und die Genossenschaft hat ihre Ursachen nicht in Vorteilen, die sie selbst gewährt. Dieser Synchorismus nimmt in den Winterschlafgenossenschaften eine besondere Form an, von der sogleich die Rede sein wird.

5. Syncheimadium, Winterschlafgesellschaft.

Die Überwinterungs- oder Winterschlafgesellschaft kommt dadurch zustande, daß sich mehrere Tiere an einem für die Überwinterung geeigneten Orte zusammenfinden. Damit ist zugleich gesagt, daß nicht alle gemeinsam überwinternden Tiere auch Syncheimadien bilden; denn Bedingung ist, daß sie sich erst zum Zwecke des Überwinterns versammeln. Wenn eine Tiergesellschaft, die auch während des Sommers in derselben Zusammensetzung bestand, als Gesellschaft überwintert (z. B. Ameisen, Bienen), so ist sie kein Syncheimadium; und wenn die Mitglieder einer Überwinterungsgesellschaft keine Ruheperiode durchmachen, so fehlt der Vergesellschaftung der Charakter des Syncheimadiums (z. B. Vogelgesellschaften im Winterquartiere). Das sie kennzeichnende Gepräge erhält also die Überwinterungsgenossenschaft durch folgende Eigenschaften: Die Gesellschaft bildet sich erst zum Zwecke der Überwinterung oder nimmt eine andere Zusammensetzung an; im Winterquartiere verfallen die Mitglieder der Gesellschaft in einen Schlafzustand.

Das Syncheimadium hat als Assoziation den Charakter eines Synchorismus; denn die günstige Beschaffenheit bestimmter Orte führt mehrere Tiere an solchen zusammen. Aber der Synchorismus gewinnt dadurch eine ganz spezifische Eigenheit, daß die vergesellschafteten Tiere diese Stellen zum

Zwecke der Überwinterung aufsuchen, während welcher sie in einem Zustande der Betäubung verharren. Eben diese Eigenheit berechtigt uns, die Syncheimadien als solche von den Synchorien zu sondern.

Nach dem soeben Gesagten kann bei den überwinternden Karpfen (Cyprinus carpio L.) wohl kaum von einem Syncheimadium die Rede sein. Bei ihnen ist, ebenso wie bei anderen Cypriniden, eine gewisse Geselligkeit unverkennbar, da sie in dichten Scharen einher zu schwimmen pflegen. Wenn ihr Wohngewässer zufriert, begeben sich die Fische in ihr Winterlager; sie suchen die tiefsten Stellen auf und wühlen Gruben in den Boden, um in Scharen zusammengedrängt ihren Winterschlaf zu halten. Bei dieser Versammlung an den tiefsten Stellen dürfte die Zusammensetzung der Karpfenschwärme kaum eine Veränderung erfahren, die uns berechtigen würde, von einem Syncheimadium zu sprechen. Wenn sich aber, was mir nicht bekannt ist, erst aus Anlaß der Überwinterung mehrere Schwärme unter Mischung ihrer Mitglieder zusammenschließen, so würde die veränderte Zusammensetzung dieser Gesellschaft das Gepräge eines echten Syncheimadiums geben.

Als ein gutes Beispiel akzidentieller Syncheimadien vom Genossenschaftswerte der akzidentiellen Synchorien erscheint unser Feuersalamander (Salamandra maculosa Laur.). Die Tiere leben außer der Paarungszeit vollkommen ungesellig; und wenn man sie auch bei Regenwetter oft in großer Anzahl auf beschränktem Raume beisammen findet, so kümmert sich doch keins um das andere, und der Zusammenhalt zwischen ihnen ist ganz locker, ja kaum vorhanden; man kann nicht einmal mehr von einem Synchorismus sprechen. Das Bild ändert sich aber mit dem Eintreten der ersten Fröste, durch welche die Salamander gezwungen werden, ihre Winterquartiere aufzusuchen; denn diese werden von zahlreichen Individuen gemeinsam bezogen. Die Zuwanderung findet nachts statt. An die Winterschlafplätze werden ganz bestimmte Anforderungen gestellt: so darf kein Regen- oder Schmelzwasser in die unterirdischen Räume einfließen, weil sonst für deren Insassen die Gefahr des Ertrinkens oder Erfrierens bestehen würde. Solche günstigen Winterquartiere finden nun die Bewohner eines Bezirkes jedenfalls nicht in solcher Fülle, daß jeder Salamander seinen eigenen Schlafplatz für die Winterruhe beziehen könnte; daher sammeln sie sich in derselben Herberge zu Hunderten.[1] Es ist dem Anscheine nach ausschließlich die ihren Bedürfnissen entsprechende Gunst des Ortes, welche die sonst so ungeselligen Tiere zusammenführt. Aber immerhin könnte man daran denken, daß sie auch einen Vorteil in der Vergesellschaftung selbst fänden; denn auch bei wechselwarmen Tieren pflegt die Körpertemperatur etwas höher zu sein als die der Umgebung. Nun könnte die Ansammlung der Tiere zu großen

[1] Vgl. Maisch bei Flöricke, Kriechtiere und Lurche Deutschlands. Stuttgart 1909, S. 18.

Mengen, ähnlich etwa wie bei der Bienentraube, eine, wenn auch geringe, so doch noch immer nützliche Temperaturerhöhung im Winterlager zur Folge haben. Ob freilich bei dem herabgesetzten Stoffwechsel der Winterruhe eine erhöhte Temperatur des Körpers der Umgebung gegenüber noch angenommen werden könne, ist recht zweifelhaft. Temperaturmessungen der winterschlafenden Salamander sind meines Wissens noch nicht vorgenommen worden; deren Resultat würde aber möglicherweise darüber zu entscheiden haben, ob dieses Syncheimadium als rein akzidentiell oder als essentiell beurteilt werden müsse. —

Die Kreuzotter (Vipera berus L.), außer zur Brunstzeit nicht gesellig, bezieht doch mit anderen Artgenossen zusammen ein geeignetes Winterquartier. In Brehms Tierleben werden Beobachtungen über diese Syncheimadien zusammengestellt: in den Ritzen und Klüften von Sandsteinwänden fand man 1—2 m unter der Erdoberfläche zehn Kreuzottern im Winterschlafe beisammen. Ein anderes Mal wurden in einer sumpfigen Gegend neun Ottern in einem alten Baumstamme über dem Wasserspiegel angetroffen, die sich dicht zusammengedrängt hatten und sich im Zustande der Lethargie befanden. A. v. Homeyer teilt mit, daß „15—25 Stück dicht zusammen unter dem Gewurzel von Wacholder und alten, halbvermoderten Erlen- und Birkenstümpfen, wohin sie sich mit Beginn des Frostes bis zur Wiederkehr des Frühlings zusammenziehen", überwintern. „Mit wahrer Genugtuung haben wir erfahren, daß der Iltis über diese Tatsache weit genauer unterrichtet ist, als wir es bisher waren. Er sucht im Winter derartige Lager auf und holt sich davon nach Bedarf."[1]

Diese Vergesellschaftung beruht jedenfalls auf dem Bedürfnisse der Kreuzottern, im Winter bestimmten Anforderungen genügende Stellen zu beziehen, die, weil von der Natur nur in beschränkter Anzahl geboten, dann von mehreren Schlangen in Anspruch genommen werden. Die Assoziation scheint als solche auch hier keine neuen, eigenen Werte zu schaffen und fällt deshalb unter den Begriff des akzidentiellen Syncheimadiums. —

Für die Entscheidung der Frage, ob die Syncheimadien der Fledermäuse essentielle oder akzidentielle Gesellschaften seien, ist es wichtig, zu wissen, ob möglicherweise durch die Ansammlung zahlreicher Tiere eine Temperatursteigerung erzielt werde, die für das Einzelwesen nennenswerten Vorteil bringt. Für alle einzeln überwinternden Fledermäuse würde dieser Vorteil natürlich nicht in Frage kommen, und sie beweisen,, daß die Überwinterung wenigstens ihnen auch ohne diesen Vorteil möglich ist. Die gelegentlich gesellig überwinternden Arten sind auf eine gegenseitige Erwärmung ebenfalls nicht angewiesen, sonst könnten sie nicht auch einzeln überwintern. Die Mopsfledermaus (Barbastella barbastellus Schreb.), die nicht gesellig

[1] Brehms Tierleben. V. Bd. 1913.

ist und zumeist einzeln überwintert, gesellt sich nur gelegentlich zum Winterschlafe mit einem oder zwei Artgenossen und bezieht auch die exponiertesten Teile von Gruben, Gebäuden oder Höhlen, die einen Schutz vor Kälte kaum noch zu gewähren vermögen. — Eptesicus serotinus Schreb., sonst gegen Witterungseinflüsse sehr empfindlich, überwintert am liebsten in alten Gebäuden in nur geringer Anzahl; wären diese Tiere auf gegenseitige Erwärmung angewiesen und suchten sie diese in der Gesellschaft, so würden die Syncheimadien viel individuenreicher sein müssen. — Myotis myotis Bechst. bildet individuenreiche Tagschlafgesellschaften, isoliert sich aber, wenn möglich, zum Winterschlafe. Für den Tagschlaf im Sommer kommt die gegenseitige Erwärmung zumeist schon deswegen gar nicht in Frage, weil die Schlafplätze oft an sich schon hohe Temperaturen haben (Dächer, Kirchenböden usw.), und doch schlafen die Tiere in großen Gesellschaften beisammen. Alles dies spricht gegen die assoziierende Wirkung des Wärmebedürfnisses.

Bei den einheimischen Fledermäusen scheinen nur die Ansprüche an die örtlichen Verhältnisse die gemeinsame Überwinterung zu bedingen. Während des Winterschlafes hängen manche Arten nicht nur nebeneinander sondern auch aufeinander in mehreren Lagen. So hängen die Waldfledermäuse (Pterygistes noctula Schreb.) auf Kirchenböden und an ähnlichen Örtlichkeiten zu Hunderten dachziegelartig aufeinander. Andere bedecken die Innenflächen hohler Bäume, indem sie getrennt nebeneinander hängen. Übrigens gibt es auch Fledermäuse, die bald gesellig, bald einzeln und solche, die nie in Gesellschaft überwintern. Ich glaube, daß die gegenseitige Erwärmung und die Erwärmung des Winterschlafraumes in vielen Fällen gar keine und in manchen höchstens eine untergeordnete Rolle spiele, daß die Assoziation also nicht mit Rücksicht auf diesen Faktor zustande komme und daß er als Akzidens dieser Vergesellschaftung ebenfalls oft, wenn nicht immer, ohne Wert für das Einzeltier sei. Was die Fledermäuse zum Winterschlafe zusammenführt, ist nichts anderes als das allen gemeinsame Bedürfnis nach einem geeigneten Orte, dasselbe Bedürfnis also, das sie auch während ihres sommerlichen Tagschlafes zu individuenreichen Schlafgenossenschaften zusammenführt, und da diese, allen Anforderungen der Tiere entsprechenden Örtlichkeiten nur in beschränkter Anzahl vorhanden sind, zumal sich die Fledermäuse als sehr wählerisch erweisen und keineswegs jede der zahlreichen Höhlen, die ihnen z. B. das Gebirge bietet, annehmen, sondern die örtlichen und klimatischen Verhältnisse, Feuchtigkeit, Wind, Zugluft usw. berücksichtigen, so drängen sich die gesellig überwinternden Arten aus rein äußeren Ursachen zu mehr oder minder starken Gesellschaften zusammen. Dies beweist direkt die gemeine Fledermaus (Myotis myotica Bechst.), „welche sich tagsüber gern unter den Dächern alter, großer und stiller Gebäude, in Schlössern, Kirchen, Rathäusern, bisweilen auch in altem Mauerwerke oder in ausgedehnten Gewölben, seltener in Gruben und Höhlen" aufhält. „Stets hängt sie in zahlreichen Gesellschaften mit ihresgleichen oft dicht gedrängt in förmlichen Klumpen dicht nebeneinander.... Im Winter suchen die Mäuseohren Gewölbe, Höhlen und Bergwerke zu ihrem Aufenthalte auf. Wo es viele Bergwerke gibt..., trifft man sie im Winter über das ganze Gebiet verbreitet und daher vereinzelt an; selten, daß man ihrer zwei oder drei in einem Klumpen findet, während sie in Gegenden, wo zum Winterschlafe geeignete Stellen seltener sind, sich mehr zusammenziehen und zu Klumpen von 30—50 Stück und mehr gesellen" (Brehms Tierleben, Säugetiere, Bd. I).

Den Fledermaussyncheimadien kann also ein essentieller Wert nicht zugesprochen werden; sie haben denselben Gesellschaftswert wie die Synchorismen. Es soll übrigens keineswegs bestritten werden, daß ein Hang zur Geselligkeit bei manchen Fledermäusen unabhängig von den gemeinsam benutzten Sommer- und Winterschlafplätzen vorhanden sei, ein Instinkt, der keineswegs auf der Grundlage der gemeinsam gesuchten Schlupfwinkel entstanden sein muß. Dieser Geselligkeitstrieb zeigt sich bei den gelegentlich beobachteten Wanderungen, bei der gemeinsamen Ruhe in Jagdpausen usw. Inwiefern hierfür essentielle Momente in Frage kommen, mögen bessere Kenner der Chiropteren entscheiden.

Wenn sich verschiedene Fledermausarten in demselben Winterquartiere zusammenfinden, entstehen heterotypische Syncheimadien.

Akzidentielle homotypische Syncheimadien kommen auch bei wirbellosen Tieren vor, die an passenden Orten in verschiedener Anzahl auftreten, um dort die ungünstige Jahreszeit in einem schlafartigen Zustande zu verleben. So findet man den Raubkäfer Carabus granulatus L. gesellig unter loser Rinde von Baumstrünken im Winterquartiere; und Überwinterungsgesellschaften von Coccinelliden sind wiederholt beobachtet worden. Ich vermute, daß diese letzteren durchweg nur als akzidentielle Syncheimadien zu beurteilen sind (vgl. das Kapitel über essentielle Syncheimadien).

6. Synhesmium, Schwarmgesellschaft.

Als Synhesmien oder Schwarmgesellschaften bezeichne ich solche Zusammenrottungen von Tieren, die infolge gemeinsamen Schwärmens entstanden sind. Das in ihnen wirksame sexuelle Moment tritt nicht immer, wie z. B. bei den Hochzeitsflügen mancher Insekten, als das Naturgewollte so deutlich hervor, daß wir von einem essentiellen Synhesmium in allen Fällen zu sprechen berechtigt wären. Es handelt sich hier um Tiergesellschaften, denen gegenüber die Beurteilung nicht immer ganz leicht ist. Wo die Begattung und die Befruchtung der Eier während dieses Schwärmens geschieht, kann man zwar nicht jedesmal sagen, daß die Ansammlung der Individuen erst die Möglichkeit für diese Vorgänge schaffe. Aber erleichtert wird die Befruchtung wohl in allen Fällen durch die Häufung der beiden Geschlechter in einem begrenzten Raume, und so kommt immer ein essentielles Moment in diese Assoziationen hinein. Der Wert, der sich aus der Vergesellschaftung ergibt, ist nun aber immer in erster Linie auf das beteiligte Mitglied zu beziehen; und da sich z. B. bei den Paloloschwärmen wohl Werte insofern ergeben, als das Schwärmen für die neu entstehende Generation von Vorteil ist, weil es die Befruchtung eines höheren Prozentsatzes von Eiern sichert, nicht aber Werte, welche für die geschlechtsreifen Würmer oder Wurmfragmente selbst als solche in Frage kommen; da sich, mit anderen Worten, eine Verbesserung der persönlichen Lage des schwärmenden Tieres aus dem gemeinsamen Schwärmen nicht ergibt, kann auch trotz des Vorteils für die Arterhaltung von einer essentiellen Gesellschaft in diesem Falle keine Rede sein.

Bei den Samoa-, Tonga-, Viti- und Gilbert-Inseln erscheint Eunice viridis Gray, der Palolo (sprich: Mbalolo) jährlich im Oktober und November in ungeheuren Scharen an bestimmten Punkten der Küste. Beide Schwärme stellen sich am Tage vor dem letzten Mondviertel und an diesem Tage selbst ein, wobei die ersten Tiere morgens vor Sonnenaufgang an der Oberfläche erscheinen oder um Mitternacht. Sie treten in so gewaltigen Scharen auf, daß das Meer weit hinaus nur aus ihnen zu bestehen scheint, wobei jedoch „an eng begrenzten Stellen von einigen Quadratmetern Oberfläche" besonders dichte Schwärme beobachtet werden, „sei es, daß sie dort durch Wind und Strömung zusammengetragen werden, sei es, daß ... sie aus eng begrenzten Teilen des Riffes besonders massenhaft aufsteigen" (Friedländer).[1] Mit dem Morgengrauen bis Sonnenaufgang wächst die Schar, um dann nach einigen Stunden wieder zu verschwinden, indem wahrscheinlich die zerbrochenen und entleerten Bruchstücke, unfähig zu der sie an der Oberfläche haltenden Bewegung, untersinken. Die Insulaner fangen den Palolo, den sie mit Körbchen schöpfen, um ihn zu verzehren. Merkwürdigerweise sind es nicht ganze Würmer, sondern nur kopflose Hinterenden von 2—20 mm Länge, welche mit weiblichen oder männlichen Genitalzellen gefüllt schwärmen. Der ganze Wurm lebt in den Korallenfelsen; die hintere epitoke Region mit den Genitalzellen löst sich von dem Vorderkörper ab und schwärmt frei an der Oberfläche des Meeres. Das Schwärmen steht wesentlich im Dienste der Befruchtung der Eier. Die Häufung der Wurmfragmente kommt dadurch zustande, daß der Zeitpunkt des Schwärmens für alle Individuen der gleiche ist und daß die Würmer lokal beschränkt in großer Menge in den Korallenriffen, und zwar nach Friedländer[1] nur in den abgestorbenen Teilen leben. Die Assoziation hat also andere Ursachen als die sexuelle Affinität; sie erleichtert nur die Befruchtung der Eier. Das gleichzeitige

[1] Biol. Centralbl. Bd. XVIII. Nr. 10. 1898!

Reifwerden aller Genitalzellen ist eine Conditio sine qua non dieser Vergesellschaftung; die anderen Bedingungen liegen in dem lokalisierten Wohnorte und in der Tatsache, daß alle noch nicht entleerten epitoken Stücke an der Meeresoberfläche schwimmen.

Die akzidentielle Synhesmen bildenden Ephemeriden (Palingenia longicauda Olivier, Polymitarcys virgo Ol., Oligoneura rhenana Imh.) erscheinen zu bestimmten Zeiten als Imagines in so ungeheuren Scharen, daß sie wie ein Schneegestöber wirken. Sie verlassen in großer Anzahl zu derselben Abendstunde ihre Larvenhaut, und ihre Schwärme wiederholen sich mehrere Tage nacheinander an den Gewässern, in welchen sie als Larven gelebt haben. Die einzige Aufgabe, welche diesen Imagines noch zufällt, ist die Erhaltung der Art. Keine ihrer Handlungen steht mehr im Dienste der Selbsterhaltung. Durch die Ansammlung zu großen Schwärmen wird es den Männchen zweifellos sehr leicht gemacht, ein Weibchen zu finden; aber wenn auch hierin ein Vorteil liegt, der zugegeben werden muß, so darf doch nicht übersehen werden, daß die Assoziation als solche nicht durch die sexuelle Anziehung verursacht worden ist, vielmehr auch ohne alle sexuellen Momente aus ganz anderen Ursachen zustande kommen müßte; denn sie resultiert aus dem Umstande, daß die an einen begrenzten Ort gebundenen Larven zu gleicher Zeit ihre Metamorphose vollenden, also annähernd gleiche Zeitdauer für ihre Entwicklung beanspruchen.

Die Assoziation der schwärmenden Ephemeriden in der uns hier interessierenden Form kann höchstens dem Geschlechtstriebe nebenher zu seiner schnellen und leichten Befriedigung verhelfen und insofern das Mitglied der Schwarmgesellschaft günstiger stellen; nichts aber deutet darauf hin, daß hier sexuelle Triebe bei ihrem Zustandekommen mitgewirkt haben. Daher erscheint diese Vergesellschaftung auch nicht eigentlich als Mittel zum Zwecke der Erleichterung im gegenseitigen Finden der beiden Geschlechter; und wenn ihr nach der angedeuteten Richtung hin auch ein gewisser Wert zuerkannt werden muß, hat sie doch noch in dem Maße akzidentielles Gepräge, daß sie den Assoziationen mit mehr Recht zugezählt werden muß als den Sozietäten.

7. Symphagium, Freßgesellschaft, Tischgenossenschaft.

Da es sich in den Symphagien um die Ansammlung von Tieren bei dem gemeinsamen Fraße handelt, also um Tischgenossenschaften, könnte man diese Assoziationen Kommensalismen nennen. Nun wird aber unter dieser Bezeichnung ein Verhältnis begriffen, das wir hier nicht vor uns haben: nämlich, daß ein Tier am oder im anderen lebt und sich an seiner Mahlzeit beteiligt, ohne als Parasit schädlich zu werden. Der Name Commensalismus ist daher als vergeben hier nicht mehr anwendbar, und wir nennen Gesellschaften, welche nur oder wesentlich durch die gleiche Nahrung sekundär zustande kommen, Symphagien.

Von primären Symphagien könnte man da sprechen, wo die Tiere am Orte ihrer Entstehung bleiben, weil sie dort reichlich Nahrung vorfinden, während die sekundären Symphagen erst nahrungsuchend an denselben Ort gekommen sind, um so eine vorübergehende Gesellschaft akzidentieller Natur zu bilden. Die primären Symphagen sind nahrungfindend Gesellschaft geblieben, und die Assoziation entsteht nicht erst im Anschlusse an das Aufsuchen derselben Nahrung. Die Sekundärsymphagen führt erst die von ihnen begehrte gleiche Nahrung zusammen; sie ist wesentliches Moment für das Zustandekommen der Assoziation. Bei den primären akzidentiellen Gesellschaften aber liegt wenigstens eine der Grundlagen der Assoziation in der gemeinsamen Abstammung; sie sind Syngenien, Sympädien, Gynopädien usw. in dem früher festgelegten Sinne auch dann, wenn sie Freßgemeinschaften bilden. Es gehört aber zu der Bestimmung des Begriffes Symphagium, daß es sich um eine sekundäre Gesellschaft handelt, weshalb die Bezeichnung „primäres Symphagium" einen Widerspruch enthält und nach der Definition der Freßgemeinschaft gegenüber den Abstammungsgemeinschaften überhaupt nicht anwendbar ist. Die Symphagie beruht also in dem hier festgehaltenen Sinne niemals auf gemeinsamer ontogenetischer Abstammung ihrer Mitglieder. So bilden zwar die gemeinsam in einem Stücke Fleisch lebenden Fliegenmaden als Kinder derselben Mutter Sympädien, die um das Aas sich sammelnden Fliegenimagines dagegen Symphagien.

Ein akzidentielles Symphagium kann eine aus Tausenden von Individuen bestehende Gesellschaft der bakterienfressenden Paramäzien und anderer Fäulnisbewohner unter den Protozoen bilden. Allerdings sieht man einer solchen fertigen Gesellschaft nicht mehr an, wie sie entstanden ist und ob man nicht ein Syngenium vor sich habe, d. h. alle Mitglieder von derselben Mutter abstammen, oder ob sich die Individuen erst nachträglich an dem nahrungsreichen Orte zusammengefunden haben. In der freien Natur wird es sich hier fast immer um Symphagie, also um eine sekundäre Assoziation handeln. Da sich aber alle Paramäzien durch Teilung fortpflanzen und die Nachkommen jeder Mutter an Ort und Stelle beisammen bleiben, wird sich das Symphagium alsbald aus Syngenien zusammensetzen, d. h. es wird das entstehen, was oben als kombiniertes Syngenium bezeichnet wurde. Sieht man als unerläßlich für das Zustandekommen dieser Assoziation die gemeinsame Abstammung an, so ist die Gesellschaft als Syngenium zu beurteilen; betrachtet man dagegen das Vorhandensein reichlicher Nahrung als den eigentlichen, die Gesellschaft zusammenhaltenden und z. T. erst zusammenführenden Faktor, so hat die Paramäziumassoziation den Wert eines Symphagiums. In der Tat könnte nun auch die Paramäzienansammlung reines Symphagium sein, z. B. dann, wenn noch keines der zugewanderten Paramäzien sich geteilt hat; sie hängt also nicht notwendig von der gemeinsamen Abstammung der Mitglieder ab. Andererseits vermag diese letztere allein zwar die Gesellschaft zu begründen, aber nicht auch als solche zu erhalten. Da somit der an einem bestimmten Orte vorhandene Reichtum an zusagender Nahrung, um welche sich diese Ciliaten sammeln, das Ausschlaggebende ist, hat die Paramäziengesellschaft überall, wo sie nicht zufällig oder in künstlichen Kulturen einer einzigen Mutter entstammt, den Charakter einer sekundären Assoziation, eines Symphagiums.

Innerhalb dieser akzidentiellen Vergesellschaftung bilden sich vorübergehend essentielle Sozietäten, wenn Konjugationen stattfinden (vgl. sexuelle Sozietäten der Protozoen, S. 249).

Keinen Zweifel daran, daß sie symphagielle Gesellschaften sind, lassen die Fliegen, die sich an einem Stücke Zucker, auf einem Kothaufen oder um ein Aas sammeln. Sonst durchaus ungesellig, werden sie nur durch die von ihnen allen für sich oder für ihre Brut begehrte Nahrung zusammengeführt und für einige Zeit zusammengehalten, ohne daß sie (von Zufällen abgesehen) von derselben Mutter abstammen. Kein anderer als der genannte assoziierende Faktor kommt für sie in Frage, und außerhalb dieser Freßgesellschaft besteht kein Band zwischen ihnen, abgesehen von der sexuellen Anziehung, die aber für die hier in Rede stehende Assoziation keine Bedeutung hat.

Indem sich den artgleichen Individuen häufig andere Fliegenarten zugesellen, welche dieselbe Nahrung suchen, werden die homotypischen oft zu heterotypischen Symphagien, ohne jedoch ihren akzidentiellen Charakter zu verlieren. Die im Kote oder Aase vergesellschafteten Fliegenlarven bilden natürlich auf Grund ihrer Abstammung Sympädien oder Synchoropädien.

Von den Aasgeiern, denen im Haushalte der Natur eine ganz ähnliche Aufgabe zufällt wie den kot- und aasfressenden Fliegen und ihren Larven, wird gelegentlich der heterotypischen Assoziationen noch die Rede sein. Sofern sie homotypische Gesellschaften bilden, sind diese nicht akzidentiell, sondern essentiell.

Unter den wirbellosen Tieren begegnen uns noch zahlreiche andere Fälle reiner Symphagie ohne essentiellen Wert und ohne Reziprozität zwischen den Tischgenossen, Gemeinschaften, die oft dadurch zu heterotypischen werden, daß sich Freßgenossen verschiedener Artzugehörigkeit um dieselbe Tafel sammeln. So finden sich bisweilen an einem toten Fische zahlreiche Dytisciden ein, nur von der Nahrung angezogen und ohne daß sonst bei ihnen irgendwelcher Trieb zur Geselligkeit bemerkbar würde. Ebenso sammeln sich an einem Vogel- oder Säugetierkadaver mehr oder minder zahlreiche Aaskäfer derselben Art, wenngleich die Freßgemeinschaften an einem Aase nur ausnahmsweise homotypisch bleiben, weil es für diese Speise zu viele verschiedenartige Liebhaber gibt. Dasselbe gilt für die Bewohner eines Dunghaufens, in welchem sich koprophage Insekten ansammeln, um gewöhnlich eine aus verschiedenen Arten zusammengesetzte Tischgemeinschaft rein akzidentieller Natur zu bilden. Auch die um manche Blüten in größerer Anzahl versammelten Insekten bilden Symphagien von freilich meistens nur sehr vorübergehendem und ständig wechselndem Bestande. Ähnlicher Symphagien bedient sich der Mensch gelegentlich für seine Zwecke, indem er durch Darbietung eines Köders Massenfänge ermöglicht; beispielsweise der Schmetterlingssammler, wenn er eine den Tieren in der Natur nicht gebotene künstliche Nahrung als Anlockungsmittel verwendet, an welchem sich zahlreiche Eulen (Noctuiden) einfinden; oder der Forstwirt, indem er sich zur Bekämpfung der Borkenkäfer (Myelophilus piniperda L. und M. minor Htg., Tomicus typographus L., T. amitinus Eichh., Xyloterus lineatus Ol.) oder Cerambyciden (Callidium luridum L.) der sogenannten Fangbäume bedient. Die Möglichkeit hierzu beruht auf der Vorliebe der genannten Arten für kränkelndes Material. Der im Winter gefällte Stamm, der sich im Zustande des Absterbens befindet, wird von zahlreichen Borkenkäfern aufgesucht, die an ihm ein Symphagium bilden, welches freilich auch als Brutgenossenschaft aufgefaßt werden könnte. Die aus den Eiern entstandenen akzidentiellen Sympädien, von denen oben schon die Rede war, werden nach etwa anderthalb Monaten durch Entrinden und Verbrennen der Rinde vernichtet.

Oft findet man Chrysomeliden auf ihren Nährpflanzen individuenreiche Symphagien bilden; an allen Erlenarten lebt Agelastica alni L. (oft mit Melasoma aeneum L. vergesellschaftet und dann heterotypische Assoziationen bildend), dessen Larven, aus den nahe beieinander abgelegten Eiern hervorgehend, solange sie sich nicht zerstreuen, akzidentielle Sympädien bilden. Die nur lockeren und allein durch die von allen Mitgliedern gesuchten Blätter der Nährpflanze zusammengehaltenen Gesellschaften der Käfer sind keine Sympädien mehr; denn die Sympädien der Larven lösen sich auf, und die überwinterten Käfer stammen aus verchiedenen Larvengesellschaften. — Viel deutlicher als bei A. alni L. gewinnt man das Bild einer Vergesellschaftung bei Phyllodecta vulgatissima L. und P. vitellinae L. Auch die Larven dieses Käfers findet man als akzidentielle Sympädien auf Weidenblättern. Die überwinterten Käfer bilden ebendort häufig recht individuenreiche Symphagien. Ähnlich verhält sich Plagiodera versicolora Laich., dessen Freßgesellschaften dem Laien eine heterotypische Assoziation vortäuschen können, weil man auf der Fläche desselben Weidenblattes blaue, grüne und violette Exemplare des sehr variablen Käfers beisammenfindet. — Melasoma vigintipunctatum L., dessen Larven, Puppen und Käfer in den letzten Jahren auf Weiden der Berliner Umgebung in großen Massen zusammen auftraten, ist an dieser Stelle ebenfalls zu nennen. — Chrysomela fastuosa Scop. fand ich im Bodetale und dessen kleineren Nebentälern im August und September in ungeheuren Massen auf ihrer Nährpflanze (Galeopsisarten).

Im Sonnenscheine glänzten die sehr variabel gefärbten Käferchen wie Tausende von Tautropfen. Häufig leben die Imagines noch eine Zeitlang mit den Larven zusammen, und dann ist die Symphagie (aus Sympädien hervorgegangen) eine heteromorphe, da die Larven und Puppen als vom Käfer morphologisch sehr verschiedene Formen erscheinen. Gegenüber den heteromorphen Kolonien ist jedoch festzuhalten, daß hier Larve, Puppe und Imago nur verschiedene Formen ein und desselben Individuums sind, was für die heteromorphen Personen der Kolonien nicht zutrifft.

Auch unter den Wirbeltieren kommen Symphagien vor. Wenn z. B. solche Raubvögel, die sonst durchaus ungesellig leben und ihr Wohn- und Jagdgebiet gegen jeden Eindringling verteidigen, in Mäusejahren massenhaft das Gebiet der Kalamität aufsuchen und auf Grund der überreichlich vorhandenen Nahrung miteinander Frieden schließen, um vorübergehend Gesellschaften ohne inneren Zusammenhang zu bilden, so haben wir eine echte Symphagie vor uns, sofern wir nur die Raubvögel unter sich in Betracht ziehen. Sie bilden aber natürlich auch mit ihren Beutetieren eine freilich für diese verhängnisvolle Assoziation, die wir unten noch als Gesellschaftsform mit einseitigem Vorteile (Syllestium) kennen lernen werden. — In ganz ähnlicher Weise heben Raupenkalamitäten die Ungeselligkeit der Kuckucke (Cuculus canorus L.) zeitweise auf und führen sie zu einem lockeren Symphagium zusammen, dem allenfalls noch die Bezeichnung als Vergesellschaftung zukommt. Der Kuckuck, der nicht einmal die Familie kennt und bei dem selbst die Ehebande so locker zu sein scheinen, daß die Weibchen als polyandrisch gelten, ist ausgesprochen ungesellig. Jedes Männchen vertreibt aus seinem einmal gewählten ziemlich großen Reviere alle Mitbewerber und wacht so eifersüchtig über seine Alleinherrschaft in diesem Gebiete, daß man es durch Nachahmen seines Rufes trotz seiner Scheu und Vorsicht von weither herbeilocken kann. Nur auf der Nestersuche umherstreifende Weibchen werden freundlich aufgenommen, während diese untereinander wie die Männchen in Feindschaft leben und einander als Konkurrentinnen bei dem Unterbringen ihrer Eier in fremden Nestern wütend bekämpfen. So ist der Kuckuck vielleicht der ungeselligste Vogel, der auch nie mit Vögeln anderer Artzugehörigkeit Freundschaft hält, vielmehr von den ihn neckenden und nach ihm stoßenden Bachstelzen, Laubsängern, Fliegenfängern, Grasmücken und Rohrsängern feindlich verfolgt wird. Dennoch sammeln sich die Kuckucke bei Raupenkalamitäten in oft beträchtlicher Anzahl auf eng begrenztem Gebiete. Mit der Sorge um ausreichende Nahrung schwindet das ungesellig machende egoistische Motiv, und die Vögel werden ebenso wie die Raubvögel bei einer Mäuseplage und aus demselben Grunde duldsam und gesellig.

Zum Schlusse sei noch die Freßgemeinschaft der amerikanischen und sibirischen Eichhörnchen erwähnt. Diese sammeln sich in den Nußbaumwäldern oder Zirbelwäldern mit reicher Ernte zur Reifezeit der Nüsse, indem sie in losen Trupps dorthin wandern (Wandergesellschaften), wobei sie sich übrigens vor Hindernissen (Flüssen) zu größeren Massen zusammenscharen (Notgesellschaft). Sonst (abgesehen vom Familienverbande) ungesellig lebend, bilden sie in den Nuß- und Zirbelwäldern Gesellschaften, die ganz den Charakter des Symphagiums tragen. Aus dem gemeinsamen Fressen erwächst kein sozialer Wert; die Assoziation ist also akzidentiell und rein äußerlich durch die reichlich vorhandene Nahrung bedingt. Es soll übrigens nicht bestritten werden, daß sich auf Grund dieser Symphagien gewisse gesellige Beziehungen reziproker Natur ausbilden können, was bei verhältnismäßig so hochstehenden Tieren anzunehmen sehr nahe liegt, zumal wenn es wahr ist, was über die sibirischen Eichhörnchen, die zu den ertragreichsten Zirbelwäldern wandern, berichtet wird: daß durch einen „Kundschafterdienst", den die Junggesellen ausüben sollen, während die Pärchen mit Familiensorgen beschäftigt sind, alle Eichhörnchen davon benachrichtigt werden, wo die Ernte gut sei.

Wenn Schiemenz bei den Fischen Geschlechts-, Familien-, Ernährungs-, Winter- und Wanderschwärme unterscheidet, so würden die Ernährungsschwärme unter unseren Begriff des Symphagiums fallen können. Folgen die Planktonfresser, um die es sich hier in erster Linie handelt (Coregonen, Heringe), ihrer Nahrung, um ihren Aufenthalt der jeweiligen vertikalen Verbreitung des Planktons anzupassen, so ist dies zwar als ein vergesellschaftender Faktor anzuerkennen, aber nicht als der einzige; sonst wäre das Aussehen der Schwärme ein anderes: der innere Zusammenhalt nicht so augenfällig, sondern viel lockerer. Aber selbst wenn wir einen sozialen Instinkt annehmen, gewinnt diese Tischgesellschaft dadurch noch keinen anderen Charakter als etwa die Gesellschaft der Prozessionsspinnerraupen und erhebt sich nicht über das akzidentielle Symphagium. Man wird indessen kaum fehlgehen, wenn man diesen sogenannten Ernährungsschwärmen denselben essentiellen Wert zuerkennt wie den übrigen Schwärmen dauernd gesellig lebender Fische, sie also als essentielle Symphylacien beurteilt, weil die allgemeinen Herdenvorteile sich zweifellos auch bei diesen Sozietäten geltend machen werden und das gemeinsame Nahrungsuchen nur mit in den Rahmen der gemeinsamen Betätigungen fällt. —

8. Symporium, Wandergesellschaft.

Eine Wandergesellschaft haben wir nur da vor uns, wo sich Tiere zum Zwecke der Wanderung miteinander verbinden, oder, da die Wanderung nicht Selbstzweck, sondern Mittel zum Zwecke zu sein pflegt, richtiger in den Fällen, in welchen ein gemeinsames Ziel oder eine gemeinsame Ursache die Tiere zu gemeinsamer Wanderung zusammenführt. Lebten sie schon vor der Wanderung gesellig, so ist zu entscheiden, ob die Wanderung eine andere

Form der Vergesellschaftung bedingt. Leben sie vor der Wanderung ungesellig, so ist ihr Verhältnis während der Wanderung allein für die Beurteilung der Gesellschaftsform maßgebend.

Um eine akzidentielle Symporie handelt es sich dann, wenn durch die Reisegesellschaft keine Werte geschaffen werden. Dieses Kriterium ist nicht überall ohne Schwierigkeiten anwendbar; denn es können auch Genossenschaften, welche sonst essentieller Natur sind, wenn sich die Gesellschaft auf die Wanderung begibt, dem Scheine nach das Gepräge akzidentieller Assoziationen gewinnen, indem deren Mitglieder dann nur noch durch das gemeinsame Ziel und den gemeinsamen Weg, der zu ihm führt, zusammengehalten zu werden scheinen, also durch (exogene) Ursachen, welche nicht als Werte der Vergesellschaftung selbst erscheinen, und indem soziale Beziehungen, die dem Einzelmitgliede Vorteile gewähren, in Beziehung auf der Zustand während des Wanderns nicht hervortreten. Es gibt also auch hier wieder Fälle, in welchen es nicht leicht ist, zu entscheiden, ob die Gesellschaft akzidentiell oder essentiell sei.

Die Landkrabben bewohnen vorzugsweise „feuchte schattige Wälder, verbergen sich unter Baumwurzeln oder graben auch Löcher von ansehnlicher Tiefe. Manche verlassen die halbsumpfigen Niederungen in der Nähe des Meeres nicht, andere leben in ziemlicher Entfernung von demselben und sogar auf steilen felsigen Bergen. Auf den ganz wasserlosen, mit niedrigem Buschwald bedeckten, sonst aber von Pflanzenerde fast entblößten Kalkfelsen Kubas finden sich während acht Monaten des Jahres große Landkrabben, die, im dürren Laube raschelnd, die einsamen Fußgänger erschrecken können und, entdeckt, mit vielem Mute sich zur Wehr stellen. Man beobachtet sie nur einzeln, wenn auch häufig; den Gesellschaftstrieb empfinden sie nur zur Zeit der Fortpflanzung. Gar nicht selten nisten sie sich an sehr unreinlichen Orten an, neben den Kloaken der Landgüter und besonders gern auf Friedhöfen. Daß sie zu oberflächlich verscharrten Leichnamen sich einen Weg bahnen und dieselben benagen, glaubt man in Westindien allgemein, und wohl mit vollem Rechte. Daher hat auch die Abscheu, die ziemlich alle Volksklassen gegen sie als Speise äußern, einen triftigen Grund. Die gemeine Landkrabbe (Gecarcinus ruricola) wird auf allen Inseln Westindiens und an den Küsten des nahen Festlandes angetroffen. Einmal im Jahre verläßt sie ihren eine bis zwei Wegstunden von der Küste entfernten Aufenthalt und geht nach dem Meere. Im Februar bemerkt man die ersten dieser Wanderer, die zwar immer mehr an Zahl zunehmen, indessen jene dicht gedrängten Scharen niemals bilden, von welchen ältere Reisebeschreiber sprechen. Der Zug dauert bis in den April. Am Strande angekommen, überlassen sich die Landkrabben zwar den Wogen, vermeiden aber alle Orte, wo diese heftig branden und verweilen überhaupt niemals lange im Wasser. Sie ziehen sich aus demselben zurück, sobald die Eier, die mit einem zähen Leim angeklebt die Unterseite des Hinterleibes des Weibchens zahlreich bedecken, abgewaschen sind. Im Mai und Juni treten sie die Rückreise an." (Brehms Tierleben, 10. Bd. 1893.)

Ein eigentlicher assoziierender Instinkt, der von dem Fortpflanzungs- und Wandertriebe zu unterscheiden wäre, scheint bei den Landkrabben nicht vorhanden zu sein; und wir brauchen ihn auch dann nicht anzunehmen, wenn früher wirklich dicht gedrängte Scharen meerwärts gewandert sein sollten. Die Assoziation ist locker und äußerlich bewirkt, für das Einzeltier ohne Vorteil, also akzidentiell. Bedingt erscheint sie: 1. durch den zu einer bestimmten Zeit erwachenden Geschlechtstrieb; 2. durch die Notwendigkeit, die Eier im Meere abzulegen, aus ähnlichen Ursachen, wie die Robben zur Geburt ihrer Jungen, die Ephemeriden zur Begattung als ehemalige Landtiere das Land, die Frösche als ehemalige Wassertiere zum Laichen das Wasser aufsuchen; 3. durch die Gemeinsamkeit des Weges, der sie zum Meere führt. — Im ganzen steht diese Wandergesellschaft noch auf einer recht tiefen Assoziationsstufe, nicht höher als etwa die Synhesmen des Palolowurmes. —

Die gelegentlichen Raupenwanderungen von Pieris brassicae L. scheinen rein akzidentielle Gesellschaften zustande zu bringen, indem der eintretende Nahrungsmangel die Tiere ziemlich gleichzeitig von einem Kahlfraßgebiete nach einem noch reichlich Nahrung bietenden Orte zu wandern zwingt. Die Raupen des Kohlweißlings leben ohnehin gesellig; doch ist ihre gewöhnliche Geselligkeit ebenfalls rein akzidentieller Natur und für das Einzeltier eher nachteilig als vorteilhaft, weil sie leicht Nahrungsmangel zur Folge hat. Jedenfalls besteht kein eigentlicher innerer Zusammenhang zwischen den Individuen. Das Geselligkeitsverhältnis ist etwa dasselbe wie bei den Blattläusen. Die Wanderung ist durch den Nahrungsmangel (Kahlfraß) bedingt. Die Gemeinsamkeit der Wanderung ist wenigstens zum Teile verursacht durch das allen Raupen gemeinsame Ziel, durch den Weg zu diesem Ziele und durch das bei allen Beteiligten sich annähernd gleichzeitig geltend machende Bedürfnis, dieses Ziel zu erreichen. Sie ist also als Genossenschaft akzidentiell, und nichts deutet auf essentielle Momente hin, nichts darauf, daß die Wandergenossenschaft als Sozietät mit dem Werte des Mittels zu einem Zwecke erstrebt werde oder an sich vorteilhaft sei.

Wie ungeheuer individuenreich solche Raupenassoziationen werden können, lehrt ein von Dohrn mitgeteiltes Erlebnis. Der Zug, in welchem er 1854 zwischen Prag und Brünn fuhr, wurde durch P. brassicae-Raupen zum Stehen gebracht. Die Schienen waren auf mehr als 200 Fuß Länge mit den Raupen dicht bedeckt, die, zerdrückt, mit ihrem Fettkörper die Räder derart schmierten, daß infolge der aufgehobenen Reibung der Zug stehen blieb.

Massenwanderungen sind übrigens nicht allein von manchen Raupen bekannt geworden, sondern kommen noch viel häufiger bei den Schmetterlingen vor. Bei uns kennt man als Wanderer hauptsächlich Pyrameis cardui L., Pieris brassicae L., P. rapae L., Lymantria monacha L., Agrotis suffusa Tutt., A. segetum Schiff., Heliothis armigera Hb., Plusia gamma L., Deiopeia pulchella L., Nemophila noctuella S. V. Über die Ursachen der Wanderungen sind die Akten noch nicht geschlossen, und ebensowenig läßt sich mit Sicherheit angeben, weshalb sich diese Tiere auf ihren Wanderungen vergesellschaften. Dabei ist jedoch zu bemerken, daß die Züge nicht immer die Gestalt geschlossener Schwärme haben, sondern in manchen Fällen einzelne Schmetterlinge unter Befolgen derselben Flugrichtung hintereinander ziehen. Gewöhnlich aber scharen sich zahlreiche Individuen derselben oder nahe verwandter Arten (Heterosymporium) zusammen und ziehen in ganz bestimmter Richtung dahin. Gätke hat dies auf Helgoland öfter beobachtet (P. brassicae L., Lymantria monacha L., Plusia gamma L.). Besonders reich waren die Wandergenossenschaften von Plusia gamma L., die in den Nächten vom 15.—19. August 1882, 11—3 Uhr nachts ostwestlich flogen. Es wurde festgestellt, daß sie die Nordsee überflogen haben und in England eingewandert sind. Sie zogen unter den gleichen Bedingungen wie die Zugvögel und fast immer mit diesen zusammen in ostwestlicher Richtung an Helgoland vorbei, in Scharen, die nur nach Millionen geschätzt werden konnten.

Über Lepidopterenwanderungen in Ungarn berichtet L. v. Aigner-Abafi[1]: „Das Wandern der Tiere und insbesondere der Insekten ist eine Erscheinung, deren Ursache noch durchaus nicht aufgeklärt ist. Das Wandern der Schmetterlinge und Raupen aber dürfte mit dem Mangel an Futter sowie mit dem massenhaften Auftreten mancher Arten im Zusammenhange stehen. Dem massenhaften Auftreten aber folgt nicht immer die Auswanderung der Falter oder Raupen. So wurde in Ungarn in verschiedenen Jahren, auch 1878, das reichliche Vorkommen des Falters von Acherontia atropos L., Sphinx convolvuli L., Deilephila euphorbiae L., D. porcellus L. und D. elpenor L. beobachtet, ohne daß ein Wandern erfolgt wäre; ebenso tritt die Raupe nebst dem Falter von Aporia crataegi L., Pieris brassicae L. und Ocneria dispar L. nach je 3—4—5 Jahren in großer Anzahl auf, und auch die Raupe von Deilephila elpenor hat vor ca. 20 Jahren unweit Budapest einen ganzen Weingarten zugrunde gerichtet. Zu einer Auswanderung dieser Arten aber kam es nicht, oder dieselbe wurde mit Ausnahme eines einzigen Falles nicht beobachtet. In den meisten Fällen waren eben genügend Futterpflanzen vorhanden, so daß die Falter mit Rücksicht auf die Existenzbedingungen ihrer Nachkommen sich zum Wandern nicht gezwungen sahen, welchem einige der genannten Arten, wie bekannt, durchaus nicht abgeneigt

[1] Allg. Zeitschr. f. Entomol. Bd. VI. 1901. S. 102.

sind. Die Notwendigkeit des Wanderns lag in Ungarn nur in wenigen Fällen vor. Diese sind, soweit beobachtet, folgende:

Cucullia umbratica L. hat im Jahre 1875 an einem warmen Sommerabende einen gewissen Teil der Umgebung von Fünfkirchen förmlich überflutet, während früher und später nur einzelne Exemplare vorkamen.

In Weißkirchen (Südungarn) wurde im Jahre 1877 eine Massenwanderung von Pieris rapae L. und zu Fogaras (Siebenbürgen) eine solche von Vanessa cardui L. vom 20. Mai 1888 ab beobachtet. Letztere währte vier Tage sehr massenhaft, dann einige Tage spärlicher. Der ungeheure Zug ging von Süden nach Norden, und waren alle Exemplare, die der Beobachter erhaschte, lauter Männchen.

In allen drei Fällen waren die Falter auf dem Durchzuge und kamen offenbar aus einer Gegend, in welcher ihre Raupen eine große Verheerung angerichtet hatten, so daß die äußerst umsichtigen und für ihre Nachkommen höchst besorgten Falter für die Ablage der Eier und folglich für die Ernährung der ausgeschlüpften Raupen nicht genügend Pflanzen vorfanden, es daher vorzogen, einen hierzu geeigneteren Ort aufzusuchen. Der Umstand aber, daß in obigem Falle lauter Cardui-Männchen gefangen wurden, dürfte noch kein Beweis dafür sein, daß die Weibchen an der Völkerwanderung nicht teilnahmen; der Beobachter hat sicherlich nur zufällig keine Weibchen gefangen, welche — etwas schwerfälliger — etwas hinterher flogen, als der Beobachter des Fangens abgeflogener Männchen bereits müde war. Daß die ungeheure Menge von Faltern aus lauter Männchen bestanden habe, dürfte völlig ausgeschlossen sein.[1]

Eine Massenwanderung von Raupen, und zwar derjenigen von Vanessa cardui L. wurden im Jahre 1879 von dem Lepidopterologen L. Anker beobachtet. Derselbe stieß in der Umgebung von Budapest auf eine zahllose Menge von Raupen, als dieselben eben im vollen Sinne des Wortes über Stock und Stein fortwanderten von dem Orte, wo sie bisher gelebt, wo sie jedoch keine Nahrung mehr fanden und daher aufbrachen, ein besseres Heim zu suchen. Zu bedauern ist, daß der Beobachter ihre Spur nicht verfolgte; denn es wäre sehr interessant gewesen, zu erfahren, welche Strecke das an sich zarte und schwache Tierchen zurückzulegen vermochte.

Dies läßt sich von der kräftigeren Raupe von Ocneria dispar L. mit ziemlicher Sicherheit feststellen. Im Jahre 1898 wurde die Puppe derselben der „Südungarischen Naturhistorischen Gesellschaft" zu Temesvár zum Determinieren eingesandt mit dem Bemerken, daß die Raupen in den Wäldern zwischen Soborsin und Facset (Komitat Krassó-Szörény) auf nahezu 20 Meilen hin eine arge Verwüstung angerichtet hätten, und daß, falls man dem Umsichgreifen derselben nicht schleunigst ein Ziel setze, die

[1] Bei einem später von v. Aigner-Abafi selbst beobachteten Zuge des Distelfalters wurden Männchen und Weibchen festgestellt (Allg. Zeitschr. f. Entomol. Bd. IX. 1904. S. 6.

Wälder dem völligen Ruin preisgegeben seien.... Tatsache ist, daß die Raupe in diesem Falle genügend Nahrung fand und nicht genötigt war, auszuwandern.

Von einer solchen Wanderung habe ich nähere Kenntnis. Den Sommer 1887 verbrachte ich in dem Dorfe Török-Balint bei Budapest und bemerkte in einem Walde daselbst eine große Menge von Faltern und abgelegten Eiern von Ocneria dispar.... Im nächstfolgenden Juni machte ich eine Exkursion nach Török-Balint und fand hier eine Unmenge von Disparraupen vor. Den südöstlichen Teil des Waldes hatten sie bereits ziemlich kahlgefressen und sich nun dem nordwestlichen Teile desselben zugewendet; allein derselbe bot den Millionen von Raupen keine genügende Nahrung, so daß dieselben sich gezwungen sahen, auszuwandern. Durch die Tagesblätter vernahm ich, daß die Raupen in einem unabsehbaren Zuge, vom Török-Balinter Walde kommend, den Eisenbahndamm in einer Weise bedeckten, daß der Eisenbahnzug ins Stocken kam, indem die Waggonräder, durch die zermalmten Raupen verfettet, sich wohl drehten, aber nicht vorwärts bewegten, bis die betreffende Stelle mit Sand bestreut wurde.

Ungemein bedaure ich, jenen Sommer nicht in Török-Balint gewohnt zu haben; denn es wäre mir äußerst interessant gewesen, zu beobachten, wie sich die verhungerten Raupen zusammenrotten und zur Wanderung anschicken. Daß sie den Weg nach Nordwest nahmen, finde ich nicht sehr auffallend, weil sie in dem Walde auch bisher dieser Richtung gefolgt waren. Dem ungeachtet aber ist es bemerkenswert, daß gerade in dieser Richtung, ungefähr eine Meile entfernt, zwischen Torbágy und Páty, der nächste Wald liegt, welcher aus der Entfernung schön grünend erschien und demzufolge den hungrigen Gästen reiche Kost bot, die denn auch unaufhaltsam geradeswegs darauf lossteuerten.

Bei der Wahl der einzuschlagenden Richtung mochte wohl auch der tierische Instinkt eine wichtige Rolle gespielt haben....

Nach allem dürfte es wohl keinem Zweifel unterliegen, daß die Ursache des Wanderns der Insekten, namentlich der Raupen und Schmetterlinge, einzig durch das Aufsuchen reichlicherer Nahrung bedingt wird."

Demgegenüber glaubt sich Reuter mit Beziehung auf die Schmetterlings- und Libellenwanderungen auf den Standpunkt stellen zu müssen, daß es sich nicht um Hungerwanderungen handle. Dies „geht daraus hervor, daß die daran beteiligten Individuen sich durchaus um keine Nahrung kümmern. Sie dürften, wie in vielen Fällen beobachtet worden ist, meistens aus frisch ausgekrochenen Individuen bestehen, welche sich noch nicht gepaart haben, nach vollbrachter Paarung aber sich vom Zuge trennen." — Daß die Befriedigung des Geschlechtstriebes dissoziierend wirkt, würde darauf hindeuten, daß er möglicherweise bei dem Zustandekommen der Assoziationen mit im Spiele sei; und dann würden diese Wandergenossenschaften der Schmetterlinge und Libellen Beziehungen zu den Synhesmien erkennen lassen.

Piepers und Federley sind „der Ansicht, diese Züge hätten ihren Ursprung in normalen Erscheinungen, die mit dem Paarungstriebe in Zusammenhang ständen und dem Schwärmen der Ameisen und Bienen oder den Paarungswanderungen gewisser Fische, z. B. des Aales, analog seien. Wenn infolge günstiger Umstände eine Massenentwicklung der Art stattfinde, erreichten diese Schwärme eine solche Größe, daß sie unsere Aufmerksamkeit erregen, und während des Fluges vergrößerten sie sich dadurch immer mehr, daß sich mehrere Schwärme zusammentun und Individuen aus den Gegenden, über welche der Zug geht, suggeriert würden, mitzufolgen. Dagegen glaubt er (Piepers) nicht, daß der Zweck der Wanderung das Aufsuchen geeigneter Legeplätze sei, wie ebenfalls vermutet worden ist. Der Zug besteht nämlich in den meisten Fällen aus beiden Geschlechtern; aber es fehlt auch nicht an Fällen, wo er nur aus Männchen besteht. Jedoch erscheinen noch gewisse Umstände nicht völlig aufgeklärt, z. B. die oft ganz bestimmte Richtung des Zuges, der in einigen Fällen mit dem Winde geht, in anderen gegen den Wind. Was auch die Ursache dieser Vereinigungen sein mag, jedenfalls kennen die daran teilnehmenden Individuen ihre Zusammengehörigkeit" (Reuter[1]).

Daß ein solches Zusammengehörigkeitsgefühl der Schmetterlingsarten in der Tat anzunehmen sei, begründet Reuter[1] durch Anführung folgender Tatsachen:

„Daß Individuen derselben Art unter den Tagschmetterlingen ihre Zusammengehörigkeit kennen, ersieht man schon daraus, daß nicht selten zwei, drei oder vier Individuen derselben Art in der Luft umeinander kreisen, ohne daß dies mit der Paarung in Verbindung stände. Dasselbe wird auch durch eine Beobachtung angedeutet, welche ich wiederholt in Südfinnland gemacht habe. Auf Landstraßen kann man nämlich hier und da schneeweiße Flecke von 10—15 cm im Durchmesser sehen. Nähert man sich denselben, so fliegt plötzlich eine Anzahl, oft 20—30, großer oder kleiner Kohlweißlinge (Pieris brassicae oder P. rapae) auf, welche dicht beisammen gesessen hatten, gewöhnlich in der Spur eines Pferdehufes, um Wasser zu saugen. Die Stellen, wo sie gesessen hatten, waren nicht feuchter als mehrere andere in der Nähe, und doch waren die Schmetterlinge stets in Gruppen versammelt. Dieser Umstand bildet wahrscheinlich den Ausdruck eines instinktiven Sammlungstriebes, der aus seinem Schlummer erwacht, wenn die Schmetterlinge vom Durste getrieben werden, diesen zu löschen, und schon von weitem ihresgleichen damit beschäftigt sehen, wodurch ihre Anzahl beständig vermehrt wird.

[1] Lebensgewohnheiten und Instinkte der Insekten. 1903.

In Reisebeschreibungen aus Indien liest man, wie verschiedene prachtvoll gefärbte Schmetterlingsarten sich zum selben Zwecke in dichten konzentrischen Ringen niederlassen, welche in der Entfernung wie eine einzige große Blume aussehen. So erzählt Piepers kürzlich, er habe am Ufer eines Baches auf Celebes zahlreiche Individuen einer weißen Pieride dicht nebeneinander sitzend mehrere konzentrische Ringe bilden sehen, welche von anderen umgeben waren, die von der gelb- und orangefarbenen Callidryas scylla angehörigen Individuen gebildet wurden, so daß die Ähnlichkeit mit einer großen Blüte mit weißer Korbscheibe und gelber Kante täuschend war. In diesem Falle ist es wohl zweifellos deutlich, daß die verschiedenen, sonst stets isolierten Schmetterlingsindividuen, wenn sie sich derart ordnen, ihre Zusammengehörigkeit mit ihresgleichen kennen." —

Bemerkenswert ist es übrigens, und soll deshalb hier nicht übergangen werden, daß manche Schmetterlingszüge regelmäßig auf demselben Wege zurückkehren, den sie zur ersten Wanderung benutzt haben, wodurch sie an die Zugvögel erinnern. „Im Amazonengebiete sah Göldi jährlich Arten der Gattung Catopsilia in gewaltigen bandförmigen Zügen längs dem Flußufer dahinfliegen, des Vormittags stromauf-, des Nachmittags stromabwärts. — Eine merkwürdige Periodizität findet sich in den Wanderungen, welche jährlich von zwei amerikanischen Schmetterlingen (Urania leilus und U. marius) unternommen werden .... 3—4 Wochen lang ziehen nämlich Massen dieser Schmetterlinge in großen Zügen nach Texas, von wo sie nach vollendetem Eierlegen 5—6 Wochen darauf in ihre Heimat, Mexiko, zurückkehren, stark dezimiert durch zahlreiche Vögel, Libellen u. a. m. — Im östlichen Teile von Nordamerika unternimmt ein bis Kanada verbreiteter Tagschmetterling, Anosia plexippus, im Herbste jährliche Wanderungen in südlichere Gegenden bis nach Florida und Westindien. Auf dem Zuge ruhen diese Schmetterlinge oft in den Wipfeln der Bäume, wo ein Teil sich auf die Zweige setzt, während sich die übrigen aneinander festhängen und so große Haufen und Girlanden bilden. Im Frühling kehren einzelne Individuen wieder nach Norden zurück." (Reuter l. c.). —

Zu Wanderzügen scharen sich ferner gelegentlich Libellen zusammen, bei uns meist Libellula quadrimaculata L., seltener L. depressa L., L. scotica Donov. und Aeschna grandis L. sowie Agrioniden. Immer sind die Wanderer frisch ausgeschlüpfte Stücke, die sich meistens im Juni, aber auch im Mai und September zusammenschließen. Auch die Odonaten fliegen dicht gedrängt hinter- und übereinander, ohne von der einmal gewählten Zugrichtung abzuweichen. Sie bildeten nach Hagens Bericht in Königsberg i. Pr. ein etwa 60 Fuß breites, 10 Fuß hohes Band. Die Libellen des von Hagen beobachteten Zuges stammten alle aus demselben Teiche und waren frisch geschlüpft. „Der Zug nahm zweifellos aus dem Teiche selbst, und zwar am diesseitigen Ufer, seinen Ursprung und bestand aus Tieren, die schon länger vergeblich Nahrung gesucht hatten und dadurch zum Auswandern gezwungen waren."

Selbst zugegeben, der Nahrungsmangel habe die Libellen zum Wandern gezwungen, so erklärt dies doch weder die Zugrichtung noch auch die Vergesellschaftung. — Über den Wert der Assoziation läßt sich nichts aussagen; sie erscheint als durchaus akzidentiell, und wenngleich möglicherweise essentielle Momente mitsprechen, so hieße, darüber Vermutungen äußern, doch nichts anderes, als die völlige Unwissenheit verschleiern.

Andere Beobachtungen an Libellenzügen klären zwar das Problem insofern weiter auf, als sie die Ursache der Wanderung ermittelt haben (vgl. Heterosymporium S. 107), die assoziierenden Ursachen jedoch im Dunklen lassen.[1]

Cornelius schätzte die Anzahl der Teilnehmer an einem Libellenzuge auf 1400 Millionen. Einer der beobachteten Züge dauerte sechs Tage lang vom Morgen bis zum Abend und bestand nach Altum nur aus Männchen. Ein Libellenzug in Antwerpen flog nur 1—2 m über dem Boden; die Tiere flogen den Passanten ins Gesicht und hemmten den Straßenverkehr. In den Vorstädten bedeckten sie den Boden so hoch, daß die Wagen kaum zu fahren vermochten. — Daß sie der Wind nicht hindert, lehrte ein Zug bei Ath (von Fontaine beschrieben), der gegen scharfen Nordwind mit 7 km pro Stunde flog und auf mehrere hundert Millionen geschätzt wurde.

Auch von Coccinellen wurden Massenwanderungen beobachtet, die weite Strecken durchmaßen und selbst durch das Meer nicht aufgehalten werden konnten. „Im August 1847 wurden ungeheure Schwärme von Coccinella septempunctata an der Südküste von England beobachtet. Nach Allen sah man abends von den Höhen von Ramsgate und Margate aus eine lange mehrere Meilen seewärts sich ausbreitende Wolke, die aus der Richtung von Calais und Ostende nach der südlichen Küste von England steuerte und der langen Rauchsäule eines Dampfschiffes bei ruhigem Wetter glich. Um 10 Uhr abends war zum allgemeinen Staunen der Spaziergänger alles mit Marienkäferchen bedeckt und sie selbst zum Teil von ihnen überschüttet, so daß ihre Kleider roten Panzerhemden glichen. Die ganze Küste war am anderen Morgen von ihnen übersät. Vom Hafendamm zu Margate fegte man nicht weniger als fünf Scheffel zusammen. Woher sie gekommen, blieb unbekannt. Zu Brighton erschienen sie einen Tag später und wurden zu Tausenden auf der großen Parade und in den angrenzenden Straßen zertreten. Die Häuser und die Kleider der Fußgänger waren über und über mit ihnen bedeckt. Ein ähnlicher Schwarm besuchte die Stadt 7 und 3 Jahre früher in geringerer Größe." (Kobelt.[2])

---

[1] Vgl. auch Federley, Acta soc. pro fauna et flora Fennica 31, Nr. 7. Helsingfors 1908 und Prochnow, Zeitschr. f. wiss. Insektenbiol. Bd. V. 1909. S. 271.

[2] Verbreitung der Tierwelt. Leipzig. 1902.

In Irland erschienen 1688 an der Südküste unzählbare Scharen von Maikäfern (Melolontha), die sich über das südliche Irland verbreiteten. Auch England soll damals von kolossalen Käferzügen heimgesucht worden sein, und einige Jahre später wurden an der Südwestküste von Irland viele Karrenladungen ertrunkener Maikäfer vom Meere angespült. (Kobelt l. c.)

Über diese Insektenzüge sagt Kobelt (S. 499): „Ganz unbegreiflich ... ist es uns, wenn Insekten sich auf einmal zu ungeheuren Scharen sammeln und davonziehen, eine bestimmte Richtung einhaltend, in geschlossenem, nur eine Art oder höchstens einige eng verwandte umfassenden Züge, also offenbar einem bestimmten, allen gemeinsamen Antriebe folgend. Säugetier und Vogel wissen, daß ein Winter kommt, in dem sie erfrieren oder verhungern müssen, wenn sie nicht ausweichen; aber kein Insekt kann ähnliche Erfahrungen machen; die relativ geringe Artenzahl, die nicht als Ei oder Puppe, also ohne eigentliches Leben und ohne jedes Bewußtsein überwintert, verharrt während der ungünstigen Jahreszeit in einer todartigen, dem Winterschlafe der Säugetiere entsprechenden Erstarrung, und gerade diese machen keinen Versuch, dem Winter auszuweichen. Nahrungsmangel treibt wohl die Wanderheuschrecke an, aber kaum den so wenig Nahrung bedürfenden Schmetterling. An eine Vorsorge für die Nachkommen könnte man schon eher denken; denn wenn auch außer Biene und Ameise kaum ein Insekt seine Nachkommen erlebt, sorgt doch die Mutter mit peinlichster Gewissenhaftigkeit für das Schicksal der aus den Eiern schlüpfenden Larven. Aber gerade bei den Schmetterlingen bestehen die beobachteten Züge gewöhnlich nur aus Männchen, denen die Sorge um Eier und Nachkommen doch vollständig fern liegt. Wir stehen somit dem Wandern der meisten Insekten völlig verständnislos gegenüber und müssen uns begnügen, die beobachteten Erscheinungen zu registrieren." —

Bei den Wanderheuschrecken glaubte man ganz allgemein als Beweggrund für die Wanderungen den eintretenden Nahrungsmangel annehmen zu müssen; aber selbst wenn dies zuträfe, würde damit die Zusammenrottung zu ungeheuren Schwärmen nicht erklärt sein. Ihre Züge setzen sich entweder aus noch nicht flugfähigen und darum zu Fuße wandernden Jugendformen oder aus Imagines zusammen. „Besonders bekannt ist in dieser Hinsicht die sogenannte Wander- oder Zugheuschrecke (Pachytilus migratorius [Oedipoda migratoria]), welche zu verschiedenen Zeiten aus ihrer Heimat in Kleinasien, Syrien und der Tartarei gewaltige Verheerungszüge über einen großen Teil von Europa, mitunter bis nach England und Schottland hin unternommen hat, die Saaten in ausgedehnten Gebieten vernichtend, und der in Spanien, Südfrankreich und Italien vorkommenden Caloptenus italicus, welcher in Übereinstimmung mit einer anderen Art, Stauronotus maroccanus, in Algier fürchterliche Verwüstungen anrichtet, wenn er in Schwärmen von Billionen Individuen dahinzieht in einer Breite von 50 km.

Ähnliche Verheerungszüge werden in Deutsch-Ostafrika von Schistocera peregrina und in Südafrika von Gryllus devastator unternommen, welch letztere Art mitunter ein Areal von 2000 englischen Quadratmeilen förmlich bedeckt. In Indien sieht man Acridium succinctum anfangs kleinere fliegende Schwärme bilden, welche sich schließlich zu solchen von ungeheurer Größe vereinigen. Im Jahre 1903 nahm ein solcher Zug im Oktober seinen Anfang und wurde ununterbrochen fortgesetzt, meist des Nachts, bis Anfang Dezember, wo eine Überwinterung stattfand bis Ende März 1904, wo der Schwarm sich wieder in Bewegung setzte und bis zu Beginn des Juni weiterzog. In dieser Zeit war ein Areal von 25000 engl. Quadratmeilen von Heuschrecken überschwemmt worden. Auch Nordamerika ist nicht frei von verheerenden Heuschreckenarten. Die bekannteste unter ihnen ist Melanophus spretus, welche auf dem Felsengebirge zu Hause ist, von dort aus aber ab und zu, besonders in den Jahren 1866 und 1874—1876, in unerhörter Menge Kansas überschwemmte und gegen Ende dieser Periode ihren Verheerungszug nach Osten bis Jova und Missouri und nach Süden bis Texas ausdehnte, überall vollkommenen Ruin hinter sich lassend .... Die aus Millionen Individuen bestehenden Schwärme erhoben sich hoch in die Luft, wo sic als silberglänzende Wolke der Richtung der Windströme folgten." (Reuter, l. c.)

Die enorme Vermehrungsfähigkeit der Wanderheuschrecke ist bekannt. Auf Cypern wurden in einem Jahre 1240 Zentner Eier gesammelt (= etwa 50 Milliarden Heuschrecken). „Das Motiv der Heuschreckenwanderungen liegt uns klar vor: In ödem Steppenlande aus dem Ei schlüpfend, wo gerade in den der Entwicklung besonders günstigen Jahren die zur Verfügung stehenden Nahrungsmengen noch geringer sind als sonst, haben die gefräßigen Larven keine Wahl als Verhungern oder Wandern. Ein Teil bleibt jedenfalls in der Heimat und sorgt für neue Schwärme in den folgenden Jahren; denn es ist mir außer dem rings vom Meere umschlossenen, verhältnismäßig kleinen Cypern nicht bekannt geworden, daß die einmal ausgewanderten Schwärme wieder zum Ausgangspunkte zurückkehren." (Kobelt, l. c.)

Dem gegenüber will Sajó keineswegs den Hunger unter allen Umständen als Hauptmotiv für die Wanderung gelten lassen. „Wenn z. B. Pachytilus migratorius aus der Walachei aufbricht und über nahezu zwei Drittel von Europa zum nördlichen Teile desselben dahinzieht, somit Gebiete passiert, die um ein Vielfaches größer sind, als zur Erlangung ausreichender Nahrung erforderlich wäre, so muß hierbei zweifellos ein anderer Impuls tätig sein als der Hunger allein. — Sajó hat Stauronotus maroccanus in unermeßlichen Scharen von Wiesen fortwandern sehen, die ihnen Nahrung vollauf boten, und er hat gefunden, daß diese Heuschrecken sich nur dann zum Fluge erhoben, wenn ihre Scharen einen bestimmten Grad von Dichtigkeit erlangt hatten. Längere Dauer besitzt der Flug nur dann, wenn große Massen von Hunderttausenden bis Millionen von Individuen sich vereinigen, und es scheint, als ob das gemeinsame Geräusch, das hierbei verursacht wird, die Nervosität und den Wandertrieb der einzelnen Individuen steigert. Sajó bemerkt, dieses Phänomen scheine eine nicht geringe psychologische Ähnlichkeit mit dem Schwärmen der Bienen zu bieten. Die gegenseitige Einwirkung der Individuen aufeinander scheint ihm unverkennbar. Gleichwohl würden die Insekten bei ihren Wanderungen wahrscheinlich in vielen Fällen von einem bestimmten Ziele geleitet, das ihnen in manchen Fällen vielleicht von ihrem im höchsten Grade entwickelten Geruchssinne angewiesen werde". (Reuter, l. c.)

Von einer essentiellen Gesellschaft kann bei den Heuschrecken ebensowenig die Rede sein wie bei den bisher besprochenen Wandergesellschaften. Die Zusammenrottung erscheint vielmehr rein akzidentiell und, aus dem Wandertriebe als solchem nicht erklärbar, oft eher schädlich als nützlich; denn der Nahrungserwerb wäre in vielen Fällen für das Individuum leichter, wenn sich die wandernden Tiere unabhängig voneinander nach allen Richtungen hin radiär ausbreiteten. Woher der Zusammenhalt des Schwarmes, bleibt auch hier die Frage, die Sajós Vermutung kaum ausreichend erklären könnte. Müssen wir innere Ursachen zu Hilfe nehmen, Triebe oder Neigungen nicht weiter erkennbaren Ursprungs, um wenigstens den Schein einer Erklärung zu geben? Der eigentliche assoziierende Faktor bleibt jedenfalls unserer Kenntnis entzogen.

„Außer den genannten kennt man nur wenige Insekten, die sich zu ähnlichen Wanderschwärmen vereinigen. Doch hat man schon vor langer Zeit einen solchen von Schaumcicaden (Philaenus spumarius) beobachtet. Simpson hat im September 1846 am Mississippi einen 25 engl. Meilen langen Zug von fliegenden Rückenschwimmern (Notonecta glauca) beobachtet, und in Europa sind mehrmals die nahe verwandten Corixaarten in großen Schwärmen aufgetreten. Ein anderer kleiner Halbflügler (Orthotylus schoberiae) zeigte sich eines Tages in Wien in großen Massen, die durch die Fenster in die Häuser flogen. Viele Blattläuse schwärmen ebenfalls in ungeheuren Scharen, und man hat ihnen mitunter nicht weniger große Scharen von fliegenden Marienkäfern (Coccinella) folgen sehen, welche bekanntlich gerade von Blattläusen leben und bisweilen Züge bilden, die aus Millionen von Individuen bestehen. Ein solcher Zug war am 6. August 1893 ins Meer verschlagen und in der Aländischen See umgekommen. Auch Züge von Pflanzenwespen (Tenthredinidae) sind in den Annalen der Insektenwanderungen verzeichnet, und sowohl in England als im nördlichen Norwegen hat man ungeheure Schwärme eines pflanzenfressenden Käfers (Galeruca) aus der Luft herabfallen sehen. Montandon berichtet über ähnliche Sturzregen eines Raubkäfers, Harpalus calceatus, der in solcher Menge auf die Straßen Bukarests herabfiel, daß die entsetzten Bewohner in die Häuser flohen. Auf welche Weise alle diese Züge zuerst geordnet und wie sie geleitet werden, sind Fragen, über welche man noch keine Klarheit gewonnen hat.

Daß somit Individuen normal solitär lebender Arten tatsächlich einander beeinflussen und Erscheinungen veranlassen können, welche an das erste Aufdämmern eines Zusammenlebens erinnern, scheint aus den oben beschriebenen Massenwanderungen verschiedener Insektenarten hervorzugehen. Hier liegt unleugbar ein psychologisches Moment vor, ohne welches sie nicht völlig erklärt werden könnten." (Reuter, l. c.)

Als akzidentielle Symporien sind auch die Schwärme der Ellritzen aufzufassen, die im Sommer, wenn ihnen große Hitze ihren gewöhnlichen Aufenthalt verleidet, stromaufwärts oder in Nebenflüssen zu Berge steigen. „Ein Beobachter teilte Cornelius über die Wanderungen der Ellritze folgendes mit. Die Fische erscheinen meist bei mittlerem Wasserstande und heiterem Wetter, weil bei niederem Wasser ihnen die vielen Fabrikanlagen zu große Hindernisse in den Weg legen. Zu solcher Zeit sind die Brücken von der Jugend belagert, die den Zügen dieser kleinen, hübschen Tiere mit Vergnügen zusieht. Ein einziger dieser Züge mag etwa 0,5 m breit sein; in ihm liegen aber die Fische so dicht neben- und übereinander wie die Heringe in einem Faß. Ein Zug folgt in kurzer Unterbrechung dem anderen, und so geht es den ganzen Tag über fort, so daß die Anzahl der Fischchen nur nach Millionen geschätzt werden kann. Auch Heckel und Kner berichten über diese Züge in der Donau: „Bei großer Hitze steigen sie oft aus der Donau in die Traun und andere Nebenflüsse 6—7 Stunden weit auf (man nennt sie daselbst Aufgangel oder Streichpfrillen); sie springen dabei über Hindernisse, und wenn nur einmal der erste Fisch in den sogenannten Schmeler, in denen sie gefangen werden, eingegangen ist, so folgt dann der ganze Schwarm nach." (Bade, Die mitteleuropäischen Süßwasserfische. Berlin 1901.)

Diese Symporien bestehen aus kombinierten essentiellen Gesellschaften vom Sozietätswerte der Symphylacien, ohne doch selbst essentiellen Charakter zu haben, weil aus der Zusammenrottung, welche die gemeinsame Flucht auf demselben Wege zur selben Zeit bedingt, allem Anscheine nach keine neuen, noch überhaupt soziale Werte resultieren. —

Bei den gewaltigen Assoziationen zum Zwecke der Wanderung zu den Laichplätzen, die von vielen Fischen gebildet werden, sind wir über die assoziierenden Ursachen ebenfalls im Unklaren. Auch der Wert der Vergesellschaftung kann nicht immer mit absoluter Sicherheit bestimmt werden. Die Ursachen für die Wanderung sind zwar bis zu einem gewissen Grade unserer Erkenntnis zugänglich; was aber die Tiere während und vor ihrer Wanderung zusammenführe und während ihrer Dauer zusammenhalte, also der eigentliche assoziierende Faktor, ist rein hypothetischer Natur.

Sehen wir uns, um ein Urteil über Art und Wert der Assoziation der Wanderfische zu gewinnen, zunächst den zu den Anadromen gehörenden Lachs (Salmo salar L.) etwas näher an.

Unter Anadromen versteht man solche Fische, welche zum Zwecke des Laichens aus dem Meere in die Ströme und bis zu deren Quellgebieten aufsteigen, in welchen die Eier abgesetzt und befruchtet werden. Das Ziel der Wanderung ist bekannt und liegt fest; ihr Zweck ist die Fortpflanzung. Daß diese tatsächlich immer an bestimmten Stellen stattfindet, ist alles, was uns hier interessiert. Warum sie nicht im Meere vor sich geht, das die Eltern bewohnen, ist eine Frage, die das Assoziationsproblem nicht berührt, und die hierfür versuchten Erklärungen haben wir an dieser Stelle auf ihren Wert hin nicht zu prüfen. Mögen die Anadromen ursprünglich Süßwasserbewohner gewesen sein, die erst sekundär und verhältnismäßig spät ins Meer hinabgestiegen sind, oder mögen andere als phylogenetische Ursachen, die sie zwangen, immer wieder zu den Urlaichplätzen ihrer Vorfahren zurückzukehren (wie die Zugvögel zu den alten Nistplätzen, die Laubfrösche, Salamander und Molche zum Wasser, die Robben aufs Land, um sich hier fortzupflanzen), sie zum Laichen ins Süßwasser führen: die Tatsache besteht, daß sie mit zwingender Notwendigkeit den Laichplätzen zustreben, sobald sich der Fortpflanzungstrieb geltend macht.

Wenn sich nun zum Aufstiege die Fische zusammenscharen, so fragt es sich zunächst, ob sie auch sonst gesellig leben und ob diese Geselligkeit von derselben Art sei wie in der Wanderassoziation, oder ob allein der Wandertrieb, Ziel und Weg der Wanderung die Tiere zusammenführen und zusammenhalten; und zur Beurteilung des Gesellschaftswertes ist zu ermitteln, ob mit der Vergesellschaftung nur durch sie erreichbare oder wenigstens erreichte Vorteile für die Einzelpersonen verbunden seien.

Treten wir mit diesen Fragen an das Verhalten des Lachses heran, so stoßen wir zunächst auf eine sehr empfindliche Lücke in unserem Wissen, weil es nicht bekannt ist, wie sich dieser Fisch vor seinem Laichzuge im Meere verhält. Wir wissen nicht, wenngleich es behauptet wird, ob er dort schon gesellig lebt, und daher natürlich auch nicht, welcher Art diese Vergesellschaftung sein möge. Da aber der Abstieg nach dem Laichen die Fische in völlig dissoziiertem Zustande zeigt, kann man wohl annehmen, daß sie auch im Meere keine Gesellschaften bilden, oder doch wenigstens zunächst nicht vergesellschaftet sind. Wenn sich die Lachse zur Wanderung anschicken, so geschieht dies zweifellos unter dem Einflusse des Geschlechtstriebes, denn die Gesellschaften bestehen aus laichreifen Weibchen (Rogenern) und reifen Männchen (Milchnern). Die Wanderung beginnt im Frühjahre (März bis Mai), und bevor die Fische ins Süßwasser gelangen, halten sie sich vorübergehend im Brakwasser auf und bilden hier kleine Gesellschaften von 30—40 Stück. Zuerst schicken sich die dreijährigen

Jacobslachse zur Wanderung an. Diese können nicht wohl durch den Geschlechtstrieb zusammengehalten werden, denn es sind ausschließlich Männchen; es muß also eine andere assoziierende Ursache angenommen werden, die wir nicht kennen. Wenn die Weibchen als vierjährige Sommerlachse den Männchen folgen, so könnte dieser Umstand wohl aus der Wirkung geschlechtlicher Anziehung erklärt werden, nicht aber die Tatsache, daß auch die Weibchen Gesellschaften bilden. Für diese rein syngyniellen und synandrischen Gesellschaften müssen andere als sexuelle Bindemittel angenommen werden.

Der Aufstieg währt bis zum Oktober und November. Die Wanderung von der Rheinmündung bis Basel nimmt 60 Tage in Anspruch. Wenn es zutrifft, daß sich die Lachse, indem sie zwei vorn zusammenstoßende, von einem starken Fische geführte Reihen bilden, in einer bestimmten Ordnung halten und diese Zugordnung wiederherstellen, wenn sie gestört worden ist, könnte man hierin den Ausdruck essentieller Momente in der Gesellschaft erblicken. Aber bringen den Prozessionsraupen ihre Zugordnungen nachweisbaren Nutzen?

Gegen Ende der Wanderung, also in der Nähe ihres Zieles, findet eine Dissoziation der Fischgesellschaft statt. Einzelne Schwärme zweigen sich vom Hauptschwarme ab, und schließlich löst sich die Gesellschaft in kleine polyandrische Gruppen auf, indem einem Weibchen mehrere Männchen zum Laichplatze folgen. Die Gruppen verteilen sich so, daß den Angaben nach jedes Weibchen den Nebenfluß und Bach aufsucht, in welchem es selbst geboren ist (?).

Am Schlusse der Wanderung sehen wir eine Sozietätsform entstanden, welche der Ehe entspricht. Nur ein großes Männchen befruchtet den vom Weibchen in selbst gewühlte Kiesgruben portionsweise abgelegten Laich; doch kommen gelegentlich auch junge Lachsmännchen zur Besamung, und dann ist die Vergesellschaftung ein polyandrisches Connubium. Damit ist die Wandergenossenschaft als solche aufgelöst und bleibt es bis zum nächsten Aufstiege, da der Abstieg keine Vergesellschaftung der meerwärts wandernden Fische zeigt. Übrigens erfolgt nicht alljährlich ein Aufstieg der Lachse, vielmehr werden mehrere Jahre oder doch wenigstens eins übersprungen. Dies sind die wesentlichen Daten, auf Grund deren die oben gestellten Fragen zu beantworten wären.

Was hält die Lachse zusammen? Da sie schon vor ihrem Aufstiege in kleinen Gesellschaften auftreten, müssen wir annehmen, daß ein gewisser Geselligkeitstrieb vorhanden sei; und wenn diesen nur der Anschluß an andere Artgenossen befriedigt, so gewinnen wir ein essentielles Moment. Begünstigt wird nun diese Assoziation zweifellos durch den Umstand, daß die Fische unter dem Einflusse des gleichen Wandertriebes demselben Ziele auf demselben Wege zustreben; aber letztere Umstände allein können nicht zur Assoziation führen, denn die meerwärts wandernden Lachse haben auch gleichen Trieb, gleiches Ziel und gleichen Weg, ohne doch vergesellschaftet zu sein. Der Assoziationstrieb scheint somit erst mit dem erwachenden Geschlechtstriebe oder mit dem Wandertriebe seine Wirkung geltend zu machen und nach der Fortpflanzung zu erlöschen. Wenn er allein uns so wenig wie bei den Sympädien der Prozessionsspinnerraupen berechtigt, die Vergesellschaftung als essentiell zu beurteilen, so haben wir sie als noch akzidentiell anzusehen, wenn sich nicht andere positive Vorteile nachweisen lassen, die aus ihr resultieren.

Sind diese starken und wehrhaften Fische gegen Feinde etwa durch die Zusammenrottung besser geschützt? Dann müßten sie sich vielmehr bei ihrem Abstiege zusammenschließen, nachdem der Einzelfisch durch die Geschlechtstätigkeit und die Nahrungsenthaltung sehr geschwächt ist. Das tun sie aber nicht. — Wird vielleicht der Aufstieg gegen die Wasserströmung erleichtert, wenn sich die Lachse zu Schwärmen zusammenhalten und sich einer bestimmten Zugordnung anbequemen? Ob diese Zugordnung bestehe, ist unsicher. Wäre aber der Strom die Ursache, welche die Fische zusammenzwingt, um so durch gemeinsame Anstrengung eines Vorteils teilhaftig zu werden, so bliebe zu erklären, warum sich die Fische schon im Brakwasser assoziieren, ohne doch hier eine nennenswerte Strömung überwinden zu müssen. Die gemächliche Art des Aufstieges unterstützt diese Annahme auch nicht; zudem spricht gegen sie das Verhalten der Katadromen, z. B. des Aales (Anguilla vulgaris L.), der ja flußab, also nicht gegen den Strom, dennoch in Schwärmen wandert. — Oder liegt der Vorteil der Assoziation in der leichteren Überwindung von Hindernissen? Von einer gegenseitigen Unterstützung ist hierbei gar keine Rede; jeder Fisch bleibt auf seine eigene Kraft und Geschicklichkeit angewiesen. — Gewährt die Vergesellschaftung den Vorteil, daß alle Fische gleichzeitig in den Laichbächen ankommen? Das würde auch erreicht, wenn die Lachse gleichzeitig wanderten, ohne auf dieser Wanderung Assoziationen zu bilden.

Die Vergesellschaftung scheint demnach in der Tat keine Werte zu schaffen, die, abgesehen von der Befriedigung eines Geselligkeitstriebes, ihr Bestehen teleologisch rechtfertigen könnten. Aus diesem Grunde spreche ich ihr keinen höheren Wert zu als den bisher behandelten Wandergenossenschaften und sehe sie wie diese als akzidentiell an.

Wesentlich ebenso wie die des Lachses sind wohl die Wandergesellschaften des Flußneunauges (Petromyzon fluviatilis L.) zu beurteilen. Daß hier erst die Wanderung die Vergesellschaftung mit sich bringt, geht schon aus der halb parasitischen Lebensweise dieser Fische hervor, welche die Bildung von homotypischen Sozietäten ähnlicher Art, wie wir sie bei zahlreichen Fischen antreffen (vgl. essentielle Gesellschaften!) nicht begünstigt, ja kaum zuläßt. Die Wanderung und mit ihr die Vereinigung der Fische zu großen Scharen findet im Herbste statt, der Jahreszeit, in welcher der Aufstieg in die Flüsse beginnt. Während des Aufstieges sind auch diese Anadromen Gegenstand des Massenfanges und werden in Neunaugenkörben und Aalreusen erbeutet. Die Laichzeit fällt in den April. In den kleinen Flüssen und Bächen mit steinigem Grunde und wenig tiefem, schnell fließendem Wasser kommen die Neunaugen als dissoziierte kleine Laichgesellschaften an, welche 10—50 Mitglieder umfassen. Nach Abgabe der Geschlechtsstoffe sterben die Tiere.

Was für Lachs und Neunauge gilt, hat nun wohl nicht für alle Anadromen ebenfalls Gültigkeit. Es kommt sehr darauf an, ob die Anadromen auch außer der Zugperiode gesellig leben; und wenn diese Gesellschaften im allgemeinen wohl essentiellen Wert haben, so kann kaum von vornherein mit Recht angenommen werden, daß sich dieser Wert während der Wanderung nicht ebenfalls geltend machen werde. Oder sollte eine Gesellschaft, die soziale Werte besitzt, diese nach Veränderung ihrer Zusammensetzung unter Umständen zeitweise ganz verlieren und zu einer bloß akzidentiellen Assoziation werden können? Ohne zwingende Gründe werden wir diese Frage nicht bejahen dürfen; aber in den Ellritzen haben wir ein Beispiel für diese Möglichkeit kennen gelernt.

Nun sind im ganzen die Wandergenossenschaften der Fische schon deshalb oft nicht richtig und definitiv zu bewerten, weil wir über kein genügendes empirisches Material verfügen. Begreiflicherweise stößt ja die Beobachtung der Wasserbewohner im Freien häufig auf große, ja unüberwindliche Schwierigkeiten. Deshalb müssen wir uns damit begnügen, hier noch einiges über Wandergenossenschaften der Anadromen anzufügen, ohne endgültig entscheiden zu können, ob wir akzidentielle oder essentielle Symporien vor uns haben.

Der Sichling (Pelecus cultratus L.), der besonders im Schwarzen Meere heimisch ist, aber auch die Ostseehaffe bewohnt, ist ein gesellig lebender Oberflächenfisch, dessen Gesellschaften jedenfalls als Sozietäten zu beurteilen sind. Er gehört zu den Anadromen, weil er zur Laichzeit in die Flüsse geht, um im flachen Wasser seine Eier abzusetzen. Die Wandergenossenschaften treten hier keineswegs ad hoc zusammen, sondern die vergesellschafteten Fische bleiben auch auf der Wanderung assoziiert, und es ist wahrscheinlich, daß die Wandergenossenschaften denselben essentiellen Wert haben wie die außer der Zugzeit bestehenden Gesellschaften. Mangels eingehender Kenntnis läßt sich ein bestimmtes Urteil über den Wert dieser Symporie nicht gewinnen, die aber wohl den Symporien der Lachse und Neunaugen nicht gleichgesetzt werden können.

Ähnlich verhält es sich mit der Meerrasse des Stintes (Osmerus eperlanus L.). Die Tiere leben als Tiefenfische gesellig in der Nord- und Ostsee und wandern im Winter in großen Scharen in die Flüsse, wo sie massenhaft gefangen werden. Der Laich wird im Frühjahre auf Sandgrund in der Strömung abgesetzt. Es muß wohl angenommen werden, daß sich zur Zeit der Wanderung mehrere Gesellschaften miteinander vereinigen, wodurch jedoch die Gesellschaft zwar wächst, aber nicht notwendig einen anderen Charakter annimmt. Demnach wären auch die Wandergesellschaften des Stintes wahrscheinlich als essentielle Symporien anzusprechen; essentiell natürlich nicht in dem Sinne, als ob die Wandergesellschaft besondere soziale Werte geschaffen haben müsse, sondern in dem Sinne, daß die Genossenschaft, als sie den Charakter der Wandergenossenschaft annahm, essentiell blieb. Die Symporie erscheint dann nur als ein besonderer Zustand der Gesellschaft, die aber ihre Entstehung nicht erst dem erwachenden Geschlechtstriebe verdankt.

Ob dasselbe auch für den in der Nordsee heimischen Schnäpel (Coregonus oxyrhynchus L.) gilt, vermag ich nicht zu entscheiden; denn es scheint nicht bekannt zu sein, ob dieser Fisch auch im Meere oder nur zur Laichzeit gesellig lebt. Jedenfalls haben wir in ihm einen ausgesprochenen Anadromen vor uns, der zum Laichen bis in den Mittellauf der Flüsse aufsteigt und dann Gesellschaften bildet.

Andere Anadromen, deren Gesellschaften zwar als Symporien, aber ihrem sonstigen Werte nach nicht mit Bestimmtheit zu beurteilen sind, können wir übergehen. Sie werden erst richtig eingeordnet werden können, wenn das empirische Material es gestattet. —

Wenden wir unsere Aufmerksamkeit nunmehr den Katadromen zu, den Fischen, welche zur Fortpflanzung aus dem von ihnen bewohnten Süßwasser ins Meer hinabsteigen. Als Ursache der Wanderung ist mit großer Wahrscheinlichkeit anzunehmen, daß die Katadromen als im Meere entstandene und erst sekundär ins Süßwasser gegangene Fische wie die Anadromen zu ihren Urlaichgründen zurückkehren, also ebenfalls aus phylogenetischen Ursachen ihre Laichwanderungen ausführen. Daß sie sich auf diesen Wanderungen zusammenscharen müssen, folgt aus dem instinktiven Zwange zur Wanderung an sich noch nicht notwendig, muß also andere Ursachen als den Wandertrieb haben.

Unser Aal (Anguilla vulgaris Flem.) lebt ungesellig in ruhigen Gewässern mit weichem Grunde. Hier finden sich jedoch nur weibliche Tiere, während der männliche Aal Meeres- und Brakwasserbewohner geblieben ist oder doch nur in den Unterlauf der Flüsse eindringt, gewöhnlich nicht weiter als 150 km.

Wenn sich diese gemeinen Fische des Süßwassers auch gelegentlich an ihnen besonders zusagenden Stellen häufen, so kann doch von einer eigentlichen Gesellschaftsbildung kaum die Rede sein, und es handelt sich wohl meistens nur um gelegentliche und zufällige Symphagien oder Synchorismen ohne irgendwelchen essentiellen Wert. Zur Zeit der Wanderung aber bilden die Aale große Schwärme, welche in dunklen Nächten meerwärts ziehen und zunächst nur aus erwachsenen, angeblich meist fünfjährigen Weibchen[1] bestehen, welche im November im Meere ankommen und dort geschlechtsreif werden. Da erst im Unterlaufe der Flüsse die Vereinigung mit den Männchen stattfindet, kann geschlechtliche Anziehung die wandernden Aale nicht zusammenführen und zusammenhalten. — Der Vorgang des Laichens ist nicht bekannt. Nach der Fortpflanzung sterben die Tiere, wandern also nicht zurück.

Der Assoziationstrieb erwacht hier, wie das Zurückbleiben der noch nicht fortpflanzungsfähigen Weibchen beweist, mit dem Fortpflanzungstriebe, ohne daß wenigstens während der Wanderung selbst der Fortpflanzungstrieb, der die Tiere nur zur Wanderung zwingt, auch die Assoziation verursacht (vgl. aufsteigende Aalbrut!). Begünstigt wird diese einmal durch das Fehlen dissoziierender Ursachen, andererseits aber auch durch das allen Tieren gemeinsame Ziel und den schließlich allen gemeinsamen Weg zu diesem sowie durch die festliegende Zugzeit und die besonderen Umstände, unter welchen die Aale zn wandern pflegen. Daß diese Faktoren allein noch nicht notwendig zu einer Assoziation führen müssen, zeigten uns schon die rückwandernden Lachse. Daß den Aalen durch die Bildung von Wandergenossenschaften Vorteile erwüchsen, ist nicht anzunehmen. An eine Führung der Scharen durch erfahrene Weibchen ist nicht zu denken; denn alle Mitglieder des Symporiums machen ja die Wanderung zum Meere nur einmal, weil sie zugleich Hochzeits- und Todesfahrt ist. Wenn nun hier der assoziierende Faktor und der Assoziationswert rätselhaft bleiben, so kann man wohl annehmen, daß eine ganz ähnliche Gesellschaftsform vorliege wie bei den wandernden Libellen und anderen wandernden Insekten, wenn auch die Ursache für die Wanderung eine andere ist. Wir haben es also jedenfalls mit einem akzidentiellen Symporium zu tun. —

Das gleiche gilt mutatis mutandis für die aufsteigende Aalbrut. Warum die weiblichen Tiere höher in die Flüsse emporsteigen als die männlichen, wissen wir nicht. Jedenfalls könnte diese reinliche Scheidung beider Geschlechter fast während ihres ganzen Lebens den Aal als das realisierte Ideal weit getriebener Keuschheit erscheinen lassen.

Hat sich der junge Aal im Meere so weit entwickelt, daß er im Frühjahre in die Flüsse einwandern kann, so scharen sich die Tiere zu dichten Zügen zusammen, um vorwiegend des Nachts gemeinsam zu wandern. Eine anschauliche Schilderung dieses Aufstieges druckt Bade[2] aus v. Stemann ab:

„Alljährlich in der Zeit von Ende April bis Ende Juni erscheinen in der Untereider bei Rendsburg große Massen junger Aale, welche in dichten Zügen die Absperrungen gegen die Obereider erreichen und in jeder mög-

[1] Die Weibchen können nach Gemzöe $7^1/_2$—$8^1/_2$ Jahre im Süßwasser bleiben.

[2] Die mitteleuropäischen Süßwasserfische. 2. Bd. Berlin 1902.

lichen Weise zu überwinden suchen. Im April zeigen sich die ersten Aale, jedoch nur vereinzelt; kalte Witterung hat dieselben bis jetzt offenbar zurückgehalten, denn ein Aufsteigen hat bis heute in diesem Jahre nicht stattgefunden, dieses beginnt erst beim Eintreffen der großen Schwärme. Bei geringerem Strome ist der Zug breit; sobald aber aus einer Mühle den Aalen starke Strömung entgegentritt, wird derselbe ganz schmal und preßt sich hart an das Ufer, um den Strom zu überwinden. Die Tierchen schwimmen rastlos und recht geschwind an den Ufern entlang, bis sie einen Punkt finden, an dem sie das Aufsteigen versuchen. Hier lagern sie sich zu großen, oft 20 dcm hohen Haufen und scheinen den Eintritt der Flut in die Untereider abzuwarten, welche ihnen das Aufsteigen erleichtert. Dann beginnt die große Masse sich aufzulösen, und unaufhaltsam geht Aal neben Aal eine steile Felsenmauer hinauf, um verschiedene kleine Löcher in 5—6 dcm Höhe zu erreichen, welche fast tropfenweise etwas Obereiderwasser hindurchlassen. In diese Löcher kriechen die Tierchen hinein und müssen einen Weg unter der Straße von 15 m Länge sich fortbewegen, ehe sie die Obereider erreichen. Ein anderer Teil bewegt sich nach den Schleusen und erklettert hier die Ritzen im Holze; auch bei den Mühlen ist das Aufsteigen fortwährend zu beobachten, vorzüglich bei Sonnenaufgang."

Ehlers beschreibt den Aalaufstieg nach eigener Beobachtung in Drennhausen (Hannover) von einem an die Elbe stoßenden Deiche aus wie folgt: „Wie für die Bewohner der dortigen Elbmarsch alles, was sich auf der Elbe ereignet, von Interesse ist, so zog auch diese Erscheinung sofort die Aufmerksamkeit auf sich, und es ergab sich, daß dieser dunkle Streifen von einer unzähligen Menge junger Aale gebildet wurde, die, dicht aneinander gedrängt, an der Oberfläche des Flusses stromaufwärts zogen und sich dabei stets so nahe und unmittelbar am Ufer hielten, daß sie alle Krümmungen und Ausbuchtungen desselben mitmachten. Die Breite dieses aus Fischen gebildeten Streifens mochte an der Stelle, wo er beobachtet wurde und wo die Elbe eine bedeutende Tiefe hatte, etwa einen Fuß breit sein; wie groß die Mächtigkeit desselben nach unten sei, wurde nicht beobachtet. So dicht gedrängt aber schwammen hier die jungen Aale, daß man mit jedem Zuge, den man mit einem Gefäß durch das Wasser tat, eine große Menge dieser Fische erhielt, und diese für die Anwohner der Elbe insoweit lästig wurden, als sie, solange der Zug der Fische dauerte, kein Wasser aus der Elbe schöpfen konnten, das nicht von den kleinen Fischen gefüllt war. Die Größe der einzelnen jungen Aale betrug durchschnittlich wohl 3—4 Zoll, die Dicke des Körpers erreichte ungefähr die eines Gänsekiels. Vereinzelt schwammen Aale von bedeutender Größe, doch mochte wohl keiner über 8 Zoll lang gewesen sein. Alle Tiere, auch die kleinsten, waren völlig dunkel gefärbt. Dieser wunderbare Zug der Fische dauerte ununterbrochen in gleicher Stärke den ganzen Tag hindurch, an dem er zuerst beobachtet wurde, und setzte sich auch noch am folgenden fort. Am Morgen des dritten Tages war aber nirgends mehr einer der jungen Aale zu sehen."

Der Wandertrieb ist in dem vorliegenden Falle in keiner Weise mit dem Fortpflanzungstriebe verbunden; denn die Aalbrut wird erst nach 5 Jahren laichfähig. Wandertrieb und Assoziationstrieb sind also bei den Fischschwärmen unter Umständen vom Fortpflanzungstriebe völlig unabhängig; und daß wandernde Fische nicht unbedingt assoziiert zu sein brauchen, sahen wir schon. Der Vergesellschaftungstrieb erscheint also unabhängig, und bei der Aalbrut ist uns, wie überall, seine Ursache, außerdem aber auch sein Zweck verborgen; denn welche Vorteile der einzelne junge Aal aus der Vergesellschaftung gewinnen sollte, wenn von der Befriedigung des Assoziationstriebes abgesehen wird, ist nicht zu erkennen. Demgemäß unterscheiden sich die Schwärme der aufsteigenden Aalbrut wesentlich von den im zweiten Teile dieses Buches noch zu besprechenden Gesellschaften zahlreicher Fische, bei welchen die Assoziation gewisse erkennbare Werte schafft und deshalb als essentiell anzusehen ist. —

Werfen wir noch einen kurzen Blick auf die Wanderfische des Süßwassers, um den Wert ihrer Geselligkeit mit Rücksicht auf das Wandern zu erörtern.

Fast alle unsere Süßwasserfische wandern zur Laichzeit (Alburnus lucidus Heck., Gobio fluviatilis Cuv., Leuciscus rutilus L., Scardinius erythrophthalmus L., Abramis brama L., Perca fluviatilis L., Acerina cernua L., Carassius vulgaris Niess., Tinca vulgaris Cuv., Barbus fluviatilis Cuv., Squalius cephalus L., Squalius leuciscus L., Chondrostoma nasus L., Lucioperca sandra Cuv.). Wo gesellige Verbände auch außer der Laichzeit bestehen, liegt kein Grund zu der Annahme vor, daß die Wanderung den Charakter der Vergesellschaftung verändere; und wenn wir uns berechtigt glauben, die Fischgesellschaften, sofern sie keine Symporien sind, als essentielle Sozietäten anzusprechen, erscheinen auch die Wandergenossenschaften essentiell. Sie unterscheiden sich in ihrer Zusammensetzung zumeist nur insofern von den gewöhnlichen Fischgesellschaften, als sich deren mehrere zur Leichzeit zusammenzutun pflegen, die Wandergesellschaften also individuenreicher werden.

Von einer Wanderung zur Laichzeit wird überall da gesprochen werden können, wo die Fische ihren gewöhnlichen Aufenthaltsort verlassen, um besondere Lokalitäten zum Absetzen des Laiches aufzusuchen, z. B. also dann, wenn der Gründling (Gobio fluviatilis Cuv.), der als geselliger Bewohner nicht nur der von ihm bevorzugten klaren schnellfließenden Flüsse und Bäche, sondern auch der Seen bekannt ist, aus diesen im Frühjahre in großen Scharen in die Flüsse steigt; oder wenn die Plötzen (Leuciscus rutilus L.), die scharenweise zu ihren Weideplätzen ziehen, um hier das junge Gras, die Algen und andere Pflanzen abzuweiden, zur Laichzeit die Seen verlassen, um in dicht gedrängten Schwärmen in die Flüsse zu steigen. Sie sollen nach Lund Ende April in regelmäßigen Zügen so auf den Laichplätzen eintreffen, daß zuerst 50—100 Männchen erscheinen, denen die Weibchen folgen, die ihrerseits wieder von Männchen gefolgt werden. Wenn die Gesellschaften außer der Laichzeit Männchen und Weibchen enthalten, so hätte während der Wanderung zwar eine Umordnung der Individuen stattgefunden, aber der essentielle Charakter der Sozietät wäre unverändert geblieben, da selbst während des Laichens ihre Aufmerksamkeit auf die Vorgänge in ihrer Umgebung rege bleibt, und sobald ein Fisch etwas Verdächtiges bemerkt und flieht, ihm die Genossen, so gewarnt, alsbald folgen. Nun sprechen aber manche Beobachtungen dafür, daß die Plötzen auch außer der Laichzeit in rein männlichen und rein weiblichen Gesellschaften leben. Diese Erfahrung bestätigte mir Herr Prof. Schiementz als einer der besten Kenner unserer Süßwasserfische durch freundliche mündliche Mitteilung. Es findet also in diesem Falle nicht einmal eine Veränderung in der Zusammensetzung der Gesellschaften statt, wenn sie sich zur Wanderung anschicken. — Bei den Plötzen ist es auch als sicher anzunehmen, daß die ursprünglichen Sympädien nicht bestehen bleiben und daß sich keine Sysympädien bilden; denn aus dem Laiche einer Mutter gehen doch wohl Fische beiden Geschlechtes hervor.

Auch der Blei (Abramis brama L.) bildet Gesellschaften, deren Mitglieder gemeinsam an tieferen und ruhigen Stellen der Flüsse im schlammigen oder tonigen Grunde nach Nahrung wühlen; zur Laichzeit aber suchen diese Fische ebenfalls zu großen Scharen vereinigt andere Plätze auf, nämlich die flachen Stellen mit reichem Pflanzenwuchse. — Ob bei den Barben (Barbus fluviatilis Agass.) außer der Laichzeit von einer eigentlichen Geselligkeit gesprochen und diese als essentiell bezeichnet werden könne, erscheint recht zweifelhaft. Wenn der Fisch am Tage in tiefen und schweren Strömungen steht, so bildet er dort mit seinesgleichen wohl höchstens Synchorien ohne festeren Zusammenhalt und ohne eigentliche soziale Beziehungen der Artgenossen zueinander; und wenn sich die Barben als „Schweine des Wassers" um tierische Abfälle, an Ausflüsen von Aborten oder an Menschenleichen bisweilen in Scharen sammeln, so haben diese Assoziationen kaum höheren Wert als die Symphagien, als welche man sie wohl mit Recht auffassen darf. Zur Laichzeit aber ändert sich das Benehmen dieser Fische; sie scharen sich zu Wanderzügen zusammen, die oft aus mehr als 100 Individuen bestehen sollen. Dabei soll eine bestimmte Zugordnung herrschen: die alten Weibchen schwimmen voran, die alten Männchen folgen ihnen, die jungen bilden das Ende der einreihig angeordneten Kolonne. Ob dieser Vergesellschaftung in ihr selbst liegende, also essentielle Werte zuzusprechen seien, wage ich nicht zu entscheiden. —

Der südafrikanische Springbock (Antidorcas euchore Forst.) ist insofern interessant, als er Symporien bilden kann, die, wenn man von der Tatsache des Wanderns einmal absieht, ganz ähnlich den Heuschreckenschwärmen den Charakter von Synaporien (Notgesellschaften) annehmen können. Gewöhnlich treten die Tiere zu kleineren Rudeln von 2—5, 30—50 oder 100 bis 200 Stück zusammen, je nach den Verhältnissen, unter welchen sie leben, wobei der Nahrungsreichtum ihres Wohngebietes und der Umstand, ob sie ungestört leben oder verfolgt werden, eine wichtige Rolle spielen. Wenn ihre Wohngebiete von schwerer Dürre heimgesucht werden, verlassen sie diese unter dem Zwange der Not, um günstigere Landstriche aufzusuchen. Die Wanderung hat also das Gepräge einer Notwanderung. Während dieser schließen sich die Rudel zu Herden und diese wieder zu gewaltigen Heereszügen von Tausenden zusammen, um wie ein Heuschreckenschwarm die gemeinsam aufgesuchte Gegend zu verwüsten. Das zuletzt beobachtete große Springbockheer soll mehr als 10 000 Mitglieder umfaßt haben. Seit Anfang der achtziger Jahre kommen so starke Wandergesellschaften der inzwischen durch die Aasjägerei dezimierten Antilopen nicht mehr vor. Gordon Cunning schildert diese Wanderungen wie folgt:

„Jeder Reisende, welcher die ungeheuren Massen, in denen der Springbock bei seinen Wanderungen erscheint, gesehen hat, wie ich, und von dem, was er gesehen, eine wahrhafte und getreue Beschreibung gibt, muß fürchten, Unglauben zu ernten: so wunderbar ist der Anblick der wandernden Heere .... Am 28. Dezember hatte ich die Freude, zum ersten Male einen Trekboken zu sehen. Es war dieses, glaube ich, in bezug auf Jagdtiere das großartigste, gewaltigste Schauspiel, welches ich jemals gehabt habe. Seit ungefähr zwei Stunden vor Tagesanbruch hatte ich wach in meinem Wagen gelegen und auf das Grunzen der Böcke gehört, welches ich in einer Entfernung von ungefähr 200 Schritt wahrnahm. Ich glaubte, daß irgendeine große Herde von Springböcken neben meinem Lager grase; als es aber hell geworden und ich aufwachte, sah ich die ganze Ebene buchstäblich mit einer ungeheuren Menge dieser Tiere bedeckt. Sie zogen langsam hin und her. Von einer Öffnung in der langen Hügelreihe gegen Westen, durch welche sie wie das Wasser eines großen Flusses zu strömen schienen, erstreckten sie sich bis an eine Anhöhe, ungefähr eine Meile nordöstlich, hinter welcher sie verschwanden. Ich stand beinahe zwei Stunden auf dem Vorderkasten meines Wagens, verloren in Erstaunen über den wundervollen Anblick, und es wurde mir schwer, mich zu überzeugen, daß es Wirklichkeit war, was ich hier sah, und nicht etwa das abenteuerliche Traumbild eines Jägers. Während dieser Zeit strömten die unzählbaren Massen ohne Ende durch jene Hügelöffnung hindurch .... So ungeheuer und überraschend die Herde von Springböcken war, welche ich an diesem Morgen sah, so wurde sie doch noch bei weitem von der übertroffen, welche ich abends erblicken sollte. Denn als wir die niedere Hügelkette, durch deren Paß die Springböcke geströmt waren, überstiegen hatten, sah ich die Ebene und sogar die Hügelabhänge, welche sich ringsum hinzogen, dicht, nicht mit Herden, sondern mit einer einzigen Masse von Springböcken bedeckt. Soweit das Auge reichte, wimmelte die Landschaft von ihnen, bis sie endlich in ein undeutliches Wirrsal lebendiger Geschöpfe verschwammen. Es wäre vergebliche Mühe gewesen, die Anzahl der Antilopen, welche ich an diesem Tage sah, zu schätzen; doch nehme ich nichtsdestoweniger keinen Anstand, zu behaupten, daß einige Hunderttausende sich innerhalb meines Gesichtskreises befanden." (Brehms Tierleben.) — Ähnlich äußern sich andere Beobachter.

„Die Richtung, welche die wandernden Antilopen einschlagen, ist nicht immer dieselbe. Gewöhnlich kehren sie auch auf einem anderen Wege zurück als auf dem, welchen sie gezogen waren. Ihre Weglinie bildet deshalb gewöhnlich ein ungeheures langgezogenes Eirund oder ein großes Viereck, dessen Durchmesser vielleicht einige hundert Meilen beträgt.... Wunderbar ist der manchmal sehr enge Zusammenschluß einer so sich bewegenden Herde Harris erzählt, daß eine Schafherde, welche einmal zufällig unter die wandernden Springböcke gekommen war, gezwungen wurde, mit ihnen zu ziehen; selbst der mächtige Löwe, welcher diesen Antilopen eifrig nachstellt, soll manchmal von den Herden geradezu gefangen und mitgeführt werden. Die Nachzügler des Heeres freilich können den zahllosen hungrigen Feinden, welche diesen Zügen folgen, nicht widerstehen; aber alle die Löwen, Leoparden, Hyänen und Schakale, welche die Herde umschwärmen, die Tausende von Geiern, welche in den Lüften über ihr kreisen, brauchen sich auch nicht eben anzustrengen; denn von der Unmenge der wandernden Antilopen gehen täglich so viele an Nahrungsmangel zugrunde, daß alle Räuber genug zu fressen haben."

„Noch wird erwähnt, daß beständig der Vor- und Nachtrab wechselt. Diejenigen, welche den Haufen anführen, finden selbstverständlich mehr Nahrung als die, welche da weiden wollen, wo schon Tausende vor ihnen sich gesättigt haben; jene erwerben sich also ihr tägliches Brot mit leichter Mühe und werden feist und faul. Damit aber ist ihre gute Zeit auch vorbei; denn jetzt drängen sich die hungrigen mit Macht hervor, und mehr und mehr bleiben die gemästeten zurück, bis sie an das Ende des Zuges gelangen. Einige Tage der Reise und des Mangels spornen sie dann wieder an, sich ihre Stelle im Vortrab von neuem zu erobern, und so findet ein stetes Hin- und Herwogen in der gesamten Herde statt." (Brehms Tierleben.)

Der Symporie als solcher kann hier ein essentieller Wert kaum noch zugesprochen werden; im Gegenteil wäre eine geringere Anzahl der Wandergenossen von weit größerem Vorteile für diese. Zweifellos handelt es sich um abnorme Verhältnisse, und die Zusammenrottung der an sich essentiell vergesellschafteten Tiere führt zur Entstehung eines ähnlichen Gesellschaftsbildes wie bei der Notgesellschaft, ist aber ein Symporium, weil wir nicht nur eine Zusammenrottung unter dem Zwange der Not, sondern zugleich eine wandernde Gesellschaft vor uns haben. —

9. Symphotium.

In den Symphotien handelt es sich um vorübergehende, rein akzidentielle Vergesellschaftungen von Tieren, welche auf einem mehr oder minder ausgesprochenen Phototropismus beruhen. Von hellem, übrigens bei Landtieren fast immer künstlichem Lichte angezogen, versammeln sich oft ungeheure Scharen von Insekten an der Lichtquelle, um hier oftmals ihren Tod zu finden. Es bedarf keiner weiteren Ausführungen, um zu beweisen, daß diese Zusammenrottungen rein akzidentieller Natur sind und ihr Motiv außer sich haben. Die Symphotien bleiben verhältnismäßig selten und mehr zufällig homotypisch, z. B. dann, wenn sich zahlreiche Ephemeriden zur Zeit des Schwärmens oder Scharen von Nonnen (Lymantria monacha L.) usw. um die Straßenlaternen sammeln. Zumeist werden von demselben Lichte verschiedene Insektenarten (Dipteren, Trichopteren, Lepidopteren, Chrysopen u. a.) angelockt und umschwärmen es dann als heterotypische Gesellschaft. Ob man diese Art der Symphotismen überhaupt als besondere Gesellschaften anerkennen wolle, ist Auffassungssache. Richtig ist, daß sie in der sich selbst überlassenen Natur nie vorkommen. Die natürlichen Lichtquellen bleiben den Tieren unerreichbar und sammeln daher keine Assoziationen um sich selbst. Da wir aber hier jede Ansammlung von Tieren, welcher Art sie auch sein möge, berücksichtigen wollen, müssen diese Symphotismen wenigstens erwähnt und ihrem Gesellschaftswerte entsprechend eingeordnet werden.

Es gibt nun aber auch noch andere Symphotismen, bei denen die Lichtquelle natürlich ist. Künstlich bleiben die Bedingungen freilich noch immer da, wo sich an den Fenstern von Gartenhäusern usw. zahlreiche Insekten versammeln und vergeblich bemüht sind, das Freie zu erreichen. Aber auch ganz natürliche Symphotien hat man zu beobachten Gelegenheit. Wo z. B. einen Waldtümpel oder eine kleine, von Weiden oder Erlen überschattete Wasseransammlung nur wenige Lichtstrahlen treffen, die das Laubdach durchläßt, sammeln sich in diesen Lichtkegeln die wasserbewohnenden Cladoceren bisweilen zu dichten Schwärmen und bilden völlig natürliche Symphotien von oft sehr großem Individuenreichtume, Assoziationen, die sich jedoch sofort wieder zerstreuen, wenn — etwa bei wolkenbedecktem Himmel — das Wasserbecken gleichmäßig beleuchtet ist. Auch Ostracoden sammeln sich gern an den stärkstbeleuchteten Stellen ihres Wohntümpels. —

10. Synaporium, Notgesellschaft.

Die Notgesellschaften sind Ansammlungen von Tieren, an deren Zustandekommen die Gesellschaftsmitglieder nicht freiwillig beteiligt sind; vielmehr wird ihnen die Assoziation durch äußere ungünstige Verhältnisse oder durch abnorme, krankhafte Triebe aufgezwungen. Sie sammeln sich unter dem Zwange einer Notlage und oft mit dem allen gemeinsamen Bestreben, sich zu retten, auf begrenztem Raume gelegentlich zu ungeheuren Massen, ohne daß in der ganz akzidentiellen Vergesellschaftung ein Mittel zur Rettung liegt. Den Synaporien fehlt jeder innere Zusammenhalt. Ihrer Zusammensetzug nach können sie homotypisch sein oder aus verschiedenen Tierarten bestehen; trifft letzteres zu, sprechen wir von Heterosynaporien.

Die Symporien oder Wandergenossenschaften können mit den Synaporien darin übereinstimmen, daß die sich zusammenrottenden Tiere unter dem Zwange der Not (Hungersnot) handeln. Bei der Synaporie kommt es aber, im Gegensatze zu der Symporie, niemals zur Bildung einer Wandergesellschaft; und gerade das gemeinsame Wandern kennzeichnet die Symporie.

Ein fast homotypisches Synaporium hatte ich als Schüler am Saaler Bodden in einem Maikäferjahre zu beobachten Gelegenheit. Die schwärmenden Maikäfer (Melolontha) waren massenhaft ins Wasser geraten und wurden nun bei starkem Winde so schnell wieder an den Strand geworfen, daß sie größtenteils noch lebten. Immerhin verging eine geraume Zeit, bis sich die am Tage ja ohnehin meist trägen Käfer erholten und schließlich, soweit sie dies noch vermochten, fortflogen oder sich, zu Fuße wandernd, zerstreuten. Während dieser Zeit war der Strand stark von ihnen bedeckt, und wenn nicht einige andere Käfer ihr Schicksal geteilt hätten, wäre dieses Synaporium homotypisch gewesen.

Von einem ähnlich verursachten Synaporium berichtet Doflein:[1] „Ich habe selbst einmal beobachtet, daß nach anhaltendem Ostwinde auf der dänischen Insel Fanö an der Westküste Blattläuse, die auf dem Strandhafer lebten, in solchen Mengen zusammengeweht wurden, daß man sie eimerweise aufschaufeln konnte. Auch im Meere treibt der Wind die Oberflächentiere oft zu riesigen Scharen zusammen. So kann, wenn der Wind längere Zeit in einer Richtung geweht hat, die Siphonophore Velella oder jene andere Staatsqualle, welche man mit dem Namen der Spanischen Galeere bezeichnet (Physalia), zu vielen Millionen zusammengetrieben, auch an den Strand geworfen werden, wo durch die verwesenden Leichen die Luft verpestet wird."

Zwei verschieden verursachte Notgemeinschaften treffen wir nicht selten bei den Nonnenraupen (Lymantria monacha L.) an. Die aus den in Häufchen abgelegten Eiern ausgeschlüpften Räupchen bilden nur wenige Tage Sympädien („Spiegelräupchen"), um sich dann zu zerstreuen. Wenn die bei Störungen leicht „abspinnenden" Raupen, nachdem sie den Erdboden erreicht haben, wieder „aufbaumen" und dabei auf Leimringe treffen oder auch an einem plötzlich endigenden Zacken ankommen, so sammeln sie sich zu Hunderten oder Tausenden an und spinnen den bekannten „Nonnen-

[1] Das Tier als Glied des Naturganzen. Leipzig und Berlin 1914. B. G. Teubner.

schleier". — Ganz andere Ursachen hat die Notgesellschaft, welche infolge der Wipfelkrankheit von den Nonnenraupen gebildet wird. Als Krankheitserreger werden polyedrische Körperchen angesehen (Polyederkrankheit) oder im Blute gefundene Chlamydozoen. Die Krankheit veranlaßt die Raupen, den Baumwipfeln zuzustreben, an welchen sie sich zu Klumpen dicht gedrängter Individuen sammeln, die schließlich sterben. —

B. Heterotypische Assoziationen.

Der formale Charakter der heterotypischen Vergesellschaftungen liegt den homotypischen gegenüber darin, daß die Gesellschaft nicht von Angehörigen derselben Tierart sondern von Mitgliedern gebildet wird, welche verschiedenen Tierarten angehören. Die Gesellschaft besteht also als heterotypische aus mindestens zwei Tierarten, woraus sich schon ergibt, daß kormogene Assoziationen niemals heterotypisch sein können, weil alle Individuen eines Cormus, auch wenn er polymorph ist, derselben Tierart angehören. Dies schließt natürlich nicht die Möglichkeit aus, daß kormogene Gesellschaften oder Kolonien selbst mit andersartigen Kolonien (Kormen) heterotypische Assoziationen bilden können. — Ferner werden diese heterotypischen Assoziationen zumeist sekundäre Gesellschaften sein; denn die primäre Assoziation setzt in der Regel eine gemeinsame ontogenetische Abstammung voraus, auf Grund deren natürlich, unabhängig von ihrer ungeschlechtlichen oder geschlechtlichen Entstehung, alle Gesellschaftsgenossen artgleich sein müssen. Nur ausnahmsweise kann die heterotypische Assoziation auch primär sein (Heterosymphagopaedium, Heterosynchoropaedium).

Als akzidentiell werden wir die heterotypischen Gesellschaften wieder dann bezeichnen müssen, wenn die Vereinigung artverschiedener Individuen keiner der beiden assoziierten Tierarten einen besonderen durch sie selbst bedingten Nutzen bringt. Dabei ist es möglich, daß jede der assoziierten Tierarten für sich eine essentielle Gesellschaft bildet und daß dann die heterotypische Assoziation nur in ihrer Eigenschaft als heterotypische Vergesellschaftung akzidentiell erscheint. Die Assoziation besteht dann aus Sozietäten, die ihre Komponenten sind.

Da die kormogenen Assoziationen selbst nie heterotypisch sein und höchstens mit anderen artfremden Gesellschaften heterotypische Vergesellschaftungen bilden können, und da die primären Assoziationen (Syngenien, Sympädien, Gynopädien) meist ihrer Natur nach homotypisch sein müssen, haben wir es hier fast nur mit der sekundären Vereinigung wenigstens vorübergehend frei beweglicher, d. h. nicht dauernd miteinander verbundener Tierindividuen zu tun, die wir nach denselben Gesichtspunkten wie die homotypischen sekundären Assoziationen freier Individuen in folgende Kategorien einteilen:

1. Heterosymphagopaedium.

Während die meisten heterotypischen Assoziationen sekundärer Natur sind, also auf einem Zusammenkommen ihrer Mitglieder beruhen, ist das Heterosymphagopaedium primären Charakters; denn es entsteht, wenn mehrere Mütter verschiedener Tierarten ihre Eier an dieselbe Nahrung für die Larven ablegen. Die Mitglieder sind dann, wenngleich heterotypisch, doch ab ovo beisammen und beginnen ihre selbständige Existenz von vornherein mit den andersartigen Mitgliedern der Assoziation vergesellschaftet. Beispiele für diese Assoziationsform sind uns schon bekannt (vgl. Symphagopaedium, S. 52). —

2. Heterosynchoropaedium.

Von den Heterosynchoropädien war schon gelegentlich der Besprechung der Synchoropädien[1] die Rede, auf die hier verwiesen sei. Sie haben übrigens wie die Heterosymphagopädien primären Charakter. —

3. Heterosynchorium.

Bei dieser rein „topographischen" Gesellschaft handelt es sich um eine Assoziationsform, die sich von dem homotypischen Synchorium nur dadurch unterscheidet, daß die vergesellschafteten Tiere verschiedener Art sind. Der Unterschied berührt nur die Form, nur das äußere Bild der Assoziation, nicht ihr Wesen. Auch das heterotypische Synchorium kann rein akzidentiell sein, wenn es keine sozialen Werte schafft und sein Daseinsrecht nicht in ihm selbst liegt; denn nur der ihnen allen zusagende Platz führt dann die artfremden Tiere zusammen, die so wenig inneren Zusammenhalt haben, daß sie einander diesen Platz eher streitig machen, als den Anschluß aneinander suchen.

Ein Beispiel für das heterotypische Synchorium liefern die riffbildenden Korallen (Madreporen, Astraeen, Coelorien u. a.). Alle haben als ausgesprochene Litoralbewohner ein weitgehendes Sauerstoff- und Lichtbedürfnis und siedeln sich aus diesen Gründen natürlich nur da an, wo die Befriedigung dieser Bedürfnisse ihnen das Dasein und die Vermehrung ermöglicht. Daher werden die örtlich beschränkten Plätze, welche ihnen die günstigsten Lebensbedingungen liefern, mit Vorliebe oder ausschließlich von ihnen besiedelt, und sie finden ihre Anforderungen an die Umwelt in einer Tiefe von 1 bis 10 Faden erfüllt. Durch ihre gemeinsame Ansiedelung an geeigneten Örtlichkeiten entstehen die Korallenriffe, deren Komponenten selbst essentielle kormogene Gesellschaften sind (vgl. kormogene Sozietäten, S. 136), die aber, weil keinem Cormus aus der Vergesellschaftung mit dem anderen, sofern er einer anderen Art angehört, ein Vorteil erwächst, in ihrer Eigen-

[1] Vgl. S. 51 u. 52.

schaft als heterotypische Assoziationen nur akzidentiellen Charakter haben. — Auch die Ansammlung zahlreicher anderer Meeresbewohner auf den Korallenriffen erscheint als akzidentieller Synchorismus, ohne es doch in allen Fällen wirklich zu sein. Denn die Vergesellschaftung mit den Korallen gibt ihnen vielfach erst mit Rücksicht auf Wohnung, Nahrung usw. das, was sie suchen und ohne diese Vergesellschaftung nicht finden würden, wobei freilich weniger eine Reziprozität als ein einseitiger Vorteil in Frage kommt. Solche Mitbewohner der Korallenriffe sind zahlreiche, in dem Kalke des Riffes bohrende Tiere, wie der Bohrschwamm (Sapline), die Tapiosarten und Bohrmuscheln (Lithodomus); ferner Sandkrabben (Ocypoda), verschiedene Echinodermen (Holothurien, Seeigel, Seesterne, Crinoiden); Würmer (Turbellarien des Meeres, Polychäten) und Gastropoden, namentlich nackte Opisthobranchiaten; und schließlich die oft ganz seltsam anmutenden, farbenprächtigen Korallenfische (Chaetodon, Acanthurus, Scarus). Die Beziehungen der Mitglieder dieser bunten Gesellschaft zueinander sind natürlich verschiedener Art und müssen im einzelnen geprüft werden, um die jedesmal vorliegende besondere Assoziations- oder Sozietätsform zu ermitteln. In ihrer Gesamtheit bildet die Lebewelt des Korallenriffes eine „Biocönose" (Möbius), eine Lebensgemeinschaft, die sich aus verschiedenen Gesellschaftsformen zusammensetzt.

Andere sessile Meerestiere liefern ebenfalls Beispiele eines rein akzidentiellen heterotypischen Synchoriums, das wir überall da vor uns haben, wo sich verschiedenartige Tiere auf nicht lebender Unterlage oder auf Pflanzen dicht beisammen ansiedeln (Bryozoen, Hydroidstöckchen, Serpeln, sessile Muscheln usw.). Wir haben die Austernbänke und die massenhaft beisammen angesiedelten Miesmuscheln schon als homotypische Synchorien kennen gelernt. Wie aus der Vergesellschaftung essentieller Sozietäten mit essentiellen Sozietäten bei den Korallen akzidentielle Vergesellschaftungen entstehen können, so können bei den genannten Muscheln aus den für sich akzidentiellen homotypischen Assoziationen akzidentielle heterotypische Platzgemeinschaften entstehen, indem sich die Miesmuscheln auf Austernbänken festsetzen und damit so wenig soziale Werte schaffen, daß sie die Austern ganz verdrängen können.

Bei den Ameisen, deren Staaten auf einer hohen und weiterhin noch zu besprechenden Gesellschaftsstufe stehen, welche durchaus essentielles Gepräge trägt, kommen dennoch Vergesellschaftungen akzidentieller Natur zustande, wenn zwei Staaten verschiedener Ameisenarten zusammenleben, ohne daß andere als örtliche Beziehungen zwischen ihnen bestehen. Das Zusammenleben ist dann ein reiner Synchorismus z. B. da, wo die auf gleiche Lebensbedingungen angewiesenen Ameisen häufig sind. So findet man nicht selten heterotypische Assoziationen von Lasius niger (L.) F. und Lasius flavus (Deg.) Mayr, von Myrmicaarten, Tetramorium caespitum (L.)

Mayr, Formica fusca Latr. und anderen Ameisenarten. Lasius alienus (Foerst.) Mayr und Lasius flavus (Deg.) Mayr bewohnen häufig dasselbe alte Baumstück; und ein Beispiel dafür, daß drei verschiedene Arten nahe beieinander (auf Nußbäumen) angesiedelt sind, liefern Dolichoderus quadripunctatus (L.) Em. et For., Colobopsis truncata (Spin.) und Leptothorax affinis Mayr. In allen diesen Fällen haben nur die günstigen äußeren Bedingungen verschiedene Gesellschaften zusammengeführt, keine sozialen Interessen. Die Bürger der synchoristisch vereinigten Staaten verhalten sich indifferent zueinander; es bestehen keine Beziehungen zwischen ihnen, die soziale Vorteile brächten, und von einer engeren Gemeinschaft kann um so weniger die Rede sein, als die Entfernung einer die Wohnstätten beider Staaten voneinander trennenden Scheidewand zum Kampfe zwischen den artverschiedenen Individuen führt. Außerhalb des Nestes begegnen die Arbeiter der verschiedenen synchoristischen Staaten einander friedlich, d. h. sie kümmern sich nicht umeinander.

Hierher gehört auch das von Forel als Parabiose bezeichnete synchoristische Verhältnis zwischen einem in Kolumbien lebenden Dolichoderus und einem Crematogaster, die gewöhnlich gemeinsam das Nest einer Baumtermite bewohnen. Wenngleich keine Scheidewände zwischen den Nestteilen bestehen und alle Gänge und Kammern offen bleiben, führt doch jede der beiden Ameisen ihren gesonderten Haushalt, ohne darin von der anderen irgendwie gestört zu werden und ohne daß sich die gattungsfremden Bewohner miteinander mischen. Ergibt sich schon aus diesem Verhalten zueinander der rein akzidentielle Charakter der Assoziation, so spricht für ihn auch die Tatsache, daß die beiden assoziierten Ameisengattungen keineswegs aufeinander angewiesen sind, sondern sich auch ohne topographische Beziehungen zueinander gesondert finden. Die Ursache für die heterotypische Assoziation liegt demnach wahrscheinlich nur in der beiden Arten gemeinsamen Vorliebe für die Termitennester.

Um Heterosynchorien handelt es sich auch, wenn Myriopoden (Geophilus, Julus) und Landasseln vergesellschaftet unter Brettern, Baumrinde, Stämmen, Steinen usw., die dem Boden aufliegen, gefunden werden. Der von diesen und manchen anderen Tieren gesuchte geeignete Zufluchtsort führt sie zusammen, ohne daß sich ein soziales Band zwischen ihnen knüpft.

In diesem Zusammenhange sei noch erwähnt, daß häufig hohle Stengel und Samenkapseln nachts mit Insekten verschiedener Arten gefüllt sind, die an diesen Orten ein passendes Schlafquartier finden. Es sind dies die Männchen mehrerer Bienenarten, Raubwespen und Goldwespen (Brauns[1]), deren Schlafassoziation ohne inneren Zusammenhalt der Mitglieder nur für die Dauer der Ruhe besteht und sich am Morgen wieder auflöst (vgl. Synchorium, S. 59).

Alle diese Synchorien sind von dem Synoecium scharf zu unterscheiden,

[1] Zeitschrift f. wiss. Insektenbiol. 7. Bd. 1911. 9. Bd. 1913.

von dessen Charakter als heterotypischer irreziproker Sozietät an anderem Orte (S. 401) noch die Rede sein wird. —

Vergesellschaftungen rein heterosynchoristischer Natur haben wir auch wohl in den Versammlungen zahlreicher Vogelarten an gemeinsamen geeigneten Schlafplätzen vor uns. Darüber berichtet u. a. Doflein (l. c.): „In Ceylon konnte ich diese Schlafgewohnheiten der Vögel in wahrhaft großartigem Maßstabe beobachten. Es war dies im Norden der Insel, wo große Stauseen zur Bewässerung der Reisfelder bestehen. In diesen Stauseen sind Inseln und seichte Stellen, bedeckt mit meist abgestorbenen Bäumen, deren Leben durch das ansteigende Wasser ein Ziel gesetzt wurde. Bei Tag waren viele dieser Bäume mit großen Mengen von fliegenden Hunden besetzt, welche wie birnförmige große Früchte in ihrer charakteristischen Schlafstellung an den Ästen hingen. Wenn sie abends den Platz geräumt haben, beginnt drüben bei den abgestorbenen Bäumen die grandioseste Szene sich zu entwickeln, welche die Tierwelt mir je dargeboten hat. Von allen Seiten rücken Vögel des Dschungels in die Nachtquartiere ein. Von fern her kommen sie alle, die am Tage im Sumpfe gefischt, auf den Seen geschwommen, in den Wäldern gejagt hatten. Nun stehen die alten Stämme dunkel gegen den leuchtenden Himmel; hinter ihnen liegt der schwarze Dschungel. Prachtvoll heben sich von den blauen Schatten der Baumriesen die weißen Reiher ab; wie silbergraues Moos sitzen die Möven auf den Ästen. Scharf zeichnen sich die Silhouetten der Raubvögel vom Abendhimmel ab. — Da drüben herrscht jetzt Gottesfriede; die sich am Tage befehdet haben, schlafen jetzt friedlich beieinander. Allerdings, die Quartiere der einzelnen Arten sind streng geschieden. Unten im Sumpfe stehen die Nachtreiher, über ihnen auf den untersten Ästen der Bäume wohnen die kleinen weißen Reiher, daneben die großen weißen Reiher, etwas weiter rückwärts die kleinen grauen Reiher. Auf der anderen Seite sind die Ibisse, Marabus und Pelikane versammelt; die am weitesten vorgeschobenen kleinen Bäume sind mit Tausenden von Seeschwalben bedeckt. Das wäre aber erst das Erdgeschoß des großen Schlafhauses; das Stockwerk darüber ist mit seltsamen Schlangenhalsvögeln und einer eigenartigen Eule (Dendrocygnus javanicus Horsf.) besetzt. Die obersten Äste der Bäume sind für die Raubvögel reserviert. Da bäumen die Fischadler, die Weißkopfadler und die schönen Brahminenweihen (Haliastur indus Bodd.) auf. — Während die Sonne verschwindet, kommen immer noch Nachzügler herangeflogen, einzeln oder in ganzen Flügen; sie kommen von ihrem Tagewerk, das sie einsam vollbrachten, und sammeln sich hier, als seien sie eine große Familie. Lange streiten sie hoch oben in der Luft, ehe sie wagen, sich niederzulassen. Brausend und mit Geschrei stürzen sie sich nieder, und jeder von ihnen wird mit einem tausendstimmigen Geschrei begrüßt; das ist ein Geschnatter, Gekreische, Heulen und Wimmern, wie ich es nie gehört hatte." —

Wenn auch in dieser polytypischen Schlafgenossenschaft eine gewisse Ordnung herrscht, eine Rücksichtnahme der einen Vogelart auf die andere und ein friedliches sich aneinander Anpassen und nebeneinander Einrichten auf engem Raume, so besteht doch kein Verhältnis der Tiere zueinander, das soziale Werte schafft. Die Versammlung bleibt akzidentiell; sie hat ihren Zweck nicht in sich selbst, sondern beruht darauf, daß alle Vogelarten das für sie passende Nachtquartier aufsuchen, wobei sie sich freilich, unter Teilung des vorhandenen Raumes, einer gewissen Ordnung fügen. Wenn dabei jede Feindschaft ruht und die Raubvögel friedliche Mitglieder der Schlafgenossenschaft werden, so ist dies dieselbe Gepflogenheit, die sie auch während des Zuges anderen Vögeln gegenüber beobachten (vgl. Heterosymporium, S. 107).

4. Heterosynchcimadium.

Wenn die akzidentiellen Überwinterungsgesellschaften, die wir ihrem Wesen nach schon kennen gelernt haben, nicht nur aus Tieren derselben Art bestehen, sondern sich in demselben Winterquartiere verschiedenen Arten angehörige Individuen zusammenfinden, so wird das akzidentielle Syncheimadium heterotypisch. Essentielle Faktoren kommen hiermit weder notwendig noch wohl überhaupt jemals in diese Tiergesellschaften hinein, die also den wesentlichen Gesellschaftswert der homotypischen Syncheimadien besitzen und sich von diesen nur ihrer Form nach unterscheiden, indem sie anders zusammengesetzt sind.

Beispiele für diese Assoziationsform liefern diejenigen Fledermäuse, welche, wie die Zwergfledermaus (Pipistrellus pipistrellus Schreb.) mit anderen Arten der Chiropteren zusammen überwintern; ferner gemeinschaftlich (z. B. in Rohr) überwinternde Insekten. --

5. Heterosynhesmium.

Auch das Synhesmium kann mit bestehen bleibendem akzidentiellen Gepräge heterotypisch werden. Dies ist z. B. bei dem schon besprochenen Palolo der Fall, wenn nach Friedländers[1] Bericht „mit dem Palolo auch einige andere Annelidenarten zum Vorschein kommen und unter den Palolo herumschwimmen. An einem Tage war eine etwa 1 cm lange, breite und flache aphroditenartige Form stellenweise mindestens so reichlich als die Palolo selbst. Die Samoaner kennen sie und nennen sie ‚pua' oder ‚puapua'. Man könnte denken, daß sie durch den großen Auszug der Palolo einfach mitherausgedrängt worden seien. Es ist aber wahrscheinlich, daß dies nicht der Fall ist und daß sie vielmehr aktiv, und zwar zu demselben Zwecke erscheinen wie die Palolo selbst. Beunruhigte man nämlich die erwähnte kurze Art, so ließ sie gleichfalls massenhaft Geschlechtsprodukte fahren." –

[1] Biol. Zentralblatt Bd. 18, Nr. 10. 1898.

6. Heterosymphagium.

Für diese Assoziationsform liefern uns die fäulnisliebenden Ziliaten unter den Protozoen gute Beispiele. Sehr oft findet man untermischt und auf engem Raume beieinander so zahlreiche Paramaecien, Stentoren, Spirostomen, Lacrymarien usw., daß jeder Zug mit der Pipette viele Individuen dieser Gattungen und oft noch Flagellaten auf den Objektträger liefert, eine bunte und äußerst bewegliche Tiergesellschaft, die zu beobachten dem Mikroskopiker genußreiche Stunden bereitet. Nur die örtlichen Verhältnisse, vor allem die von ihnen gesuchte Nahrung haben alle diese Protozoen zusammengeführt. Das heterotypische Symphagium ist also ebenso akzidentiell wie das schon besprochene homotypische, das, wie schon hervorgehoben, natürlicherweise leicht zu einem polytypischen wird, weil oft mehrere Tierarten da ihren Tisch gedeckt finden, wo Nahrung auf beschränktem Raume reichlich geboten wird. Dies gilt zumeist für die Aas- und Kotfresser, für zahlreiche blütenbesuchende Insekten und andere Liebhaber der sich nur kurze Zeit oder in örtlicher Anhäufung darbietenden Nährstoffe. Daß sich übrigens nicht alle an solchen Stellen versammelnden Insekten nur von dem Aase oder Kote ernähren, sondern daß sich auch Räuber bei solchen Tiergesellschaften einfinden (z. B. Histeriden und ihre Larven an Kadavern, Exkrementen usw.), sei beiläufig erwähnt.

An Aas findet man gewöhnlich mehr oder minder zahlreiche verschiedenartige Tischgenossen, die einander das Futter wegfressen und ohne soziale Beziehungen zueinander bleiben, z. B. Fliegenmaden, Käfer aus verschiedenen Familien usw. Aus folgender, auf Vollständigkeit keinen Anspruch erhebender Liste allein der für unsere Fauna in Betracht kommenden Coleopteren ersieht man, wie leicht bei der Fülle der Aasfresser heterotypische Symphagien zustande kommen können, wenngleich natürlich niemals alle angeführten Arten beisammengefunden werden. An Staphyliniden sind Aasfresser: Aleochara curtula Goeze, Taxicera deplanata Grav., T. truncata Epph., Actosus nigriventris Chevrl., Creophilus maxillosus L., Philonthus splendens F.; von Silphiden: Catops watsoni Spence, C. nigrita Er., C. tristis Panz., C. alpinus Gyll., Necrodes littoralis L., Thanotophilus rugosus L., Th. dispar Hrbst., Oeceoptoma thoracica L., Silpha carinata Hrbst., S. tristis Illig., S. obscura L.; von Scarabäiden: Trox cadaverinus Illig.; von Nitiduliden: Omosita depressa L., O. discoidea Fabr., Nitidulaarten; von Dermestiden: Dermestes frischi Kugel. — Auch im Wasser sammeln sich um Kadaver zahlreiche verschiedene Tiere, und man kann z. B. eine Froschleiche als Köder benutzen, um die verschiedenen Planarienarten unseres Süßwassers in Menge zu erbeuten.

Ähnliches gilt für die Kotfresser, deren man unter einem Kuhfladen oft eine erhebliche Artenzahl erbeuten kann; zu den Imagines kommen noch koprophage Larven. Von Käfern allein findet man an Dung häufig, jedoch natürlich schon deshalb, weil sie zum Teile in der Nahrung wählerisch sind und nicht jede Art jeden Kot annimmt, niemals alle beisammen: die Staphyliniden Baryodma intricata Mnnh., B. morion Grav., Isochara tristis Grav., Coprochara bipustulata L., Oxypoda sericea Heer., O. exigua Kr., Microdota inquinula Grav., Cyprothassa melanaria Mnnh., Acrotoma aterrima Grav., A. parva Sahlb., Autalia rivularis Grav., Creophilus maxillosus L., Emus hirtus L., Trichoderma pubescens Degeer, Philonthus splendens F., Ph. nitidus F., Ph. carbonarius Gyll., Ph. fimetarius Grav., Pb. marginatus Stroem., Ph. fuscipennis Mnnh., Platystethus arenarius Geoffr., P. laevis Kiesw., Anotylus tetracarinatus Block.; die Silphiden Oeceoptoma thoracica L., Sphaerites glabratus F.; die Ptiliiden Ptenidium pusillum Gyll., Millidium minutissimum Weber, Ptilium exaratum Allib., Acrotrichis montandoni Allib., A. sericans Herr; die Scarabäiden Pleurophoris caesus Panz., P. sabulosus Muls., Oxyomus silvestris Scop., verschiedene Aphodien und ihre Larven (Aphodius scrutator Hrbst., A. brevis Er., A. fimetarius Lin., A. immundus Creutz., A. nemoralis Er., A. gibbus Germ., A. piceus Gyll., A. putridus Hrbst., A. varians Duft., A. biguttatus Germ., A. obscurus F., A. sticticus Panz., A. affinis Panz., A. serotinus Panz., A. maculatus Strm., A. mixtus Villa, A. vufipes L.) in verschiedenen Losungen (Hirsch, Reh, Ziege, Schaf, Rind, Pferd usw.) Geotrupinen wie Ceratophyus typhoeus L., Geotrupes mutator Mrsh., G. spiniger Mrsh., G. stercorarius L., G. silvaticus Panz., G. vernalis L., Gymnopleurus mopsus Pallas, G. sturmi M. L., G. cantharus Er., Sisyphus schaefferi L., Oniticellus fulvus Goeze, verschiedene Onthophagusarten, Copris hispanus L., C. lunaris L.; von Hydrophiliden die Sphäridiinen Sphaeridium scarabaeoides L., S. bipustulatum F., Cercyon impressus Strm., C. haemorrhoidalis F., C. melanocephalus L., C. lateralis Mrsh., C. terminatus Mrsh., C. pygmaeus Illig., C. unipunctatus L., C. quisquilius L., Megasternum boletophagum Mrsh., Cryptopleurum minutum F., die Nitidulide Omosita discoidea Fabr., die Cryptophagide Hypocopris lathridioides Motsch. — E. A. Bogdanow[1] zog aus Kuhdünger allein folgende Dipterenarten: Sargus cuprarius, S. infuscatus, Eristalis tenax, E. arbustorum, Mesembrina meridiana, Lucilia cornicina, Musca domestica, M. corvina, Cyrtoneura hortorum, Aricia lardaria, A. lucorum, Spilogaster vespertina, Hydrotaea armipes, Hylemyia strigosa, Anthomyia pusilla, Scatophaga stercoraria, S. lutaria, Dryomyza anilis, Sepsis cynipsea, Nemopoda cylindrica, Phora rufipes, Rhyphus punctatus und einige Sciara-, Ceratopogon- und Psychodaarten.

Auch Pilze sind nicht selten der Schauplatz heterotypischer Symphagien von verschiedenen Insekten.

Endlich sei noch auf die akzidentiellen polytypischen Symphagien der

[1] Allg. Zeitschr. f. Entomol. Bd. 6. 1901.

Aasvögel hingewiesen, von denen uns Pechuel-Loesche in Brehms Tierleben eine anschauliche Schilderung gibt. Es handelt sich dabei um die Tischgesellschaft, die sich an einem in der Wüste verendeten Kamel sammelt. „Da erscheint ein Rabe über dem nächsten Bergesgipfel. Sein scharfes Auge erspäht das Aas; er schreit und nähert sich mit rascheren Flügelschlägen, kreist einigemal um das gefallene Tier, senkt sich dann herab und betritt in nicht allzu großer Entfernung von ihm den Boden, nähert sich ihm nunmehr rasch und umgeht es mehrere Male mit bedächtigem Spähen. Andere Raben folgen seinem Beispiele und bald ist eine ansehnliche Gesellschaft dieser allgegenwärtigen Vögel versammelt. Nunmehr finden sich auch andere Fleischfresser ein. Der überall vorhandene Schmarotzermilan und der kaum minder häufige Schmutzgeier ziehen Kreise über dem Aase; ein Raubadler nähert sich, mehrere Kropfstörche drehen in schwindelnder Höhe ihre Schraubenlinien über dem auch ihnen winkenden Gerichte. Aber noch fehlen die Vorleger der Speise. Die zuerst angekommene Gesellschaft nagt allerdings hier und da an dem gefallenen Tiere; dessen dicke Lederhaut ist jedoch den schwachen Schnäbeln viel zu fest, als daß sie sich größere Bissen abreißen könnten. Nur das eine nach oben gekehrte Auge konnte von einem Schmutzgeier aus seiner Höhle gezogen werden. Doch die Zeit, in der auch die großen Glieder der Familie auf Nahrung ausfliegen, kommt allmählich heran. Es ist 10 Uhr geworden; sie haben nun ausgeschlafen und ausgeträumt und einer nach dem anderen ihre Schlafplätze verlassen. Zuerst waren sie niedrig längs des Gebirges hingestrichen; da sie aber nichts Genießbares ersehen konnten, stiegen sie in der Luft empor und erhoben sich zu einer unabsehbaren Höhe. In dieser ziehen sie ihre Kreise weiter; einer folgt dem anderen wenigstens mit den Blicken, steigt oder fällt mit ihm, wendet sich wie der Vorgänger nach dieser oder jener Seite. Von seinem Standpunkte aus kann er ein ungeheures Gebiet sozusagen mit einem Blicke überschauen, und das Auge ist so wundervoll scharf, daß ihm kaum etwas entgeht. Der Geier, der das Gewimmel in der Tiefe erblickt, gewinnt damit sofort ein klares Bild und erkennt, daß er das Gesuchte gefunden. Nunmehr läßt er sich zunächst in einigen Schraubenwindungen tiefer hinab, untersucht die Sache näher und zieht, sobald er sich überzeugt, plötzlich die gewaltigen Flügel ein. Sausend stürzt er 100, vielleicht 1000 m hernieder und würde zerschmettert werden, wenn er nicht rechtzeitig noch die Schwingen halb wieder ausbreitete, um den Fall aufzuhalten und die Richtung regeln zu können. Bereits in ziemlicher Entfernung von dem Boden strecken die schwerleibigen Arten die Beine lang aus und senken sich sodann, noch immer außerordentlich rasch, schief nach unten hernieder, wogegen die leichter gebauten anscheinend mit der Gewandtheit und Zierlichkeit eines Falken herniederkommen und durch verschiedene Schwenkungen die Wucht des Falles zu mildern wissen.

Dem ersten Ankömmling folgen alle übrigen, die sich innerhalb gewisser Grenzen befinden, rücksichtslos nach. Das Herabstürzen des ersteren ist für sie das Zeichen zur Mahlzeit. Sie eilen jetzt von allen Seiten herbei und lassen sich auf eigene Untersuchung nicht mehr ein. Man hört im Laufe einer Minute wiederholt das sausende Geräusch, das sie beim Herabstürzen verursachen, und sieht von allen Richtungen her sich rasch vergrößernde Körper herniederfallen, obgleich man wenige Minuten vorher die fast 3 m klafternden Vögel auch nicht einmal als Pünktchen wahrgenommen hatte. Jetzt stört die Tiere nichts mehr. Sobald einer von ihnen an der Tafel sitzt, scheuen sie keine Gefahr; nicht einmal ein sichtbarer Jäger vertreibt sie. Sogleich nach Ankunft am Boden eilen sie mit wagerecht vorgestrecktem Halse, erhobenem Schwanze und halb ausgebreiteten schleppenden Flügeln auf das Aas zu, und nunmehr betätigen sie ihren Namen; denn Vögel, die gieriger wären als sie, kann es nicht geben. Es gibt für sie keine Rücksicht mehr. Das kleinere Gesindel macht mit Ehrfurcht Platz; unter gleich starken Arten erhebt sich wütender Kampf und Streit. Von ihrem Arbeiten ein rechtes Bild zu gewinnen, ist schwer; das Gewimmel, das Streiten, Zanken, Kämpfen dabei läßt sich kaum schildern. Zwei bis drei Schnabelhiebe der starkschnäbligen Geier zerreißen die Lederhaut des Aases, einige mehr die Muskellagen, während die leichter bewaffneten Arten ihren langen Hals, soweit sie können, in die Höhlen einschieben, um zu den Eingeweiden zu gelangen. Mit gieriger Hast wühlen sie zwischen diesen umher, und einer sucht den anderen fortwährend zu verdrängen, zu überbieten. Leber und Lunge werden selten herausgerissen, vielmehr in der Höhle selbst aufgefressen, die Därme hingegen herausgezogen, durch schwer zu beschreibendes Zurückhüpfen weiter und weiter herausgefördert und dann nach wütendem Kampfe mit anderen stückweise verschlungen. Beständig stürzen noch hungrige Geier von oben herab unter die bereits schmausenden, in der bestimmten Absicht, sie womöglich von der köstlichen Tafel zu vertreiben, und wiederum gibt es neuen Kampf, neues Lärmen, Beißen und ingrimmiges Gezwitscher. Die schwächeren Gäste sitzen, während die großen Herren speisen, entsagend um die Gruppe, sind aber höchst achtsam auf den Hergang, weil sie wissen, daß ihnen von jenen doch zuweilen ein Bröcklein zugeworfen wird, natürlich ohne deren Willen, bloß in der Hitze des Gefechtes. Adler und Milane schweben auch wohl in der Höhe über der schmausenden Gesellschaft auf und nieder und stürzen sich, als ob sie auf fliegende Beute stoßen wollten, zwischen sie hinein, ergreifen mit den Fängen ein eben von den Geiern losgearbeitetes Fleischstück und entführen es, bevor letztere noch Zeit hatten, dem Frevel zu steuern ....

Nicht überall und immer verläuft eine Geiermahlzeit so, wie ich eben geschildert. Schon in Südeuropa und noch mehr in ganz Afrika stellen sich da, wo Geier in der Nähe bewohnter Ortschaften ein Aas aufzuräumen haben, auf diesem noch andere hungrige Gäste ein. In allen südlichen Ländern sind die Hunde teilweise auf Aasnahrung angewiesen, und die wirklich herrenlosen unter ihnen können sich buchstäblich nur dann einmal sattfressen, wenn sie ein Aas finden. Im tieferen Innern Afrikas treten zu den Hunden noch die Marabus. Ihnen gegenüber haben die Geier oft schwere Kämpfe zu bestehen; der nagende Hunger aber macht sie dreist und den Gegnern furchtbar. Auch die größten Hunde werden vertrieben, so sehr sie knurren und die Zähne fletschen; denn jeder Geier erkennt in ihnen einen gefährlichen Beeinträchtiger des Gewerbes .... Anders verhält es sich mit den Marabus. Sie lassen sich auch von den Geiern nicht vertreiben, sondern schmettern mit ihren Keilschnäbeln rechts und links unter die Menge, bis diese ihnen Platz macht."

Wie bei den Heterosynchorien sehen wir auch die Symphagien selbst dann akzidentiellen Charakter behalten, wenn mehrere unter sich (d. h. innerhalb der Art) essentiell vergesellschaftete Tiere wie die gesellig lebenden Geier (Vulturinae), Marabus (Leptoptilus crumenifer) und Raben an ihrer heterotypischen Zusammensetzung beteiligt sind. Überhaupt ist die Tischgemeinschaft nicht geeignet, soziale Tugenden blühen zu lassen, weil der Futterneid jeden Fresser zum Feinde des anderen macht und selbst die sonst essentiell vergesellschafteten und sich miteinander gut vertragenden Artgenossen bei dem Fraße einander mißgünstig bekämpfen. Daß die Geier unter anderen Umständen weit verträglicher selbst artfremden Vögeln gegenüber sind, beweist die Tatsache, daß sie in ihren Horstsiedelungen andere Vogelarten, z. B. Störche, unbehelligt dulden.

Allerdings fehlt es bei diesen Symphagien auch nicht ganz an essentiellen Momenten insofern, als z. B. erst die Vergesellschaftung mit den Geiern kleineren Vögeln manches Aas zugänglich macht. Im ganzen bleibt aber doch der akzidentielle Charakter gewahrt; die vergesellschaftende Ursache liegt mit dem Aase außerhalb der Assoziation, die, je reicher an verschiedenartigen Genossen sie wird, um so mehr geeignet ist, das Einzeltier zu schädigen, indem ihm Nahrung entzogen wird.

7. Heterosymporium.

Der Begriff der Symporie sowie der akzidentiellen homotypischen Wandergenossenschaft wurde schon festgelegt. Die akzidentiellen heterotypischen Symporien unterscheiden sich von den homotypischen wieder nur in ihrer Zusammensetzung, indem mindestens zwei verschiedene Tierarten miteinander vergesellschaftet wandern. Auch bei dieser Gesellschaftsform kann es vorkommen, daß essentielle homotypische Sozietäten als Komponenten an ihr beteiligt sind, ohne doch dem Symporium den Stempel der essentiellen Vergesellschaftung aufzuprägen.

Bei den Heterosymporien der Insekten sind die verschiedenen Komponenten der Gesellschaft akzidentielle Wandergenossenschaften, soweit wir es wenigstens zu beurteilen imstande sind. Die Mischung verschiedener Arten zu einem gemeinsamen Symporium stempelt die Gesellschaft nicht zu einer essentiellen um. Gelegentlich der Massenwanderungen der Lepidopteren, von welchen oben schon die Rede war, scharen sich öfter verschiedene, aber nahe verwandte Arten zusammen, um gemischte Wanderzüge zu bilden. So wurden die beiden Arten defoliaria Cl. und aurantiaria Esp. der Gattung Hybernia vergesellschaftet von Gätke auf Helgoland beobachtet, wobei Tausende von Individuen der ersten Art mit Hunderten der zweiten Art gemischt waren. Ja, verschiedene Gattungen können gemischte Symporien bilden, wie die Wanderzüge von Eugonia angularia Thnbg. mit Gnophis quadra L. lehren, die sich sogar noch mit ziehenden Tieren aus einem anderen Tierkreise mischten, indem sie „inmitten eines starken Zuges von jungen Stelzvögeln" dahinflogen. Auch Plusia gamma L. zogen „in der Nacht vom 12. zum 13. August 1877 bei schwachem östlichen Winde und ganz leichtem Regen" zu Myriaden „zusammen mit obigen Strandvögeln und vielen jungen Saxicola oenanthe, Sylvia trochilus und anderen kleinen Vögeln." —

Allen[1] berichtet, daß auch die Symporien der Coccinellen zu heterotypischen werden können. „Zu Southend erschien ein solcher mindestens aus fünf Arten Coccinella bestehender Schwarm in denselben Tagen" (August 1847); „meilenweit sah die Küste aus, als wenn Bienen schwärmten. Viele Tausende wurden vom Meere verschlungen, und dennoch waren alle vor dem Winde geschützten Gegenstände von ihnen farbig überzogen. Die Tiere waren während der Nacht bei Ostwind gekommen."

Kombinierte Libellenwanderungen wurden von W. H. Hudson in Argentinien beobachtet. „Auch in Europa sind ja wiederholt große Schwärme von Libellen beobachtet worden, doch existieren darüber keine sehr genauen Aufzeichnungen. Hudson hat dagegen in Argentinien zahlreiche solche Wanderungen, welche dort in jedem Spätsommer sich wiederholen, beobachtet und gewisse Gesetzmäßigkeiten festgestellt. Er fand, daß die Züge aus vielen Tausenden von Libellen, welche zu verschiedenen Arten gehören, zusammengesetzt sind. Bei weitem die häufigste Form im mittleren Argentinien ist Aeschna bonariensis Raml; aus ihr besteht die Hauptmasse der Züge, mehrere andere Formen aber haben sich ihr angeschlossen, darunter auch einige sehr seltene in einzelnen Individuen. Und alle die Tiere fliegen in geschlossener Masse, als gehorchten sie einem geheimnisvollen Zwange, von Südwesten nach Nordosten. Wenn sie erscheinen, können die gröberen Sinneswerkzeuge des Menschen noch nichts von der sie treibenden Kraft

[1] Froriep, Notizen. 1848. Bd 5. S. 411.

wahrnehmen; aber ganz regelmäßig fliegen diese Libellenschwärme dem Südwestwinde voran: eine Viertelstunde nachdem der Schwarm aufgetreten ist setzt ein heftiger Sturm ein, der gefürchtete Pampero. Vor ihm, den sie früher bemerkt haben als der Mensch, fliehen die Libellen; denn wo sie einen Schlupfwinkel finden, ein Gehölz, ein Gebüsch, ein Röhricht, da klammern sie sich ängstlich an. Wie glitzernde Girlanden zu Hunderttausenden die Pflanzen überziehend, verharren sie an solchen Orten, bis der Sturm vorüber ist. Es scheint mir nicht ausgeschlossen, daß manche Tiere mit besonders feinen Sinnesorganen ausgestattet sind, die es ihnen erlauben, Schwankungen des Luftdruckes, Veränderungen der Luftelektrizität und andere Ereignisse in ihrer Umgebung wahrzunehmen, welche dem Menschen verborgen bleiben, solange nicht sorgsam konstruierte Instrumente sie ihm verraten". (Doflein, l. c.)

Auch bei diesen Heterosymporien, welche den Charakter von Notwanderungen haben, liegt zwar die Ursache der Wanderung zutage, nicht aber die Ursache der Assoziation, die, weil sie erkennbare Vorteile für das Einzeltier nicht schafft, als akzidentiell zu beurteilen ist. —

Die gemeinsame Wanderung artverschiedener Vögel kann, wenigstens in gewissen Fällen, kaum anders als akzidentiell genannt werden; denn die Tiere werden doch wohl nur durch den gemeinsamen Weg und die gleiche Zugzeit vorübergehend und indifferent vergesellschaftet, und zwar auch solche, welche einander sonst nicht nur gleichgültig, sondern sogar feindlich gegenüberstehen. Soziale Werte scheinen durch diese heterotypischen Vergesellschaftungen kaum geschaffen werden zu können.

Den Mitteilungen von Alléon und Vian[1] entnehmen wir darüber nach Kobelts Zitat[2] folgendes: Hat man einmal diese Wolken von Vögeln gesehen, die, aus verschiedenen Arten bestehend, ohne jeden Zwist in geschlossener Gesellschaft dahinziehen, so kann man sich kaum mehr mit der gewöhnlichen Ansicht der Ornithologen befreunden, daß den Raubvögeln der Instinkt der Geselligkeit vollständig abgehe. Zuerst kommen die Adler, allen voran die Kaiseradler, dann Aquila clanga Pall. und acht oder vierzehn Tage später Aquila naevia Briss.; dann aber in dichten, den Himmel verfinsternden Wolken Geier, Adler, Falken, Bussarde, Milane, Sperber in buntem Gemenge und mit ihnen zusammen merkwürdigerweise schwarze Störche und Reiher, manchmal auch Kraniche. Nie sieht man einen Nachtraubvogel darunter. Nur die schwarzen Störche mischen sich unter die Raubvögel. Unser gemeiner Storch zieht um dieselbe Zeit, aber in gesonderten Scharen, die viel höher fliegen. Die Raubvögel, und namentlich die größeren, haben bei dem Frühjahrszuge völlig leere, zusammengeschrumpfte Mägen;

---

[1] Des migrations des oiseaux de proie sur le Bosphore de Constantinople, Rev. Mag. Zoologie 1869.

[2] in: Verbreitung der Tierwelt, Leipzig 1901, 1902, S. 463.

aber sie jagen nicht, trotz der verlockendsten Gelegenheit. Der Zug ist in den verschiedenen Jahren durchaus nicht gleich; bei dem Frühjahrszuge 1869 kamen z. B. mit den Raubvögeln nicht nur Kraniche, sondern auch kleine Vögel: Turmsegler, Schwalben, dickschnäblige Finken, ohne alle Sorge unter die Räuber gemischt. — Wie man sieht, herrscht unter diesen Wanderern wenigstens während des Zuges Burgfrieden; essentiell sind trotzdem diese Vergesellschaftungen wohl zweifellos nicht, weil sie keine erkennbaren sozialen Werte schaffen. Man wird sie vielmehr ebenso zu beurteilen haben wie die Schlafgesellschaften, von welchen bei der Besprechung der Heterosynchorien die Rede war. —

8. Heterosymphotium.

Über diese Gesellschaftsform ist dem auf S. 95 über den einfachen Symphotismus Gesagten nichts hinzuzufügen. —

Von akzidentiellen heterotypischen Gesellschaften sind im folgenden noch die Koinkubationen oder Brütgenossenschaften, die Symphorismen und die Synaporien oder Notgesellschaften zu besprechen, denen analoge akzidentielle homotypische Gesellschaftsformen nicht oder nur ausnahmsweise vorkommen. Eine Brütegemeinschaft kommt wohl als essentielle homotypische, aber wie es scheint,, nicht als akzidentielle homotypische Assoziation zur Beobachtung. Das Symphorium kann seiner Natur nach niemals homotypisch sein, und die Notgesellschaften sind nur verhältnismäßig selten homotypisch.

9. Heterosynaporium.

Die schon besprochenen Assoziationen von der Form der Synaporien sind oft heterotypisch und dann als Heterosynaporien zu bezeichnen. Sie kommen durch verschiedene Ursachen zustande.

In regenarmen Jahren trocknen häufig kleinere Tümpel oder Gräben bis auf geringe Reste, die unter Wasser bleiben, ein. Wenn diese Gräben und Teiche jahrelang mit Wasser gefüllt waren, pflegen sie eine reiche Lebewelt zu beherbergen, deren Mitglieder sich während des langsamen Eintrocknens, soweit sie nicht wie die flugfähigen Wasserinsekten einen geeigneteren Wohnplatz aufsuchen können, in dem Wasserreste zu einem arten- und individuenreichen Gewimmel sammeln. So entstehen Notgemeinschaften von Fischen, Molchlarven, Kaulquappen, zahlreichen Süßwasserschnecken und kleinen Muscheln, Würmern, Insektenlarven usw. Geht das Eintrocknen so weit, daß nur noch eine feuchte Schlammschicht übrig bleibt, so sterben die meisten Synaporisten ab, und ihre Leichen locken allerhand Aasfresser (Carabiden, Staphyliniden, Fliegen usw.) an, wodurch dann an Stelle des Synaporiums ein Symphagium tritt. In den trockenen Jahren am Anfange dieses Jahrhunderts hatte man oft Gelegenheit, solche allmählich in Leichenfelder verwandelten Notgesellschaften von Süßwasserbewohnern zu beobachten.

Auch Überschwemmungen können zur Ursache von Heterosynaporien werden. Die vom Wasser überraschten Insekten, namentlich Käfer, ersteigen fliehend massenhaft die über den Wasserspiegel hervorragenden Steine, Zweige, Pflanzen, Holzstücke u. dgl. und sammeln sich auf diesen Zufluchtsstätten zu vorübergehenden polytypischen Gesellschaften, die sich natürlich ebenso schnell wieder auflösen, wie sie sich gebildet haben, weil sie keinen inneren Zusammenhalt besitzen.

Künstliche Notgemeinschaften, veranlaßt durch Eingriffe des Menschen in den Verlauf des Naturgeschehens, bilden z. B. die vor dem Brande her fliehenden Bewohner der Prärie oder auch die zahlreichen verschiedenartigen Tiere, die man in einem zum Schutze der Kulturen in unseren Wäldern angelegten Käfergraben beisammenfindet.

10. Coincubatium, Brütegenossenschaft.

Koinkubatien haben wir da vor uns, wo verschiedene Vogelarten, um ihre Nester anzulegen und ihre Eier auszubrüten, einen passenden Ort als gemeinsamen Brutplatz wählen. Sind diese Brütegemeinschaften auch in ihren primären homotypischen Komponenten essentieller Natur mit dem Charakter von Patrogynopädien und aus solchen zusammengesetzten Sympatrogynopädien, so können sie doch in ihrer Eigenschaft als heterotypische Gesellschaften akzidentiell sein, d. h. das Koinkubatium kann sich aus essentiellen homotypischen Sympatrogynopädien zusammensetzen. Sofern die artfremden Mitglieder untereinander nicht in ein näheres reziprokes Verhältnis treten und in keiner Hinsicht voneinander abhängig werden, vielmehr die Ursachen für ihre Vergesellschaftung keine eigentlich sozialen sind und der Zweck der Versammlung nicht in dieser selbst gefunden werden kann, ist die Assoziation indifferent oder akzidentiell.

Diese heterotypischen Assoziationen kommen dadurch zustande, daß homotypische Gesellschaften sich mit artfremden homotypischen Sozietäten auf Grund äußerer Ursachen vereinigen, ohne daß sich zwischen ihnen festere Bande knüpfen. Wir könnten sie als Heterosympatrogynopädien bezeichnen. Da dieser Name aber etwas lang und im Gebrauche unbequem ist, schlage ich vor, alle heterotypischen Sympatrogynopädien als Koinkubatien zu bezeichnen. Diese sind dann also ausnahmslos heterotypisch.

Beispiele für das Coincubatium liefern uns u. a. die Vogelberge und Vogelinseln, etwa die Faröern, wo Felsen und Schären mit Millionen von Vögeln bedeckt sind. Sturmvögel, Möven, Alke, Tölpel, Lummen und Kormorane sind hier vergesellschaftet. Die Ursache dieser heterotypischen Assoziation liegt darin, daß alle diese Vögel am gleichen für sie günstigen, weil geschützten und nahrungsreichen Orte zu brüten wünschen; denn die

Buchten zwischen den Felsen bieten ihnen Mollusken und Fische in besonders reicher Fülle dar, und auf den Felsen finden sie als geeignete Plätze zur Aufnahme ihrer Eier Vorsprünge, Simse und Höhlen. Nach der Brutperiode zerstreuen sich die Vögel, um ihr gewöhnliches pelagisches Leben wieder aufzunehmen.

Wenn nun auch in der ungeheuren, auf beschränktem Raume zusammengedrängten Vogelschar ein weitgehender Schutz für den einzelnen liegt, so kann doch die Assoziation, sofern sie heterotypisch ist, hierauf weder beruhen, noch ist dies ein Wert, welcher der heterotypischen Vergesellschaftung in dieser ihrer Qualität erst eigen wäre; denn dasselbe leistet auch die homotypische Sozietät (z. B. Möweninseln), und das Einzeltier wäre durch die Masse ebenso geschützt, wenn die Gesellschaft aus nur einer Vogelart bestünde.

Auf den Vogelbergen der Bäreninsel (Spitzbergen) nisten Lummen (Cepphus grylle Lin., U. brünnichii Sabine), Alke (Alca torda L.), die ihr einziges Ei ohne Nest oder Unterlage in die engen Ritzen und Spalten und auf schmale Vorsprünge der Felsen legen; Krabbentaucher (Mergulus alle L.) sind spärlicher vertreten und haben ihre Nistplätze in den engsten, unzugänglichsten Felsenspalten; der Papageientaucher (Mormon arctica Ill.) brütet im Grunde der feuchten Felsenhöhlen und Grotten auf Gesimsen und Vorsprüngen; die Stummelmöwe (Rissa tridactyla L.) baut auf den breitesten Gesimsen hochgetürmte, weiche Moosnester; Larus glaucus Brünnich bevorzugt die niederen, vom Meere bespülten Schutthalden und den flachen Sandstrand, wo diese Möwe ihre großen Tangnester baut. Dazu kommen noch als abseits brütende Einsiedler, meist auf dem Gipfel abgestürzter Trümmerhaufen, die Sturmvögel (Fulmarus glacialis L.).[1]

Wir sehen also die örtlichen Verhältnisse von jeder Vogelart in ihrer Weise ausgenutzt, und schon daraus ergibt sich eine Gruppierung, ein Gesondertbleiben der einzelnen Arten, deren keine an der anderen näheres Interesse nimmt. Es handelt sich auch hier nur um eine Nistgemeinschaft solcher Vögel, welche zu derselben Zeit denselben Ort zum Ausbrüten und Aufziehen ihrer Jungen aufsuchen.

Wird zwar von verschiedenen Vogelarten derselbe Ort zum Brüten aufgesucht, geschieht dies aber zu verschiedenen Zeiten, so kommen keine heterotypischen Gesellschaften von vielen Vogelarten zustande. Dieser Fall liegt nach Schauinsland z. B. auf der Guanoinsel Laysan vor. „Diese Insel, einer der wenigen Reste der ehemals ausgedehnten Landmasse, deren Südostspitze Hawaii darstellt, ist der bevorzugte Nistplatz zahlloser Vögel, die sie wieder verlassen, sobald ihre Jungen flügge sind, und sich bis zur nächsten Brütezeit über die ungeheure Fläche des nördlichen und mittleren

[1] Nach Römer und Schaudinn, Fauna arctica Jena. 1900.

Stillen Ozeans zerstreuen. Die einzelnen Arten wechseln in der Benutzung des Nistplatzes in regelmäßiger Reihenfolge ab. Es hat sich offenbar durch eine schon viele Jahrtausende währende Gewohnheit und Anpassung an die Verhältnisse ein ganz bestimmter Turnus ausgebildet in der Ankunft und in dem Abzuge der einzelnen Arten. Während mehrerer Jahre ist die Beobachtung gemacht worden, daß in der Zeit vom 15.—18. August die blauen Sturmtaucher (Oestrelata hypoleuca Salv.), welche fast die ganze Insel mit ihren Höhlen unterminiert haben, auf Laysan eintreffen, ohne daß eine Abweichung von dieser Regel vorkommt. Unmittelbar vor diesem Termin ziehen die Albatrosse (Diomedea chinensis Temm. und D. immutabilis Rotsch.) mit ihren Jungen ab, nachdem sie in solchen Massen dort gebrütet haben, daß fast auf jeden Quadratmeter Oberfläche ein Nest kommt. Es ist das eine dem Aufbrechen der Wandervögel aus ihren Winterquartieren völlig analoge Erscheinung, nur daß hier die über die ungeheure Wasserfläche zerstreuten Vögel, denen doch jede Möglichkeit einer Verständigung abgeschnitten ist, trotzdem so genau den Zeitpunkt des Aufbruches aus den verschiedensten Entfernungen kennen, daß sie fast gleichzeitig auf der Insel eintreffen." (Kobelt, l. c.) —

11. Symphorium.

Wenn sich ein lebendes Tier oder deren mehrere auf dem Körper eines anderen artfremden lebenden Tieres ansiedeln, so entsteht eine heterotypische, sekundäre Vergesellschaftung. Je nach den Beziehungen, welche sich zwischen den beiden Tierarten ausbilden, kann nun diese Gesellschaft verschiedenen Wert und verschiedene Form gewinnen. Von einem Symphorismus als Verhältnis zwischen zwei Tierarten soll nur dann die Rede sein, wenn dem tragenden Tiere durch das getragene nicht in der Weise Schaden zugefügt wird, daß dem Träger parasitisch Nahrung entzogen wird, und wenn sich ein Mutualismus, ein wechselseitiger Vorteil aus diesem Zusammenleben nicht ergibt. Hiernach kann das Symphorium nur entweder akzidentiell oder essentiell irreziprok sein. Immer ist es natürlich sekundär und heterotypisch.

Oft findet man die Schalen von Meeresmuscheln und Meeresschnecken mit Balaniden besetzt; und wenn die tragende Muschel festsitzt (z. B. Mytilus edulis), so kann man wohl kaum annehmen, daß den Cirripedien aus ihrer Ansiedelung auf ihrem Träger ein Vorteil erwachse, den nur diese Wahl des Ortes zu gewähren vermöchte. Ebensowenig hat die Muschel einen Vorteil von ihren Epizoen und ist auf diese in keiner Weise angewiesen. Diese Vergesellschaftung erscheint also als durchaus zufällig, und die Balaniden können sich ebenso gut an einer anderen Unterlage mit geeigneter Ansatzfläche festsetzen.

In der Sammlung des Zoologischen Institutes der Universität Berlin befindet sich eine Schale der durch ihre gewaltige Größe auffallenden Muschel Pinna nobilis L., auf welcher mehrere Leptoclinumkolonien (Synascidie), zahlreiche Spirorbis, einige Serpula, Membranipora (Bryozoen), ein Vermetus und einige Ostreen angesiedelt sind. Ob die Schale diese Epizoen[1] schon trug, als die Pinna, mit Hilfe ihres Byssus am Meeresgrunde verankert, noch lebte, läßt sich freilich nicht mehr feststellen. Traf dies zu, so haben wir hier eine polytypische Tiergesellschaft vor uns, die aller Wahrscheinlichkeit nach den Charakter des akzidentiellen Symphoriums trägt. Wurde aber die Schale erst nach dem Tode der Pinna besiedelt, so liegt ein akzidentielles heterotypisches Synchorium vor.

Auf dem Mantel der Ascidien, z. B. Ciona intestinalis L., siedeln sich häufig andere Tiere an, wie Synascidien, Bryozoen, Serpeln u. a., ohne ihrem Träger zu schaden oder von ihm zu leben. Ein Mutualismus besteht hier nicht, und das Symphorium ist eine rein akzidentielle Gesellschaft.

Es ist übrigens in manchen Fällen nicht leicht, ja vorläufig unmöglich, den Synchorismus als ein eine akzidentielle Gesellschaft begründendes Verhältnis sicher nachzuweisen. So ist beispielsweise der Schwamm Axinella cinnamomea Aut. mit einer Aktinie (Polythoa axinellae) assoziiert. Diese Polypen sitzen dem Schwamme meistens reihenweise auf. Worin hier der nur zu vermutende Nutzen beider Parteien bestehe, ist nicht bekannt. Die Assoziation läßt sich also ihrem Wesen nach nicht bestimmen. Viele ähnliche Fälle bedürfen noch des genaueren Studiums, bevor sie unserem Systeme richtig und endgültig eingefügt werden können.

Zahlreiche andere Fälle von akzidentiellem Symphorismus können hier übergangen werden, weil die herangezogenen Beispiele nur erläutern sollen, welcher Art diese Assoziationsform sei. Man könnte nun manchen Erscheinungen gegenüber in Zweifel sein, ob sie einem akzidentiellen oder irreziproken (essentiellen) Symphorium entsprechen, ja, man könnte bestreiten, daß akzidentielle Symphorien überhaupt vorkommen. Wenn zum Beispiel die Schale der Austern von den Röhren des Polychaeten Sabellaria spinulosa Leuck. besetzt sind, so kann ein Vorteil für den Wurm darin gesehen werden, daß er in der Austernschale die geeignete Unterlage findet; ebenso wenn der Bohrschwamm Vioa typica Nardo sich in die Schalen von Muscheln und Schnecken oder in das Skelett der Korallen einbohrt, ohne doch auf diesen organisierten Kalk angewiesen zu sein, da er ebensowohl Steine in derselben Weise als Wohngelegenheit benutzt und somit aus dem Zusammenleben mit den rechtmäßigen Besitzern der von ihm besiedelten Schalen oder Kalkgerüste keinen besonderen Vorteil zieht. Erwächst aber dem getragenen Tiere kein anderer Vorteil aus dem Zusammenleben mit seinem Träger, als daß ihm dieser eine geeignete Unterlage bietet, so wird man sich kaum entschließen, dieser Vergesellschaftung schon einseitig essen-

[1] „Epizoen" ist hier nicht im Sinne von Ectoparasiten oder epizoischen Paraphagen gebraucht.

tielle Bedeutung zuzuschreiben. Geschieht dies aber, so wäre jedes Symphorium essentiell; denn es könnte gar nicht zustande kommen, wenn nicht zufällig ein Tier auf einem anderen die Möglichkeit zur Ansiedlung fände.

Nun kann aber dieser Vorteil in manchen Fällen auch völlig entwertet werden, wenn das tragende Tier nicht festsitzt, sondern sich fortbewegt und solche Orte aufsucht, deren Beschaffenheit das Absterben des getragenen Tieres zur Folge haben muß. Setzt sich das getragene Tier ohne engere Auswahl auf toten Gegenständen (Steinen, Pfählen u. dgl.) oder auf verschiedenen Tierarten fest, wenn deren Körperfläche nur überhaupt diese Besiedelung gestattet, so kann der Träger, die fehlende Eigenbewegung des sessilen Tieres ersetzend, diesem zu Vorteilen verhelfen (irreziproker Symphorismus); er kann aber ebensogut sein Epizoon an ungeeignete Örtlichkeiten bringen und es zwingen, dort so lange zu verweilen, bis es eingegangen ist.

Im ganzen dürfen wir wohl annehmen, daß der primitivste Symphorismus so zustande kam, daß sich ein sessiles Tier auf einem anderen Tiere ansiedelte, ohne hierdurch einen Vorteil zu erlangen, den ihm mit der Anheftungsmöglichkeit nicht auch jede beliebige tote Unterlage zu gewähren vermöchte. Dann ist der Symphorismus akzidentiell; die Vergesellschaftung, welche auf ihm beruht, schafft als solche keine besonderen Werte für eins der Tiere. Ist das tragende Tier sessil, so wird sich in der Regel ein sekundärer Nutzen für die getragene Art nicht ergeben können; ist der Träger frei beweglich, so kann er dem von ihm getragenen sessilen Tiere von Nutzen werden, muß es aber nicht unter allen Umständen, sondern kann es sogar schädigen. Im letzteren Falle bedingt der Symphorismus eine akzidentielle Assoziation, im ersteren eine Sozietät, die aber irreziprok bleibt. Ob sich reziproke Sozietäten vom Werte des Synsitiums aus irreziproken Symphorien entwickelt haben, muß dahingestellt bleiben.

Schließlich mag noch erwähnt werden, daß auch sehr unfreiwillige Symphorismen vorkommen können, die, ganz vom Zufalle abhängig, dem getragenen Tiere Nachteil oder seltener auch einmal Vorteil bringen können. Hierüber gibt Prowazek[1] folgende Notiz: „Richters beobachtete mehrmals Stubenfliegen, die unfreiwillig auf einem der Beine kleine Bücherskorpione herumschleppten; im vorigen Sommer hatte ich Gelegenheit, wiederholt Stubenfliegen mit kleinen Rasenameisen oder Milben an einem der Beine zu fangen. Offenbar krochen die unangenehmen Gesellen dummdreist an oder sogar über die kleinen Ameisen hinweg, die dann mutig den Störenfried am Beine erfaßten, um aber wohl zum eigenen Erstaunen bald durch die Lüfte getragen zu werden, wo sie in ihrer Todesangst erst recht nicht locker ließen."

[1] Zeitschr. f. wiss. Insektenbiol. Bd. 1. 1905. S. 67.

Zweiter Teil.

Essentielle Vergesellschaftungen oder Sozietäten.

Der Begriff der essentiellen Vergesellschaftung wurde in der Einleitung schon festgelegt. Es handelt sich um Tiergesellschaften, die selbst erst soziale Werte schaffen, mögen diese nun allen oder einem an der Bildung der Sozietät beteiligten Mitgliede Vorteile bringen.

Es wäre zu empfehlen, die essentiellen Gesellschaften konsequent als Sozietäten, die akzidentiellen dagegen als Assoziationen zu bezeichnen, wie es in diesem Buche geschehen ist.

Auch die essentiellen Vergesellschaftungen treten uns in zahlreichen Stufen der Vervollkommnung, mannigfachen Formen und verschiedenen Arten der Zusammensetzung entgegen, die wir im folgenden kennen lernen wollen.

Wenn wir den wesentlichen Charakter der essentiellen Vergesellschaftungen den akzidentiellen gegenüber darin erkennen, daß die Sozietät als solche einen Zweck hat, so ist dieser Zweck doch von der vergesellschaftenden Ursache, wo immer möglich, scharf zu trennen; denn wenn auch in manchen Fällen gerade der Zweck die Ursache der Vergesellschaftung zu sein scheint, ergibt sich doch vielfach dieser „Zweck" als eine Folge von Ursachen, die keineswegs als die zur Erreichung dieses Zweckes in Wirkung tretenden Mittel angesehen werden können. Wir erkennen, daß ein Zusammenschluß von Tieren zu einer Sozietät einem oder allen Mitgliedern Vorteil bringt, daß also die Sozietät erst Werte schafft, die ohne sie nicht erreichbar wären. Die Vergesellschaftung ist somit das Mittel, durch welches Werte geschaffen werden können, nicht müssen; denn daß nicht jede Vergesellschaftung auch soziale Werte schafft, beweisen die Assoziationen. Aber diese Werte, die wir als den eigentlichen Zweck der essentiellen Vergesellschaftung beurteilen, sind nicht immer die Ursache für die Entstehung einer Gesellschaft; sonst könnte es weder akzidentielle Gesellschaften geben, noch könnte aus einer Assoziation eine Sozietät werden; denn die Sozietät, durch ihren eigenen Wert ins Leben gerufen und erhalten, mußte dann vom ersten Entstehen der Gesellschaft ab Sozietät sein, wie es z. B. bei der Ehe der Fall ist. Es gibt aber Sozietäten, die, wie bei der Besprechung der einzelnen Kategorien noch gezeigt werden wird, ganz akzidentiell entstanden sind und erst sekundär unter bestimmten Umständen essentiell werden. Dann war der Wert der Vergesellschaftung nicht ihre Ursache; er ergab sich vielmehr erst nebenher unter der Voraussetzung, daß schon eine Assoziation bestand.

Ist der Zweck der Vergesellschaftung nicht erkennbar, so können wir ihn zur Entstehung der Gesellschaft auch nicht in ursächliche Beziehung setzen; wir müssen dann die Ursachen anderswo suchen; und ist die Sozietät Mittel zu einem Zwecke, so haben wir zu prüfen, ob das Bedürfnis, diesen Zweck zu erreichen, die Tiere zusammenführt, oder ob die durch Ursachen anderer Art geschaffenen Gesellschaften primär nicht ihres sozialen Wertes wegen gebildet worden sind.

Wenn von dem Zwecke oder Werte einer Sozietät die Rede ist, so muß man sich klar darüber sein, daß dieser Wert zunächst nur für die beteiligten Mitglieder als Personen in Frage kommt. Dies möge an der Tierehe erläutert werden: Wenn ein Männchen die Gesellschaft eines Weibchens sucht und umgekehrt, so will es nichts anderes, als seinen Geschlechtstrieb befriedigen. In der Befriedigung dieses Bedürfnisses, von dem es zeitweise völlig beherrscht wird, erschöpft sich zumeist der ganze Wert der Ehesozietät, die also nur Mittel zu diesem einen Zwecke ist, sofern man allein die Mitglieder dieser Sozietät im Auge hat. Nun erscheint die Ehe freilich noch als Mittel zu einem höheren Zwecke, der nicht mehr das Individuum, sondern die Art betrifft. Dieser Zweck ist aber nicht unmittelbar die Ursache zur Bildung der Ehesozietät, sondern erst mittelbar, ein Zweck, der das Tier schon deshalb nicht zum Handeln zu veranlassen vermag, weil er nicht als Motiv auf es wirken kann; denn das Tier, das sich zum ersten Male oder nur einmal fortpflanzt, weiß gar nicht, daß die Begattung zur Erzeugung von Nachwuchs führt, der ihm in den meisten Fällen ganz gleichgültig bleibt. Wenn also von einem Werte der Sozietät gesprochen wird, kommt für unseren Gegenstand nur der Wert in Frage, dessen das Mitglied einer Sozietät durch seine Zugehörigkeit zu dieser teilhaftig wird. Über andere „Werte" sind wir oft genug gar nicht zu urteilen in der Lage. Man frage sich nur, welchen Wert im allgemeinsten Sinne die Erhaltung irgendeiner Tierart habe, und man wird sich wegen der Antwort vor einer großen Verlegenheit sehen. —

Wenn wir uns schon bei den akzidentiellen Gesellschaften in gewissen Fällen das merkwürdige Zusammenhalten der Mitglieder nur durch die Annahme eines vergesellschaftenden Triebes bis zu einem gewissen Grade verständlich zu machen vermochten, eines Triebes, der im bloßen Beisammensein mit anderen Tieren seine Befriedigung findet, so liegt die Frage nahe, ob ein sozialer Trieb auch für die essentiellen Sozietäten in Frage komme, welche Rolle er spiele und ob er allein dem Zustandekommen solcher Gesellschaften zugrunde liege. Darauf ist zunächst zu antworten, daß es sich unserem Urteile entzieht, ob für das Zustandekommen der Kormen überhaupt ein sozialer Instinkt in Betracht zu ziehen sei. Sie entstehen scheinbar ganz unabhängig von ihm, und man kann nur mit Espinas sagen: „Bei dem Versuche einer Erklärung dieser Gruppierungen auf der tiefsten Stufe des Tierreiches sind wir ganz auf Vermutungen angewiesen. Es handelt sich um die Erklärung, weshalb eine Tochterzelle" oder ein vielzelliges Tochtertier nach der Teilung oder Knospung mit der Schwesterzelle oder der Mutter „vereinigt bleibt, und nicht nur einmal, sondern so oft wie das Aggregat Glieder hat. Nimmt man an, daß diese wiederholte Zweiteilung vorteilhaft ist, so wird die Zuchtwahl allerdings sie zu erhalten suchen, da sie hier bei dem Mangel jeder Unterscheidungskraft in der Tat eine unerläßliche Rolle spielen wird. Aber wiederum kann die Zuchtwahl hier wohl die Fixierung der sozialen Gewohnheit erklären, aber nicht ihre Entstehung... Das Feld bleibt für die Hypothesen offen. Die Soziologie beginnt hier, und wir glauben der neuen Wissenschaft besser zu dienen, wenn wir dieses Problem nur andeuten, als wenn wir es voreilig zu lösen versuchen."

Ein sozialer Instinkt kann aber mit einigem Rechte für frei bewegliche, nicht primär miteinander verwachsene Individuen (Personen) angenommen werden, jedoch auch für diese nicht überall, nämlich da nicht, wo die essentielle Gesellschaft aus einer akzidentiellen hervorgegangen ist, die kein sozialer Trieb schuf, oder da, wo der Geschlechtstrieb allein assoziierend wirkt usw. Ist aber, so wenig wie bei den akzidentiellen Gesellschaften, immer ein besonderer sozialer Instinkt als innere Ursache, als Bedürfnis nach Gesellschaft, anzunehmen, so gibt es doch auch Sozietäten, die allem Anscheine nach nur auf dieser Grundlage zustande gekommen sind und Bestand haben. Warum halten sich junge Fische in Herden zusammen und zerstreuen sich nicht? Einsicht in den Wert dieses Beisammenbleibens und sich aneinander Anschließens darf man ihnen doch kaum zusprechen! Was verbindet Krähen, Dohlen und Stare oder andere artverschiedene Vögel miteinander? Was schließt und bindet die Heerwurmmassen zu einer Wandergesellschaft? —

Wenn wir uns gezwungen sehen, in gewissen Fällen akzidentieller Vergesellschaftung einen sozialen Trieb anzunehmen, so ist es schwer, sich zu überzeugen, daß dieser einzig und allein darauf abziele, sich selbst Befriedigung zu verschaffen, und außerdem keinem anderen Zwecke diene. Der Trieb erscheint dann, weil er die an sich ganz wertlose Assoziation schafft, die in diesem Falle ja nicht das Mittel zu einem erkennbaren Zwecke ist, eigentlich sinn- und zwecklos. Dies zuzugeben, sträubt sich etwas in uns. Natura nihil facit frustra. Aber ist diesem Satze wirklich absolute Gültigkeit zuzuerkennen? Er ist weder ein Axiom noch ein Satz, den jede Erfahrung bestätigen müßte, vielmehr nichts anderes als ein Glaubenssatz; nicht ohne Wahrscheinlichkeit, aber zu allgemein gefaßt und oft verkehrt angewendet. Was wissen wir denn über die letzten Zwecke der Natur, daß wir glauben, in jedem Falle entscheiden zu können, sie tue etwas frustra oder nicht frustra? —

Ist das Zustandekommen einer Gesellschaft nur unter Zuhilfenahme eines sozialen Triebes erklärbar, ohne daß die Vergesellschaftung selbst dem Einzelmitgliede Nutzen bringt, so können wir freilich noch immer annehmen, daß wir das, was die Natur mit solchen Gesellschaften zu erreichen strebte, also den Zweck der Vergesellschaftung, nicht zu erkennen vermögen oder wenigstens noch nicht erkannt haben. Dann würden wir, indem wir sie akzidentiell nennen, zunächst nur unsere Unwissenheit eingestehen, die einstweilen ein anderes Urteil nicht zuläßt. Keinesfalls kann aber behauptet werden, daß essentielle Werte in diesem Falle als unmöglich vorhanden geleugnet werden müßten; wir kennen sie vielleicht nur nicht und wissen nicht, ob nicht etwa die Befriedigung dieses Triebes durch ein dumpfes Behagen den Daseinswert da steigere, wo sich ein Tier in Gesellschaft von seinesgleichen weiß oder fühlt. —

Wenn im vorstehenden von sozialen Trieben die Rede war, so sei, um Mißverständnissen vorzubeugen, darüber noch folgendes gesagt: Der soziale Trieb wird als eine innere Disposition des Tieres gefaßt, welche dessen Handlung eine bestimmte Richtung gibt, eben die Richtung auf die Bildung einer Gesellschaft. Das Zustandekommen dieser inneren Disposition bleibt uns einstweilen völlig dunkel. Um sie aber nach außen wirksam und erkennbar werden zu lassen, sie zu aktivieren, bedarf es einer Motivation. „Man könnte sagen, der Wille tierischer Wesen wird auf zwei verschiedene Weisen in Bewegung gesetzt: entweder durch Motivation oder durch Instinkt; also von außen oder von innen; durch einen äußeren Anlaß oder durch einen inneren Trieb; jener ist erklärlich, weil er außen vorliegt, dieser unerklärlich. Allein, näher betrachtet, ist der Gegensatz zwischen beiden nicht so scharf, ja, er läuft im Grunde auf einen Unterschied des Grades zurück. Das Motiv nämlich wirkt ebenfalls nur unter Voraussetzung eines inneren Triebes, d. h. einer bestimmten Beschaffenheit des Willens, welche man den Charakter desselben nennt; diesem gibt das jedesmalige Motiv nur eine entschiedene Richtung, — individualisiert ihn für den konkreten Fall. Ebenso der Instinkt, obwohl ein entschiedener Trieb des Willens, wirkt nicht, wie eine Springfeder, durchaus nur von innen; sondern auch er wartet auf einen dazu notwendig erforderten äußeren Umstand, welcher wenigstens den Zeitpunkt seiner Äußerung bestimmt; dergleichen ist für den Zugvogel die Jahreszeit; für den sein Nest bauenden Vogel die geschehene Befruchtung und das ihm vorkommende Material zum Nest; für die Biene ist es zu Anfang des Baues der Korb oder der hohle Baum, und zu den folgenden Verrichtungen viele einzeln eintretende Umstände; für die Spinne ist es ein wohlgeeigneter Winkel; für die Raupe das passende Blatt; für das eierlegende Insekt der meistens sehr speziell bestimmte, oft seltsame Ort, wo die auskriechenden Larven sogleich ihre Nahrung finden werden usw. Hieraus folgt, daß bei den Werken der Kunsttriebe zunächst der Instinkt, untergeordnet jedoch auch der Intellekt dieser Tiere tätig ist. Der Instinkt nämlich gibt das Allgemeine, die Regel; der Intellekt das Besondere, die Anwendung, indem er dem Detail der Ausführung vorsteht, bei welchem daher die Arbeit dieser Tiere offenbar sich den jedesmaligen Umständen anpaßt. Nach diesem allen ist der Unterschied des Instinkts vom bloßen Charakter so festzustellen, daß jener ein Charakter ist, der nur durch ein ganz speziell bestimmtes Motiv in Bewegung gesetzt wird, weshalb die daraus hervorgehende Handlung allemal ganz gleichartig ausfällt; während der Charakter, wie ihn jede Tierspezies und jedes menschliche Individuum hat, zwar ebenfalls eine bleibende und unveränderliche Willensbeschaffenheit ist, welche jedoch durch sehr verschiedene Motive in Bewegung gesetzt werden kann und sich diesen anpaßt, weshalb die daraus hervorgehende Handlung ihrer materiellen Beschaffenheit nach sehr verschieden ausfallen kann, jedoch allemal den Stempel desselben Charakters tragen, daher diesen ausdrücken und an den Tag legen wird, für dessen Erkenntnis mithin die materielle Beschaffenheit der Handlung, in der er hervortritt, im wesentlichen gleichgültig ist; man könnte demnach den Instinkt erklären als einen über alle Maßen einseitigen und streng determinierten Charakter. Aus dieser Darstellung folgt, daß das Bestimmtwerden durch bloße Motivation schon eine gewisse Weite der Erkenntnissphäre, mithin einen vollkommener entwickelten Intellekt voraussetzt; daher es den oberen Tieren, ganz vorzüglich aber dem Menschen eigen ist; während das Bestimmtwerden durch Instinkt nur soviel Intellekt erfordert, wie nötig ist, das ganz speziell bestimmte eine Motiv, welches allein und ausschließlich Anlaß zur Äußerung des Instinkts wird, wahrzunehmen; weshalb es bei einer äußerst beschränkten Erkenntnissphäre und daher eben, in der Regel und im höchsten Grade, nur bei den Tieren der untern Klassen, namentlich den Insekten, stattfindet." (Schopenhauer.[1]) —

Die Werte, welche die Sozietäten als essentielle Gesellschaften kennzeichnen, stellen sich unserer Erkenntnis als sehr verschieden dar und erscheinen bei den Tieren, gänzlich abhängig von deren Qualifikation, als grob materielle oder ideelle. Letzteres trifft für diejenigen Sozietäten zu, die wir als Konföderatien bezeichnen werden; denn bei diesen vermögen wir einen durch die Vergesellschaftung bedingten Nutzen materieller Art bisweilen in der Tat nicht nachzuweisen und gewinnen ganz den Eindruck, als sei nur die gegenseitige Sympathie, die Freude am Anblick und an der Gegenwart des anderen Tieres das Bindemittel, das die Mitglieder zusammen-

---

[1] Schopenhauer, Welt als Wille und Vorstellung, II. Buch, Kap. 27.

führt und zusammenhält, und als sei eben diese Freude oder Befriedigung der einzige Wert dieser Sozietätsform. Ich glaube nun zwar, indem ich dieses schreibe, schon den neuerdings beliebt gewordenen, wenn auch nicht immer berechtigten Vorwurf zu hören, meine Betrachtungsweise sei anthropodox und darum nicht wissenschaftlich, sehe indessen nicht ein, warum man, wenn die Erklärung von außen keinen Stoff vorfindet, nicht die Erklärung von innen heraus versuchen dürfe, die keinen schlimmeren Schritt tut, als von der Überzeugung auszugehen, daß die psychischen Qualitäten wenigstens eines höheren Wirbeltieres von den unserer Erkenntnis bei uns selbst allein unmittelbar zugänglichen nicht toto genere verschieden sein können. Es heißt noch nicht anthropodox sein, wenn man sich nicht darauf beschränkt, zu betonen, was bei Tieren anders ist als bei Menschen, sondern auch in der prinzipiellen, uns mit den Tieren gemeinsamen Wesensgrundlage einen Schlüssel zum Verständnisse ihres Benehmens sucht, sicher übrigens, daß die Tiere so wenig Reflexmaschinen sind wie wir selbst, und ohne Verständnis für die Förderung und Vertiefung, die unsere Einsicht durch gelehrt klingende und doch nur ein altes X enthaltende Termini wie Tropismen u. dgl. gewinnen könnte. —

Es wird nicht überflüssig sein, an dieser Stelle kurz das Wichtigste ins Gedächtnis zurückzurufen, was Darwin über die Charaktereigenschaften der höheren, speziell der sozialen Tiere, denkt. Auf viele Einzelheiten der individuellen Verschiedenheit einzugehen, lehnt Darwin[1] mit der Begründung ab, daß er durch häufiges Nachfragen gefunden habe, „es sei die einstimmige Meinung aller, die sich längere Zeit mit der Beobachtung verschiedener Tiere, Vögel mitinbegriffen, beschäftigt haben, daß die Einzelwesen in jeder geistigen Eigentümlichkeit stark voneinander abweichen". Damit erkennt er den bei dem Menschen so außerordentlich hervortretenden Individualismus auch bei den Tieren an und leugnet das ausschließliche Handeln der Artgenossen nach dem generellen Schema. — Bei den tiefer stehenden Tieren tritt freilich der Individualcharakter in immer steigendem Maße hinter den Artcharakter zurück, und dies prägt sich auch in der mehr und mehr verschwindenden Individualphysiognomie aus. Daher werden die Sozietäten der niederen Tiere in höherem Grade das Gepräge des Starren, Unveränderlichen haben als die der höheren und höchsten Tiere, bei welchen der Individualcharakter um so weniger ohne Einfluß auf die Sozietät bleiben kann, je ausgeprägter er ist.

Darwin sagt, und darin wird man ihm auch als Gegner zustimmen dürfen, daß die niedrigeren Tiere offenbar Freude und Schmerz, Glück und Elend so wie der Mensch fühlen. Er verweist auf die spielenden Hündchen, Kätzchen, Lämmer usw., ja selbst auf die „spielenden" Ameisen. „Die

[1] Darwin, Abstammung des Menschen.

Tatsache, daß die niedrigeren Tiere von denselben Gemütsbewegungen wie wir selbst erregt werden, ist so wohlbegründet, daß es unnötig sein mag, den Leser mit vielen Einzelheiten zu ermüden. Schrecken wirkt auf sie in derselben Weise wie auf uns: die Muskeln zucken, das Herz pocht heftig, die Schließmuskeln erschlaffen und das Haar sträubt sich. Argwohn, der Sprößling der Furcht, ist für die meisten wilden Tiere ganz besonders kennzeichnend. Ich glaube, es ist ganz unmöglich, die von Sir E. Tennant gegebenen Mitteilungen über das Verhalten der Elefantenweibchen, die als Locktiere benutzt werden, zu lesen, ohne zuzugeben, daß sie den Betrug absichtlich ausüben und recht gut wissen, was er zu bedeuten habe. Mut und Furcht sind höchst variable Eigenschaften bei Einzeltieren ein und derselben Art, wie wir an unseren Hunden deutlich sehen können. Manche Hunde und Pferde sind übelgelaunt und werden leicht störrig, andere wieder sind gutgelaunt, und diese Eigenschaften sind sicherlich vererbt. Jedermann weiß, wie leicht Tiere bis zur Wut gereizt werden können und wie deutlich sie es bekunden. Viele und wahrscheinlich wahre Anekdoten über die lang verhaltene und dann listig ausgeführte Rache verschiedener Tiere sind bekannt geworden. Der zuverlässige Rengger sowie Brehm versichern, daß die von ihnen gezähmt gehaltenen amerikanischen und afrikanischen Affen sich in allen Fällen zu rächen pflegten. Andrew Smith, ein Zoologe, dessen skrupulöse Genauigkeit vielen bekannt ist, erzählte mir folgende Geschichte, deren Augenzeuge er selbst war. Am Kap der Guten Hoffnung hatte ein Offizier einen Pavian häufig geneckt. Als ihn eines Sonntags das Tier zur Parade gehen sah, goß es Wasser in ein Loch und rührte rasch einen dicken Erdbrei zusammen, mit dem es den vorübergehenden Offizier geschickt bespritzte. Noch lange nachher triumphierte und freute sich der Pavian, wenn er sein Opfer sah."

Daß eine Tiermutter, wenn sie überhaupt in enger sozialer Beziehung zu ihren Kindern steht, wie Darwin glaubt, von derselben Liebe und Anhänglichkeit beseelt werde wie die Menschenmutter, und dementsprechend auch ihre Sorge und Aufopferung aus derselben Quelle fließe, werden nur wenige bezweifeln. Dafür, daß diese Liebe ihren Gegenstand auch in artfremden Tieren und im Menschen finden kann, gibt es zahlreiche allbekannte Beispiele; und damit wäre eine wichtige und sehr wesentliche Grundlage für das Zustandekommen von solchen Sozietäten als vorhanden zugegeben, die nicht nur die Eltern und Kinder als Mitglieder umfassen.

Es sind aber nicht allein die grundlegenden Gefühle, die Darwin für Gemeingut des Menschen und der Tiere erklärt, denn er sagt mit Recht: „Die meisten der komplizierteren Gemütsbewegungen sind den höheren Tieren und uns gemeinsam." Eifersucht kennt man von Hunden und Affen; ja, auch manchen Vögeln scheint sie nicht fremd zu sein, so wenig man bei Tieren (z. B. Hunden) Selbstgefälligkeit und Stolz, eine gewisse Bescheidenheit, Großmut, Empfindlichkeit gegen Neckereien, Beleidigung u. dgl., ja Anwandlungen von Humor (Hunde) vermißt.

„Tiere lieben offenbar Anregung und leiden unter Langeweile wie bei Hunden und ... Affen zu ersehen ist. Alle Tiere fühlen Verwunderung und manche äußern auch Neugierde" (Affen, Hirsche, Gemsen, Lamas, Wildenten u. a.). Eine große Rolle spielt sowohl in der Sozietät als auch wahrscheinlich oft bei ihrem Zustandekommen der Nachahmungstrieb, den wir bei vielen Tieren kennen, bei anderen wenigstens vermuten dürfen (Affen, Wölfe, Papageien und viele andere Vögel). Auf diesem Nachahmungstriebe beruht zum Teil die Möglichkeit zur Erziehung der Jungen durch ihre Eltern; und er setzt einen gewissen Grad von Aufmerksamkeit voraus, die natürlich bei den höheren Tieren von individuell verschiedener Stärke sein wird.

Das Gedächtnis ist jedem lernfähigen Tiere als conditio sine qua non zuzusprechen, und welche Rolle es in dem sozialen Verbande spiele, bedarf der Auseinandersetzung nicht. Es kann bei manchen Tieren eine ganz erstaunliche Treue und einen sehr bemerkenswerten Umfang haben.

Man hat gesagt, jeder, der träume, sei ein Shakespeare; oder: der Dichter unterscheide sich vom gewöhnlichen Sterblichen dadurch, daß er auch wachend könne, was dieser nur im Traume vermag. Wenn man aus der Tatsache, daß Tiere ebenfalls träumen — jeder hat wohl wenigstens schon einen träumenden Hund beobachtet — auf das Vorhandensein von Phantasie geschlossen hat, so ist dies nicht ganz richtig; denn der Traum ist nicht bloßes Gedankenspiel, nicht eine einfache Aufeinanderfolge von Phantasiebildern. „Das lebhafteste Spiel der Phantasie hält keinen Vergleich aus mit jener handgreiflichen Wirklichkeit, die der Traum uns vorführt. Unsere Darstellungsfähigkeit im Traume übertrifft die unserer Einbildungskraft himmelweit; jeder anschauliche Gegenstand hat im Traum eine Wahrheit, Vollendung, konsequente Allseitigkeit bis zu den zufälligsten Eigenschaften herab, wie die Wirklichkeit selbst, von der die Phantasie himmelweit entfernt bleibt... Auch Aristoteles sagt: **το ενυπνιον εστιν αισθημα, τροπον τινα** (somnium quodammodo sensum est): de somno et vigilia, cap. 2. Auch macht er die feine und richtige Bemerkung, daß wir, im Traume selbst, uns abwesende Dinge noch durch die Phantasie vorstellen. Hieraus aber läßt sich folgern, daß, während des Traumes, die Phantasie noch disponibel, also nicht sie selbst das Medium, oder Organ, des Traumes sei. — Dies alles beweist, daß der Traum eine ganz eigentümliche Funktion unseres Gehirns und durchaus verschieden ist von der bloßen Einbildungskraft und ihrer Rumination." (Schopenhauer, Parerga I. Versuch über Geistersehen.)

Man wird wohl zugeben müssen, daß sich träumende Tiere in einem ganz ähnlichen Zustande befinden wie träumende Menschen, zumal sie sich unter dem Einflusse lebhafter und aufregender Träume ganz ähnlich benehmen. In Verkennung des wahren Sachverhaltes sagt Darwin: „Da Hunde, Katzen, Pferde und wahrscheinlich alle höheren Tiere, selbst Vögel, lebhafte Träume haben, was sich aus ihren Bewegungen und den Lauten, die sie ausstoßen, zeigt, so müssen wir zugeben, daß sie nicht ohne Einbildungskraft sind..." Ich will nicht leugnen, daß Tiere Einbildungskraft besitzen; aber die Träume beweisen etwas anderes, nicht ihr Vorhandensein.

Wieweit die höheren Tiere bei ihren Handlungen von Vernunft geleitet werden, und ob und in welchem Maße ihnen überhaupt das Vermögen zum abstrakten Denken zugeschrieben werden dürfe, ist eine noch viel zu wenig geklärte Frage, als daß sie an dieser Stelle eingehend erörtert werden könnte. Im allgemeinen wird man aber jetzt weniger denn je geneigt sein, die Vernunft des Menschen als ein Novum, als ein in der Tierreihe durch keine noch so primitive Betätigung vorbereitetes geistiges Vermögen anzusehen. Dies tut auch Darwin nicht und schließt seine Betrachtung dieses Gegenstandes mit dem sehr bemerkenswerten Satze: „Nichtsdestoweniger leugnen einige Fachschriftsteller noch immer, daß die höheren Tiere eine Spur von Vernunft besitzen; und sie bemühen sich, allen Tatsachen, wie den angeführten, mit einem unbedeutenden Wortschwall eine gewisse Erklärung zu geben" — was heute noch nicht anders geworden ist. — „Es wird allgemein zugegeben, daß die höheren Tiere Gedächtnis, Aufmerksamkeit, Gedankenverbindung und selbst etwas Einbildungskraft und Vernunft besitzen. Wenn diese Befähigung, die bei den verschiedenen Tieren sehr verschieden ist, einer Ausbildung fähig ist, so will es nicht sehr unwahrscheinlich dünken, daß die komplizierteren Fähigkeiten, wie etwa die höhere Form der Abstraktion, des Selbstbewußtseins usw., aus der Entwicklung und Verbindung der einfacheren hervorgegangen sind." (Darwin.) — Dieser Satz beweist wenigstens, daß Darwin unter Vernunft die Fähigkeit zur Abstraktion verstanden hat.

Wenn es auch über die Aufgabe, die sich dieses Buch gestellt hat, hinausgehen würde, über die Vernunft der Tiere mehr zu sagen, scheint es mir doch nicht überflüssig, daran zu erinnern, daß man die oft und unberechtigterweise (selbst von Kant!) promiscue gebrauchten Bezeichnungen Vernunft und Verstand ebenso wie die damit verbundenen Begriffe schärfstens auseinander zu halten habe. Die Funktion des Verstandes ist, Kausalität erkennen. „Kausalität erkennen ist seine einzige Funktion, seine alleinige Kraft, und es ist eine große, vieles umfassende, von mannigfaltiger Anwendung, doch unverkennbarer Identität aller ihrer Äußerungen... Die erste, einfachste, stets vorhandene Äußerung des Verstandes ist die Anschauung der wirklichen Welt: diese ist durchaus Erkenntnis der Ursache aus der Wirkung: daher ist alle Anschauung intellektual... Die Veränderungen, welche jeder tierische Leib erfählt, werden unmittelbar erkannt, d. h. empfunden, und indem sogleich diese Wirkung auf ihre Ursache bezogen wird, entsteht die Anschauung der letzteren als eines Objekts. Diese Beziehung ist kein Schluß in abstrakten Begriffen, geschieht nicht durch Reflexion, nicht mit Willkür, sondern unmittelbar, notwendig und sicher... Diese Welt als Vorstellung ist, wie nur durch den Verstand, auch nur für den Verstand da." (Schopenhauer.[1])

Verstand wird demnach niemand den Tieren absprechen wollen. Er ist „in allen Tieren und allen Menschen der nämliche, hat überall dieselbe einfache Form..., aber die Grade seiner Schärfe und die Ausdehnung seiner Erkenntnissphäre sind höchst verschieden, mannigfaltig und vielfach abgestuft... Mangel an Verstand heißt im eigentlichen Sinne Dummheit... Wie bei den Menschen die Grade der Schärfe des Verstandes sehr verschieden sind, so sind sie zwischen den verschiedenen Tiergattungen es wohl noch mehr. Bei allen, selbst denen, welche der Pflanze am nächsten stehen, ist doch so viel Verstand da, als zum Übergang von der Wirkung im unmittelbaren Objekt zum vermittelten als Ursache, also zur Anschauung, zur Apprehension eines Objektes hinreicht: denn diese eben macht sie zu Tieren, indem sie ihnen die Möglichkeit gibt einer Bewegung nach Motiven und dadurch des Aufsuchens, wenigstens Ergreifens der Nahrung... In den vollkommensten Tieren bewundern wir ihre große Sagazität: so beim Hunde, Elefanten, Affen, beim Fuchse, dessen Klugheit Buffon so meisterhaft geschildert hat. An diesen allerklügsten Tieren können wir ziemlich genau abmessen, wie viel der Verstand ohne Beihilfe der Vernunft, d. h. der abstrakten Erkenntnis in Begriffen, vermag." (Schopenhauer, l. c. § 6.)

Es ist also, wenn man die Frage aufwirft, ob die Tiere Vernunft besitzen, gegenüber dem ihnen zweifellos eigenen Verstande zu betonen, daß die Vernunft das Vermögen „der abstrakten Erkenntnis in Begriffen" ist. „Das durch die Vernunft richtig Erkannte ist Wahrheit, nämlich ein abstraktes Urteil mit zureichendem Grunde." — Es fragt sich demnach, ob Tiere ein abstraktes Urteil mit zureichendem Grunde zu fällen vermögen oder nicht. —

Wenn weiterhin bei Darwin von den geselligen Instinkten die Rede ist, so muß hervorgehoben werden, daß diese verschiedener Natur sein können, d. h. man darf nicht annehmen, daß nur ein Instinkt existiere, dessen Besitz allein Tiere befähige und veranlasse, Sozietäten zu bilden. Ein vergesellschaftender Instinkt, der oft notwendig im Interesse der Erhaltung der Art in Wirksamkeit treten mußte, sobald die Trennung der Geschlechter durchgeführt war, ist der Geschlechtstrieb. Wo aber eine Tierehe auf Lebenszeit geschlossen wird, ohne daß der nur zu bestimmten Zeiten rege Geschlechtstrieb dauernd das Bindemittel zwischen den beiden Gatten ist, muß etwas anderes angenommen werden, was die Lösung der ehelichen Verbindung hindert. Mutter und Kind werden überall, wo eine Brutpflege besteht, durch andere Fesseln aneinander geknüpft als durch

[1] Schopenhauer, Welt als Wille und Vorstellung, Bd. I, Buch 1, § 4.

den Geschlechtstrieb, der auch bei kindlichen Individuen (z. B. Jungfischschwärmen) ebensowenig wirksam sein kann wie bei den nur aus Männchen bestehenden synandriellen Verbindungen. Bei den sekundären Gesellschaften ohne sexuelle Grundlage besteht ebenfalls ein anderes Bindemittel zwischen den Mitgliedern, und wir sind nicht berechtigt zu der Annahme, dies sei in allen Fällen dasselbe.

Die essentielle Sozietät kann aber auch ohne einen zur Vergesellschaftung tendierenden Instinkt zustande kommen; dies trifft überall da zu, wo sich soziale Werte per accidens ergeben und nicht als der ursprünglich erstrebte Zweck der Sozietät erscheinen. Das wird bei der Besprechung der einzelnen Sozietätskategorien noch besonders zu erörtern sein. Hier mußte nur im allgemeinen darauf aufmerksam gemacht werden, damit kein Zweifel bestehen könne, daß Darwin von ganz bestimmten Sozietätsformen spricht, wenn er sagt: „Die geselligen Instinkte veranlassen ein Tier, Vergnügen in der Gesellschaft seiner Genossen zu finden, einen gewissen Grad von Sympathie für sie zu empfinden und verschiedene Dienste für sie zu verrichten. Diese Dienste mögen von einer bestimmten und augenscheinlich instinktiven Beschaffenheit sein, oder sie mögen nur, so wie bei den meisten der höheren gesellschaftlichen Tiere, aus dem Wunsche und der Bereitwilligkeit bestehen, ihren Genossen in gewisser allgemeiner Weise zu helfen. Diese Empfindungen und Dienstleistungen jedoch erstrecken sich keineswegs auf alle Einzelwesen derselben Art, sondern nur auf die derselben Verbindung ... Das Gefühl des Unbefriedigtseins oder selbst des Elends, welches sich ... aus dem unbefriedigten Instinkte ergibt, würde so oft entstehen" usw. — „Der gewöhnlichste gegenseitige Dienst bei den höheren Tieren ist, einander vor Gefahr mittelst der vereinigten Sinne aller zu warnen ... Gesellschaftliche Tiere verrichten manche kleine Dienste füreinander" (Belecken juckender Stellen, Absuchen von Parasiten, Ausziehen von Dornen usw.). „Tiere erweisen einander auch wichtigere Dienste" (gemeinsames Jagen und Angreifen, gemeinsames Fischen, gegenseitige Hilfe beim Umwenden schwerer Steine). „Gesellige Tiere verteidigen einander ... Sicher ist, daß vereint lebende Tiere eine Gefühl der Liebe füreinander empfinden, das bei erwachsenen nicht gesellig lebenden Tieren nicht vorhanden ist. Wie weit jedoch in den meisten Fällen tatsächlich ihr Mitgefühl für die Leiden und Freuden anderer geht, ist zweifelhafter, besonders beziehentlich der Freuden ... Manche Tiere indes sympathisieren sicherlich miteinander in Kummer und Gefahr. Dies ist sogar bei Vögeln der Fall" (Füttern erblindeter Genossen usw.). „Außer Liebe und Sympathie äußern Tiere noch andere mit den geselligen Instinkten in Verbindung stehende Eigenschaften, die wir an uns Moral nennen würden. Und ich stimme mit Agassiz[1] überein,

[1] „Selbst ein so schwach organisiertes Bewußtsein wie das des Tieres ist ohne Unterlaß außerhalb seiner; womit soll es sich nun verbinden, wenn nicht mit den Gefährten des Tieres,

daß Hunde etwas besitzen, was dem Gewissen sehr ähnlich ist ... Alle in einer Körperschaft lebenden Tiere, die sich vereint verteidigen oder ihre Feinde angreifen, müssen in der Tat einen gewissen Grad von Treue füreinander haben, und diejenigen, die einem Führer folgen, müssen in einem gewissen Grade gehorsam sein ... Hinsichtlich des Impulses, der gewisse Tiere zur Vereinigung veranlaßt sowie auch einander in mancher Weise beizustehen, können wir in den meisten Fällen folgern, daß sie von demselben Gefühl der Befriedigung und des Vergnügens, das sie bei der Darstellung anderer instinktiver Handlungen erproben, dazu genötigt werden, oder auch durch dasselbe Gefühl der Unbefriedigung, wenn andere instinktive Betätigungen

---

welche allen seinen Sinnen stets gegenwärtig sind? Es ist also nicht zu verwundern, daß, wenn Handlung und Gedanke im Wechselverhältnis stehen, auch die Triebe, deren Ausdruck die Gesellschaft ist, gleiche Bedeutung haben. Deshalb müssen in den meisten Fällen die sozialen Triebe über die individuellen, die edelmütigen über die selbstsüchtigen Neigungen bei weitem überwiegen.

Das ist das Prinzip, welches Agassiz, dessen gewöhnliche Vorsicht bekannt ist, nicht angestanden hat, die Moral der Tiere zu nennen. ‚Wer hat', sagt er, ‚den Sonnenfisch (Pomotis vulgaris) über seinen Eiern schweben und sie wochenlang beschützen sehen können, oder die Meerkatze (Pimelodus catus) sich mit ihren kleinen in Bewegung setzen wie eine Henne mit ihren Küchlein, ohne die Überzeugung zu gewinnen, daß das Gefühl, welches sie bei diesen Handlungen leitet, derselben Natur sei, wie das, welches die Kuh mit ihrem Kalbe oder die Mutter mit ihrem Kinde verbindet? Wo ist der Beobachter, der nach Konstatierung dieser Analogie zwischen gewissen Fähigkeiten des Menschen und der höheren Tiere bei dem gegenwärtigen Stande unserer Kenntnisse die Grenze zu ziehen vermag, wo das beiden von Natur Gemeinsame aufhört? ... Die Abstufung der moralischen Fähigkeiten in den höheren Tieren und im Menschen geschieht so unmerklich, daß, um den ersteren einen gewissen Sinn für Verantwortlichkeit und Gewissen absprechen zu können, man den Unterschied zwischen ihnen und dem Menschen über Gebühr verstärken müßte.' — Es überrascht uns nicht, daß Agassiz, welcher als Naturforscher alle in dieser Untersuchung angeführten Tatsachen kannte und sehr viel andere selbst hatte beobachten können, mit solcher Entschiedenheit die Moral der höheren Tiere vertritt. Wenn sie wirklich selbst zu ihrem eigenen Schaden Handlungen ausführen, welche ihrer Gruppe vorteilhaft sind, und wenn sie zu solchen Handlungen angetrieben werden durch einen gebieterischen psychischen Impuls, den die Funktionen der Ernährung und Fortpflanzung in keiner Weise erklären, wie sollten sie dann nicht moralische Wesen sein? Nur glauben wir nicht, daß das Gefühl der Verantwortlichkeit ihnen mit derselben Gewißheit zugeschrieben werden könne. Kaum daß die intelligentesten Haustiere eine Spur davon zeigen, und in den meisten Fällen ist es obendrein nur schwer von der Furcht vor Strafe zu unterscheiden. Selbst unter den jetzigen Wilden würde man leicht Beispiele von Handlungen finden, welche von einem sehr schwachen Gefühle von Verantwortlichkeit begleitet sind. Die Moral, um die es sich handelt, ist also eine rudimentäre" (soll heißen, eine in ihren ersten Anfängen begriffene, nicht eine als Rest infolge eines Rückbildungsprozesses übrig gebliebene. D. V.), „welche nicht von dem Gefolge von Gefühlen und Vorstellungen begleitet ist, welche die Moral in dem gegenwärtigen Gewissen der zivilisierten Menschheit charakterisieren, und sie bleibt weit hinter der von Kant so vorzüglich beschriebenen Fähigkeit zurück" (Espinas).

Weiteres über seine Stellungnahme zu dem Moralproblem bei den Tieren möge der Interessierte bei Espinas (Die tierischen Gesellschaften, Übers. von Schlosser, Braunschweig 1879, S. 522, § 3) selbst nachlesen. —

gehemmt werden. Wir sehen dies an unzähligen Beispielen... Eine Gewohnheit mag blindlings und unbeschränkt befolgt werden, unabhängig von einer in diesem Augenblicke empfundenen Lust oder einem Leid: es wird sich doch ein unbestimmbares Gefühl der Unbefriedigung gewöhnlich einstellen, wenn diese Gewohnheit jäh und gewaltsam gehemmt wird." —

Von den Werten, welche die tierischen Sozietäten für ihre Mitglieder schaffen, wird noch im einzelnen bei deren besonderer Besprechung die Rede sein. Die Mittel, über welche die Tiere verfügen, um in der Gesellschaft einander zu nützen, sind mannigfacher Art und zum Teil speziell sozialer Natur. Eine wichtige Rolle spielen die Mittel zu einer gegenseitigen Verständigung, die natürlich je nach den Sinnen, an die sie sich wenden, recht verschiedenartig sein werden. Geruch, Gesicht und Gehör dienen in erster Linie der gegenseitigen Mitteilung und der Sicherung des Zusammenhaltes. Viele Säugetiere mit gut entwickelter Nase erkennen nicht nur das andere Geschlecht sondern einander überhaupt an dem Geruche von Sekreten bestimmter Drüsen, die nicht selten noch ganz besondere Dienste leisten, wie die Gesichtsdrüsen der Antilopen und Hirsche, deren Sekret während des Weidens leicht an Pflanzen abgestreift wird und anderen Individuen wichtige Daten gibt, oder die zwischen den Hufen mündenden Klauendrüsen, die der Fährte einen Geruch verleihen, dessen spezifischen, ja individuellen Charakter die äußerst feine Nase dieser Tiere wohl wahrzunehmen imstande ist. Eine ähnliche Bedeutung hat das Sekret der Bibergeilsäcke; „alle Biber eines Ortes setzen stets an derselben Stelle das Bibergeil und ihren Urin ab." (Espinas, l. c.)

Sehr merkwürdig ist das Verhalten der gesellig lebenden Hunde und Wölfe, die sich ihres Urins zu Mitteilungszwecken bedienen, wodurch sich die eigenartige Gewohnheit unserer Haushunde erklärt, die schon manche Hundebesitzerin bei der Hundesperre zur Verzweiflung gebracht hat.[1] — Von dem Nestgeruche der sozialen Hymenopteren wird noch die Rede sein.

„In bezug auf die soziologische Bedeutung" des Körpergeruches „ergibt sich, daß der ganze Organismus beider Geschlechter durch die Ausdünstungen in mächtige Erregung versetzt wird. So werden sie innig miteinander verbunden, und ihr von diesem gegenwärtigen Eindrucke ganz erfülltes Bewußtsein tritt in vielleicht noch engere Beziehungen als die verschiedenen Individuen eines Polypariums, welche an derselben Zirkulation teilnehmen. Mag immerhin die Entfernung sie trennen und jedes für sich seine Nahrung suchen müssen: stets werden die feinen Ausdünstungen, welche der Wind ihnen zuführt, das Band bilden, welches sie durch den Raum hindurch verknüpft." (Espinas, l. c.)

Die Fähigkeit zu mannigfachen Lautäußerungen sehen wir keineswegs auf die höheren Tiere beschränkt. Schreck- und Warnlaute, Lock- und

[1] Vgl. Zell, Ist das Tier unvernünftig? Stuttgart, 3. Aufl. 1904, S. 122f.

Hilferufe, welche die Genossen zusammenhalten, beruhigend wirken oder zur geschlechtlichen Vereinigung anreizen, Töne, die den Zustand (Schmerz, Freude, Zorn, Angst, Behagen usw.) eines Tieres dem anderen mitteilen, werden von den sozialen Tieren in ausgiebiger Weise benutzt, um eine Verständigung innerhalb der Sozietät oder, wie oft bei den rein sexuellen Vereinigungen, deren Zustandekommen zu erzielen. Ja, die benutzten Töne können so mannigfaltig sein, daß man geradezu von einer Sprache der Tiere reden kann, die uns in verschiedenen Graden der Vervollkommnung entgegentönt. Unterstützt wird die Ausdrucksfähigkeit durch Laute, wie bei uns Menschen ja auch, durch Mienenspiel, Gesten, Bewegungen von bestimmtem Gepräge und bestimmter Bedeutung, die sich an den Gesichtssinn wenden. Säugetiere bedienen sich zu diesem Zwecke gewisser Bewegungen der Ohren, des Schwanzes, der Gesichtshaut, Sträuben der Haare usw. Vögel bewegen in eigentümlicher Art den Schnabel, die Gesichts- oder Kopffedern, den Kopf oder nehmen eine besondere Körperhaltung an. Daß auch die Färbung und Zeichnung bei dem gegenseitigen Erkennen eine Rolle spiele, namentlich bei so vortrefflich sehenden Tieren wie den Vögeln, ist eine kaum noch bezweifelte Tatsache, der wir sogar bei den viel tiefer stehenden Insekten (Lepidopteren) begegnen. Auf dieser Fähigkeit, einander zu erkennen, von anderen Tierarten zu unterscheiden und sich gegenseitig verständlich zu machen, beruht zum Teil die Möglichkeit für das Zustandekommen jeder reziproken Gesellschaft, die aus freien Mitgliedern besteht, sofern sie überhaupt das in Erscheinung treten läßt, was wir unter sozialem Leben im engeren Sinne zu verstehen pflegen. —

Wir können innerhalb der Sozietäten ihrer Zusammensetzung nach zunächst zwei große Hauptgruppen unterscheiden, deren eine die Gesellschaften artgleicher Tiere (homotypische Sozietäten), die andere die Gesellschaften artverschiedener Tiere (heterotypische Sozietäten) in sich faßt. Beide enthalten je eine größere Anzahl verschiedener Sozietätsformen, die wir im folgenden klassifizieren und näher betrachten wollen.

A. Homotypische Sozietäten.

Wie bei den akzidentiellen Assoziationen unterscheiden wir auch bei den essentiellen Sozietäten homotypische und heterotypische. Hier wie dort liegt der Unterschied in der Zusammensetzung der Gesellschaft: besteht sie aus artgleichen Mitgliedern, so ist sie homotypisch, ohne Rücksicht darauf, ob die Mitglieder morphologisch verschieden sind oder nicht; setzt sie sich aus mindestens zwei verschiedenen Tierarten zusammen, so ist sie heterotypisch.

Zunächst sollen uns die homotypischen Sozietäten beschäftigen, bei denen wir wieder zwei Gruppen zu unterscheiden haben: die kormogenen und die aus freien, nicht miteinander verwachsenen Individuen bestehenden Gesellschaften.

a) Kormogene Sozietäten, Cormen, Kolonien.

Welche Art von Tiergesellschaften wir unter kormogenen verstehen wollen, ist schon bei der Besprechung der akzidentiellen Kolonien auseinandergesetzt worden und bedarf hier der Wiederholung nicht. Essentiell werden diese Kormen dadurch, daß sich aus dem bloßen Beisammensein zahlreicher Individuen ein Zusammenwirken für die Gesamtheit entwickelt, wobei auf der niedrigeren Stufe noch alle Individuen einander morphologisch gleich bleiben und dieselben Aufgaben zu erfüllen haben, während sich auf dieser homomorphen Grundlage als höherwertige Sozietätsform die hetero- oder polymorphe Sozietät ausbildet, deren Mitglieder untereinander morphologisch verschieden geworden sind und nun auch wie die Organe eines höheren Organismus verschiedene Leistungen zum Besten des Ganzen und damit zum Vorteile jedes Mitgliedes des Cormus übernommen haben. Diesen letzteren analoge Sozietätsformen mit heteromorphen Mitgliedern finden wir auch bei den aus freien Mitgliedern bestehenden Sozietäten wieder (soziale Hymenopteren, Termiten), ohne doch in einem beider Fälle berechtigt zu sein, auf Grund der morphologischen Verschiedenheit der Individuen von heterotypischen Gesellschaften zu sprechen; denn die miteinander vergesellschafteten heteromorphen Tierpersonen sind nur verschiedene Formen derselben Tierart, die alle von derselben Mutter abstammen, nicht aber verschiedene Tierarten; und nur wo die Gesellschaft verschiedene Tierarten enthält, soll von einer heterotypischen Sozietät die Rede sein. Die beiden Begriffe einer poly- oder heteromorphen und einer poly- oder heterotypischen Sozietät sind also scharf auseinanderzuhalten.

I. Primäre Kolonien.

Die primären kolonialen Sozietäten entstehen wie die akzidentiellen primären Kolonien durch ungeschlechtliche Vermehrung da, wo die Teilung oder hier auch (im Gegensatze zu den akzidentiellen kormogenen Assoziationen) die Knospung unvollständig ist und infolgedessen alle Mitglieder der Kolonie, von derselben Mutter abstammend, von vornherein (primär) miteinander verbunden bleiben. Auch bei vollständiger Knospung entstehen, wenngleich nur vorübergehend, essentielle primäre Kolonien. Espinas (l. c. S. 214) nennt diese primären Kolonien „Gesellschaften der Ernährung" und sagt von ihnen: „Wir haben gesehen, daß die miteinander beständig verwachsenen Individuen, welche die Gesellschaften der Ernährung bilden, seit ihrer Entstehung so verwachsen sind und niemals frei gelebt haben; und diese Art ihrer Entstehung selbst ist es, welche aus ihnen Gesellschaften bildet." — Wir unterscheiden homomorphe und heteromorphe Kolonien.

α) Reziproke primäre Kolonien.

Die Mitglieder der essentiellen primären Kolonien können in einem reziproken Verhältnisse zueinander stehen, d. h. der Vorteil, welchen der koloniale Verband gewährt, kommt allen Mitgliedern zustatten; alle sind in der Sozietät, in ihrer Relation zu ihr gleich günstig gestellt.

Diese reziproken Kolonien treten teils als homomorphe, teils als heteromorphe auf und können sowohl Teilungs- als auch Knospungskolonien sein. Ihnen stehen die zwar ebenfalls essentiellen, aber nicht reziproken primären Kolonien gegenüber, bei welchen die Vergesellschaftung nur einseitigen Vorteil gewährt. In erster Linie sollen uns die reziproken Kolonialverbände beschäftigen.

α_1) Homomorphe Kolonien.

Die homomorphen Kolonien entstehen durch merotomische Homotomie[1], wobei die Teilstücke (Individuen) nach Ablauf des unvollständigen Teilungsprozesses untereinander gleich sind (Mäandrinen), oder durch homogene imperfekte Astologonie[1], wobei ohne Vermittlung eines Stolo prolifer untereinander gleiche, mit dem Mutterkörper verbundene Knospen entstehen (Porifera, Bryozoa, Hydrozoa, Anthozoa), und schließlich bei gewissen Formen der Stologonie (Clavellina, Perophora). In allen diesen Fällen entstehen Kolonien mit untereinander gleichen Individuen.

1. Teilungskolonien.

Die Teilungskolonien sind hemitomisch, d. h. auf dem Wege der Zwei- und Gleichteilung entstanden. Alle Mitglieder einer Teilungskolonie stammen von derselben Mutter ab, sind also untereinander blutsverwandt. Jedes Stöckchen, das recht umfang- und individuenreich werden kann, repräsentiert einen Stammbaum zahlreicher lebender Generationen, doch so, daß (abweichend von den durch unvollständige Knospung entstandenen Kolonien) nur die zuletzt entstandenen Generationen durch lebende Personen tatsächlich vertreten werden, nicht aber auch deren Eltern, Großeltern usw. bis zur Stammutter. Im übrigen kann auf das über die akzidentiellen Teilungskolonien Gesagte verwiesen werden, die ja ebenso entstehen und sich nur durch das Fehlen essentieller Beziehungen zwischen den Einzeltieren von den hier zu besprechenden Sozietäten unterscheiden.

Essentielle Teilungskolonien mit homomorphem Charakter sind im Tierreiche nicht häufig. Sie begegnen uns z. B. bei manchen Anthozoen, bei welchen übrigens der Grad der Unvollständigkeit der Längsteilung verschieden ist und einen entsprechend verschieden innigen Zusammenhang der Einzeltiere eines Stockes sowie dessen Gesamtform bedingt. Die Teilung der Mäan-

[1] Vgl. Deegener, Versuch zu einem System der Monogonie im Tierreiche, Zeitschr. f. wiss. Zoologie, Bd. 113, 1915.

drinen bleibt derart unvollständig, daß mehrere Individuen von einem gemeinsamen Mauerblatte (Kalkmauer des Skelettes) umschlossen werden. Diese Mauern nehmen eine beträchtliche Ausdehnung an, strecken sich in die Länge und verlaufen gewunden. Die Verbindung der von ihnen umschlossenen Einzeltiere ist derart innig, daß diese sich vielfach kaum noch als solche auseinanderkennen lassen. Es wird also hier eine essentielle Sozietät zu konstatieren sein: alle organisch verbundenen Einzeltiere vermögen Nährstoffe aufzunehmen und auszutauschen; das im Beuteerwerb weniger glückliche Individuum wird von den anderen miterhalten, die zugleich im Interesse der Erhaltung der Kolonie zusammenwirken. Der koloniale Verband schafft also als solcher soziale Werte und erweist sich damit als essentiell.

Auch unter den Protozoen kennen wir ein hierher gehöriges Beispiel. Da aber der hier gemeinte Volvox auch als heteromorphe Kolonie auftritt, wird er weiter unten zu besprechen sein. Bemerkt sei an dieser Stelle nur, daß diese äußerst interessante Flagellatenkolonie so lange homomorph bleibt, wie sie nur somatische, aber keine Geschlechtszellen ausbildet. Daß wir, von ihr ausgehend, zu der Auffassung gelangen können, jedes Metazoon und damit auch der Mensch habe nicht mehr den genetischen und morphologischen Wert eines Einzeltieres, sondern einer heteromorphen (polymorphen) primären Kolonie, wird weiterhin zu erörtern sein. —

2. Knospungskolonien.

Die Knospungskolonien entstehen durch unvollständige Knospung (imperfekte Astologonie.[1]) Da bei der Knospung die Mutter als solche, d. h. als Individuum, nicht zu existieren aufhört, können neben den letzten Generationen alle vorhergehenden bis zur Stammutter gleichzeitig leben und tatsächlich vorhandene Mitglieder der Kolonie repräsentieren, worin ein bemerkenswerter Unterschied den Teilungskolonien gegenüber besteht. Wenn einer durch Knospung entstandenen Kolonie die Stammutter als lebende Komponente fehlt, so ist sie gestorben, nicht infolge der Vermehrungsart als Mitglied des kolonialen Verbandes notwendig verschwunden (z. B. Tunikaten pr. p.). Hier wie bei der Teilung ist die ganze Kolonie eine Familie, alle Individuen sind blutsverwandt und stammen in letzter Linie von derselben Mutter ab.

Die Knospung oder Gemmatio steht zu der Teilung oder Divisio in prinzipiellem Gegensatze. Ich habe diese Auffassung an anderer Stelle[1] ausführlich begründet und verweise hier darauf. Die Knospen entstehen durch ein für sie spezifisches lokales, von dem der Mutter abweichendes Wachstum. Schon das Entstehen der Knospe an der Mutter setzt erstere,

[1] Deegener, Zeitschr. f. wiss. Zool. Bd. 113. 1915.

wenigstens bis sie selbständig ernährungsfähig ist, zu ihrer Mutter in ein Abhängigkeitsverhältnis, das die Vergesellschaftung von Mutter und Kind als essentiell erscheinen läßt, mag nun die Tochter an Ausläufern oder Stolonen des Mutterkörpers oder an diesem selbst entstehen, mag die Knospung eine vollständige oder unvollständige sein. Immer wächst die Knospe auf Kosten ihrer Mutter, solange sie selbst die zu ihrem Wachstum und zu ihrer Erhaltung nötige Substanz noch nicht herbeizuschaffen vermag. Aber so essentiell, so existenzbedingend auch die vorübergehende Vergesellschaftung der Tochter mit ihrer Mutter ist, sie braucht dennoch nicht reziprok zu sein, ist es anfangs nie und kann es höchstens später werden, wenn die Knospe ihre selbständige Ernährungsfähigkeit gewonnen hat; denn anfangs ist nur die Knospe von der Mutter abhängig und ganz auf diese angewiesen. Der Vorteil liegt allein bei der Tochter, nicht auf seiten der Mutter. Die Mutter ist ganz gebender, die Tochter nur nehmender Teil. Es handelt sich also zwar um eine essentielle Sozietät, nicht aber um eine reziproke, sondern um eine Vergesellschaftung mit einseitigem Vorteile.

Ist die Knospung vollständig, so ist auch die Verbindung zwischen Mutter und Kind nur vorübergehender Natur. Ein reziprokes Verhältnis zwischen beiden kann sich dann natürlich nicht entwickeln. Ist sie heterogen und zugleich vollständig, so führt die Heterogeneität dennoch kein reziprokes Verhältnis herbei. Nimmt die Knospung die Form der unvollständigen Gemmatio an, so ist hiermit, wie es scheint in allen Fällen[1], das Entstehen einer Reziprozität garantiert. Diese wird, wenn die Mitglieder der Knospungskolonie untereinander gleichwertig sind (homomorphe Kolonie), nie den hohen Grad erreichen können, den manche heteromorphen Knospungskolonien aufweisen.

Es ergibt sich also, daß die Knospung in jeder ihrer Formen essentielle Sozietäten schafft und daß diese teils reziprok sind, teils einen Vorteil nur auf seiten der Töchter erkennen lassen. Wir werden daher ausschließlich im zweiten Teile dieses Buches von den Knospungskolonien zu sprechen haben, nachdem wir konstatiert haben, daß sie als akzidentielle überhaupt nicht vorkommen.

Für die Knospungskolonien, von denen in diesem Abschnitte die Rede ist, den von Espinas gewählten Namen beizubehalten, trage ich deshalb Bedenken, weil sich beide Begriffe nicht vollständig decken. Dies geht aus folgendem Passus hervor: „Wir schlagen für diese Art von Gesellschaften den Namen Blastodem vor, den wir ohne Unterschied sowohl auf die Vereinigungen von Individuen anwenden, welche aus mehr oder weniger selbstständigen Organen bestehen, vorausgesetzt, daß die bildenden Teile demselben Stamme entsprossen sind und normal miteinander verwachsen bleiben. Diese Einteilung entspricht genau dem, was Jäger morphologische Indi-

[1] Vergl. S. 146, Anm. 3.

vidualitäten nennt, und kommt den Bionten Haeckels sehr nahe. Mit dem Namen Bion bezeichnet Haeckel alle terminalen Formen, welche die Individuen oder die Vereinigungen von Individuen am Ende ihrer Entwicklung annehmen. Wir ziehen die Bezeichnung Blastodem vor wegen ihrer Klarheit und ihrer bestimmten soziologischen Bedeutung." (Espinas, l. c. S. 224.) —

Die Knospungskolonien sind als essentielle Sozietäten nie aus akzidentiellen Assoziationen hervorgegangen. Alle reziproken Knospungskolonien stammen von nicht reziproken, deshalb aber doch essentiellen Sozietäten ab. Die reziproken Knospungskolonien unterscheiden sich von den irreziproken, die stets ihre genetische Vorstufe sind, nur dadurch, daß die Verbindung der Tiere zu einem dauernden Cormus soziale Werte geschaffen hat, die allen Mitgliedern fühlbar werden. —

Wenn bei vielen Kalkschwämmen (Askonen) durch unvollständige Knospung Kolonien entstehen, deren deutlich unterscheidbare, unter sich morphologisch gleichwertige Individuen miteinander derart verbunden sind, daß ihre Gewebe ineinander übergehen (organischer materieller Zusammenhang) und ihre Wände einen Hohlraum umschließen, der mit dem Gastralraume der Mutter kommuniziert, so besitzt die ganze Kolonie einen gemeinsamen ernährenden Hohlraum und eine gemeinsame lebende Körperwand. Es kann demnach jedem Mitgliede dieser ungeschlechtlich entstandenen Familie die von einem anderen herbeigestrudelte Nahrung zugeführt werden; und wenn etwa die Poren des einen oder anderen Einzeltieres vorübergehend verstopft sind und es durch äußere Umstände, etwa wenn eine Schnecke oder Seeplanarie auf ihm sitzt, für einige Zeit unfähig ist, sich selbst zu ernähren, so wird es von der Kolonie erhalten, ohne wesentlich geschädigt zu werden oder gar zugrunde gehen zu müssen. Damit und durch den dies ermöglichenden engen organischen Zusammenhang zwischen den Mitgliedern der Kolonie gewinnt diese Vergesellschaftung ihren essentiellen Wert. An der Schaffung der sozialen Werte sind alle Einzeltiere in der gleichen Weise beteiligt; eine qualitative Verschiedenheit der Leistungen besteht nicht, also auch noch keine Arbeitsteilung, nur eine Arbeitssummierung. Der Hauptsache nach gilt dies auch von den bekannten massigen Schwammkolonien, z. B. der Hornschwämme, die eine Sonderung der Individuen nur noch unvollkommen oder gar nicht mehr erkennen lassen, weil von vornherein oder erst infolge weitgehender Konkreszenzen die Verbindung zwischen den Einzelpersonen sehr innig ist. Ja, man kann zweifeln, ob es sich bei allen solchen kompakten Schwammkörpern überhaupt noch um eine Kolonie handle und nicht vielmehr um das Ergebnis eines normalen Wachstums und der Komplikation eines Individuums. Beruht die so zustande gekommene Form phylogenetisch auf ungeschlechtlicher Vermehrung, so ist deren charakteristisches Bild doch häufig in dem Grade verwischt, daß die Entstehung genügend gesonderter Einzeltiere nicht mehr zur Beobachtung kommt. Die Knospen würden dann von vornherein mit der Mutter in engster Verbindung bleiben und mit ihr mehr einen einheitlichen Organismus als eine Kolonie bilden.

Wesentlich unter denselben Gesichtspunkt fallen die Kolonien der Hydrozoen, solange es nicht zur Ausbildung von besonderen Geschlechtsindividuen (Gonophoren) kommt; mit der Entstehung der letzteren werden die Kormen natürlich heteromorph und lassen eine Arbeitsteilung zwischen den morphologisch verschiedenen Individuen erkennen. Wenn bei unvollständiger Knospung am Mutterpolypen neue, ihm gleichende Individuen entstehen, welche organisch miteinander verbunden bleiben (Ektoderm geht in Ektoderm, Entoderm in Entoderm, Stützlamelle in Stützlamelle über, und das Periderm der Einzelperson ist nur ein Teil des Stockperiderms), und wenn der Gastralraum jedes Polypen mit dem jedes anderen Polypen durch die Cönosarkröhren kommuniziert, so ist eine essentielle Kolonie zustande gekommen, die soziale Werte aufweist. Einmal summiert sich die Leistung der mit Nesselbatterien bewehrten Tentakeln zum Vorteile des ganzen Stockes, der schon auf Grund seines Aufbaues, mag er sympodial, monopodial oder rhizal sein, jedem Polypen eine andere Position zur Umwelt anweist und damit die Gunst der Ernährungsbedingungen für die Kolonie steigert, indem sie mit ihren zahlreichen Polypen ein weit ausgedehnteres Erwerbsfeld beherrscht, als der solitäre Polyp je beherrschen könnte; ferner aber wird die erbeutete Nahrung auch jedem Einzeltiere zugänglich, selbst dann, wenn es vorübergehend aus eigenen Mitteln keiner Beute habhaft werden kann; und damit ist eine Grundlage gewonnen, auf welcher bestimmte Individuen ihrerseits ganz auf selbsttätige Ernährung verzichten können, um sich ausschließlich der ihnen zufallenden Funktion der Fortpflanzung auf geschlechtlichem Wege zu widmen (sessile Gonophoren).

Nun beweisen freilich die solitären Hydroidpolypen, daß sie auch ohne Vergesellschaftung mit ihresgleichen existieren können. Aber eine Vergesellschaftung, selbst wenn sie essentiell ist, muß ja nicht durchaus lebensnotwendig sein, d. h. nicht an ihrem Teile erst die Existenzmöglichkeit geben; so hohe Werte schaffen nur die extremsten Formen der Sozietät. Es genügt schon und rechtfertigt biologisch die Vergesellschaftung, wenn sie neue Werte schafft, ja, sie ent- und besteht selbst schon da, wo sie solche Werte noch nicht schafft und sich nur als Folge äußerer oder innerer Ursachen nebenher ergibt, wie uns die akzidentiellen Assoziationen gelehrt haben.

Während die Hydroidstöckchen, falls sie nicht steril bleiben, normalerweise alle durch Ausbildung von Gonophoren in den Zustand der heteromophen Gesellschaft übergehen, trifft dies für die stockbildenden Anthozoen nicht zu; denn sie lassen keine besonderen Geschlechtstiere entstehen, die, sessil bleibend, unabhängig von dem sozialen Verbande zur Selbsterhaltung nicht fähig sind, und alle Polypen sind untereinander gleichwertig: zum Nahrungserwerbe, zur geschlechtlichen und ungeschlechtlichen Vermehrung imstande. Das gemeinsame Kalkskelett gibt den Riffkorallen, die, wie wir schon sahen (S. 98), auf bestimmte Umweltsbedingungen angewiesen sind, zahlreiche, mit dem Wachstume zunehmende Fußpunkte für neue Individuen, viel mehr Personen finden an der Oberfläche Platz und können die vorhandenen günstigen Bedingungen ausnutzen, als es solitäre, nebeneinander angesiedelte Polypen könnten, und damit schafft die Assoziation erst durch die gemeinsame Arbeit aller ihrer Mitglieder die Möglichkeit zur Existenz für einen großen Teil dieser Polypen.

Im übrigen gilt für die Korallenstöcke dasselbe wie für die Hydroidstöckchen. — Daß beide zu Komponenten akzidentieller Gesellschaften werden können, sahen wir schon. Natürlich fällt damit, daß zwischen benachbart angesiedelten Kolonien keine organische Verbindung besteht, jeder auf dieser beruhende essentielle Wert weg, und die schon besprochenen Korallenriffe sind akzidentielle heterotypische Gesellschaften, die aus homomorphen essentiellen Sozietäten, nämlich aus essentiellen Knospungskolonien, bestehen.

Den homomorphen Knospungskolonien begegnen wir auch bei den Clavelliniden und Perophoriden (sozialen Aszidien) unter den Tunikaten. Sie sind hier durch gemmationale Stologonie entstanden, d. h. durch eine Knospung, bei welcher die Töchter nach Art von Knospen an einem Ausläufer (Stolo prolifer) des Mutterkörpers hervorsprossen. Der Stolo stellt eine organische Verbindung zwischen den Mitgliedern der Kolonien her, indem er aus Gewebsschichten besteht, welche die Fortsetzung entsprechender Teile des Aszidienkörpers sind. Wenn die Entoderm- und Leibeshöhlenverbindung zwischen allen Koloniemitgliedern erhalten bleibt, so ist der soziale Zusammenhalt innig genug, um essentielle reziproke Werte schaffen zu können. —

α_2) Heteromorphe und polymorphe Kolonien.

Diese Gesellschaftsformen mit zum Teil sehr hohem Sozietätswerte entstehen entweder (Teilungskolonie) durch merotomische Hemitomie, wobei die durch gleichhälftige Zweiteilung geschaffenen Personen miteinander verbunden bleiben und, anschließend an die homotomische Entstehung der zunächst homomorphen Kolonie, diese weiterhin Geschlechtszellen von anderer Form und mit anderen Aufgaben entstehen läßt (Volvox); oder (Knospungskolonien) durch heterogene imperfekte Gemmatio, wobei die Töchter derselben Mutter, mit dieser den Zusammenhang bewahrend, unter sich verschieden werden.

1. Teilungskolonien.

Als Beispiel der heteromorphen Teilungskolonie dient uns Volvox. Bei diesem tritt uns als Resultat gemeinsamer Tätigkeit seiner Mitglieder die Gallertmasse der kugligen Kolonie entgegen, an deren Oberfläche etwa 10000 Einzeltiere Platz finden können. Wären diese durch die von jeder Zellperson ausgeschiedene Gallerthülle vollständig voneinander gesondert, so hätten wir im wesentlichen dieselben Verhältnisse vor uns wie etwa bei einem Carchesiumstocke, nämlich eine akzidentielle Assoziation: jedes Individuum würde für sich existieren und auf das andere nicht angewiesen sein. Aber bei Volvox tritt tatsächlich ein festerer Zusammenhang der Zellpersonen untereinander dadurch auf, daß zarte protoplasmatische, also lebende Brücken, von Zelle zu Zelle ziehend, die Gesamtheit aller Zellen dieser Sozietät miteinander zu einer organischen (materiellen) Einheit verbinden. Die Zellen bilden also hier einen zusammenhängenden Protoplasmaleib (wie bei allen essentiellen Kolonien); und wenn auch zunächst noch alle und weiterhin die meisten von ihnen untereinander wesentlich gleich beschaffen und zu denselben Leistungen fähig sind, so können sich doch diese Zellen gegenseitig durch den Stoffaustausch unterstützen, den die Verbindungsbrücken ermöglichen. Zu der Summierung der gleichen Leistungen kommt aber noch eine Arbeitsteilung hinzu, welche der Kolonie schließlich das heteromorphe Gepräge verleiht und zugleich ihren essentiellen Sozietätswert steigert. Die gewöhnlichen Körperzellen, von denen bisher die Rede war, verlieren ihre Fortpflanzungsfähigkeit. Dies kann nur unter der Voraussetzung geschehen, daß andere Mitglieder der Kolonie diese Fähigkeit behalten; sonst wäre Volvox längst ausgestorben; und eben diese Mitglieder sind die Geschlechtszellen. Sie gleichen im ganzen den Körperzellen noch sehr, sind auch in ihrer Ernährung nicht ganz auf diese angewiesen, sondern vermögen noch selbst zu assimilieren und werden nur von den somatischen Zellen unterstützt. Morphologische Unterschiede aber, die uns berechtigen, die Kolonie heteromorph zu nennen, bestehen dennoch zwischen den somatischen und den stets in weit geringerer Anzahl vorhandenen Geschlechtszellen, indem sich die letzteren schon durch ihre überlegene Größe leicht kenntlich machen. Treten als Geschlechtszellen nur Parthenogonidien auf, so bleibt die Kolonie dimorph; wird dagegen die Volvoxkolonie durch die Ausbildung männlicher und weiblicher Geschlechtszellen zwittrig, so besteht sie aus drei verschiedenen Zellarten, ist also trimorph.

Man kann in der Volvoxkolonie ihrem Sozietätswerte nach (nicht phylogenetisch) einerseits eine direkte Vorstufe des Metazoenkörpers, andererseits eine Tierkolonie erblicken. Ist die Zelle der anerkannte Elementarorganismus, so ist Volvox eine Zellsozietät. Und wenn jeder Metazoenkörper seine individuelle Existenz ebensogut als Einzelzelle oder Elementarorganismus beginnt wie Volvox, so ist er im Anschlusse an die Furchung des Eies zunächst nur eine homomorphe Sozietät und wird weiterhin, indem die Differenzierung zu einem Verschiedenwerden der Mitglieder dieser Zellgesellschaft führt, zu einer polymorphen Sozietät, welche im fertigen Metazoenkörper die höchste uns bekannte Stufe essentieller Vergesellschaftung erreicht und Sozietätswerte schafft, die selbst von den höchststehenden, nicht kormogenen Sozietäten niemals erreicht worden sind. Nirgends ist die Arbeitsteilung bei so vollkommenem Ineinandergreifen der Einzelleistungen bis zu dem Grade durchgeführt wie hier; nirgends der Eindruck des Verbundenseins der Vielheit zur vollkommensten und vielseitigsten Einheit so zwingend, wie bei diesen wundervollen Zellstaaten, die, aus Teilungskolonien entstanden, Millionen von verschiedenen Individuen, die durchweg Nachkommen derselben Mutter (befruchtete oder unbefruchtete Eizelle) sind, zu einem neuen höherwertigen Individuum mit weitestgehender Leistungsfähigkeit verschmolzen haben. Kann man somit jedes Metazoon einerseits als Einzeltier, andererseits genetisch als Sozietät ansehen: so würde jede Gesellschaft von Metazoen selbst wieder aus Sozietäten bestehen; und alle diese Sozietäten hätten den Gesellschaftswert von heteromorphen (polymorphen) Teilungskolonien, wären essentiell, homotypisch, kormogen und primär. (Vgl. auch essentielle sekundäre Kolonien!)

2. Knospungskolonien.

Wie diese Kolonien auf dem Wege ungeschlechtlicher Fortpflanzung entstehen, wurde oben schon gesagt. Wir gehen also gleich zu der Besprechung von Beispielen für diese Sozietätsform über.

In vergleichsweise primitiver Gestalt begegnen uns diese heteromorphen essentiellen Knospungskolonien noch bei den Tubularinen und Campanularinen; denn hier tritt im einfachsten Falle nur eine von dem Polypen verschiedene Personengruppe auf: die Gonophoren. Sie stempeln, wenn sie sessil bleiben, als medusoide Geschlechtspersonen, wenn sie frei werden, als in der Entwicklung begriffene Medusen den Stock zu einem heteromorphen (dimorphen).

Wie überall, so betont auch hier der Heteromorphismus die Essentialität der Vergesellschaftung gegenüber dem homomorphen Stocke; denn die Gonophoren sind wenigstens während ihrer Entwicklung (frei werdende Medusen) oder während ihres ganzen Lebens (sessile Medusoiden) auf die Stoffzufuhr von seiten der Kolonie angewiesen und zeitweise oder dauernd in ihrer Existenz völlig von dieser abhängig. Nur auf einer sozialen Basis konnten die sessilen Gonophoren alle zum Beuteerwerb und zur selbständigen Ernährung nötigen Organe verlieren, um so, wenn man die Kolonie als einheitlichen Organismus ansieht, zu dessen Geschlechtsorganen zu werden.

Ist nun mit jedem essentiellen kolonialen Verbande die Möglichkeit zu einer Arbeitsteilung gegeben, so hat sich eine solche auf der vorhandenen Grundlage auch mehrfach und in verschiedener Weise entwickelt. Wo es sich um Zellstaaten handelte, drückte sich diese Arbeitsteilung morphologisch in dem Verschiedenwerden (der Differenzierung) der Mitglieder (Zellen) aus. Sind die Komponenten einer Kolonie selbst schon Zellstaaten von dem Werte einer zusammengesetzten Person, so hat zunächst jede dieser Personen dieselben Aufgaben zu erfüllen (homomorphe Kolonien); dann aber trifft sie die Arbeitsteilung und Differenzierung und schafft wohl hohe Sozietätswerte, niemals aber eine so geschlossene Einheit, wie es der selbst stets als Person erscheinende Zellenstaat (Metazoenkörper) ist. Immer bleibt auch der morphologische Charakter der Kolonie bei den kormogen vergesellschafteten Zellstaaten erhalten, während der Eindruck der Person, an welcher die Zellstaaten (Einzeltiere) wie Organe wirken, mehr zurücktritt.

Eine Steigerung des Grades des Heteromorphismus begegnet uns schon bei denjenigen Hydroidstöckchen, bei welchen mehr als zwei verschiedene Mitglieder der Kolonie auftreten. Wenn die Polypen außer den ihnen gleichwertigen Polypen und den ihnen nicht gleichwertigen Gonophoren Polypenformen von ganz anderer Gestalt entstehen lassen, sei es, daß die Träger der Gonophoren die Form eines mund- und tentakellosen Polypen (Blastostyls) annehmen, sei es, daß abweichend gestaltete Personen als Machopolypen (Wehrpolypen) besondere Funktionen (Schutz der Kolonie, Festhalten der Beute) übernehmen und dementsprechend ihnen eigentümliche Formen gewinnen (Daktylozoide, Spiralzoide von Hydractinia), so ist ein Polymorphismus entstanden, welcher den essentiellen Wert der Sozietät dem Dimorphismus gegenüber naturgemäß merklich gesteigert hat.

Bei den Siphorophoren führt die heterogene unvollständige Knospung zur Entstehung der bekannten polymorphen Tierstöcke, welche die weitestgehende Ähnlichkeit mit einer reich organisierten Einzelperson haben, indem die wirklichen Einzelpersonen des Stockes unter Arbeitsteilung und in tiefgreifender Abhängigkeit von ihrer Verbindung mit der Kolonie den morphologischen und physiologischen Wert von Organen gewonnen haben. Man kann an dem Siphonophorenstocke eine größere Anzahl verschiedener Personenformen unterscheiden, welche wenigstens zum Teil aus Individuen hervorgegangen sind, die teils die Form des Polypen, teils die der Meduse besaßen oder (Medusentheorie) wahrscheinlicher genetisch auf Medusen (= frei schwimmende Polypen) zurückgehen, welche die Gestalt des sessilen Polypen schon aufgegeben hatten. Ob auch Teile der Kolonie existieren, welche nicht von einer dieser beiden Grundformen der Cnidaria abstammen, die also, phylogenetisch betrachtet, niemals Polyp oder Meduse gewesen sind, kann hier nicht erörtert werden; sie würden dann nicht als Knospen

(Personen der Kolonie) angesehen werden können. Für den hier anzustellenden Vergleich des polymorphen Stockes mit dem einfachen Organismus (Zellstaat) vom Werte einer Person genügt die Tatsache, daß medusoide (und polypoide?) Personen in der Tat vorhanden sind, welche sich von der ihnen ursprünglich eigenen Medusen- und Polypenform weit genug entfernt und sich derart spezialisiert haben, daß sie wie Organe des als Person sich darstellenden Gemeinwesens erscheinen. Indem wir den Vergleich durchführen, wird sich der Unterschied zwischen dem Tierstaate mit seinen Personen einerseits und dem einfachen Organismus (Zellstaate) als Einzelperson mit seinen Organen andererseits trotz aller Übereinstimmungen herausfinden lassen; und dieser muß erwiesen werden, weil sonst der Siphonophorenstock als Teilungskolonie (= Zellstaat oder Metazoenperson) und nicht als polymorphe Knospungskolonie erscheint, als welche wir sie doch bisher angesehen haben.

Das Organ der Person fällt physiologisch und scheinbar auch morphologisch unter denselben Begriff wie die Person des Siphonophorenstockes: beide stehen in engster Relation zum Ganzen, dessen Werkzeuge sie in Ausübung spezieller Funktionen sind; beide sind diesen Funktionen entsprechend gestaltet und haben, um eine besondere Leistung übernehmen zu können, andere Leistungen anderen Organen bzw. Personen des Stockes überlassen müssen, d. h. die Differenzierung und die Steigerung der Leistung beruht auf einer Arbeitsteilung, wobei jedes Organ oder jede Person der Kolonie auf die anderen angewiesen ist. Wie aber ein Fisch besondere Lokomotionsorgane, ein besonderes hydrostatisches Organ (Schwimmblase), besondere Organe im Dienste der Ernährung, Geschlechtsorgane usw. besitzt, so hat der Siphonophorenstock besondere Personen zur Ortsbewegung in den Schwimmglocken, einen hydrostatischen Apparat in dem Pneumatophor, Personen zur Aufnahme der Nahrung in den Freßpolypen, Gonophoren als Träger männlicher und weiblicher Geschlechtszellen usw. So betrachtet, würde sich also ein prinzipieller Unterschied zwischen dem Tierstocke und dem einfachen Metazoenkörper (Zellstaate) nicht ausfindig machen lassen. Der tatsächlich vorhandene Unterschied tritt allein im Lichte genetischer Beurteilung deutlich zutage: beide sind auf verschiedenen Wegen entstanden. Berücksichtigt man indessen allein die Ontogenesis, so könnte man freilich den Arm, das Bein, das Ovarium usw. eines Wirbeltieres etwa als heterogene Knospen ansehen und hier einen ähnlichen Bildungsprozeß annehmen wie bei der Entstehung der polymorphen Tierstöcke. Phylogenetisch betrachtet aber stellen sich die Entstehungsformen doch ganz anders dar. Primär waren die Individuen eines Stockes ihrer Mutter und untereinander gleich; sekundär wurden sie unter Arbeitsteilung voneinander verschieden. So war die Meduse, phylogenetisch beurteilt, einmal Polyp; die medusoiden Personen waren ursprünglich einmal Medusen. Im Gegensatze hierzu war der Flügel eines Vogels niemals, stammesgeschichtlich betrachtet, selbst ein Vogel, die Schwimmblase eines Fisches nie ein Fisch, das Bein eines Menschen nie ein Mensch, der Giftstachel einer Biene nie eine Biene; kurz, das Organ war nie eine Person, wohl aber war dies das Einzeltier des polymorphen Stockes.

Zu diesem Urteile über die Personen des Tierstockes gelangen wir übrigens nur auf Grund der vergleichenden Morphologie, welche uns die wesentlichen Daten zur Konstruktion der Phylogenesis erst liefert. In letzter Linie sind also gegen den Schein doch die morphologischen Verhältnisse maßgebend, wenn wir in der Siphonophorenkolonie einen auf Grund heterogener unvollständiger Knospung entstandenen Personenverband erblicken.

Demnach ist der Siphonophorenstock eine primäre polymorphe Knospungskolonie, deren Mitglieder unter sich verschiedene polymorphe Teilungskolonien, also ebenfalls primäre kormogene Sozietäten sind. —

Die polymorphen Kolonien der Bryozoen entstehen in ähnlicher Weise. Bei den Chilostomen treten als besondere umgebildete Individuen des Stockes die sogenannten Avikularien auf, die ihren Namen wegen ihrer Ähnlichkeit mit einem Vogelkopfe erhalten haben und heterogene laterale Knospen repräsentieren. Diese Individuen haben ihrer abweichenden Form entsprechend auch eine ganz andere Aufgabe für den Stock zu erfüllen als die dem Primärindividuum gleichenden homomorphen Personen, indem sie als muskulöse Zangen durch ihre schnappenden Bewegungen wohl der Kolonie einen gewissen Schutz gewähren, dann aber auch kleine Beutetiere und Nahrungskörper festhalten, deren zerfallende Reste durch die Tentakeln der Polypidindividuen deren Mundöffnungen zugestrudelt werden. Daß es sich hier nicht nur um Organe sondern um umgebildete Personen des Stockes handelt, geht daraus hervor, daß sie unter ganz ähnlichen Erscheinungen hervorknospen wie die Polypide, von denen sie phylogenetisch ableitbar sind, zumal noch Zwischenformen zwischen beiden Individuenarten existieren (Flustra). Wenn sich der sogenannte Unterkiefer der Avikularien stark verlängert und geißelartige Gestalt annimmt, entstehen die „Vibrakularien", die durch Vermittlung der Avikularien von den gewöhnlichen Personen abzuleiten und somit ebenfalls als Personen, nicht als bloße Organe des Stockes aufzufassen sind. — Schließlich können noch als umgestaltete Individuen Personen entstehen, welche im Interesse der Arterhaltung spezialisiert sind: Gonöcien, Oöcien oder Ovizellen, in welchen die Eier entstehen oder nur eine Brutpflege genießen und welche recht verschiedene Formen annehmen können. Wie bei den Gonophoren der Hydroidstöckchen ist auch hier bisweilen eine so weitgehende Rückbildung dieser Oöcien zu bemerken, daß man in Zweifel sein kann, ob sie wirklich als selbständige Personen anzusehen seien.

β) Irreziproke Kolonien.

Daß eine Knospung ihrer Natur nach niemals zu einer akzidentiellen Vergesellschaftung führen kann, wurde an andere Stelle (S. 133) schon ausgeführt; ebenso, daß jede Knospung primär ein zwar essentielles, aber nicht reziprokes Verhältnis schafft. Wir werden hier die gewonnene Erkenntnis nur noch an Beispielen zu erläutern haben, wobei wir an die verschiedenen Knospungsformen anknüpfen.

Bei der lateralen exogenen homogenen vollständigen Astologonie, bei welcher die an der Seitenwand des Mutterkörpers entstehenden Töchter nach außen über diesen hervorragen, der Mutter gleichen und sich nach ihrer Ausbildung von dieser trennen, entstehen vorübergehend essentielle irreziproke Sozietäten von homomorphem Charakter (Hydra, Dipurena, Lophokalyx, Oscarella u. a.).

Die solitären Hydren zeigen den hier in Rede stehenden typischen Knospungsverlauf. Die Knospe besteht aus denselben Gewebsschichten wie die Mutter; indem sie als lokale Ausstülpung der intakt bleibenden präexistenten Mutter durch für sie spezifisches Wachstum an Größe zunimmt, gewinnt sie unter Ausbildung der Tentakeln (als peristomalen, schlauchförmigen Ausstülpungen ihrer Körperwand) und Durchbruch einer Mundöffnung in der Mitte ihrer freien Endfläche zwischen den Tentakelwurzeln die Gestalt ihrer Mutter. Wie bei jeder Knospung sind am Aufbau des Tochterkörpers nur somatische Zellen, keine Geschlechtszellen der Mutter aktiv beteiligt. Endlich löst sich die für ein selbständiges Leben vollkommen ausgestattete Knospe von ihrer Mutter ab, um erst im freien Zustande zu ihrer vollen Größe heranzuwachsen, ihre Tentakeln zu vermehren und schließlich selbst wieder zur Knospenbildung zu schreiten. Es kommt indessen häufig vor, daß die Mutter schon eine zweite, dritte usw. Knospe entstehen läßt, bevor sich die erste Tochter gesondert hat, ja, diese letztere kann ihrerseits schon eine Enkelknospe ausbilden, während sie noch an ihrer Mutter sitzt; und dann entstehen vorübergehend ziemlich individuenreiche kleine Stöcke, die sich aber schließlich immer wieder unter Freiwerden der Einzeltiere auflösen.

Hier sehen wir die Tochter von der Mutter anfangs in ihrer ganzen Existenz abhängig, die Vorteile der Vergesellschaftung ganz auf Seiten der Tochter; deshalb haben wir zwar eine essentielle, zugleich aber irreziproke Sozietät vor uns, die freilich nur so lange besteht, bis die Tochter ihrer Mutter nicht mehr bedarf und sich selbständig ernähren kann.

Das gleiche gilt für Dipurena, Lophokalyx und Oscarella, die uns an dieser Stelle als Beispiele genügen mögen. An dem Manubrium der zu den Hydromedusen gehörenden Dipurena dolichogaster Haeckel entstehen seitliche Knospen, wobei sich die Knospenbildung nicht auf die Basis des Manubriums und das freie Mundende erstreckt. Die Töchter können auch hier schon Enkelknospen liefern, bevor sie sich von ihrer Mutter getrennt haben; infolgedessen entsteht dann vorübergehend eine kleine Medusenkolonie. Ein gewisser Unterschied der Hydrenknospung gegenüber würde sich bei der Medusenknospung insofern ergeben, als die Medusenknospe nur aus einem Keimblatte ihrer Mutter, dem Ektoderm, hervorgehen soll. Nach einer anderen Auffassung (Braem) wäre bei den Margeliden die „Knospung" überhaupt kein ungeschlechtlicher Vorgang, da jede Knospe aus einem parthenogenetischen Ei hervorgehe. Dann müßte man hier eine Art des Lebendiggebärens annehmen, wenngleich die Töchter nicht im, sondern am Mutterkörper heranwachsen („Gonoblastie") und von ihm ernährt werden. Weitere Untersuchungen haben diese Frage zu klären.

Als laterale vollständige Knospung würde auch die bei manchen Schwämmen beobachtete Fortpflanzungsart zu bezeichnen sein; denn da bei diesen die Knospen weder am fixierten Pole noch auch am Osculum entstehen, wird man sie als Seitenknospen auffassen müssen. Bei Polylophus philippinensis Gray wölben sich die Knospen über den Mutterkörper vor und bleiben mit diesem durch einen basalen Stiel oder schließlich nur noch durch einen Nadelschopf so lange verbunden, bis sie zu vollständigen kleinen Schwämmen mit Ektoderm, Mesenchym und Geißelkammern geworden sind, die auch schon die verschiedenen Nadelformen ihres Skelettes besitzen und deren Osculum noch vor ihrer Ablösung durchbricht. (F. E. Schulze.)[1]

Auch bei Oscarella lobularis O. Schm. beobachtete F. E. Schulze[2] eine Knospung: von der Mutter lösen sich blasenförmige Körperchen ab und setzen sich fest, nachdem sie eine Zeitlang frei im Wasser flottiert haben, um dann zu einer neuen Oscarellakruste zu werden. Da diese Fortpflanzungskörper schon den typischen Bau und alle Gewebe ihrer Mutter besitzen, müssen wir hier von einer homogenen Knospung sprechen, wenngleich die Knospen anfangs insofern von der Mutter verschieden sind, als sie tagelang frei leben, um sich dann erst festzusetzen.

Ganz ähnlich liegen natürlich die Verhältnisse, wenn bei sonstiger Übereinstimmung mit der eben besprochenen Knospungsform die Knospung zu einer diffusen oder endogenen wird. Der geringe formale Unterschied läßt das Wesen der resultierenden Sozietät unberührt und schafft nur eine andere Anordnung der Mitglieder des Stockes.

Taenia echinococcus v. Sieb. zeigt mehrere verschiedene Formen der Knospung. Von einer diffusen exogenen vollständigen homogenen Gemmatio kann bei diesen Cestoden in demjenigen Falle die Rede sein, in welchem sich von der Mutterblase nach außen hin Tochterblasen ablösen, um zu

---

[1] Challenger, Report Zool. Vol. XXI. 1887.
[2] Zool. Anz. Bd. II. S. 636.

Stammüttern neuer (vorübergehend bestehender) Kolonien zu werden. Dieselbe Knospungsform liegt bei Cysticercus longicollis von Taenia crassiceps Rud. vor, indem die exogenen Knospen diffus entstehen, der Mutterblase gleichen und sich von dieser vollständig sondern.

Endogen ist die vollständige homogene Knospung bei Taenia coenurus v. Sieb. und zum Teil bei Taenia echinococcus v. Sieb. — Die endogene Gemmatio von Taenia coenurus v. Sieb., einem Bandwurme, der als Erreger der Drehkrankheit sein Finnenstadium im Gehirn oder Rückenmarke des Schafes (und anderer Wiederkäuer) durchmacht, besteht darin, daß an der Wand der bis hühnereigroßen Finnenblase zahlreiche, oft mehrere hundert Scolices entstehen, die sich untereinander gleich verhalten und sämtlich als Töchter derselben Mutter einer Generation angehören. Fassen wir als ihre Mutter die Blase auf, so sind sie von dieser augenfällig verschieden (heteromorph). Es erscheint nun aber keineswegs berechtigt, hier die Blase allein als Mutter anzusehen und von einer heterogenen Knospung zu sprechen. Man muß vielmehr, von der einfachen (nur einen Scalex enthaltenden) Finne ausgehend, diese Finne als die Mutter aller übrigen Scolices ansehen; dann wäre die Knospung nicht als heterogene, sondern als homogene aufzufassen. Phylogenetisch gedacht, erscheint diese Auffassung wohl allein möglich und berechtigt: an der einfachen Finne, der Mutter, entstehen, auf deren Blase lokalisiert, neue Scolices, die der Mutter gleichen und die Blase mit ihr gemeinsam haben. Aber auch die Blasen können als Tochter- und Enkelblasen an der Blase der ursprünglichen Mutter (Finne) entstehen: dann erstreckt sich die Knospung auf mehrere Generationen und die vorübergehend bestehende Kolonie enthält nicht nur Töchter, sondern auch Enkel der aus dem Ei hervorgegangenen Finne. So stellt sich die Knospung bei Taenia echinococcus v. Sieb. dar, dessen kuglige, ellipsoide, höckerige oder traubige Finne in verschiedenen Organen, vorzugsweise in der Leber des Menschen, Schweins, Pferdes und anderer Säugetiere, ja bei Vögeln (Pfau) lebt, hirsekorn- bis menschenkopfgroß wird und 15 kg Gewicht erreichen kann. Auch dieser Knospungsvorgang wird ursprünglich eine homogene Knospung gewesen sein, ist es jedoch nicht geblieben, weshalb er uns bei der heterogenen Knospung noch beschäftigen soll. Aber auch eine homogene Knospung ist als endogene bei T. echinococcus v. Sieb. festzustellen. Sie tritt uns da entgegen, wo sich von der Mutterblase nach innen Tochterblasen völlig abschnüren, die sich wie die Mutterblase verhalten, indem sie ihrerseits endogene Blasen (Enkelblasen) entstehen lassen. —

Die heterogene Knospung läßt, wenn sie vollständig ist, nur vorübergehend heteromorphe Kolonien entstehen, ohne daß der essentielle Wert der Sozietät eine Steigerung oder Ausdehnung auf mehrere Mitglieder (Reziprozität) erfährt, weil sich ja das heteromorphe Individuum gerade dann ablöst, wenn es seine eigene Tätigkeit zu entfalten beginnt. Ist diese

Knospung epigen, d. h. finden wir als unterscheidende Merkmale zwischen Mutter und Tochter auf seiten der letzteren nur negative Merkmale, so kann schon deshalb kein reziproker Stock entstehen, weil sich die Tochter bereits von ihrer Mutter trennt, bevor sie dieser irgendwelche Dienste leisten könnte. Ein hierher gehöriges Beispiel ist neben anderen ein bekanntes peritriches Ziliat, Spirochona gemmipara Stein, das man an den Kiemen von Gammarus findet. Neben dem eigenartigen spiraltrichterförmigen Peristom der Mutter tritt zunächst die Anlage eines neuen Peristoms auf. Stets streng lokalisiert an derselben Stelle (links ventral) bildet die Mutter eine Vorwölbung ihres Cytoplasmaleibes, die apicalwärts emporwächst und sich immer deutlicher abhebt, um schließlich nur noch durch einen Stiel mit der Mutter in Zusammenhang zu bleiben. Die sackförmig gewordene Anlage des Peristoms wächst in den apikalen (freien) Pol der Knospe hinein, wobei ihre anfänglich bestehende Verbindung mit dem mütterlichen Peristom allmählich verschwindet. Diesen Vorgängen am Cytoplasma gehen Veränderungen des Kernapparates parallel: zuerst teilen sich die Micronuclei, dann der Macronucleus. Die Hälfte der Kerne wandert in die Knospe über, deren Peristomanlage sich nach außen öffnet, ohne jedoch schon die Form des mütterlichen Peristoms anzunehmen. In diesem Zustande löst sich die Knospe ab und hat zunächst keine Ähnlichkeit mit ihrer Mutter. Nachdem sie unter Benutzung der vorläufig zur Lokomotion dienenden Peristomwimpern einige Zeit ein freies Leben geführt hat, setzt sie sich am Rande einer Gammaruskieme fest, um heranzuwachsen und die Gestalt ihrer Mutter anzunehmen.

Wenn auch bei Spirochona in der Regel nur eine Knospe gebildet wird und erst nach deren Ablösung eine zweite, dann eine dritte usw., so kann doch bei lebhafter Proliferation die zweite Tochter schon angelegt werden, bevor sich die erste abgelöst hat; dann haben wir eine multiple laterale Knospung vor uns.

Wird die vorübergehend heterogene (metabologene) Knospung zu einer metagenen, d. h. besitzt die Tochter der Mutter gegenüber positive Unterscheidungsmerkmale, so gilt für die resultierende Kolonie dasselbe wie bei der epigenen Knospung. Da diese vollständig ist, stellt das Tochterindividuum seine abweichende Organisation niemals in den Dienst der Mutter, und die Sozietät bleibt irreziprok. Bei Ephelota gemmipara Hertw. werden nach Hertwig[1] gleichzeitig vier bis zwölf Knospen am freien Pole des mütterlichen Körpers gebildet. „Der hufeisenförmige Kern (Macronucleus) treibt zahlreiche sich verästelnde Knospen. Über den Enden der Kernknospen bilden sich auf der Körperoberfläche kleine Höcker, in welche die sich verlängernden Endäste des Kerns hineinwachsen. Hier biegen sich letztere hufeisenförmig um; die an Größe zunehmenden Höcker höhlen sich auf einer Seite muldenförmig aus und bedecken sich auf derselben mit Flimmern.

[1] Morpholog. Jahrb. Bd. 1, 1876.

Dann schnürt sich zuerst der neugebildete Kern, demnächst der ganze Schwärmer ab, worauf letzterer nach längerem Umherschwimmen sich fixiert, einen Stiel ausscheidet und eine neue Ephelota bildet." — Die Knospen erinnern an hypotriche Ziliaten, indem nur die eine Fläche ihres Körpers Zilien trägt. —

Wenn die heterogene Knospung ametabologen wird, d. h. die von ihrer Mutter verschiedenen Knospen diese ihre Verschiedenheit zeitlebens beibehalten, ändert dies an der Natur der heteromorphen Kolonie nichts; denn auch hier löst sich ja die heteromorphe Knospe von ihrer Mutter ab, sobald sie der mütterlichen Hilfe nicht mehr bedarf. Dies zeigen z. B. Trypanosyllis ingens Johnson, T. gemmipara und misakiensis (Johnson[1], Izuka[2]), Würmer, deren Knospen ventral etwas vor dem Analende der Mutter entstehen. Sie bilden schließlich ein ganzes Bündel ungleichaltriger divergierender Töchter (bis 50 Individuen) am Hinterende der Mutter. Als heterogen erweist sich diese Knospung dadurch, daß die Töchter („Zoide") im Gegensatze zu ihrer Mutter Geschlechtstiere sind und in ihrer Kopfform, durch das Fehlen eines Darmes usw. erheblich von dem Stammtiere abweichen; als ametabologen dadurch, daß die Töchter zeitlebends von der Mutter verschieden bleiben.

Ebenso wie bei Trypanosyllis bleiben die frei werdenden Medusen der Hydrozoen als heteromorphe Knospen ohne essentiellen Wert für die Sozietät, welche sie anfangs mit den Polypen bilden. Von diesen genährt, lösen sie sich ab, sobald sie die Organisation gewonnen haben, die sie fähig macht, sich unabhängig von den Polypen zu erhalten. Die Medusen unterscheiden sich durch die Art ihrer Fortpflanzung, sowie durch ihre ganze Lebensführung als frei schwimmende Tiere wesentlich von den sessilen Polypen und besitzen demgemäß zeitlebens eine ganz andere Organisation.

Die besprochenen irreziproken Kolonien sind durchweg nur vorübergehender Natur. Sie ändern ihren Charakter, wenn die Knospung unvollständig und damit die Verbindung zwischen Mutter und Kindern dauernd wird; denn dann wird, sobald sich nur eine materielle Verbindung zwischen den Mitgliedern der Kolonie erhält, auch die fertig entwickelte Knospe der Mutter dieselben Dienste leisten können, wie diese ihr, weil beide nunmehr gleichwertige Personen des Stockes sind. Es scheint, als gäbe es außer den Polypenstöckchen mit stärker rückgebildeten sessilen Medusen[3] keine

[1] Amer. Natural. Vol. 36. 1902. S. 302.

[2] Annot. Zool. Japon. Tokyo. Vol. 5. p. 258.

[3] Bei diesen handelt es sich freilich noch immer um eine Arbeitsteilung, durch welche die Polypen entlastet werden, da sie selbst keine Geschlechtsprodukte auszubilden haben; und diese Entlastung könnte man als einen Nutzen ansehen, der den Polypen aus der Vergesellschaftung mit den sessilen Gonophoren erwachse. In Wirklichkeit aber liegt dieser Vorteil in der Knospung besonderer Gonophoren, nicht in der Vergesellschaftung mit ihnen, daher der Vorteil doch auch hier allein auf seiten der sessilen Medusen zu finden ist, die ganz in Abhängigkeit von den Polypen existieren.

durch unvollständige Knospung entstandene Kolonie, die nicht reziprok wäre; aber alle reziproken sind aus irreziproken Knospungskolonien hervorgegangen, wie sich aus dem Wesen der Knospung von selbst ergibt.

II. Sekundäre Kolonien.

Diese Vergesellschaftungen entstehen dann, wenn artgleiche (oder artfremde) Individuen miteinander verwachsen und so, ursprünglich gesondert, einen Tierstock bilden. Essentiell sind heteromorphe Konkreszenzen selten, wenn man von der Befruchtung absieht. Aber man kann, wenn man will, jedes befruchtete Ei, jede Verschmelzung zweier Geschlechtszellen, solange beide Zellen noch erkennbar für sich bestehen, als eine Konkreszenzkolonie auffassen, die zwar aus heteromorphen, aber nicht aus heterotypischen Individuen (Geschlechtszellen, Gameten) entstanden ist. Aus dieser Konkreszenz, bei welcher die Konkreszenten schließlich ihre Individualität völlig aufgeben, wird dann (Furchung) eine homomorphe und weiterhin (Differenzierung) eine heteromorphe Teilungskolonie. Erfolgt eine Bastardierung, so entsteht eine heterotypische Konkreszenzkolonie, die nur als sekundäre möglich ist; aus der heterotypischen Kolonie (dem von artfremdem Spermatozoon befruchteten Ei) geht dann wie aus der homotypischen Konkreszenzkolonie die anfangs homomorphe und endlich heteromorphe Teilungskolonie (der fertige Körper des Bastards) hervor.

Homomorphe Konkreszenzkolonien sind die aus den Menonten[1] der Spongilliden entstandenen Süßwasserschwämme. Die als Gemmulae bekannten Menonten oder Dauerknospen bilden als solche keinen kolonialen Verband sondern existieren unabhängig voneinander, nachdem der Mutterschwamm abgestorben ist. Nun läßt aber später nicht jede Gemmula einen gesonderten Schwamm aus sich hervorgehen, sondern alle im Nadelskelette der abgestorbenen Mutter (Spongilla lacustris L., Ephydatia fluviatilis L.) verbleibenden Gemmulae bilden zusammen im Frühjahre an Stelle ihrer toten Mutter nur einen einzigen neuen Schwamm, indem ihr Inhalt zusammenfließt (Jaffé[2]). Haben die Menonten zweifellos den Wert von Individuen, so ist der aus ihnen entstandene Schwamm eine Konkreszenzkolonie, freilich mit so inniger Verbindung seiner Mitglieder, daß die Einzelpersonen nicht erkennbar bleiben.

Auch bei anderen Schwämmen kommen Konkreszenzen vor, die sich teils auf die Larven, teils auf fertige Schwämme beziehen. Nach H. V. Wilson[3] verschmelzen die nicht mehr schwärmenden sondern am Boden herumkriechenden Larven von Lissodendoryx sehr leicht miteinander derart, daß bis 100 Individuen sich vereinigen. Wenn nun auch bei so individuenreichen

[1] Vgl. Deegener, Versuch zu einem System der Monogonie im Tierreiche. Zeitschr. f. wiss. Zool. Bd. 113. H. 4. 1915.

[2] Zool. Anz. Bd. 39, S. 657.

[3] Journ. Exper. Zool. Baltimore. Vol. 5. 1907.

Konkreszenzen die Weiterentwicklung gestört erscheint, so können doch aus kleinen Larvenkomplexen von 2—6 Stück normale Schwämme entstehen, die dann den Wert essentieller Konkreszenzkolonien besitzen. —

Wenn fertige Kalk-, Kiesel- oder Hornschwämme nahe beieinander angesiedelt zunächst nur akzidentielle Synchorien aus essentiellen Kolonien bilden, so können sie bei gegenseitiger Berührung derart miteinander verwachsen, daß sich die Platzgemeinschaften in essentielle Konkreszenzkolonien verwandeln, deren Komponenten natürlich essentielle Kolonien bleiben, d. h. selbstverständlich durch die Konkreszenz ihren essentiellen Charakter nicht einbüßen.

Unter denselben Verhältnissen entstehen Kolonien von dem gleichen genetischen und sozialen Werte, wenn bei den Hydroidpolypen verschiedenen Kormen angehörige Ausläufer der Hydrorhiza aufeinandertreffend miteinander verwachsen und so eine Kommunikation zwischen den Cönosarkröhren und eine organische Verbindung zwischen den ursprünglich gesonderten Kormen herbeiführen. Nur werden natürlich diese Konkreszenzkolonien heteromorph oder polymorph, wenn ihre Komponenten aus morphologisch verschiedenen Individuen bestehen.

Bei den Anthozoen (Siderastraea radians[1]) kommen ganz ähnliche Larvenverschmelzungen vor wie bei den Spongien. Die aus 12 bis 32 Larven bestehenden Konkreszenzen liefern eine einheitliche Kolonie, die aber den normal (aus einer Larve) entstandenen Stöcken gegenüber abnorme Bauverhältnisse aufweist, welche sie als Verwachsungskolonie den primären Kormen gegenüber kenntlich macht. Übrigens können bei vielen Anthozoen auch Larven, die sich an ältere Individuen anheften, mit diesen sowie benachbarte ausgebildete Stöcke untereinander Konkreszenzkolonien bilden. —

Ein sehr merkwürdiges Beispiel der Entstehung homotypischer heteromorpher Konkreszenzkolonien haben wir in den Dolioliden vor uns. Die Knospen lösen sich von dem ventralen Stolo ab, und wenn sie auch zu dem sogenannten Dorsalstolo wandern und zum Teil mit diesem dauernd verbunden bleiben, so ist doch diese Verbindung eine erst nachträgliche, nicht durch unvollständige Knospung bedingte sondern auf Verwachsung beruhende. Die Knospen sind nicht nur von ihrer Mutter, sondern auch untereinander verschieden; und wenn die Knospung unvollständig wäre, würde eine primäre polymorphe Kolonie entstehen.

Schon bei der geschwänzten Larve von Doliolum (dem Oozoid) entsteht der eigentliche echte Stolo an der Ventralseite des Körpers, während der „Dorsalstolo", dem dieser Name als nicht proliferierendem Körperfortsatze nicht zukommt, am Rücken der Larve auftritt. An dem aus acht zelligen Strängen (dem unpaaren dorsalen Mesodermstrange, dem unpaaren

[1] Vgl. Duerden, Amer. Natural. Vol. 36. 1902. p. 461.

ventralen Herzstrange, den paarigen Pharyngealsträngen, den vorderen und hinteren Kloakensträngen) bestehenden, außen vom Ektoderm überzogenen Ventralstolo, dessen Stränge die Anlagen für die Knospen liefern, entstehen diese, indem sich durch Ringfurchen 4—5 und später mehr Töchter voneinander sondern, welche in ihrem Bau mit dem Stolo, als dessen Teile sie erscheinen, übereinstimmen. Diese Knospen lösen sich am distalen Stoloende ab, und basal entstehen am Stolo immer neue Teilstücke. Die Knospung erweist sich hierdurch als vollständige. Die abgelösten Knospen verlassen aber den Mutterkörper nicht, sondern schicken sich zu einer sehr eigenartigen Wanderung an, deren Ziel der Dorsalstolo ist. Die Wanderung kommt durch Vermittlung amöboider Zellen (Korotneffs Phorocyten) zustande, welche von der Ektodermscheide des Stolo prolifer (Ventralstolo) herstammen und von denen gewöhnlich jeder Knospe drei bis vier zugeteilt werden. Am Dorsalstolo angelangt, setzen sich die Knospen, die inzwischen noch während ihrer Wanderung eine Vermehrung durch vollständige Hemitomie erfahren haben, an diesem fest und teilen sich auch in seinem Bereiche noch weiter; aber es entstehen keine Knospen am Dorsalstolo selbst und aus dessen Geweben. Dieser ist somit kein proliferierender Körperteil und besteht auch, im Gegensatze zu dem echten Stolo, als hohle, langgestreckte hintere Ausstülpung der Körperwand nur aus der Epithelschicht mit Mantelcuticula und Bindegewebe; ihn durchziehen ein rechter und linker mit der Leibeshöhle der Mutter kommunizierender Hohlraum (Blutgefäße). Seine Bestimmung ist, die Knospen, die er nicht produziert hat, zu ernähren. Diese entwickeln sich verschieden. Es entstehen erstens die Lateralblastozoide als löffelförmige, kurzstielige, mit wohlentwickeltem Darmkanale ausgestattete Individuen, welche die anderen Blastozoide und die Mutter, deren Darm und Pharyngealapparat schwinden, ernähren und für sie atmen („Gastrozoide"). Sie pflanzen sich nicht fort und bleiben dauernd mit dem Dorsalstolo verbunden. Zweitens entwickeln sich die Medianblastozoide mit der Organisation der Geschlechtstiere und der jungen Stammutter (Oozoid), von tonnenförmiger Körpergestalt, jedoch ohne Genitalorgane. Mit einem ventralen hinteren Stiele sitzen sie zunächst am Dorsalstolo fest und behalten den Stiel, nachdem sie frei geworden sind. Als dritte Form treten an dem Stiele der letztgenannten Individuen („Pflegetiere", „Phorozoide") Knospen auf, welche die Geschlechtstiere liefern. Viertens begegnen uns noch die aus Wanderknospen entstandenen Protogonozoide, die im embryonalen oder larvalen Zustande verharren und, dem Dorsalstolo der Mutter oder dem Ventralfortsatze der Phorozoide aufsitzend, durch Knospung Geschlechtstiere entstehen lassen. Diese letzteren („Gonozoide") gleichen den Phorozoiden in ihrer Organisation, leben wie diese frei, haben tönnchenförmige Körpergestalt und pflanzen sich geschlechtlich fort, werden also zu Eltern der Oozoide (Grobben, Uljanin, Neumann). —

b) Sozietäten freier (nicht miteinander verwachsener) Individuen.

Die Sozietäten der freien Individuen, die keine Verwachsung, also kein materielles Band zusammenhält, beruhen häufig, jedoch keineswegs immer, auf sexueller oder genetischer Grundlage.

So weitgehend nun auch die assoziierende direkte oder indirekte Wirkung des Geschlechtstriebes und der Liebe zu den Jungen sein kann, darf demgegenüber doch nicht unbeachtet bleiben, daß der Geschlechtstrieb häufig geradezu dissoziierend wirkt.

Wir unterscheiden zunächst zwei große Gruppen von Sozietäten: die sexuell oder genetisch begründeten und die insexuellen, nicht auf genetischer Basis entstandenen Gesellschaften.

b_1) Sozietäten mit sexueller oder genetischer Grundlage.

Die sexuellen und genetischen Sozietäten können ihrerseits wieder aus Mitgliedern bestehen, welche auf Grund ihrer Erzeugung von vornherein beisammen und bei ihren Eltern bleiben (primäre sexuelle Sozietäten oder Familien), oder aus Mitgliedern, die sich erst nachträglich zusammengefunden haben (sekundäre sexuelle Sozietäten). Die primären Sozietäten dieser Art sind genetischer Natur und beruhen auf der ontogenetischen Zusammengehörigkeit ihrer Mitglieder; die sekundären dagegen kommen unter dem Einflusse des Geschlechtstriebes zustande. Beide treten uns ihrerseits wieder in verschiedenen Formen, in verschiedener Zusammensetzung entgegen.

I. Primäre Sozietäten, Familien.

Überall, wo die beiden Eltern, nur die Mutter oder nur der Vater mit den von ihnen erzeugten Kindern längere Zeit vergesellschaftet bleiben oder wo sich wenigstens die Kinder desselben Elternpaares noch einige Zeit zusammenhalten, haben wir es mit einer Tierfamilie zu tun. Das Verhältnis, welches zwischen den Familiengliedern besteht, pflegt ein mehr oder minder deutlich ausgeprägt gegenseitiges oder reziprokes zu sein. Aber bei niederen Tieren kommt es vor, daß eine solche Gegenseitigkeit nicht besteht oder wenigstens für uns nicht erkennbar und nachweisbar ist; es sind dies Fälle der Brutpflege, bei welchen aller Vorteil auf seiten der Kinder, der Nachteil aber, oder wenigstens kein Vorteil, auf seiten der Mutter liegt. Solche Beispiele anscheinend irreziproker Familien werden wir weiter unten kennen lernen, nachdem wir uns zuvor mit den Formen beschäftigt haben, welche die reziproken Familien annehmen können.

Die Familie setzt in der Regel (ausgenommen sind die auf parthenogenetischem Wege zustandegekommenen Familien) die Ehe als ihr zeitlich vorhergehende Sozietätsform voraus. Aber wenn sie auch dieser als ihrer notwendigen Bedingung folgt, kann man doch nicht sagen, die Familie als Sozietät habe sich aus der Ehe entwickelt; denn sofern beide Sozietäten sind, haben sie eigentlich keine genetischen Beziehungen zueinander. Die Ehe führt nicht immer zur Entstehung einer Familie; und selbst wenn beide Eltern überleben, bilden sie dennoch keineswegs immer mit ihren Kindern eine Familiensozietät. Die Ehe ist nur insofern als Vorläufer der Familie anzusehen, als sie durch ihren eigentlichen primären Zweck, die Begattung, erst die Mitglieder schafft, aus denen eine Sozietät bestehen wird, ohne doch den Zusammenschluß dieser Mitglieder zu einer Familie schon mitzubedingen oder zur notwendigen Folge zu haben. Ihrem Wesen nach sind Ehe und Familie zu verschieden, als daß eine dieser Sozietäten aus der anderen phylogenetisch hervorgegangen sein könnte. Die primäre Grundlage der Ehe ist der Geschlechtstrieb, die Grundlage der Familie aber ist er nicht. Sofern aber die Familie, indem sie die Jungen günstiger stellt, indirekt ebenfalls im Dienste der Fortpflanzung steht, haben Ehe und Familie das gemeinsam, daß beide ihren Seinsgrund in der Arterhaltung haben.

Die bloße Tatsache der Abstammung von einer Mutter oder von einem Elternpaare genügt zur Erklärung des Zustandekommens einer Sozietät in Form einer Familie noch keineswegs. Zwischen Eltern und Kindern oder Kindern derselben Eltern muß noch ein anderes einigendes Band bestehen, damit sich die Familie nicht sofort nach ihrer Entstehung auflöse. Eben dieses die Familienmitglieder aneinander fesselnde Band ist das die Familie als Sozietät wesentlich Begründende, der eigentliche gesellschaftsbildende Faktor, ohne den keine Körperschaft von der Form und dem Charakter der Familie zustande kommt.

Diese Tatsache hebt schon Espinas hervor, wenn er sagt: „Vor allem dürfen wir nicht vergessen, daß die Jungen Teile des elterlichen Organismus sind. Ganz allmählich wird die Teilung ersetzt durch die Knospung, diese durch die Oviparität; die Funktion der Fortpflanzung wird zu einer Spezialisierung der Funktion der Ernährung und der Keim nur zu einer Zellenkolonie, welche sich an einem bestimmten Punkte des Organismus nach denselben Gesetzen, wenn auch unter anderen Bedingungen, bildet, wie die anderen Zellen. Von diesem Gesichtspunkte aus ist das Junge wirklich eine Fortsetzung, eine Verlängerung der erzeugenden Organismen und ein Ausfluß des zeitweilig lebendigen Ganzen, das sie durch ihre Vereinigung bilden. Aber wie notwendig diese Gemeinsamkeit der Substanz zur Erklärung der physiologischen Erblichkeit auch sein möge, zur Bildung einer Familie, eines moralischen Organismus, genügt sie nicht. Hierzu muß die Gemeinsamkeit der Substanzen sich in eine Gemeinsamkeit des Bewußtseins umwandeln, und die verschiedenen Organismen, welche die häusliche Gesellschaft bilden, müssen nach ihrer materiellen Trennung von neuem sich aneinanderfesseln durch geistige Bande, d. h. durch wechselseitige Vorstellungen und Gefühle." —

Wie schon die Ehe neben den primären geschlechtlichen Beziehungen, in welchen die Gatten notwendig zueinander stehen müssen, um so mehr Raum zur Ausbildung anderer, nicht rein sexueller Bindungen geben wird, je höher die generelle und persönliche Qualifikation der Kontrahenten sich erweist: so werden auch die Familienverbände in ihrer besonderen Beschaffenheit neben ihrer übereinstimmenden Grundeigenart mannigfache sekundäre Beziehungen zwischen ihren Mitgliedern entstehen lassen und eine Grundlage geben, auf welcher sich höhere, die Grenze des einfachen Familienverbandes verlassende Sozietätsformen entwickeln konnten. So betrachtet, erscheint die Familie in der Tat als die Ausgangsform einer Reihe höherwertiger Gesellschaften, ohne daß es jedoch berechtigt wäre, jede höhere Sozietätsform direkt oder überhaupt auf die Familie zurückzuführen. Diese Zurückführung auf die Familie ist nur in dem Sinne zu verstehen, daß sich im Schoße der Familie Eigenschaften und Erfahrungen bilden und ausbilden konnten, die ihre Träger befähigten, sich zu Gesellschaften zusammenzuschließen, welche über den Sozietätswert der Familie nicht nur ihrer Form und Zusammensetzung nach hinausgehen.

Die empirische Tatsache der Brutpflege, welche allen Familien zugrunde liegt, denen wenigstens eins der beiden Elterntiere als Mitglied angehört, besteht. Aber worauf beruht diese Brutpflege? Bei den höheren Tieren auf einer Anhänglichkeit an ihre Kinder, einem nicht weiter erklärbaren Triebe, dessen Wesen wir nach Analogie unserer eigenen, ihrem Ursprunge nach uns ebenso unbekannten Liebe zu unseren Nachkommen zu erfassen vermögen; bei den niederen aber, bei denen die Eltern sterben, bevor sie ihre Nachkommen gesehen haben können, ist man nicht einmal mehr von einer Anhänglichkeit oder Liebe zu ihren Kindern zu sprechen berechtigt. Der Trieb offenbart sich hier nur an dem Verhalten der Mütter zu ihren Eiern und ist auf die sogfältige und „unbewußt vorausschauende" Fürsorge für sie gerichtet. Wir brauchen für die ersten Anfänge der Brutpflege keine andere Grundlage in der qualitativen Beschaffenheit der Mutter anzunehmen als für ihre höchsten Formen; aber wir kennen unmittelbar nur den höchsten bewußten inneren Zustand, der die Beziehung der Eltern zu ihren Kindern begründet, und verlieren uns in völliges Dunkel, wenn wir dessen Ursprung nachspüren.

Darwin[1] hat recht und unrecht, wenn er sagt: „In bezug auf den Ursprung der elterlichen und kindlichen Zuneigung, welche, wie es scheint, den sozialen Neigungen zugrunde liegt, zu spekulieren, ist hoffnungslos; wir können aber annehmen, daß sie zum großen Teil durch natürliche Zuchtwahl erlangt worden sind." — Man soll einen Autor stets so günstig wie möglich auslegen; deshalb wollen wir annehmen, Darwin meine, die Zuchtwahl habe die Rabenmütter und ihre erblich belastete Brut nicht bestehen

[1] Darwin, Abstammung des Menschen. Reclam.

lassen. Daß damit aber nicht der geringste Lichtstrahl auf die Wurzel der Elternliebe falle, braucht wohl nicht besonders hervorgehoben zu werden.

α. Reziproke Familien.

Die reziproken Familien können wir auf Grund ihrer Zusammensetzung in vier Formen einteilen. Bleibt nur die Mutter bei ihren Kindern, so haben wir eine Mutterfamilie oder, wie wir diese Sozietät hier nennen wollen, ein reziprokes essentielles Gynopaedium vor uns. Bilden beide Eltern mit ihren Kindern eine Familie, so kann diese als Elternfamilie oder Patrogynopaedium bezeichnet werden. Widmet sich nur der Vater der Pflege seiner Kinder, während die Mutter (oder die Mütter) in keiner sozialen Beziehung zu ihrer Nachkommenschaft steht, so handelt es sich um eine Vaterfamilie, ein Patropaedium. Und wenn endlich die von denselben Eltern stammenden Kinder ohne ihre Eltern unter sich einen Familienverband mit essentiellem Werte aufrecht erhalten, so können wir von einer elternlosen, einer Kinderfamilie sprechen, einem essentiellen Sympaedium, das seiner Entstehung, aber nicht seinem Gesellschaftswerte nach mit den akzidentiellen Sympädien übereinstimmt, die wir schon kennen gelernt haben.

1. Sympaedium.

Als erste Form der reziproken Familien betrachten wir das essentielle Sympaedium, die Kinderfamilie, welcher die Eltern als Mitglieder der Sozietät fehlen. Diese Sympädien können homomorph oder heteromorph sein.

1α) Homomorphes Sympaedium.

Die homomorphen Sympädien bestehen aus untereinander gleichen, d. h. nicht morphologisch verschiedenen Mitgliedern. Solche Sozietäten treten uns z. B. bei den Fischen häufig entgegen.

Jungfischchen, welche dem Laiche derselben Mutter entschlüpft sind, halten sich oft in kleineren oder größeren Gesellschaften zusammen, die wohl zunächst den Eindruck akzidentieller primärer Assoziationen machen können, doch aber zweifellos als essentielle Sozietäten zu beurteilen sind. Die bloße Tatsache, aus dem Laiche derselben Mutter hervorgegangen zu sein, vermag natürlich das Beisammenbleiben der Fischbrut nicht zu erklären; aus ihr ergibt sich mit Notwendigkeit nur das ursprüngliche Beisammensein der Geschwister. Nun gibt es, wie wir sehen werden, auch zahlreiche erwachsene oder wenigstens geschlechtsreife Fische, die im Aquarium und im Freien Gesellschaften bilden, indem sie sich wie die Jungfische zusammenhalten, von anderen Fischarten absondern, miteinander spielen, einander jagen, erkennen und von anderen Fischen unterscheiden (z. B. die Blaufelchen, Coregonus wartmanni Bl., die in den größeren Seen der nördlichen Alpen und Voralpen das tiefe und kühle Wasser als Planktonfresser in Scharen bevölkern; diese Scharen bestehen aus gleichaltrigen Individuen, die nicht alle von derselben Mutter abstammen. Ferner der Gründling, Gobio fluviatilis Cuv., der als geselliger Bodenfisch vornehmlich klarer, schnell fließender Bäche und Flüsse bekannt ist; die Ellritze, Phoxinus laevis Agass., deren Schwärme sich nahe dem Wasserspiegel ihrer Wohngewässer, kleiner Bäche und Flüsse mit Kies- oder Sandgrund, aufzuhalten pflegen; der Hasel, Squalius leuciscus L., der in Flüssen und Seen kleine Gesellschaften bildet, usw.). Sie bilden essentielle Sozietäten, im Gegensatze zu solchen Arten, die, obwohl gleichzeitig und an demselben Orte die Eier einer Mutter verlassend, dennoch weder in der Jugend noch später gesellig leben, sondern sich alsbald zerstreuen (Esox lucius L.).

Wenn die Gesellschaften der Jungfische primär ebenso entstehen wie z. B. die akzidentiellen Sympädien der Raupen, so ist doch das Verhalten der Fische ein merklich anderes und derart, daß man einen schon früh sich geltend machenden sozialen Instinkt anzunehmen berechtigt ist, ein Bedürfnis nach Gesellschaft, eine gesellige Neigung der Tiere zueinander, welche in der Sozietät der Kinder nicht allein ihre Befriedigung findet, sondern auch durch die Vergesellschaftung soziale Werte schafft, die als das eigentlich Naturgewollte erscheinen. Diese Werte sind ähnliche Vorteile für das Einzeltier, wie wir sie als allgemeine Herdenvorteile auch bei den weiterhin zu besprechenden sekundären Fischgesellschaften antreffen.

Der Sozietätswert dieser Sympädien ist dem der Symphylacien gleichzusetzen; und wenn die Fischsympädien nicht primäre Gesellschaften wären, könnte man sie allein auf Grund ihres sozialen Wertes als Symphylacien bezeichnen. Zieht man diese Bezeichnung vor, so sind sie als primäre Symphylacien von den noch zu besprechenden sekundären Symphylacien zu unterscheiden (vgl. S. 339).

Als Jungfische bilden Schwärme z. B. die Flunder (Pleuronectes flesus L.), solange sie noch ihren ursprünglichen symmetrischen Körperbau besitzt und sich aufrecht schwimmend an der Oberfläche aufhält; ferner die Gründlinge (Gobio fluviatilis Cuv.) und Bleie (Abramis brama L.), die ihre Geselligkeit zeitlebens beibehalten, wie auch viele andere Fische, die wir weiterhin noch kennen lernen werden.

Daß die Sympädien der Cyprimiden den Schwärmen der geschlechtsreifen Fische, soziologisch betrachtet, gleichwertig sind, ergibt sich schon aus der Tatsache, daß die bestehenbleibende oder eine andere Zusammensetzung erhaltende Gemeinschaft der Jungfische mit deren bloßem Heranwachsen oder durch ihre Vermischung mit anderen Schwärmen keinen anderen Sozietätswert gewinnt. Bei den Salmoniden aber lösen sich die Jungfischschwärme bald auf, und ihre Mitglieder jagen unabhängig voneinander, bis die Laichzeit sie wieder (zu einer sekundären Gesellschaft) zusammenführt. — Über die Sysympädien der Fische vgl. S. 276.

Essentielle Sympädien können auch die Kinder einer Vogelmutter bilden, nachdem sie von dieser verlassen worden sind.

Von geringem essentiellen Werte sind die Sympädien der Hasen (Lepus timidus Schreb.). Die von ihrer Mutter bald im Stiche gelassenen Jungen halten sich in lockerem Verbande zusammen, bis sie halbwüchsig geworden sind, und verlieren dann jeden Zusammenhalt. Gemeinsam ist den Mitgliedern dieser Sympädien das Wohngebiet und die nächtliche Äsung; aber jedes Tier bezieht ein gesondertes Lager für sich.

Zu sympädiellen Verbänden zusammengeschlossen bleiben auch die einem Patrogynopaedium entstammenden und von ihm abgespaltenen halb erwachsenen Lemminge, „welche noch zusammen umherstreifen und sich in zufällig in Besitz genommenen Höhlen oder dergleichen verstecken. Sie sind offenbar aus ihrem ehemaligen Neste verjagt worden, wahrscheinlich, weil ihre Mutter schon einen neuen Satz Junge geworfen hat" (Brehms Tierleben 1914).

1β) Heteromorphes Sympaedium.

Bei heteromorphen Insektenstaaten kann unter Umständen und vorübergehend das Gynopaedium die Form eines heteromorphen Sympaediums annehmen.

Ein solches haben wir zeitweise im Bienenstocke vor uns. Da hier Königin und Arbeiter auftreten, sind die Mitglieder und damit die Gesellschaft heteromorph. Nachdem der Vorschwarm mit der alten befruchteten Königin den Stock verlassen hat, wird dieser nur von Geschwistern, nicht mehr auch von der Mutter bewohnt. Am siebenten Tage nach dem Abzuge des Vorschwarmes verläßt die junge Königin, eine Schwester der übrigen Stockinsassen, ihre Zelle und fliegt am neunten Tage (als „Tüterin") mit dem Nachschwarme („Singerschwarm") aus dem Stocke, um eine neue Kolonie zu gründen, die bis zum Erscheinen der ersten Larven als Kindern der Königin, welche zuvor den Hochzeitsflug gemacht hat, ein reines Sympaedium bleibt. Diese Form behält die Bienengesellschaft jedoch nicht lange, weil schon am zweiten oder dritten Tage nach der Befruchtung die Eiablage beginnt. Da die Lebensdauer der Arbeiter nur 3—5 Wochen beträgt, verwandelt sich nach dem schnellen Aussterben der Schwestern der Königin, die 3—4, ja 5—7 Jahre alt wird, der Staat wieder in ein reines Gynopaedium, nachdem er für einige Zeit eine Mischgesellschaft aus einem Sympaedium und Gynopaedium gewesen ist.

Ebenso vorübergehend kann sich das Patrogynopaedium der Termiten in ein heteromorphes essentielles Sympaedium verwandeln, dann z. B., wenn das Elternpaar verunglückt und der Staat zeitweise verwaist ist. Die

Mitglieder des Staates sind dann so lange ausschließlich Schwestern und Brüder, also Kinder, bis die von den Arbeitern aus den vorhandenen Jugendstadien herangezogenen Ersatzgeschlechtstiere die ersten Larven geliefert haben und damit als Eltern einer neuen (Enkel-) Generation ein neues Patrogynopaedium begründen. Da nun mehrere Geschlechtstiere zum Ersatze des ursprünglichen Königspaares aufgezogen worden sind und sich fortpflanzen, entsteht ein Polypatrogynopaedium; und da bei den Ersatzgeschlechtstieren mehrere Weibchen (5 oder mehr) auf ein Männchen kommen, gewinnt der Staat polygamen Charakter.

Auch dann entstehen heteromorphe Sympädien, wenn eine Anzahl Termitenarbeiter mit Eiern und jungen Larven aus dem Elternstaate ausziehen und ein Nebennest einrichten, das schließlich seinen Zusammenhang mit dem Hauptneste ganz verliert. Bis die Arbeiter aus den mitgenommenen Jugendformen Ersatzgeschlechtstiere herangezogen oder ein auf dem Liebesspaziergange befindliches Pärchen adoptiert haben, behält der Zweigstaat seinen sympädialen Charakter. —

2. Gynopaedium, Mutterfamilie.

Die hier zu besprechenden essentiellen reziproken Gynopädien sind von den gleichfalls essentiellen, aber irreziproken Gynopädien zu unterscheiden, die uns weiter unten noch zu beschäftigen haben.

Es muß, da die Kinder von ihrer Vergesellschaftung mit der Mutter ausnahmslos Vorteile haben, auf seiten der Mutter ebenfalls irgendein Nutzen nachgewiesen werden können, wenn eine Familie der hier in Rede stehenden Form zugerechnet werden soll. Da nun die Mutter durch die Pflege ihrer Kinder mancherlei Lasten auf sich nimmt, wird man zunächst geneigt sein, ihr jeden Gewinn durch diese Vergesellschaftung abzusprechen und alle Gynopädien als irreziprok zu beurteilen. Indessen würde sich dagegen jede normale Menschenmutter und, wenn sie es könnte, auch manche Tiermutter energisch auflehnen; denn sie findet in der Tat ganz eigenartige und sehr hohe soziale Werte in diesem Zusammenleben mit ihren Kindern, die Befriedigung aller Bedürfnisse einer Mutter in ihrer Eigenschaft als Mutter, den Gegenstand und den Betätigungskreis für ihre Mutterliebe. Wo immer eine Andeutung dafür vorliegt, daß die Mutter an ihren Kindern hängt und sich unglücklich fühlt, wenn sie ihr genommen werden, hat diese Sozietät auch für die Mutter Werte geschaffen, ist also reziprok geworden. Aber dabei bleibt es keineswegs immer. Die Kinder leisten auch aktiv zugleich als nehmende oder nur als gebende Sozietätsmitglieder der Mutter Dienste; ersteres z. B. da, wo sie ihre Mutter saugend von der sie belästigenden Milch befreien, letzteres, indem sie die ganze Ernährung, Reinigung und Pflege ihrer Mutter übernehmen, wie in den Ameisenstaaten.

Daß die Gynopädien wie alle Familien stets homotypisch sein müssen bedarf der Erwähnung kaum; denn natürlich sind die Nachkommen der Mutter stets artgleich, auch dann, wenn die Kinder Bastarde zweier Arten sind; denn die Bastardierung schafft keine neue Art. Wohl aber kann das Gynopaedium heteromorph werden, indem seine Mitglieder verschiedene Gestalten annehmen und sich speziellen Funktionen im Gesellschaftsleben anpassen (Ameisenstaaten, Bienenstaaten u. a.). Dann haben wir ein Analogon zu den hetero- oder polymorphen Kolonien vor uns, eine Steigerung des essentiellen Wertes der Sozietät, die sich in der Arbeitsteilung ausspricht. Wir unterscheiden hiernach homomorphe und heteromorphe Gynopädien und besprechen zuerst die homomorphen Mutterfamilien.

2α) Homomorphes Gynopaedium.

Die homomorphen reziproken Mutterfamilien beruhen auf einer Brutpflege, die bei den akzidentiellen Gynopädien in dieser Form nie beobachtet wird. Die Kinder gleichen ihrer Mutter wenigstens im erwachsenen Zustande, eine Aufspaltung der Art in mehrere Formen (abgesehen von den Geschlechtsverschiedenheiten) findet nicht statt.

Auf einer noch recht niedrigen Stufe, die sich aber dennoch schon hoch über die Gynopädien der Blattläuse erhebt, steht die Mutterfamilie der Maulwurfsgrille (Gryllotalpa). Die Paarung dieses Maulwurfes unter den Insekten pflegt im Juni und Juli stattzufinden. Im Anschlusse an sie beginnt das Weibchen die Vorbereitungen zur Eiablage. Es gräbt einen bis 10,5 cm abwärts steigenden Spiralgang, der von der sonst üblichen Form des Grabganges dieser Tiere abweicht und in einer etwa hühnereigroßen Höhle endigt. Die Höhlenwände werden unter Benutzung von Speichel geglättet und verfestigt. Von der Höhle gehen noch einige gerade Gänge nach verschiedenen Richtungen hin ab und einer führt in die Tiefe (Regenwasserabfluß). Nun werden die Eier in die Höhle gelegt (im Durchschnitte 200), die nach drei Wochen die Jungen erscheinen lassen. Diese bleiben etwa vier Wochen beisammen und ernähren sich von Humus und feinsten Würzelchen ihrer Umgebung. Während dieser Zeit bewacht sie ihre noch lebende Mutter, die dann stirbt, während sich die Jungen zerstreuen.

Der Vorteil, der hier den Jungen aus der Pflege von seiten der Alten erwächst, liegt auf der Hand. Die Jungen selbst bilden unter sich allerdings nur eine Nestgemeinschaft ohne Reziprozität und von akzidentieller Natur; aber die Mutter beweist eine weitgehende Anhänglichkeit an ihre Brut, die sich darin zeigt, daß sie Eier und Nest nicht ihrem Schicksale überläßt, sondern bis an ihr Lebensende bei ihnen verweilt. Freilich scheint sie bei Gefahr, der sie nicht gewachsen ist, zu fliehen, und erweist sich auch in anderer Hinsicht scheinbar nicht als die beste Schützerin ihrer

Brut; denn sie verzehrt eine beträchtliche Anzahl ihrer Kinder, ein Verhalten, das, so sehr es den Anschein gegen sich hat, für die übrigen vielleicht doch nicht ganz wertlos ist. Solange nämlich die Jungen im Erdneste bleiben und sich selbst noch nicht grabend ihre Nahrung erwerben können, sind sie auf die Nährstoffe angewiesen, die das Nest mit seiner nächsten Umgebung liefert. Damit diese einer zu zahlreichen Gesellschaft nicht knapp werden, kann die Alte möglicherweise die Kopfzahl ihrer Kinder doppelt (nämlich auch für sich selbst) nutzbringend herabsetzen, indem sie deren eine Anzahl verzehrt. Daß die Mutter mit diesem Kannibalismus den besprochenen Nutzen bewußt wolle, wird natürlich niemand annehmen. Es ist nur die bekannte Freßgier — bewirkt durch dieselben Ursachen wie bei dem ebenfalls grabend schwer arbeitenden Maulwurfe (Talpa) —, welche die Maulwurfsgrille veranlaßt, ihre eigene Brut nicht zu verschonen, eine Freßgier, die folgende Beobachtung eigentümlich beleuchtet: eine mit einem Grabscheite halbierte Gryllotalpa fraß ihr eigenes, vom Vorderleibe getrenntes Abdomen auf (Brehms Tierleben). Daß übrigens der erwähnte Kannibalismus den Bestand der Art in keiner Weise bedroht, beweist zur Genüge das häufige Vorkommen der Maulwurfsgrille.

Ähnlich verhält sich das Weibchen der Ohrwürmer (Forficuliden), welches in einer selbstgegrabenen Höhle[1] bei den Eiern bleibt, die es, wenn man sie zerstreut, wieder sammelt und mit ihrem Körper bedeckt. Auch die Ohrwurmmutter bleibt bis zu ihrem Tode bei ihren Jungen, und ihre Leiche wird, wie beobachtet werden konnte, von ihren Kindern verzehrt. Verhoeff[1] sah, daß ein Weibchen von Chelidurella acanthopygia (Géné) seine zerstreuten Jungen in ein von Verhoeff unter einem Steine hergestelltes Grübchen zusammentrug, wobei es sich seiner Mundgliedmaßen bediente. Die in einem Knäuel zusammengehaltenen Jungen wurden betastet. Das Weibchen von Forficula auricularia L. „nimmt sich fortgesetzt der Jungen an und verteidigt sich, wenn ich mit einer Pinzette irgendeine Störung hervorrufe, gegen diese durch Kneifen mit der Zange und heftiges Schlagen nach oben mit dem ganzen Abdomen". — Eine der Mutter belassene einzige „Larve" lebte mit dieser so lange friedlich zusammen, bis ihre Flügelanlagen entwickelt waren. Die Jungen von Forficula auricularia bleiben einen Monat lang unter der Obhut des Weibchens, während bei Chelidurella acanthopygia die Mutter das Erscheinen ihrer Kinder höchstens um eine Woche überlebt.

Aus Kolbe[2] seien noch folgende hierher gehörige Beispiele herangezogen: „Noch eines merkwürdigen Falles von mütterlicher Fürsorge einer

---

[1] Über das Graben und Herrichten des gegen Feinde und eindringendes Licht sorgfältig verschlossenen Brutraumes teilt Verhoeff interessante Einzelheiten mit. (Zeitschr. f. wiss. Insektenbiologie. 8. 1912. S. 381.)

[2] Kolbe, Über Brutpflege bei den Käfern. Aus der Natur 1909/10.

brasilianischen Wanze aus der Familie der Pentatomiden, Phloea paradoxa, muß ich hier gedenken, den mir Professor De Magalhaes (Rio de Janeiro) mitteilte. Diese mehr als 20 mm langen, ovalen, ziemlich breitgedrückten und ganz flachen Wanzen sitzen an der Rinde von Bäumen. Ihr Kopf, Thorax, Flügeldecken und Hinterleib sind neben der Flachheit des Körpers auch noch seitlich blattartig erweitert und gelappt. Der dünne Saugrüssel ist sehr lang. .... Die jungen Larven sitzen an der Unterseite der Mutter am Körper der letzteren, so daß sie ihren Rücken der Rinde zuwenden. Professor De Magalhaes ist der Ansicht, daß die jungen Larven den Baumsaft lecken, den die Mutter vermittelst ihres Rüssels aus dem Baume sog und an die Unterseite ihres Körpers rieseln ließ. Übrigens ist diese Tatsache der Fürsorge für ihre Jungen bei Phloea corticata Drury schon von dem dänischen Naturforscher Schiödte[1] mitgeteilt. .... Auch der Fall von Acanthosoma griseum, ebenfalls einer Wanze aus der Familie der Pentatomiden, und zwar aus Europa, gehört hierher (De Geer). Nach Modéer schützt die weibliche Wanze bei ihren Spaziergängen mit ihren Jungen diese wie eine Henne ihre Küchlein gegen die Nachstellungen des gefräßigen Männchens."

„Ich kann nicht umhin, auch eine ältere Beobachtung zu erwähnen, welche wir R. H. Lewis[2] verdanken. Er sah bei Hobarton in Tasmanien ein Hymenopteron, Perga lewisi Westw., aus der Familie der Tenthrediniden, welches schützend seine junge Brut mit dem Körper bedeckte. Es lebt auf den Blättern einer Eukalyptusart. Die Eier befinden sich in der Mittelrippe des Blattes. Die jungen Larven fressen gesellig; aber die Mutter sitzt mit gespreizten Beinen über ihnen, sie vor der Sonnenhitze bewahrend und vor Parasiten und anderen Feinden schützend; sie hält mit wunderbarer Beharrlichkeit dabei aus; sie ließ sich auch nicht stören und von ihrem Platze vertreiben."

Von einheimischen Wanzen liefern die auf Birken lebenden Arten der Gattung Elasmucha (Elasmostethus) Beispiele für Gynopädien essentiellen Charakters; denn die Weibchen bewachen nicht nur ihre Eier, sondern sollen auch ihre Jungen noch gegen die Angriffe anderer Insekten schützen und gegen die räuberischen Männchen der eigenen Art verteidigen.

Über die möglicherweise hierher zu rechnenden Gynopädien der Skorpione vgl. S. 243.

Diesen noch etwas primitiven Familien mit ihren zum Teil rohen Sitten stehen höhere Gynopädien gegenüber, die wir bei den Vögeln und Säugetieren antreffen.

Allgemein bekannt ist das Verhalten des Auerwildes, bei dem jede Henne allein ihre Eier ausbrütet und die Jungen schützt, führt und warnt,

---

[1] 1845 in Kröyers Naturhistorisk Tidskrift, ser. 2, T. I, p. 19—22.

[2] R. H. Lewis, Transact. Entomol. Soc. London. I. 1836. S. 232.

bis die Mutterfamilie im Herbste zu zerfallen beginnt; des Birkwildes, der Fasanen, Haushühner, Wachteln usw., bei welchen der Vater an der Aufzucht seiner Jungen nicht beteiligt ist. Er unterstützt das Weibchen nicht bei dem Ausbrüten der Eier, kümmert sich nicht um den Bau des Nestes und überläßt es der Mutter allein, die Kinder zu führen, anzuleiten, sie zu schützen, zu warnen und zu verteidigen.

Bei den Säugetieren sind solche Gynopädien von verschiedener Dauer und Festigkeit des Zusammenhaltes. Beispiele für geringerwertige Mutterfamilien liefern die Gürteltiere, deren Weibchen nur so lange bei ihren Jungen bleiben, wie diese saugen, während sich der Vater nicht für die Familie interessiert. Ferner finden wir Gynopädien von verschiedenem sozialen Werte bei Mustela martes L., M. foina Erxl, Putorius foetidus L., Meles taxus L., Canis vulpes L., C. lupus L., Cervus elaphus L., Lepus europaeus Pap. und anderen. Bei dem Hasen säugt das Weibchen nur 5—6 Tage seine Jungen, kümmert sich aber sonst sehr wenig um sie, obwohl sie sie gelegentlich gegen Raben und Raubvögel verteidigen soll. Bei ihm und allen übrigen oben genannten Tieren pflegt sich der Vater nicht um seine Nachkommen zu sorgen, wird ihnen vielmehr gelegentlich gefährlich (Hase, Wolf).

Ist hier eine enge Verbindung zwischen Mutter und Kindern schon durch das Säugen gewährleistet, so kann doch die Innigkeit der Vergesellschaftung je nach dem Grade der Anhänglichkeit, welche die Mutter ihren Kindern entgegenbringt, recht verschieden sein. In manchen Fällen bleibt die Alte nur während der Dauer der Laktation bei ihren Kleinen, um sie zu verlassen, sobald sie ihrer als Milchsauger nicht mehr bedarf (Wildkatze, Hase); in anderen Fällen aber überdauert die Familie die Laktation, über welche hinaus die Kinder noch bei ihrer Mutter bleiben, z. B. bei dem Tiger, bei welchem die Jungen schon selbst jagen gelernt haben, bevor sich die Familie auflöst.

Die höchsten sozialen Werte werden natürlich da geschaffen werden, wo Mutter und Kinder am **längsten** beisammen bleiben und die Kinder die weitestgehende Anleitung und Ausbildung für ihr selbständiges Leben von der Mutter erhalten (vgl. Patrogynopädien S. 210).

2β) Heteromorphes Gynopaedium, Mutterstaat.

Heteromorphe Gynopädien oder Mutterstaaten finden wir bei den sozialen Hymenopteren, bei welchen das Gynopaedium die höchste Stufe seiner Vollendung erreicht hat. Immer treten hier neben den männlichen und weiblichen Tieren wenigstens noch Arbeiter auf, welche als meist nicht fortpflanzungsfähige Weibchen die Hauptmasse der Staatsbürger bilden und denen ursprünglich, wie den nicht sterilen Weibchen primär ja auch, als Hauptaufgabe die Brutpflege zufällt. Diese steht so sehr im Vordergrunde des ganzen Staatswesens, daß sie es als eine Familie stempelt, deren Mitglieder sich in die Arbeiten einer sehr weit getriebenen Pflege der Brut teilen. Ursprünglich sind alle Staatsbürger Töchter und Söhne einer Mutter; aber es kommen Abweichungen von dieser Zusammensetzung vor, beispielsweise dann, wenn im Bienenstocke etwa Drohnen als Kinder mütterlicher, d. h. eierlegender Arbeiterinnen auftreten, oder wenn die Arbeiter eines Ameisenstaates nicht durchweg steril sind, sondern sich an der Produktion von Eiern beteiligen, die der Regel nach nur der Stammutter (Königin, Weisel) zufällt.

Allgemein bekannt sind die kleinen, gestielten Nester von Polistes gallicus L., die sich bei ihrer freien Lage an Steinen u. dgl. leicht ohne weiteres beobachten lassen. Das Nest bildet den Sammelpunkt für alle Mitglieder des Staates und das äußere Zeichen ihrer Zusammengehörigkeit. Es wird von einem befruchteten Weibchen nach der Überwinterung angelegt und besteht aus nur verhältnismäßig wenigen Zellen, die der Brutpflege dienen und eine einzige Wabe repräsentieren. Alle Mitglieder der Sozietät sind zunächst Kinder derselben Mutter, der Gründerin des Staates. Die Arbeiterinnen, welche unbefruchtet bleiben, sind von der Mutter nur wenig verschieden. Sie übernehmen die Pflege der Brut, die mit zerkauten Insekten gefüttert wird, beteiligen sich aber auch an der Fortpflanzung, indem sie parthenogenetische Eier legen, aus denen nur Männchen hervorgehen. Das ursprüngliche Monogynopaedium, das aus der Mutter und ihren Kindern bestand, wird dann zu einem Polygynopaedium, in welchem neben der Mutter deren Kinder und Kindeskinder leben (vgl. Ameisen S. 182).

So ausgeprägt wie bei anderen staatenbildenden Hymenopteren ist der Polymorphismus bei den Wespen noch nicht, weil die Arbeiter sich kaum von der Königin unterscheiden; aber polymorph ist der Polistesstaat schon deshalb, weil ihm als heteromorphe Individuen die Larven und Puppen angehören. Übrigens hat dieser Staat, verglichen mit den Bienen, Ameisen und Termiten, nur kurzen Bestand, da er den Sommer seiner Gründung nicht überdauert.

Die Angehörigen der Gattung Vespa leben zumeist in mehr oder minder volkreichen, aber ebenfalls einjährigen Staaten zusammen. Ihre aus mehreren Waben bestehenden Nester sind dem Polistesbau gegenüber insofern kunstvoller, als sie eine mantelartige Umhüllung besitzen. Auch hier gründet ein befruchtetes Weibchen jeden Staat im Frühjahre neu, nachdem es den Winter in der Erde, unter Baumrinde, in einem hohlen Baume, einer Felsenspalte oder einem anderen Zufluchtsorte verbracht hat. Der Staat entwickelt sich wesentlich ebenso wie bei Polistes gallicus L. Die nestgründende Mutter zieht die ersten Nachkommen auf, die dann als Arbeiter Nestbau und Brutpflege übernehmen und der Königin die Möglichkeit geben, durch gesteigerte Eierproduktion für eine schnelle Zunahme der Volkszahl zu sorgen. Im

Hochsommer verwandelt sich das Monogynopaedium in ein Polygynopaedium, weil dann größere Arbeiterinnen auftreten, die parthenogenetisch männliche Nachkommen erzeugen. Von den großen Weibchen paaren sich einige mit den umherschwärmenden Männchen und werden nach der Überwinterung zu Gründerinnen neuer Staaten, die ebenfalls wieder im Herbste zugrunde gehen.

Schon bei den solitären Faltenwespen beobachtet man eine Neigung zur Gesellschaftsbildung, die bei manchen südafrikanischen Ceramiusarten nach Brauns dadurch zum Ausdrucke kommt, daß mehrere Weibchen dieselbe Eingangsröhre zu ihren unterirdischen Nestanlagen benutzen. Dies ist schon kein rein akzidentieller Synchorismus mehr, denn die gemeinsame Benutzung des Zuganges erspart dem einzelnen Weibchen die Herstellung einer besonderen Röhre, und aus dem geselligen Zusammenhalten erwächst schon ein wenn auch nur geringer Vorteil. Ähnlich darf man wohl die Gewohnheit von Eumenes caniculata beurteilen, die darin besteht, daß sich gelegentlich mehrere der sonst allein bauenden Weibchen zusammenfinden, um gemeinsam ein Nest zu mauern, in welchem jedoch jede Mutter ihr eigenes Nest durch eine Scheidewand von dem benachbarten abgrenzt.

Auch in den übrigen Sitten finden sich, wie Roubaud[1] nachgewiesen hat, Übergänge zwischen den solitären und sozialen Faltenwespen. Es gibt in der afrikanischen Gattung Synagris Arten, bei welchen sich die Brutpflege darauf beschränkt, daß die Mutter jedes Ei in der Larvenkammer verproviantiert und diese dann verschließt; andererseits aber auch Arten, welche ihre Larven täglich mit neuem Futter versehen, ihre Beute nicht mehr nach Art der solitären Wespen lähmen, sondern sie in derselben Weise zerstückelt den Larven darbieten, wie es die sozialen Wespen tun. In diesem Falle entsteht dann natürlich eine Familiensozietät vom Werte des essentiellen Gynopaediums, und dieses kann den Charakter eines Syngynopaediums annehmen, wenn mehrere Weibchen von Synagris sicheliana und S. cornuta ihre Nester dicht beieinander so anlegen, daß sie den Eindruck eines zusammengehörigen Komplexes machen. Wenn übrigens Roubaud in seiner Annahme Recht behält, daß alle Weibchen, deren Nester einen Komplex bilden, aus demselben Neste stammen, also Schwestern seien, so bilden die zusammen nistenden Weibchen ein Sympaedium, das mit dem Erscheinen der Larven nicht in ein Syngynopaedium, sondern in ein primäres Polygynopaedium übergeht, dem die Stammutter als Mitglied fehlt.

Bei den sozialen Wespen beginnt die Familie wie bei manchen solitären als Gynopaedium und wird dann, ohne vorübergehend ein Sympaedium zu sein, Polygynopaedium mit überlebender Stammutter.

---

[1] Roubaud, Ann. Soc. Ent. France. 79. Bd. 1910.

Im Bienenstaate bezieht sich ein großer Teil der sozialen Tätigkeit direkt auf die Brutpflege. Normalerweise beginnt die Eiablage, die nur der Königin obliegt, im Frühjahre. Schon in der Wahl des Ortes zeigt die Mutter ihre instinktmäßige Fürsorge für die Brut, indem sie die wärmste Stelle aufsucht. Diese findet sie inmitten ihres Volkes, das schon zum Schutze des eigenen Lebens sich gegen die erstarrende Kälte des Winters und der ersten Frühlingstage zu einer Kugel zusammenballt. Da die Körpertemperatur der Insekten die der Umgebung wohl stets wenigstens etwas zu übertreffen pflegt[1], wird dieses Zusammenballen ein wirksames Mittel sein, die Wärme zu speichern, weil so die Wärme abgebende Oberfläche in ihrer Relation zu der lebenden Masse der Bienenkörper tunlichst verkleinert wird. Dieses Verhalten der Arbeiter zeigt, daß sie auch untereinander in einem für das Einzeltier wichtigen reziproken Verhältnisse stehen und nicht alle ihre Sorge sich allein und unmittelbar auf die heranwachsende Brut konzentriert, der sie aber natürlich indirekt als ihre unentbehrlichen Pflegerinnen durch die Erhaltung ihres eigenen Lebens nützen, das seinerseits mit dieser Brut jeden Inhalt und Wert verlieren würde.

Durch den Bau der Zellen ist für die Eier schon vorgesorgt. Diese Zellen, für welche die Arbeitsbiene das Material in Gestalt des Wachses in Drüsen des eigenen Körpers selbst herstellt, stehen ursprünglich, wie die solitären Bienen zeigen, ganz ausschließlich im Dienste der Brutpflege und werden erst sekundär zu Speicherräumen der Nahrung, von der nun nicht mehr die Larven allein zehren, wie dies bei den primitiveren Formen der Brutpflege ungeselliger Bienen der Fall ist, sondern auch die imaginalen Stockinsassen.

Die eierlegende Bienenkönigin belegt nun im Mittelpunkte des von den Arbeiterinnen gebildeten Haufens („Traube") ein scheibenförmiges Stück von 4—5 cm Durchmesser mitten auf der einen Wabenseite, vermeidet die weniger warmen Randpartien und begibt sich dann auf die andere Wabenseite, um hier an der entsprechenden, also wieder an der wärmsten Stelle einen ebenso großen Zellenbezirk mit Eiern zu versehen. An dieser Tätigkeit sind die Arbeiter nicht unbeteiligt; denn ohne ihre Vorarbeit legt die Königin nicht. Auf die Eiablage und Geschlechtsfunktion ausschließlich spezialisiert, ist sie durch die Arbeitsteilung von den Arbeiterinnen abhängig geworden, die zuvor die zu belegenden Zellen reinigen und daher eigentlich die Initiative geben. Man sagt deshalb, daß die Königin nicht eher zum Legen schreite, als die Arbeiter es wollen. Tatsächlich belegt sie ungereinigte

[1] Newport konstatierte bei mehr als 30 Insektenlarven eine die der Umgebung übertreffende Körperwärme Flugfähige Insekten haben auch im Zustande der Ruhe eine höhere Eigenwärme als flugunfähige. Nach Kulagins Messungen betrug die Temperatur im Bienenhaufen in den Monaten November bis Februar durchschnittlich etwa 23° im Minimum gegenüber einer durchschnittlichen Temperatur von + 5° bis − 2,5° im Bienenstocke.

Zellen normalerweise nicht, wird aber jedenfalls auch zur Eierproduktion von den Arbeitern noch in anderer Weise angeregt und befähigt, nämlich durch Fütterung mit dem nahrhaften Futterbrei, den sie nicht wie den Honig fertig und ihr unabhängig von den Arbeitern zugänglich vorfindet. Übrigens hat es die Königin auch verlernt, den Pollen selbst zu fressen; und da sie vom Honig allein des Stickstoffmangels wegen nicht leben kann, würde sie ohne die Arbeiter zugrunde gehen müssen.

Die Mutter steht hier also in einem Abhängigkeitsverhältnisse zu ihren Töchtern und ist in ihrer Ernährung, da sie selbst nicht nach Honig fliegt, ganz auf deren Mitwirkung angewiesen, damit aber zugleich sehr erheblich entlastet, wie sich aus folgenden Tatsachen ergibt: Die Fertilität der Königin ist ganz ungeheuer gesteigert. Sie legt nach ihrer Befruchtung in 14 Tagen täglich durchschnittlich 2140 Eier; das bedeutet eine Stoffproduktion vom $1^3/_4$fachen ihres eigenen Gewichtes an jedem Tage. In einem Jahre werden mehr als 100000 Eier abgelegt. 100 g Bienenkönigin produzieren im Jahre 11000 g Eisubstanz, d. h. ungefähr so viel wie ein menschliches Weib, das täglich 3—4 Kinder gebären würde (Leuckart). Diese enorme Fruchtbarkeit bedingt eine sehr reichliche Ernährung der Königin, die ständig von einem Kranze zum Füttern bereiter Bienen umgeben ist (v. Buttel-Reepen[1]). Sie hat übrigens als einzige das Vorrecht, ihre Fäzes im Stocke abzugeben, während Arbeiter und Drohnen sich normalerweise stets außerhalb des Stockes lösen. Der Kot der Königin wird aber sofort entfernt, indem ihn die Arbeiter aufsaugen.

Wie die erste werden dann auch die übrigen Waben mit Eiern belegt. Damit hat die Königin zunächst ihre Pflicht erfüllt, und nun treten die Arbeiter für sie ein und übernehmen die Pflege der nach drei Tagen den Eiern entschlüpfenden Larven. Die Fütterung der Larven ist genau geregelt. Die Larve, aus welcher eine Königin hervorgehen soll, bewohnt eine Weiselzelle und wird ausschließlich mit königlicher Kost bewirtet, d. h. sie erhält nur den gallertartigen Futterbrei, von dem oben schon die Rede war und welchen die Arbeiterinnen in ihrem Vorderdarme unter Benutzung ihrer Speicheldrüsensekrete herstellen, um ihn durch Erbrechen zu entleeren. Ohne Honig und Blütenstaub (Pollen) zu enthalten, weist dieser Nährbrei einen beträchtlichen Eiweißgehalt (45,14%) auf. Auch den Drohnen- und Arbeiterlarven wird anfangs dieser Futterbrei dargeboten, jedoch nur bis zum vierten Tage; dann wird ihrer Nahrung Pollen und Honig beigemischt.

Wie in der Ernährung, so bestehen auch in der Wohnung der Larven Unterschiede. Anfangs werden nur Zellen für die ja in weit überwiegender Anzahl zu erziehenden Arbeiterlarven angelegt. Erst nachdem genügend viele

---

[1] v. Buttel-Reepen, Leben und Wesen der Biene. 1915.

Arbeiter, die zunächst die Rolle von Hausbienen spielen und als solche nur im Stocke ihre Tätigkeit entfalten, zur Entwicklung gelangt sind, beginnen die Tiere mit dem Bau von Drohnenzellen, die in ihrer Lage und Größe von den gewöhnlichen Zellen verschieden sind. Sie umgeben das Arbeiterbrutnest peripherisch und sind größer, weil ja die Drohne, deren Larve und Puppe in ihr wohnen, die Arbeiterin an Körpergröße übertrifft. Erst nachdem die Drohnenzellen z. T. mit unbefruchteten Eiern belegt sind, schreiten die Arbeiter zur Herstellung der Weiselzellen, der Wohnungen für die Larven und Puppen der Königinnen. Anfangs als „Weiselnäpfchen" angelegt und oft über diesen Zustand hinaus nicht fortgeführt, werden die von der Königin belegten Weiselnäpfchen durch die Arbeiter zu eichelförmigen, lang herabhängenden, großen Zellen ausgebaut, deren gewöhnlich 10—20 vorhanden sind.

Direkt im Dienste der Brutpflege verrichten die Arbeiter außer der Fütterung und der Herstellung der Brutwaben noch Hilfsdienste für die Larven, wenn diese sich anschicken, in das Puppenstadium einzutreten. Die besetzten Zellen werden mit einem Deckel versehen und so geschlossen, noch bevor sich die Larve ihren Kokon selbst hergestellt hat. Dieser Deckel aber wird abweichend von den aus reinem Wachs bestehenden, luftdicht schließenden Honigzellendeckeln in seinem Bau den Bedürfnissen des lebenden Tieres angepaßt, das die Brutzelle bewohnt und, wenngleich verpuppt, doch der Atmung bedarf. Zu der Herstellung dieser Deckel benutzen die Arbeiterinnen mit Pollen durchsetztes Wachs von so lockerem porösen Gefüge, daß der Luftzutritt möglich bleibt. Ferner wird eine gelegentliche Reparatur der verwohnten, immer wieder benutzten Brutwaben[1] vorgenommen, die folgender Umstand erforderlich macht. Jede Biene läßt den Kokon, den sie als Larve gesponnen hat, in ihrer Zelle zurück, wenn sie diese verläßt. Die ineinander geschachtelten Seidenhüllen verengen natürlich die Zellen immer mehr und werden schließlich, wenn sich der hierdurch herbeigeführte Raummangel störend fühlbar macht, abgenagt.

Diesen Arbeiten, welche der Brutpflege unmittelbar gewidmet sind, stehen solche gegenüber, die nicht ausschließlich im Dienste der Nachkommenschaft ausgeführt werden und auch den übrigen Stockinsassen zugute kommen. Dies sind in erster Linie das Eintragen von Nektar, die Honigbereitung und -aufspeicherung, das Sammeln von Pollen und Bauen der Vorratswaben. Die jungen Bienen sind zuerst 10—14 Tage ausschließlich Hausarbeiterinnen, die den Stock nicht verlassen und hauptsächlich die Arbeiten verrichten, von denen schon die Rede war. Während dieser Zeit leben sie gleich den Larven von den zugetragenen Vorräten und

[1] Nur die Weiselzellen werden von den Arbeiterinnen zerstört und müssen daher nach Bedarf neu hergestellt werden.

bereiten aus ihnen für Brut und Königin den Futterbrei. Dann aber übernehmen sie, durch andere junge Arbeiter in ihrer bisherigen Tätigkeit ersetzt, die Beschäftigung derer, die bisher für sie gesorgt haben, indem sie ausfliegen und selbst Nektar, Pollen und Wasser[1] eintragen. Wichtig für den Bestand des Staates ist es, daß diese jungen Bienen, die außerhalb des Stockes noch keine Erfahrungen besitzen, sich zu diesem zurückfinden. Sie schließen sich nicht etwa an ihre erfahrenen Schwestern an, um sie als Wegweiser zu benutzen, sondern jede sucht und findet ihren Weg allein. Um den Stock wiederzufinden, prägt sich die Biene dessen Aussehen bei ihrem ersten Ausfluge ein. Die Augen auf den Stock gerichtet, fliegt sie vor- und rückwärts, in Halbkreisen hin und her, sowie auf- und abwärts und lernt auf diese Weise ihn und seine nächste Umgebung kennen.

Die außerhalb des Stockes gesuchten Nährsubstanzen sind in erster Linie Nektar und Pollen, die aber, abgesehen von dem an Sozietätsgenossen verfütterten Nektar, nicht in dem von den Blüten dargebotenen rohen Zustande verwendet werden, sondern einer Bearbeitung unterworfen sind. Der zum größeren Teile aus Rohrzucker, zum kleineren Teile aus Traubenzucker bestehende Nektar wird im Kropfe der Biene unter Verwendung eines aus den Speicheldrüsen stammenden Enzyms chemisch behandelt, invertiert, d. h. der Rohrzucker wird in Glukose und Fruktose gespalten. Aber damit ist der Honig noch nicht fertig und speicherreif; er muß noch durch Entwässerung eingedickt werden, denn der Nektar enthält fast 94% Wasser, der fertige Honig dagegen nur 15—20%. Man darf annehmen, daß die Entwässerung durch eine von den Bienen herbeigeführte beschleunigte Verdunstung erzielt werde; denn die Arbeiterinnen stehen an und nach den Tagen reicher Tracht in Reihen angeordnet hintereinander auf dem Flugbrette und rufen durch die Bewegung ihrer Flügel einen Luftstrom von bemerkenswerter Stärke hervor, der das Wasser schnell verdunsten läßt und den gelösten Invertzucker zu Honig kondensiert.

Der in den „Höschen" der Hinterbeine eingetragene Pollen, der als stickstoffhaltige Nährsubstanz nur im Winter entbehrt werden kann, wird in besondere Zellen eingestampft und dient als Nahrung (Bienenbrot) neben dem Honig. Dabei kommen merkwürdige Instinktirrungen vor, indem die Bienen statt des Pollens Mehl, Sägemehl, Scheunen-, Ziegel- oder Steinkohlenstaub u. dgl. eintragen (v. Buttel-Reepen).

Wie der Pollen wird auch das Kittharz (Propolis) mittels der Höschen transportiert. Dieser seine Klebfähigkeit lange bewahrende Stoff wird von den Bienen in mannigfacher Weise verwendet. Mit ihm werden nicht nur

[1] Zur Zeit starker Bruterzeugung findet ein lebhafter Flug nach Wasser statt, mit Vorliebe nach Dungwasser, weil dieses salzig und stickstoffhaltig ist. Das Wasser wird nicht aufgespeichert, sondern von Rüssel zu Rüssel weitergegeben. (v. Buttel-Reepen, Leben und Wesen der Biene.)

Risse und Ritzen des Stockes verklebt, die Zugluft, Licht und Diebe zulassen würden, sondern die Arbeiterinnen überziehen auch mit Propolis und Wachs Fremdkörper, welche aus dem Stocke nicht entfernt und nur so unschädlich gemacht werden können. So soll eine Maus und eine Nacktschnecke eingekapselt in einem Stocke gefunden worden sein (Brehms Tierleben), und „in der amerikanischen Zeitschrift ‚Gleanings in Bee-Culture' finde ich die photographischen Abbildungen eines derart behandelten Eichhörnchens, das wohl von einem in dieselbe Baumhöhle einziehenden Schwarme getötet, und einer kleinen Schlange, die ebenfalls mit Propolis und Wachs überzogen wurde" (v. Buttel-Reepen, 1915, l. c.).

Zu diesen Verrichtungen kommen noch andere, die sich auf das Gründen neuer Staaten, die Sicherung des Gemeinwesens, Reinhaltung der Wohnung usw. beziehen. So stehen vor jedem Bienenstocke Wachen, welche das Eindringen ungebetener Gäste zu verhindern haben, zu denen nicht selten die Arbeiter eines fremden Stockes gehören. „Raubende Bienen, die besonders angelockt werden, wenn am Tage gefüttert wird, erlangen bald eine große Gewandtheit im Eindringen in fremde Stöcke. Zuerst unsicher im Anfluge, werden sie von den im Flugloche befindlichen Bienen schon an diesem Behaben erkannt und zurückgewiesen, fliegen sie aber ‚frech' ruhigen Fluges hinein, läßt man sie häufig passieren, zumal wenn die Instinkte der Stockinsassen irgendwie abgelenkt sind. Man erkennt diese schleichende Räuberei daran, daß die Räuber dünn hineinfliegen und dick herauskommen. Beim Abfluge pflegen die Belasteten oft noch eine sehr kurze Orientierung zu halten. Am leichtesten sind sie natürlich bei Farbenunterschieden festzustellen, wenn z. B. ein Italienervolk von schwarzen Bienen beraubt wird" (v. Buttel-Reepen, l. c.). Auch hierbei kann eine merkwürdige Modifikation der Instinkte vorkommen, worüber v. Buttel-Reepen (l. c., 1915) folgendes mitteilt: „Wird ein schwaches, weiselloses Volk von zahlreichen Raubbienen eines anderen Stockes überfallen, so tritt bei dem geschwächten und verstörten Zustande meist gar kein Abwehren ein. Es ereignet sich angeblich sogar, daß die Bienen schließlich gemeinsame Sache mit den Räubern machen und mit dem eigenen Honig beladen in den raubenden Stock fliegen. War der Stock weiselrichtig, aber schwach, so zeigt sich dasselbe Verhalten, und schließlich zieht die Königin mit dem Reste der Bienen dem raubenden Stocke, der auf einem entfernteren Stande stehen kann, zu und wird dort zweifellos abgestochen. Da so vorzügliche Beobachter, wie v. Berlepsch (1873) und Busch, wie auch andere Imker diese Vorgänge festgestellt haben, so zweifle ich nicht an der Tatsächlichkeit." — Diese Fälle sind für uns deshalb besonders interessant, weil sie zeigen, daß ein Bienenstaat auch zeitweise aus der Fusion zweier Familien bestehen kann, um dann ein kombiniertes Gynopaedium zu bilden.

Wichtig ist, daß die von vielen benutzte Wohnung ständig rein erhalten bleibt. Dies geschieht einmal dadurch, daß die Arbeiterinnen und Drohnen ihren Kot außerhalb des Stockes fallen lassen und ihn während des Winters bei sich behalten, die Larven überhaupt nicht defäcieren und der Kot der Königin gleich nach seiner Abgabe von den Arbeitern aufgeleckt wird. Ferner werden alle Arbeiterleichen aus dem Stocke hinausgeschafft und die Leichen nicht entfernbarer Eindringlinge in der schon angegebenen Weise mit Propolis und Wachs eingekapselt. Der Abtransport der Leichen des eigenen Volkes wird übrigens durch die Gewohnheit der kranken oder verletzten Bienen, den Stock selbst zu verlassen, sehr eingeschränkt.

Eine weitere Aufgabe der Arbeiterinnen besteht darin, bei Beginn des Winters die nutzlos an den Vorräten zehrenden Drohnen zu entfernen. Dies geschieht im September in der sogenannten Drohnenschlacht, in welcher jedoch nur ausnahmsweise eines der Männchen erstochen wird. Wurden die Drohnen bisher als selbst nicht tätige sondern nur zehrende Mitglieder des Staates von den Arbeiterinnen mit durchgefüttert, so reichen ihnen diese jetzt keinen Futterbrei mehr. Sie werden von den Honigwaben abgedrängt und sammeln sich, allmählich hungermatt werdend, am Boden, in den Ecken und an den Wänden des Stockes oft zu Klumpen. Haben sie den Stock verlassen, so hindern die Arbeiterinnen sie am Wiedereintreten, packen, beißen oder erstechen sie. Zum Teile werden die ermatteten Drohnen durch die Arbeitsbienen hinausgezerrt oder ‚hinausgeritten', wobei letztere auf den Rücken der ersteren sitzen. Außerhalb des Stockes gehen die Drohnen dann schnell zugrunde.

Wieder andere Obliegenheiten bringt das Schwärmen mit sich. Wenn die Königin auszieht, so muß für sie und ihre Begleiter zuvor eine neue Wohnung ausgekundschaftet sein. Dies geschieht durch Arbeiter, welche in der näheren und ferneren Umgebung des Stockes nach einer geeigneten Unterkunft suchen, um dann den Schwarm mit der Königin dorthin zu führen. Man hat diese Spurbienen bei ihrer Tätigkeit beobachtet; sie gehen in die Fluglöcher leerstehender Bienenstöcke oder untersuchen ihnen geeignet erscheinende Höhlen alter Bäume, Gebäude u. dgl., um sie auf ihre Bewohnbarkeit hin zu prüfen. Es scheint, als führten diese Quartiermacher den Schwarm durch einen besonderen Lockton.

Diese Bienenschwärme sind keine Synhesmien in dem von mir gebrauchten Sinne; denn das diese kennzeichnende sexuelle Moment fehlt ihnen vollständig. Bei dem Vorschwarme ist die Königin schon befruchtet, und die Nachschwärme finden nicht zu dem Zwecke der Befruchtung ihrer noch jungfräulichen Königin statt, die vielmehr unabhängig von dieser Vergesellschaftung ihren Hochzeitsflug hält. Will man den Bienenschwarm als eine besondere Gesellschaftsform auffassen — und sie weicht schon durch das Fehlen der Larven in ihrer Zusammensetzung von der gewöhnlichen Staatsform ab —, so handelt es sich um eine essentielle Wandergenossenschaft, ein Symporium, von welchem noch die Rede sein wird (S. 330).

Mit den gegebenen Daten ist das Bienengynopaedium für die Zwecke dieses Buches hinlänglich gekennzeichnet. Es zeigte sich, daß diese Sozietät ausgesprochen essentiell ist. Die Königin vermag ohne die Arbeiter nicht zu leben; ohne die Königin geht der Stock infolge Aussterbens zugrunde. Die Drohnen sind von den Arbeiterinnen, diese voneinander abhängig. Die Brut geht ohne Pflege verloren, der Stock stirbt ohne Nachwuchs aus. Ohne die Drohnen, d. h. ohne Befruchtung der Eier, kann kein Staat zustande kommen, weil die unbefruchteten Eier nur Drohnen ergeben. Es herrscht also in dieser Sozietät, die nur unter Mitwirkung aller ihrer Mitglieder zu deren aller Nutzen bestehen kann, die engste Reziprozität, und so wird sie in augenfälligster Weise Mittel zum Zwecke und schafft sehr hohe soziale Werte, so hoch, daß man wohl verstehen kann, wenn ältere Beobachter in den Bienen Tiere sahen, die mit hohen Geistesgaben ausgestattet seien und, sich ihrer sozialen Pflichten wohl bewußt, nach selbsterdachten Gesetzen wie Bürger einer menschlichen Gemeinschaft ihr Staatswesen geschaffen hätten. Die nüchterne, nicht selten freilich das Kind mit dem Bade ausschüttende Betrachtungsweise unserer Zeit erkennt nur noch an, daß die Bienen, mit einem wohlentwickelten Gehirn ausgestattet, an psychischen Fähigkeiten die meisten anderen Insekten weit übertreffen, spricht ihnen aber höhere geistige Qualitäten ab. Es kann hier nicht unsere Aufgabe sein, die Bienenpsychologie eingehend zu behandeln. Immerhin aber verdient sie bei der Rolle, die sie für das Staatswesen spielt, ebenso einige Berücksichtigung wie der phylogenetische Weg, auf welchem der Bienenstaat möglicherweise zu dem jetzt erreichten Ziele gelangt ist.

Werfen wir zunächst einen kurzen orientierenden Blick auf die psychischen Eigenschaften, ohne dies umstrittenste der umstrittenen Gebiete eingehend oder gar erschöpfend behandeln zu wollen, um unseren eigentlichen Gegenstand nicht zu sehr aus dem Auge zu verlieren.

Daß die Bienen Farben und Formen unterscheiden, darf als erwiesen angesehen werden. Das heißt natürlich nur, daß sie Gegenstände, die für uns verschiedene Formen oder Farben haben und daraufhin von uns unterschieden oder erkannt werden, ebenfalls zu unterscheiden und wiederzuerkennen vermögen, eine Fähigkeit, die Gedächtnis voraussetzt. Man streitet darüber, ob diese und andere Insekten die Farben als solche sehen oder nur nach ihrer Lichtstärke unterscheiden. Nun wissen wir in der Tat nicht, ob die Bienen, wenn sie das anschauen, was wir Farbe nennen, eine Vorstellung gewinnen, deren Qualität mit den von uns empfundenen und benannten Qualitäten übereinstimmt; und wir werden wohl auch niemals wissen, wie das Gesichtsbild einer Biene oder eines anderen Insektes sich darstellt, weil wir nicht mit dem Insektengehirn durch Vermittlung von Insektenaugen anzuschauen vermögen. Die Gesichtswelt einer Biene kann von unserer total verschieden sein; das würde aber natürlich nicht ausschließen, daß sie in dieser ihrer Welt wohl Bescheid weiß und deren Einzelobjekte gut zu unterscheiden vermag. Dann gewinnt es den Anschein für uns, als ob sie in derselben Anschauungswelt lebe wie wir; und doch werden wir nie wissen, wie eine Biene Rot oder Grün sieht und ob sie es sieht wie wir. Aber es genügt ja auch, festgestellt zu haben, daß sie Farben unterscheidet und Formsinn hat; und das darf als bewiesen gelten, soweit dergleichen überhaupt beweisbar ist, ebenso wie die Tatsache, daß diese Insekten ziemlich scharf und deutlich Gesichtseindrücke zu erfassen vermögen, wobei die Komplexaugen und Ocellen einander zu ergänzen scheinen.

Ähnliches gilt für den Geruchssinn. Für unser Urteil über die Biene kann es nur von Bedeutung sein, zu wissen, ob und in welchem Grade (mit welcher Feinheit und Schärfe) Geruchsqualitäten unterschieden werden. Welche subjektive Modifikation der Bienenpsyche ein Geruchsreiz hervorrufe, kann uns gleichgültig sein, weil wir doch nicht erfahren können, wie für diese Tiere Honig, Nektar, ein Bienenstock, eine Königin, eine Leiche oder eine Blüte riecht. Daß bestimmte Gerüche Nektar suchende Blumenbesucher anlocken, wird wohl im Ernste kein Biologe bezweifeln, mag nun wirklich primär, wie v. Buttel-Reepen annimmt, nur der vom Blütendufte unabhängige Nektargeruch die junge, noch erfahrungslose Biene leiten oder mag sie unter dem Einflusse eines Instinktes wohlriechende Blumen meiden, die Nektar nicht enthalten und keinen Pollen besitzen, der dem Tiere zusagt. Zweifellos assoziieren sich auch Geruchsempfindungen mit Farben- und Formbildern und ermöglichen der Biene, leicht und schnell den sehr großen Nektarbedarf für das Volk aufzutreiben. Über die Assoziation von Eindrücken sagt v. Buttel-Reepen (l. c., 1915): „Nach meiner Kenntnis der Bienennatur scheint mir der Verlauf der folgende zu sein. Die junge, erstmalig auf Tracht ausfliegende Biene, der jegliche Erfahrung mangelt, dürfte im wesentlichen durch ihr Geruchsvermögen zuerst zu einer Blüte hingelockt werden, deren Farbenschauapparat aber wohl instinktmäßig, auch seiner Form nach, eine Anlockung darstellt. Eine Notwendigkeit ist die Blütenfarbe in diesem Stadium aber nicht, denn wir sehen z. B. das Befliegen ganz indifferent gefärbter Blüten (z. B. wilder Wein, Esche). Hier dürfte nur der Geruchssinn Führer sein. Nun aber konnte ich in ausführlichen Erörterungen (1900) nachweisen, daß die Biene fähig ist, Erfahrungen zu machen und ihr Verhalten danach einzurichten. Die junge Feldbiene wird also, wenn sie z. B. auf ihrem ersten Sammelausfluge in irgendeiner leuchtend gelben Blütenart Nektar findet, mit dieser besonderen Farbe (auch die spezielle Form spielt sicherlich eine Rolle) das

Erlangen von Nektar verbinden und beim zweiten und allen folgenden Ausflügen schon von weitem derartigen Farbenflecken zusteuern. Es ließen sich hierfür viele Beweise anführen.... Ich erwähne nur folgende Beobachtung. Ein Trigonavölkchen, das ich mit großer Mühe überwintert hatte, ließ ich an sonnigen März- und Apriltagen zwischen den Scheiben eines Doppelfensters fliegen. Das Fenster befand sich im zweiten Stock. Um den Trigonen Blumenweide zu gewähren, pflückte ich eine gute Handvoll von Arabis alpina-Blüten und legte sie so zwischen das Doppelfenster, daß die Blumenblätter z. T. die äußere Scheibe berührten, damit die an den Scheiben niedergleitenden Trigonen in die Blüten niederfallen mußten. Diese Blüten waren daher im leuchtenden Sonnenschein von außen sehr gut zu erblicken. In das Treiben der Tropenkinder versenkt, bemerke ich auf einmal, wie eine Apis mellifica sich dem Fenster nähert und geraden Weges auf die weißen Blüten zufliegt. In handbreiter Nähe verlangsamt sie den Flug, um mit stark gebreiteten Flügeln sich offenbar auf die Blüten niederzulassen. In unmittelbarster Nähe — ob eine Berührung der Scheibe stattgefunden, vermag ich nicht zu sagen — strich sie dann schnell seitwärts davon. Da hier eine Geruchswirkung vollkommen ausgeschlossen ist, kann man nur schließen, daß die Farbe der Blüten die Anziehung bewirkte. Ich bemerke, daß sich am Nachbarhaus an derselben Südostseite ein hoher Spalierbaum befand, der bereits einzelne (weiße) Blüten aufwies.

Hier sehen wir also, wie eine Biene, die offenbar bereits an derselben Wandseite des Nachbarhauses aus weißen Blüten gesammelt hatte, in ungefähr gleicher Höhe an meiner Hauswand zu fouragieren sucht und mit dem Erblicken der weißen Farbe der Arabisblüten sofort assoziiert, daß die weiße Farbe ein Wirtshaus bedeutet.

Auf diesen eigentümlichen Lokalisationssinn, der mit überraschend weitgehenden Assoziationen arbeitet, machte ich schon früher aufmerksam. Füttert man beispielsweise Bienen in einem geöffneten Fenster und schließt es dann, so suchen die Bienen an allen anderen Fenstern an der entsprechenden Stelle nach Honig; und bei der betreffenden Beobachtung konstatierte ich, daß sie auch an den Fenstern des seitlich ungefähr zehn Schritte abstehenden Nachbarhauses ihren Besuch machten. Fensterform und Honigkost waren also hier assoziierte Eindrücke.

Daß die Farben der Blüten sehr wahrscheinlich erst durch die Erfahrung ihre Wirkung entfalten bzw. nur Merkzeichen sind, ist auch von anderer Seite, z. B. von Forel (1910), betont worden, und neuerdings geht auch v. Dobkiewicz (1912) diesen Weg.

Die junge Biene, die nun frühmorgens erstmalig auf Tracht geeilt ist und zuerst von lediglich Pollen gewährenden Blüten angezogen wurde, bleibt, soviel ich aus mancher Erfahrung zu schließen vermag — ein strikter Beweis ist schwer zu erbringen — nunmehr viele Ausflüge hindurch beim Pollentragen wie andere beim Nektarholen. Der schon betonte Stetigkeitssinn tritt auch hier in die Erscheinung. Jedenfalls — das läßt sich mit Sicherheit konstatieren — wechselt eine pollentragende Biene nicht ihre Beschäftigung auf ein und demselben Ausfluge und geht zum Nektareintragen oder umgekehrt über. Immerhin konnte ich zum öfteren dabei Ausnahmen konstatieren. Diese doppelte Tätigkeit ist sehr erklärlich, da sehr viele Blüten Pollen und Nektar gewähren, und man sollte eigentlich annehmen, daß immer beide Produkte zugleich eingeheimst würden, wenn eine Blüte beides zugleich bietet. Das ist aber, wie gesagt, nur ausnahmsweise der Fall."

Der Geruchssinn spielt jedenfalls im Innern des dunklen Stockes eine sehr wichtige Rolle, in welchem selbst die als Dämmerungsaugen angesprochenen Ocellen den Dienst oft versagen dürften. Die Biene vermag jedenfalls riechend die Honigzellen, die Brut- und Pollenzellen, die Königin, Drohnen und Arbeiter zu unterscheiden, wenngleich hierbei noch andere Sinne mithelfen mögen. Auch bei dem Auffinden des eigenen Stockes zwischen anderen ähnlichen, namentlich wenn er aus seiner gewohnten Umgebung versetzt worden ist, bedienen sich allem Anscheine nach die Bienen ihres Geruchssinnes, dessen Organe sich, wenn die Deutung richtig ist, nicht nur an den Antennen, sondern auch an den Mandibeln vorfinden. Dabei kommt ihnen die Verschiedenheit des Nestgeruches ebenso zustatten wie den Ameisen. Welche weittragende Bedeutung ein wohlentwickelter Geruchssinn, für dessen Vorhandensein neuerdings wieder namhafte Forscher eintreten, bei dem sozialen Leben der Bienen haben müsse, bedarf der besonderen Darlegung wohl nicht. Bemerkt sei nur noch, daß normalerweise nestfremde Arbeiter an ihrem Geruche sofort erkannt und abgewehrt werden, wenn sie in eine Wohnung einzudringen versuchen, in der sie kein Heimatsrecht haben; daß die Weisellosigkeit sich den Stockinsassen durch das Fehlen des Königinnengeruches wenigstens mit bemerkbar macht und die Arbeiter zum „Heulen" veranlaßt, sie reizbar und stechlustig werden läßt, daß aber das Zurücksetzen der Königin, die in einen jede Berührung ausschließenden Käfig eingesperrt ist, das Volk sofort wieder beruhigt; daß eine ebenso eingesperrte fremde Königin erkannt und zunächst wenigstens von dem weisellosen Volke feindlich behandelt wird. Die Wirkung des Königinnengeruches auf die Arbeiter ist experimentell nachgewiesen. Der etwa einem Baumaste anhaftende Geruch eines Schwarmes, der an ihm gehangen hat, lockt andere Schwärme oder einzelne Bienen noch nach mehreren Tagen an.

Wichtige Aufgaben für das soziale Leben fallen auch dem akustischen Sinne der Bienen zu; denn unter der Voraussetzung seines Vorhandenseins würden diese Insekten eine Möglichkeit zur Mitteilung haben, die schnell alle Staatsbürger mit einem die Gesamtheit angehenden Zustande bekannt macht. So wahrscheinlich den Bienen auch ein Hörvermögen zuzusprechen ist, hat man doch die spezifischen Sinnesorgane für Luftwellen noch nicht mit Sicherheit nachweisen können. Die Sensilla placoidea der Antennen sind als solche angesprochen worden; mit welchem Rechte, ist kaum zu entscheiden. Auch die chordotonalen Sinnesorgane des Kopfes nahe der Antenneninsertion (Janet[1]) sowie die tibialen Chordotonalorgane (Schoen[2]) können Hörorgane sein. Jedenfalls spricht die Tatsache, daß die Bienen verschiedene Laute zu erzeugen imstande sind und sich dieser Fähigkeit im sozialen Leben ausgiebig bedienen, einstweilen noch mit größerer Sicherheit für ihr Hörvermögen als die anatomisch-histologischen Befunde; und diese Bienensprache ist den Imkern längst bekannt und verständlich. v. Buttel-Reepen sagt (l. c., 1915): „Eine bewußte Mitteilung, Zeichengebung findet meines Erachtens nicht statt. Eine jegliche Art und Weise der Tätigkeit scheint eine andere Lautäußerung instinktiv auszulösen, und so dürfte der Gehörsinn der wesentlichste Mitteilungsfaktor sein." Zur Zeit des „Schwarmdusels" lassen die Bienen den Schwarmton hören, der dem Kundigen ihren Zustand verrät; einen bestimmten summenden Ton bringen die Arbeiterinnen hervor, die im engeren Dienste der Königin diese umgeben und ihren Hofstaat bilden; verschieden sind der scharfe Ton stechlustiger Bienen (Stechton) und das ruhige Summen der ungereizten Tiere; „der schnurrende Hungerton eines darbenden Volkes ist wiederum grundverschieden von dem Heulton eines weisellosen Volkes oder dem leisen Murmeln hobelnder Bienen. Wird eine fremde Königin in einem Volke verfolgt, so stößt sie Angstrufe aus, die das ganze Volk in Aufregung bringen können. In der Winterruhe gestörte Völker lassen ebenfalls oft ein schnarrendes Rauschen oder ein Brausen ertönen, namentlich bei starker Kälte, oder ein kurzes, schnell wieder verklingendes Aufsummen besonderer Art . . ., kurz, allen biologischen Zuständen entspricht eine Lautäußerung, die dem erfahrenen Bienenforscher schon durch das Ohr mit großer Sicherheit das Besondere des jeweiligen Zustandes verrät. Die Erfahrung zeigt, daß diese Lautäußerungen auch eine Lautsprache sind und wohl stets rein instinktiv eine gemeinsame Verständigung bewirken bzw. gleichartige Reaktionen auslösen. Stimmt ein Volk beispielsweise den Schwarmgesang an, so wirkt er hin und wieder so ansteckend, daß benachbart stehende, noch nicht völlig schwarmreife Völker in den hellen freudigen Schwarmton ebenfalls einfallen und zum Schwärmen hinauseilen bzw. sich zwischen die bereits schwärmenden Bienen mischen. Sticht eine Biene, so reizt der scharfe Stechton die in der Nähe fliegenden Bienen so, daß sie nun auch wütend werden und Angriffe machen" (v. Buttel-Reepen, l. c., 1915.)

[1] Compt. rend. Acad. Sc. T. 152. 1911. S. 110.

[2] Zool. Jahrb. Anat. 31. Bd. 1911. S. 439.

Andere besondere Lautäußerungen der Bienen sind der Lockton der Spurbienen, der „Sterzelton", das „Tüten" und „Quaken" der Königinnen.

Ohne Zweifel ist den Bienen ein Ortssinn (Orientierungssinn) eigen, sonst könnten sie nicht nach weiten Ausflügen und dem Blütenbesuche, der keinen bestimmten Wegen folgt, ihren Stock mit der zu beobachtenden Sicherheit wiederfinden. Das Nächstliegende anzunehmen, nämlich daß ein Tier mit Augen und hoch entwickeltem Gehirn imstande sei, zu sehen, Gesehenes im Gedächtnisse festzuhalten und mit Neugesehenem zu kombinieren, das Vorstellungsmaterial für seine Bedürfnisse zweckmäßig zu benutzen, ist nicht Art einer modernen tierpsychologischen Richtung, die nur zu oft den Wald vor Bäumen nicht sieht. Daher hat man denn lieber einen rätselhaften Richtungssinn, eine „unbekannte Kraft", einen reflektorisch wirkenden „kinästhetischen Muskelsinn" oder einen mit kinästhetischen Einflüssen arbeitenden „Winkelsinn" und dergleichen gelehrten Kram mehr ausgebrütet, um nur ja nicht zugeben zu müssen, daß die Bienen schließlich ihre Augen doch wohl zum Sehen, ihr Gehirn zum Verwerten des Gesehenen und nicht zu anderen apokryphen Zwecken besitzen dürften, und daß es sich bei den psychischen Vorgängen denn doch vielleicht nicht nur um komplizierte Mechanismen handle. Kafka[1] schreibt sehr charakteristisch: „Der geradlinige Flug der Bienen vom und zum Nest auf große, oft kilometerweite Entfernungen legt die Annahme nahe, daß die Einhaltung einer so präzisen Orientierung analog wie bei den Ameisen auf einem in erster Linie durch kinästhetische Daten vermittelten Winkelsinne beruht, der es den Tieren ermöglicht, eine ideale Richtungslinie zu verfolgen und jede Abweichung von ihr zu kompensieren. Auf diesen Winkelsinn ist es offenbar auch zurückzuführen, wenn die Bienen einen Umweg, der ihnen durch ein Flughindernis aufgezwungen war, nach dessen Entfernung noch eine Zeitlang beibehalten." Dann hatte wohl — wenn ich nicht irre — der alte Neander ebenfalls den mystischen Winkelsinn, wenn er, älter geworden, näher an die Universität zog und sich über den viel weiteren Weg wunderte, bis seine Schwester ihm nachging und feststellte, daß er von der Universität erst zu seiner alten und von da zur neuen Wohnung ging, ein Fall, der mutatis mutandis im Menschenleben oft vorkommt, wie man denn aus alter Gewohnheit einen Sumpf umgeht, wenn er längst trocken gelegt ist, nur auf der rechten Seite kaut, auch wenn der schadhafte Zahn der linken Seite längst entfernt ist, der uns hinderte, auch die Zähne der linken Seite zu benutzen usw. — ein Verhalten, das in der Bureaukratie oft einen scherzhaften Ausdruck findet und Tieren so wenig fremd ist wie Menschen

Die Biene orientiert sich wohl in der Hauptsache durch ihr Ge-

[1] Einführung in die Tierpsychologie auf experimenteller und ethologischer Grundlage. 1. Bd.: Die Sinne der Wirbellosen. Leipzig 1913.

sicht. Die Sehorgane sind gut entwickelt, die Lobi optici sehr groß, das Gehirn und namentlich die pilzhutförmigen Körper vortrefflich ausgebildet, daher anatomische Schwierigkeiten dieser Annahme nicht entgegenstehen, sondern sie stützen. Natürlich muß die Biene ein Ortsgedächtnis haben, d. h. die Fähigkeit, in bestimmter Reihenfolge aneinandergereihte Erinnerungsbilder festzuhalten. Dieser Auffassung entsprechend benimmt sich auch die junge Biene, wenn sie sich, zum ersten Male das Flugloch verlassend, umdreht, auf- und nieder-, hin- und herschwebt und Kreise und Spiralen zieht, um sich das Aussehen ihres Stockes und seiner Umgebung einzuprägen. Dieses Lernen ist als zweckmäßiges Handeln instinktiv und natürlich nicht überlegt, weil die Überlegung an Erfahrungen anzuknüpfen hätte, welche die junge Biene, die bisher nur im Innern des Stockes gelebt hat, noch nicht besitzen kann. An der Hand dieses instinktiven Verhaltens lernt die junge Biene ihren Stock und dessen Umgebung kennen, sie sammelt Erfahrung, die sie den heimischen Stock wiederfinden läßt. Dies ist für das soziale Leben natürlich von größter Bedeutung. Übrigens wird eine verirrte Arbeiterin im fremden Stocke sofort abgestochen, während die Drohnen gastfreie Aufnahme finden.

„Wirft man junge Bienen, die noch kein Vorspiel gehalten haben, 30—40 m vom Stande in die Luft, so finden sie, namentlich wenn Gebüsche, Häuser usw. dazwischen liegen, nicht in ihren Mutterstock zurück; läßt man dagegen alte Feldbienen, die schon weit und lange ausgeflogen sind, innerhalb 3—4 km von ihrem Heime entfernt unter normalen Bedingungen fliegen, so finden sie alle zurück." (v. Buttel-Reepen, 1915, dessen zitiertem Werke auch die folgenden Daten entnommen sind.)

Im allgemeinen vermögen sich die Bienen unter normalen Verhältnissen in einem Kreise von 3—4 km (Stock: Zentrum des Kreises, dessen Radius 3—4 km beträgt) zurechtzufinden. Aber sie suchen auch Nektarschätze in einer Entfernung von 5, 6, ja mehr als 7 km auf.

Auch die Königin und die Drohnen halten ein Vorspiel vor dem Ausfluge und vermögen sich sehr gut zu orientieren. Das Verfehlen ihres Stockes bedeutet für die Königinnen stets den Tod. Betäubte Bienen verlieren das Ortsgedächtnis; sie vergessen. Der Schwarmdusel löscht scheinbar ebenfalls die alten Gedächtnisinhalte entweder ganz aus oder sie verschwinden vorübergehend, um dann wieder aufzutauchen, wenn der Schwarm weisellos wird, bevor er Larven hat. Bei Translokationen des Stockes lernen die Bienen um, wie ja auch, wenn der Schwarm neue Wohnsitze sucht. Wird ein eingefangener Schwarm unmittelbar neben dem Mutterstocke untergebracht, verfliegt sich dennoch keine Biene.

Wir schließen die Betrachtung des Bienenstaates in Anlehnung an v. Buttel-Reepen mit einem kurzen Blicke auf seine mögliche Entstehungsgeschichte, die von primitiveren Formen der Brutpflege auszugehen hat.

Brutpflegeinstinkte sind bei den Hymenopteren ganz allgemein verbreitet und treten uns in dieser äußerst interessanten Insektenordnung von primitiven Anfängen durch mannigfache Stufen der Vervollkommnung hindurch bis zu hoher Vollendung entgegen. Sie bilden die Grundlage, auf welcher sich auch das ganze reiche Staatswesen der Bienen aufbaut.

Wenn schon die Spheciden und Crabroniden ebenso wie die Apiden als Imagines nur von Nektar und Pollen leben, zur Versorgung ihrer Brut aber andere Insekten fangen, lähmen und eintragen; wenn sie ferner das Erscheinen ihrer Larven selbst nicht mehr erleben: so ist einerseits ein von dem der Apiden abweichender Brutpflegeinstinkt vorhanden, andererseits kommt es nicht zur Entstehung einer Familiensozietät, und wir haben noch keine Ansätze zu einem Staatsleben vor uns, das uns berechtigte, in den Grabwespen direkte Vorläufer der uns hier beschäftigenden sozialen Hymenopteren zu erblicken. Wir können nur annehmen, daß die Apiden in ihren Vorfahren dereinst auf einer Stufe standen, welche der Brut keine weitergehende Pflege zuteil werden ließ, als man bei den Grabwespen sieht; und auf dieser Stufe finden wir noch heute zahlreiche ungesellig lebende Bienen, die der Honigbiene wenigstens in dem einen Punkte schon näher stehen (abgesehen von ihrer Stellung im Systeme), daß sie ihrer Nachkommenschaft dieselbe Nahrung darbieten, die sie selbst verzehren: Pollen und Nektar. Wie viele Grabwespen, so bauen auch noch manche solitären Bienen (z. B. Osmia papaveris Str.) zum Zwecke der Brutpflege Erdnester in Gestalt von Röhren, die mit Blättern austapeziert, mit Pollen und Nektar in der für die Entwicklung nur einer Larve ausreichenden Menge gefüllt, mit einem Ei belegt und dann verschlossen werden. Jeder Blätterkokon mit seinem Inhalte entspricht einer Wachszelle der Honigbiene. Die Larve bleibt sich selbst überlassen, und nur die Mutter allein bemüht sich, ihrer Brut die Bedingungen zu schaffen, unter welchen sie sich geschützt und ohne Nahrungssorgen zu entwickeln vermag.

Führt hier die Brutpflege noch nicht zur Entstehung einer Gesellschaftsform, so kann man bei den Megachilearten schon von einem akzidentiellen Sympaedium sprechen, weil sie ihre Blätterkokons (= Brutzellen) zu mehreren übereinander in derselben Niströhre unterbringen. Die hier oder in hohlen Stengeln (Osmiaarten u. a.) aneinander gereihten Kokons sind durch Scheidewände voneinander gesondert, und jede Larve bleibt auf ihren eigenen Vorrat und ihre eigene Wohnung angewiesen. Nun kann der Brutpflegeinstinkt insofern zu einem Synchorismus ursprünglich rein akzidentieller Natur führen, als viele solitäre Bienenarten bei ihrer Vorliebe für einen bestimmten, ihnen das gesuchte Material liefernden Nistort, z. B. eine Lehmwand, diesen in Massen besiedeln. Hunderte dieser solitären Bienen legen dann zwar an derselben Stelle, aber doch völlig unabhängig voneinander und ohne gegenseitige Hilfe ihre Nester an, und kein sozialer

Instinkt führt sie zusammen, keinen Vorteil schafft dieser Synchorismus als solcher für das Einzeltier. Ein Zusammenhang der Neströhren untereinander kommt ebensowenig zustande wie ein sich irgendwie bemerkbar machendes nachbarliches Verhältnis. Dennoch sind bei den Mitgliedern dieser Synchorien (natürlich nur der Imagines) Anfänge sozialer Betätigung beobachtet worden, die schon vor mehr als 30 Jahren Friese[1] aufgefallen sind, als er bei einer starken Kolonie von ungefähr 300 Nestern von einem Schwarme der durch ihn gereizten Tiere heftig angegriffen wurde und bei einer Kolonie von 8000—10000 Stück Anthophora parietina F. dieselbe Erfahrung machte. v. Buttel-Reepen (l. c.) bestätigt dies mit folgenden Sätzen: „Fängt man eine Bienenart . . . dort, wo sie einsam nistet oder wo sich nur wenige Nestbauten gesammelt haben, so kann man ruhig mit dem Fangnetze seine Beute holen, es zeigen sich keine besonderen Erscheinungen. Trifft man aber dieselbe Art an einem mit Hunderten oder gar Tausenden von Nestern besäten Wohnplatze und schlägt dann sein Netz nach einem gewünschten Exemplar, so erfolgt plötzlich ein gemeinsamer heftiger Angriff, der einen ängstlichen Bienenjäger zum schnellen Zurückweichen bringen dürfte." — Übrigens teilt Alfken (bei v. Buttel-Reepen, l. c., S. 51) von Anthophora parietina F. mit, daß ihm die Bienen nichts taten, wenn er ihre Bauten zerstörte, daß sie ihn aber angriffen und verfolgten, wenn er sie auf dem Wege vom Neste zum Wasser (das sie zum Aufweichen des Lehmes herbeitrugen) fing.

Daß sich ausschließlich starke Kolonien angreifend wehren, trifft nicht nur für diese Bienen, sondern auch für Apis mellifica L. zu. Das gleiche gilt wenigstens insofern für die Ameisen, als „der Mut jeder Ameise im geraden Verhältnisse mit der Zahl ihrer Gefährten oder Freunde zunimmt" (Forel). v. Buttel-Reepen stellte dasselbe bei Vespa vulgaris L., Vespa germanica F. und Vespa crabro L. fest. Die Angriffslust steigert sich mit der Individuenanzahl des Volkes, ein Verhalten, das auch die schwerer reizbaren Hummeln zeigen; doch greifen bei den Bombusarten nie die heimkehrenden, sondern stets nur die aus dem Neste herausfahrenden Tiere an.

Von einem Nestsozialismus ist in den angeführten Fällen solitärer Hymenopteren noch keine Rede; und wenn auch die Benutzung eines gemeinsamen Winterquartieres bei manchen solitären Bienen vorkommt (vgl. Syncheimadien S. 315), so führt doch diese Vergesellschaftung noch keineswegs überall zu einer Nestgemeinschaft. Sie kann aber dazu führen, und damit würden wir dem Bienenstaate um einen Schritt näher kommen. Verhoeff[2] und v. Buttel-Reepen[3] berichten über die gemeinsame Über-

[1] Beitrag zur Biologie der Andrena pratensis = ovina. Entommol. Nachr. 8. Jahrg. Berlin 1882. — Beiträge zur Biologie der solitären Blumenwespen. Zool. Jahrb. Abt. Syst. 5. Bd. 1891.

[2] Beiträge zur Biologie der Hymenoptera. Zool. Jahrb. Abt. Syst. 6. Bd. 1892.

[3] Die stammesgeschichtliche Entstehung des Bienenstaates usw. Leipzig 1903.

winterung von Halictusweibchen in Erdröhren. Indem von der gemeinsamen Erdröhre aus seitwärts Zellen in die Erde gegraben werden, entsteht ein Nest, das wenigstens einen gemeinsamen Zugang hat. Allem Anscheine nach erhebt sich aber, hiervon abgesehen, die Nestgemeinschaft nicht über einen bloßen Synchorismus, ein rein topographisches Beisammensein, da jedes Weibchen nur an seiner eigenen Zelle baut, ohne sich um seine Winterschlafgenossinnen zu kümmern und irgendwie mit ihnen gemeinsame Sache zu machen. Ein Sympaedium bilden die Imagines nicht, sie stehen in keinem genetischen Zusammenhange miteinander und sind deshalb auch nicht als eine phylogenetische, vielmehr nur als eine ethologische Vorstufe des Bienengynopaediums anzusehen. So wenig wie hier kommt es auch bei den meisten anderen solitären Bienen zur Entstehung eines eigentlichen Familienverbandes mit überlebender Mutter; aber über die ersten Ansätze hierzu sagt v. Buttel-Reepen (l. c., 1915) folgendes:

„Bei einigen Arten der solitären Bienen geht die Entwicklung so schnell vonstatten, daß schon in verhältnismäßig kurzer Zeit nach der Eiablage das fertige Insekt die Zelle verläßt, während die Mutter noch beim Bau der letzten Zellen beschäftigt ist. Da diese Zellen alle dicht beieinander in derselben Höhle angelegt werden, wie z. B. bei Halictus quadricinctus F., so findet ein Kontakt zwischen Mutter und Kind statt. Die von mir in der Nähe von Jena aufgefundene Lehmwabe weist 12 Zellen auf, doch gibt es solche von über 20 Zellen. Der kleine, erstaunlich zweckmäßige Bau, der sich fast frei in einer durch einen senkrechten Schacht erreichbaren Erdhöhle befindet, birgt nun den ersten Schritt zur Familienbildung in sich. Aber nicht nur der Zellenreichtum läßt es erreichen, daß die Mutterbiene ihre Nachkommen „kennen lernt", sondern es ergibt sich durch Verhoeffs Beobachtungen (1897), daß das Weibchen auch dann noch eine Zeitlang im Neste verweilt, wenn auch die letzte Zelle versorgt ist, ihre eigentliche Tätigkeit für die Fortpflanzung also erledigt ist. Dieses Verweilen ist biologisch von Wert, da hiermit ein Schutz durch Bewachung ausgeübt wird."

H. Friese[1] sagt darüber folgendes: „Der auffallende Nestbau des H. quadricinctus . . . zeigt . . . uns in der biologisch aufsteigenden Entwicklungslinie der Blumenwespen (Bienen und Hummeln) . . . die erste Wabenbildung, aufrecht stehende Wabenklötze in Lehmwänden mit einem bis zwei Dutzend horizontal liegenden Zellen, denen durch die nach oben und unten zirkulierenden Röhren frische Luft zugeführt wird. Dagegen legt der H. sexcinctus F. den einfacheren Zweigbau in sandigen Böschungen an, der 10—12 Zellen enthält und nichts Abweichendes in dem Nestbau der tiefstehenden Bienen liefert. Bei beiden Arten kommt es in günstigen

[1] Die Formen des Halictus quadricinctus F. usw. Deutsche Entomol. Zeitschr. H. 1. 1916.

Gegenden und bei erfolgreichem Nestbau dazu, daß die Mutterbiene, die nach der einsamen Überwinterung (die Kopulation erfolgt im Herbst, und das Männchen stirbt bald darauf) im Mai den Nestbau beginnt, im Juni bis Juli in direkte Berührung mit ihren Kindern (den jung ausschlüpfenden ♀) kommt, eine Merkwürdigkeit bei den solitär lebenden Bienen im Gegensatze zu den sozial lebenden Bienen (Hummeln und Honigbienen), bei welchen dies die Grundlage des zu bildenden Staates liefert. Der Kontakt zwischen Mutter und Kind bei Halictus ist also ebenso wichtig für die Entwicklung wie der Anfang des Wabenbaues bei H. quadricinctus."

Damit wäre schon ein echtes Gynopaedium erreicht, freilich noch von primitiver Beschaffenheit im Vergleiche zum Bienenstaate und noch nicht, wie dieser, heteromorph. Aber es fehlt nicht an vermittelnden Stufen.

Bei den Hummeln (Bombus) gründet ein solitär überwinterndes befruchtetes Weibchen den Staat, der außer ihm mehrere unbefruchtete Weibchen enthält, die sich am Bau des Nestes und bei der Fütterung der Brut beteiligen. Die unbefruchteten Weibchen produzieren zwar ebenfalls Eier, aus diesen gehen aber nur Männchen hervor. Der Hummelstaat ist ein echtes Gynopaedium, bei welchem die Anfänge des Heteromorphismus schon hervortreten und innerhalb dessen eine weitgehende Arbeitsteilung beobachtet worden ist. Die Hummeln arbeiten gemeinsam an derselben Zelle, öffnen den Kokon der zum Ausschlüpfen bereiten jungen Hummel und teilen sich ähnlich wie die Bienen- und Ameisenarbeiter in die Verrichtungen, welche das Staatsleben erfordert, indem sich die einen nur der Brutpflege, die anderen ausschließlich der Bautätigkeit widmen und die Draußenarbeiter nur mit dem Eintragen von Baumaterial und Nahrungsvorräten beschäftigt sind.

v. Buttel-Reepen hält nicht dafür, daß die Halictusarten eine phylogenetische Vorstufe der Bombinae seien. „Wir brauchen unter den Vorfahren der Hummeln nur eine Bienenart anzunehmen, bei der sich die Eigentümlichkeit ausgebildet hatte, daß aus unbefruchteten Eiern nur Männchen entstanden, wie wir es heute noch bei den solitären Tenthrediniden sehen, ferner auch bei den Vespidae und den sozialen Apisarten. Wenn nun die zuerst ausschlüpfenden Weibchen der Mutter halfen und zur Eiablage schritten, so blieben sie unbefruchtet, da die Brunst nicht eintrat. Diese Annahme steht auf guten Füßen, denn wir sehen bei Apis mellifica, wenn die Königin, z. B. durch widriges Wetter am Hochzeitsfluge verhindert, schließlich zum Eierlegen schreitet, die Brunst bei ihr vergehen." Eine solche Königin legt zeitlebens nur Drohneneier.

Darin läge ein Modus vor, der möglicherweise zur Bildung der Familienkolonie geführt hat. Auf weitere Hypothesen können wir hier verzichten, denn uns liegt nur daran, nachzuweisen, daß der Bienenstaat nicht als ein plötzliches Novum unter den Hymenopteren auftritt, sondern daß Ansätze und Grundlagen für ihn in dem Verhalten anderer Hymenopteren gegeben sind. Nur folgendes sei noch im Anschlusse an v. Buttel-Reepen erwähnt: wenn günstige klimatische und Nahrungsverhältnisse den Anstoß zur Koloniebildung gegeben haben, so wäre zu erwarten, daß auch heute noch soziale Apiden unter ungünstigen Verhältnissen wieder zur solitären Lebensweise zurückkehren könnten. Und in der Tat trifft dies nach Sparre-Schneider für einzelne Hummeln im arktischen Gebiete zu. Auch die Schmarotzerhummeln sind unter Verlust der Sammelapparate sekundär wieder solitär geworden. Umgekehrt ist zu erwarten, daß die Hummelkolonien in südlichen Gegenden nicht wie bei uns regelmäßig im Herbste zugrunde gehen, so daß nur die jungen, im Herbste befruchteten Königinnen sich einsam durch den Winter retten, sondern daß dort ein Überwintern ganzer Völker stattfinde. Und tatsächlich findet man auf Korsika, den Balearen usw. schon im Frühjahre Männchen (Bombus xanthopus Kriechb., B. terrestris L. u. a.), während sie bei uns erst gegen den Herbst hin auftreten. Nach Fertons gründen die jungen Königinnen von B. xanthopus schon im Herbste ein neues Volk, welches überwintert.

Die Hummeln sind zwar nicht als direkte Vorläufer der Bienen hinsichtlich der Sozietätsbildung anzusehen, bilden aber für das Verständnis des Gewordenseins des Bienenstaates ein wichtiges Übergangsglied. Bei ihnen vollzieht sich im Laufe eines Jahres der Übergang vom solitären zum sozialen Leben wie bei den Wespen. Im Winter gehen alle Hummel- und Wespenkolonien zugrunde. Die Arbeiterinnen sterben gleich der alten Königin. Im Frühjahre kriechen die jungen Königinnen aus ihren Moos- und Erdverstecken hervor, um jede für sich ein Nest anzulegen, das noch sehr an das mancher solitärer Bienen (z. B. Osmia emarginata Lap.) erinnert. Die ersten, infolge mangelhafter Ernährung kleinen Arbeiterinnen helfen ihrer Mutter und übernehmen bald alle Arbeiten, während die Königin nur noch Eier legt. In diesem Stadium ist schon ein fast völliger Einklang mit dem Staate der Honigbiene erzielt, da die Bienenkönigin alle Arbeitsinstinkte außer dem Legeinstinkt verloren hat.

Die Brutpflege der Hummeln findet anders statt als bei Halictus (bei letzterer Bau der Zelle, Eintragen von Nahrung, auf diese das Ei, dann Verschluß der Zelle), denn die Bombus- (Apis- und Vespa-) Arten füttern ihre Jungen dauernd. Diese Tatsache ist aber keine Folge des Sozialismus, denn auch solitäre Hymenopteren füttern z. T. ihre Larven bis zur Verpuppung (Cerceris, Bembex rostrata, Lyroda subita, Monedula punctata u. a.).

Eine weitere wichtige Übergangsstufe repräsentieren die stachellosen Bienen, die Meliponiden (Meliponen und Trigonen). „Die Ausbildung typischer Arbeiterinnen, die nur noch der Arbeit leben, sich an der Eiablage wohl normalerweise nicht mehr beteiligen, morphologisch und anatomisch von der Königin verschieden sind, tritt uns hier zum ersten

Male ... in reiner Form entgegen, während die Hummelarbeiterinnen sich noch an der Erzeugung von Männchen beteiligen und als kleine Weibchen (Hilfsweibchen) aufgefaßt werden müssen, die nur den Begattungstrieb eingebüßt haben, zeigt sich uns bei den tropischen stachellosen Bienen (Meliponen) erstmalig in der Geschichte der Staatenbildung die Ausbildung jener seltsamen Lebewesen, die, völlig steril, dennoch die Grundlage der ganzen Existenz der Kolonie bilden und die in sich alle Volkswohlfahrtsinstinkte vereinigen, wie wir es auch bei der Apis mellifica sehen."

Während die Hummelzellen noch von sehr verschiedener Größe sind, erscheinen die der Trigonen schon regelmäßiger, in ihrer Größe übereinstimmender gebaut. „Während in der orientalischen Region und angrenzend, soweit bekannt ..., anscheinend ausschließlich ein primitives, traubenförmiges Zellengefüge gebaut wird, das noch runde, oft durch Wachssäulchen miteinander verbundene Zellen in meist regellosem Aufbau zeigt und bei dem sich ... noch keine besonderen Weiselzellen nachweisen lassen, haben wir in der neotropischen Region (Südamerika) neben derartig bauenden Trigonen innerhalb derselben Gattung stammesgeschichtlich interessante Fortschritte zu einem regelrechten Wabenbau. Einesteils zeigen sich spiralig aufsteigende Wabenflächen, andererseits bei Trigonen und Meliponen etagenförmige, wagerecht angeordnete Wabenflächen mit sechseckigen Zellen, wie wir sie aus den Nestern unserer sozialen Wespen kennen, nur daß sie sich bei diesen nach unten öffnen, während bei den Meliponen und Trigonen das Ausschlüpfen nach oben erfolgt, der Boden der Zelle also unten liegt. Von besonderem Interesse ist, daß bei den Meliponen alle Zellen gleich groß sind, die Geschlechtstiere also auch keiner größeren Zelle bedürfen, bei einigen Trigonen aber schon regelrechte größere Weiselzellen angelegt werden."

„Bei der indischen Bisambiene (Apis dorsata) mit ihrer einzigen mächtigen, von den Ästen der Urwaldbäume herabhängenden Wabe stoßen wir dann im weiteren Verfolg der Zellenbauweise auf die typische sechseckige Wachszelle der Apisarten. Aber auch hier haben wir noch das Meliponenstadium, nämlich ... nur gleichartige Zellen, und erst bei der kleinsten indischen, ebenfalls nur eine frei hängende Wabe bauenden Apis florea gelangen wir zu dem gesetzmäßig bestimmten, stark gegliederten Zellenbau, wie er uns auch bei der Mellifica begegnet, nämlich zahlreiche sechseckige Arbeiterzellen, sechseckige Drohnenzellen, die etwas größer sind, und schließlich den großen, runden, eichelförmig herabhängenden Weiselzellen."

Während die Meliponiden die Zellen noch nach Art der solitären Bienen mit Nahrung für die Larven (Honig und Pollen) füllen und die mit dem Ei belegte Zelle schließen, legen die Apisarten das Ei in die leere Zelle und füttern die Larve andauernd.

v. Buttel-Reepen erklärt, und darin wird man ihm beistimmen müssen, die Bombinae, Apinae und Meliponiden mit Rücksicht auf ihre Sozietätsverfassung für völlig differente Zweige am Stammbaume. Direkte Vorfahren der Apisarten bis zu den solitären Bienen hinab fehlen uns gänzlich. Der hier gegebene Überblick soll nur Stufen zeigen, die nicht hypothetisch, sondern noch vorhanden sind, Stufen, welche uns in diesem Zusammenhange nur als Formen der auf einer Brutpflege beruhenden Sozietäten interessieren und über welche ausgestorbene Vorfahren auf ihrem fortschreitenden Entwicklungswege hinweggeschritten sein mögen. — —

Die Ameisen sind durchweg staatenbildende Hymenopteren, deren Gesellschaften („Kolonien") ursprünglich den Wert einfacher Gynopädien gehabt haben dürften und z. T. noch heute haben. Wo aber statt nur einer Königin deren mehrere (5—60) auftreten, ist der Charakter des einfachen Gynopaediums (Monogynopaediums) aufgehoben, und der Staat entspricht nicht mehr einer Familie, deren Mitglieder sämtlich (mit Ausnahme der Königin natürlich) Töchter derselben Mutter sind, sondern einer Mutterfamilie, in welcher die Mitglieder zur Stammutter zum großen Teile im Deszendenzverhältnisse der Enkel zur Großmutter stehen. Dann haben wir ein Polygynopaedium vor uns, wie es z. B. da entsteht, wo nicht alle geflügelten Geschlechtstiere zum Hochzeitsfluge das Nest verlassen, sondern einige befruchtete Weibchen zurückbleiben. Von den Arbeiterinnen im Neste zurückgehalten, werden sie zu Müttern einer Enkelgeneration. In anderen Fällen bleiben auch unbefruchtete Weibchen in der Gesellschaft zurück (Leptothorax, Formica exsecta Nyl., Myrmica laevinodis Nyl.), die wenigstens zum Teil wie Königinnen behandelt werden. Bei dem Polygynopaedium behält der Staat den Charakter der primären Gesellschaft: alle Mitglieder stammen von derselben Mutter ab. — Wenn aber verschiedenen Nestern und damit verschiedenen Mutterfamilien entstammende Mütter einen Staat gründen und in ihm zusammenleben, so bleibt die Sozietät nicht mehr eine blutsverwandte Familie, sondern setzt sich aus mehreren Familien zusammen, wird also zu einer Staatsform, die wir von dem Monogynopaedium und Polygynopaedium als Syngynopaedium unterscheiden können. Dann sind wir aber auch nicht mehr berechtigt, eine solche zusammengesetzte Familie als primäre Sozietät zu bezeichnen; denn sie beruht nicht immer auf einem Beisammenbleiben verwandter Individuen (Mütter und deren Nachkommen), sondern oft auf einem nachträglichen Zusammenschlusse befruchteter Weibchen, ist also sekundärer Natur; und da dieser Zusammenschluß nicht aus sexuellen Ursachen stattfindet, gewinnt die Staatsform einen Charakter, der sie ziemlich weit von dem einfachen Gynopaedium abrückt und über dieses als Sozietät erhebt. Dennoch ist das Syngynopaedium dem einfachen Mutterfamilienverbande seinem ganzen inneren Wesen nach so ähnlich, daß es sich kaum empfiehlt, beide gesondert zu besprechen. Freilich ist der formale und genetische Unterschied zwischen ihnen festzuhalten und zu betonen, und wir werden ihn dadurch zum Ausdrucke bringen, daß wir den sekundären Gynopädialverbänden der Ameisen den Namen Syngynopädien geben und ihnen bei den nicht auf sexueller Grundlage entstandenen essentiellen Sozietäten freier Individuen ihren Platz anweisen. Dabei wird jedoch im wesentlichen auf das zurückzugreifen sein, was hier über diese Gynopädien zu sagen ist.

Der Ameisenstaat, soweit er eine heteromorphe homotypische Sozietät repräsentiert, setzt sich aus mindestens drei verschiedenen Formengruppen („Kasten") derselben Art zusammen, da neben den normalen Männchen und Weibchen flügellose Arbeiter auftreten, die als meist sterile, aber nicht selten auch fortpflanzungsfähige Weibchen die Hauptmasse des Ameisenvolkes bilden und im einfachen Gynopaedium (Mono- und Polygynopaedium) sämtlich Töchter (oder Enkel) derselben Mutter (Königin) sind. Während die Mütter und Arbeiterinnen dauernd Mitglieder dieser Sozietäten bleiben, gehören ihnen die Männchen und jungfräulichen Weibchen nur zeitweise an und verlassen sie bei dem Hochzeitsfluge, um gewöhnlich nicht in den Staatsverband zurückzukehren. Der essentielle Charakter bleibt stets gewahrt, tritt aber mehr oder minder deutlich hervor, je nach dem Grade der Arbeitsteilung und der Abhängigkeit des Einzelmitgliedes vom Ganzen.

Die Ameisenarbeiterinnen entsprechen den Arbeitsbienen. Sie haben aber im Zusammenhange mit ihrer ganz anderen Lebensweise die Flügel verloren, die nicht verschwinden konnten, ohne daß der in seinem Bau von ihnen stets beeinflußte Thorax Umbildungen erfuhr, welche den Heteromorphismus noch mehr hervortreten lassen. Sonst sind bei ihnen wie bei den Arbeiterinnen von Apis mellifica die Geschlechtsorgane in ihrer Entwicklung derart zurückgeblieben, daß der Regel nach hieraus völlige Sterilität folgt. Ferner haben die Arbeiterinnen häufig die Ocellen verloren und sind kleiner geworden als die fertilen Weibchen. Ihr Gehirn zeigt dagegen unter allen drei Formen die höchste Entwicklungsstufe und beweist, daß die Tätigkeit der Arbeiterinnen im Staatswesen die weitestgehenden Anforderungen an intellektuelle Begabung stellt.

Der typische Trimorphismus der Ameisengesellschaft, sofern sie aus Imagines besteht, kann zu einem Polymorphismus werden, der zum Teil wenigstens den essentiellen Wert der Sozietät steigert. Letzteres trifft jedoch keineswegs immer zu, z. B. dann nicht, wenn neben den normalen Weibchen „Mikrogynen" (Zwergweibchen) auftreten, welche unter Umständen die ersteren ganz verdrängen können (Formica microgyna), oder wenn neben normalen („α-Weibchen") durch bestimmte morphologische Merkmale unterschiedene Königinnen („β-Weibchen") erscheinen (Lasius latipes, Nordamerika). Von einer Steigerung des essentiellen Wertes der Sozietät kann natürlich noch viel weniger da die Rede sein, wo die abnorme Weibchenform infolge störender Eingriffe entstanden ist, wie nach Wasmann die „makronoten brachypteren" Weibchen, die durch die Einwirkung von Lomechusa pathologischen Charakter erhalten haben, oder wo durch Lomechusa, Xenodusa oder Atemeles pathologisch gewordene „Pseudogynen" auftreten; denn die genannten Käfer können ganze Staaten zugrunde richten, indem die Pseudogynen mit dem Verluste der Arbeitsfähigkeit und Fertilität jede Bedeutung in der Gesellschaft verlieren (Formica sanguinea Latr., F. rufa L., F. pratensis (Retz.) For., Myrmica- und Camponotusarten). Das Verschiedenwerden der Geschlechtstiere (♂ u. ♀) vermag also den Sozietätswert nicht zu heben, wohl aber ein Polymorphismus der Arbeiterinnen. Dieser tritt als sogenannter inkompletter Polymorphismus bei Pheidologeton- und Attaarten auf. Die durch morphologische Merkmale und ihre Größe verschiedenen Formen der Arbeiterinnen desselben Staates sind nicht scharf voneinander zu trennen, sondern durch Übergangsindividuen miteinander verbunden. Wo zwei sehr verschiedene Arbeiterinnenformen ohne vermittelnde Zwischenstufen erscheinen, spricht man von einem kompletten Dimorphismus und unterscheidet Arbeiter und Soldaten. Die Soldaten von Pheidole zeichnen sich durch ihren sehr vergrößerten, die Colobopsissoldaten durch ihren besonders gestalteten Kopf, die Angehörigen derselben Kaste von Myrmerocystus durch ihre besonders starken oder säbelförmigen Mandibeln aus. Solche Soldaten, deren Tätigkeit im Staate recht verschieden sein kann, treffen wir außer bei den genannten Gattungen auch bei Dimorphomyrmex, Acanthomyrmex, Cryptocerus, Eciton und Crematogaster. Eine Steigerung des essentiellen Wertes wird unzweifelhaft durch das Auftreten „gynäkoider" Arbeiter und der Honigträger herbeigeführt; denn die durch ihr größeres Abdomen von den normalen Arbeitern verschiedenen Gynäkoiden können bei Formica- und Polyergusarten durch besondere Pflege zu Ersatzköniginnen ausgebildet werden und so die Fortexistenz des Staates ermöglichen, während sich die Honigträger zeitweise als lebende Vorratstöpfe nützlich machen, indem sie ihren Kropf so stark mit Honig anfüllen, daß ihr Abdomen infolgedessen eine enorme Auftreibung erfährt (Camponotus inflatus, Myrmecocystus melliger usw.).

Belanglos oder nachteilig ist der Arbeiterinnenheteromorphismus, wenn „Macroergaten" als abnorm große, großköpfige Nebenformen erscheinen, ohne daß sich hierin eine besondere Anpassung ausspräche (Myrmica scabrinodis, M. ruginodis), oder wenn sich ein „parasitärer Dimorphismus" („mermitophore Arbeiter") als pathologische, durch parasitäre Würmer (der Gattung Mermis) hervorgerufene Erscheinung geltend macht (Pheidole commutata, Ph. absurda, Odontomachus haematoda, O. chelifer, Pachycondyla fuscoatra, Neoponera villosa, Paraponera clavata). — Ohne besonderen Wert als spezialisierte Staatsbürger sind auch die „ergatogynen" Zwischenformen, die man als Übergangsstufen zwischen Arbeiterinnen und Weibchen auffaßt, als phylogenetische Stadien, welche besonders häufig da beobachtet werden, wo fertile und sterile Weibchen ohnehin nicht sehr verschieden sind (Ponerinen, Septothorax, Formicoxenus nitidulus).

In dem Polymorphismus des Ameisenstaates, sofern er für diesen wertvoll wird, haben wir den morphologischen Ausdruck der Arbeitsteilung vor uns, die das Staatswesen auf eine so hohe Stufe erhebt, daß sich Parallelen mit der menschlichen Gesellschaft ergeben. Mit dieser Arbeitsteilung, auch sofern sie in der Morphologie nicht zum Ausdrucke gekommen ist, werden wir uns noch eingehender befassen müssen.

Die Männchen haben als Staatsbürger eigentlich keinen Wert; denn ihre Bedeutung beschränkt sich darauf, die Weibchen bei dem Hochzeitsfluge zu befruchten. Damit legen sie zwar mit den Grund für die Sozietät, schaffen aber und erhalten diese als solche nicht. Immerhin sind sie primär mit dem Ameisenvolke vergesellschaftet und in ihrer Existenz von ihm abhängig, stehen also in einem essentiellen Verhältnisse zu ihm. Für den Staat als Sozietät aber kommen sie weiter nicht in Frage und gehen zugrunde, sobald sie ihren Lebenszweck mit der Kopulation erfüllt haben.

Von viel wesentlicherer Bedeutung sind die Weibchen, weil auf ihrem Brutpflegeinstinkte, der den Männchen fehlt, das ganze Staatswesen beruht. Dieses bleibt aber nicht auf der Stufe der einfachen homomorphen Brutpflegegesellschaft nach Art der Maulwurfsgrille und des Ohrwurmes stehen, sondern erhebt sich über diese wie der Bienenstaat dadurch wesentlich, daß die Kinder ihrer Mutter bei den Brutpflegearbeiten helfen, die sie schließlich allein übernehmen, wodurch die Mutter die Möglichkeit gewinnt, sich in ihrer Tätigkeit ganz zu spezialisieren, indem sie für das schnelle Wachstum des Volkes durch reichlichere Eierproduktion sorgt, andererseits aber auch in ein Abhängigkeitsverhältnis zu ihren Kindern gerät, das ihr übrigens die Fähigkeit zur selbständigen Existenz keineswegs benehmen muß; denn die Königin kann ihre ursprüngliche Vielseitigkeit behalten und gibt sie nur auf, weil ihre Kinder an ihre Stelle treten, kann sie aber gelegentlich wieder betätigen, wenn sie etwa bei drohender Gefahr Larven und Puppen retten hilft oder sich am Wiederaufbau zerstörter Nestteile beteiligt. Die Arbeitsteilung hat ihr also nicht in dem Maße wie der Bienenkönigin ihre ursprünglichen Fähigkeiten geraubt.

Auch die Arbeiter haben sich nicht in dem Grade von ihrer Natur als Weibchen und prädestinierte Mütter entfernt, daß sie nicht z. T. wenigstens noch Mütter werden könnten. Wo dies geschieht, verliert der Staat seinen Charakter als Monogynopaedium; denn er besteht nicht mehr nur aus Mutter und Töchtern, sondern es kommen noch weitere Generationen (Enkel) als Staatsbürger hinzu, und die Gesellschaft wird ein Polygynopaedium, der Blattlauskolonie in späteren Stadien genetisch analog, aber von ihr als essentielle Sozietät wesentlich verschieden, doch wie sie primäre Vergesellschaftung im Gegensatze zu den sekundären Syngynopädien.

Die Fortpflanzung ist indessen niemals wesentliche Aufgabe der Arbeiterinnen, die vielmehr die Nahrung für alle Nestinsassen herbeizuschaffen, die Wohnung auszubauen, instand zu halten und auszubessern haben, den Staat schützen und verteidigen, die Eier, Larven und Puppen pflegen müssen und denen hiermit alle Arbeiten im Dienste des Gemeinwesens zufallen. Aber nicht jeder Arbeiter tut jede erforderliche Arbeit. Wir sahen schon, daß sich die Arbeitsteilung, die Spezialisierung durch die Ausbildung zweier morphologisch sehr verschiedener Arbeiterkasten ausdrücken, indem neben den gewöhnlichen Arbeiterinnen „Soldaten" auftreten. Der Soldat repräsentiert keineswegs in jedem Staate (bei jeder Art) denselben Stand und ist durchaus nicht überall noch ausschließlich Krieger und Verteidiger des Gemeinwesens. Ist er letzteres auch jedenfalls in erster Linie bei den Pheidolearten, so kann er nebenher auch andere Dienste versehen, z. B. die Zerkleinerung großer Beutestücke — wie ja auch der Soldat der menschlichen Staaten an Vielseitigkeit nichts zu wünschen übrig läßt. Ihrem Namen machen dagegen die Myrmecocystus bombycinus-Soldaten insofern wenig Ehre, als sie wohl hauptsächlich die Rolle von Kindermädchen spielen, da sie die großen Kokons in ihren langen Mandibeln umherschleppen und vor störenden Eingriffen retten. Die Colobopsissoldaten sind lebende Türen, da sie die Eingangsöffnungen zu dem im Holze angelegten Neste mit ihrem Kopfe verschließen, der als fester Schild eine gerade abgestutzte und rauh skulpturierte Vorderfläche besitzt.[1] Nur wenn eine Arbeiterin eintreten will, öffnet der „Soldat" das Tor. Diese stumpfsinnigen lebenden Türen erscheinen als wahre Opfer für das Wohl des Staates.

So wenig nun, wie wir sahen, jede Arbeitsbiene ständig alle Arbeiten im Stocke besorgt, ist die Arbeiterin der Ameisen dauernd Mädchen für alles, selbst wenn sie durch ihren Körperbau nicht nur bestimmten Leistungen angepaßt erscheint. Durch Beobachtung gezeichneter Arbeiterinnen von Formica fusca Latr. im künstlichen Neste konnte festgestellt werden, daß nur immer dieselben Individuen zum Herbeiholen von Nahrung auszogen; dieses Verhalten entspricht etwa dem der Feldbienen, die Pollen oder Nektar eintragen. Gewisse, morphologisch nicht differente Arbeiterinnen von Formica sanguinea sind ihrer Tätigkeit nach Soldaten, die mit anderen ihresgleichen abwechselnd Wache zu halten pflegen, während andere ebenfalls nicht differente Arbeiterinnen das Zutragen von Nahrung besorgen. Wie bei der Honigbiene bleiben auch hier die jungen Arbeiterinnen zunächst

[1] Diese Art der Anpassung steht nicht isoliert da, sondern wird von der Clytralarve wiederholt, die ihr Gehäuse ebenfalls mit ihrem hierzu ganz ähnlich gestalteten Kopfe verschließt.

im Neste und beschränken sich auf die Hausarbeit, um sich erst in reiferem und erfahrenerem Alter mit externen Angelegenheiten zu befassen.

Wir wollen jetzt unsere Aufmerksamkeit auf die Art und Weise der Gründung der Ameisenfamilien richten, weil von dieser die Beschaffenheit des Gemeinwesens in hohem Grade abhängig ist. Werfen wir einen Blick auf die Entstehung der einfachsten und ursprünglichsten, jedenfalls auch phylogenetisch ersten Staatsform der Ameisen, so erweist sich diese als Monogynopaedium in dem schon festgelegten Sinne.

Das befruchtete Weibchen, z. B. von Myrmica ruginodis Nyl., Camponotus ligniperdus (Latr.) Mayr, C. herculeanus (L.) Mayr, Formica fusca Latr., Lasius niger (L.) F. u. a., das bei dem Hochzeitsfluge sein heimatliches Nest verlassen hat, stellt, nachdem es seine nun überflüssig, ja hinderlich gewordenen Flügel abgeworfen hat, etwa unter einem Steine eine allseitig geschlossene Erdhöhle oder in einer Mauerspalte, unter Baumrinde und anderen geeigneten Orten einen primären Nestraum her und schließt sich gegen die Außenwelt völlig ab, indem es die Zugänge verschließt. Diese Isolierzelle wird zur Wiege des künftigen Staates, zunächst aber zur Wochenstube, in welcher die zu einem kleinen Pakete miteinander verklebten Eier sorgfältig gepflegt, d. h. bewacht, bespeichelt, beleckt und gereinigt werden. Die ganze Brutpflege ist jetzt noch Sache der Mutter, die auch den ausgeschlüpften Larven Nahrung darbietet, sie bei dem Spinnen der Puppenkokons durch Herbeitragen kleiner Sandkörnchen u. dgl. zum Befestigen der ersten Seidenfäden unterstützt, den fertigen Kokon reinigt und schließlich öffnet, um die Imago herauszulassen. Da die Mutter 6 Wochen bis 12 Monate auf das Erscheinen der ersten Arbeiterin warten muß und während dieser Zeit keine Nahrung aufnimmt, ja, die Larven noch obendrein füttern muß, hat sie während dieser Fastenperiode mit den Reservenährstoffen ihres eigenen Körpers hauszuhalten, wobei es jedoch vorkommt, daß — hier schon eher verständlich als bei der kannibalischen Gryllotalpamutter — Eier und Larven verzehrt und den übrigen Larven neben dem sonst verwendeten Sekrete der Speicheldrüsen als Futter dargeboten werden. Mit dem Auftreten der jungen Arbeiterinnen übernehmen diese die Brutpflege und entlasten ihre Mutter, die aber so wenig ihre ursprünglichen Fähigkeiten verliert, daß sie, isoliert, einen neuen Staat zu gründen imstande ist. Die Arbeiterinnen stellen dann die Verbindung des primären Nestes mit der Außenwelt wieder her, tragen der Königin und der Brut sowie einander Nahrung zu, bauen das Nest aus und geben dem Staatswesen sein charakteristisches Gepräge, während die jetzt gut genährte Stammutter für sein kräftiges Anwachsen sorgt. — Wie aus dem so entstandenen, von vornherein essentiellen und reziproken Monogynopaedium ein Polygynopaedium werden kann, sahen wir schon.

Eine homotypische sekundäre Sozietät von der Form eines Syngynopaediums entsteht dann, wenn sich zum Zwecke der Staatsgründung zwei oder mehr befruchtete Weibchen derselben Art miteinander vereinigen, wobei freilich, wenn diese alle zufällig demselben Neste entstammen, ein Polygynopaedium entstehen würde, da dann ja alle Nestinsassen in letzter Linie von derselben Mutter abstammen können. Wo aber letzteres nicht zutrifft, haben wir eine sekundäre Gesellschaft vor uns, deren Nachkommen ebenso wie ihre Mütter verschiedene Mütter haben. Daran würde auch die bei Lasius niger (L.) F. beobachtete Tatsache nichts ändern, daß die Weibchen einander bekämpfen, sobald die ersten Arbeiterinnen erschienen sind, und schließlich nur eine Königin übrig bleibt; denn die Arbeiter stammen in diesem Falle ja doch von den verschiedenen Koloniegründerinnen ab und sind somit nicht alle Töchter derselben Mutter. Sind aber nach dem Aussterben der Arbeiterinnen der Mitgründerinnen nur noch Kinder der jetzt allein herrschenden Mutter übrig, so ist das sekundäre Syngynopaedium wieder zur Form eines primären Monogynopaediums (oder gegebenenfalls eines Polygynopaediums) zurückgekehrt.

Ein Syngynopaedium würde auch dann entstehen, wenn, wie wahrscheinlich bei Formica rufa L., das Weibchen, das die Fähigkeit, allein einen Staat zu gründen, verloren hat, nach der Befruchtung von Arbeitern derselben Art aufgefunden und als Königin angenommen wird.

Wenn aber das zur Alleingründung eines Staates nicht mehr fähige befruchtete Weibchen mit dem befruchteten Weibchen einer anderen, selbst noch gründungsfähigen Art oder Gattung ein Bündnis schließt, so ist die entstehende Gesellschaft nicht nur sekundärer Natur wie das Syngynopaedium, sondern im Gegensatz zu diesem auch heterotypisch. In der Primärgesellschaft der beiden heterotypischen Mütter besorgt dann das hierzu fähige Mitglied die Brutpflege auch für die andere Königin mit, und so entstehen Staaten, deren Arbeiterinnen ebenfalls zwei verschiedenen Ameisenarten oder -gattungen angehören (Strongylognathus testaceus Schenk mit Tetramorium). Der soziale Wert einer solchen Gesellschaft wird übrigens durch das heterotypische Bündnis keineswegs gesteigert, sinkt vielmehr auf die Stufe einer irreziproken Sozietät herab, weshalb wir auf diese Gesellschaftsform bei der Besprechung der irreziproken essentiellen Sozietäten zurückkommen werden (vgl. Metrokoinonium S. 407).

In etwas anderer Weise kommen heterotypische Ameisensozietäten dann zustande, wenn ein zur Alleingründung nicht mehr fähiges Weibchen sich nach dem Hochzeitsfluge von einer königinlosen („weisellosen") Gesellschaft einer anderen Ameisenart adoptieren läßt, die dann ihre Brut aufzieht. Die Sozietät ist in diesem Falle anfangs heterotypisch, freilich nur so lange, wie die Arbeiterinnen der adoptierenden Art noch leben. Nach deren Aussterben, das notwendig erfolgt, weil ja dem Staate die eigene artgleiche Königin fehlt, kehrt aber diese Sozietät wieder zum Werte eines einfachen homotypischen Monogynopaediums zurück (Formica consocians mit Formica incerta, Formica truncicola mit Formica fusca, wobei jedesmal die erstgenannte Art die adoptierte und schließlich monogynopädiale ist. Vgl. heterotypische Adoptionssozietäten, S. 372).

Heterotypische Ameisengesellschaften können auch noch auf anderen als den beschriebenen Wegen entstehen. Wir werden an passender Stelle darauf zurückkommen (vgl. Dulobium, S. 367).

Wenn schließlich Kolonien auch durch Abspaltung von einem größeren Staate gebildet werden können, so interessiert uns dieser Vorgang hier deshalb nicht, weil er eine Dissoziation, keine Assoziation ist und weil die dissoziierten Gesellschaften keine Formen liefern, die nicht schon berücksichtigt worden wären.

Wir haben nun im folgenden den essentiellen und reziproken Charakter der Ameisengynopädien nachzuweisen. Daß diese unter Umständen auch irreziprok werden können, wurde schon angedeutet und wird uns weiterhin noch beschäftigen. Ferner wollen wir zum Schlusse noch wie bei den Bienen einen kurzen Blick auf die Ameisenpsyche werfen.

Die verschiedenen Nestformen interessieren uns hier nur nebenher. Sie sind freilich ein Ausdruck der Instinkte der Ameisen, aber nicht eigentlich sozialer Instinkte; denn Kunsttriebe zur Herstellung von Wohnungen kommen auch bei unsozialen Tieren häufig vor und sind nicht erst in Abhängigkeit von einer Vergesellschaftung entstanden, wenngleich durch diese natürlich modifiziert. Ein näheres Eingehen auf diese Kunsttriebe, die an sich des Interessanten genug bieten, würde uns von unserem eigentlichen Gegenstande zu weit entfernen, ohne ihm selbst förderlich genug zu sein, um diese Abschweifung zu rechtfertigen. Wir fassen uns also kurz.

Im allgemeinen ist das Nest der rein äußere Ausdruck des Zusammenhaltes der Ameisengesellschaft in sich; aber dieser Zusammenhalt besteht auch ohne eine gemeinsame, selbst hergerichtete Wohnung, wie die nomadisierenden Dorylinen beweisen, und die Sozietät beruht durchaus nicht auf dem Neste, d. h. das Nest ist es nicht, was die Staatsbürger primär zusammenhält; vielmehr ist das Gesellschaftsverhältnis zwischen den Ameisenbürgern ein viel festeres, als es je durch eine bloße Wohnungsgemeinschaft herbeigeführt werden könnte. Damit soll der Wert der Wohnung für den Staat natürlich nicht bestritten werden. Sie zeigt, was eine Sozietät als solche zu schaffen vermag, als ein Bauwerk, das nur durch die geordnete Zusammenarbeit essentiell und reziprok vergesellschafteter Tiere zustande gebracht werden kann und den Bedürfnissen seiner Bewohner in zweckmäßiger Weise Rechnung trägt. „Der Kunsttrieb ist nichts als die Ausarbeitung des sozialen Organismus und wie jeder Organismus der genaue Ausdruck der Funktion; er ist die sichtbare Funktion," sagt Espinas mit vollem Rechte.

Wer sich über die verschiedenen Nestformen genauer, als es hier geschehen kann, zu unterrichten wünscht, sei auf Escherichs klar geschriebenes Buch über die Ameisen (Braunschweig 1906)[1] hingewiesen. Wir müssen uns darauf beschränken, über die Nestbauten nur folgende, ihre Bewohner kennzeichnende Daten zu geben, die wir vornehmlich dem zitierten Werke entnehmen.

Die Bauten der Ameisenarten sind in mannigfacher Weise verschieden. Die bei uns häufigste Nestform ist das Erdnest, das bei den Ponerinen einen sehr einfachen Charakter aufweist, weil die Arbeiterinnen nur der Oberfläche nahe Gänge anlegen, gewöhnlich jedoch durch Tieferlegen der unregelmäßig verlaufenden und stets mit der Außenwelt offen verbundenen Gänge und Einschaltung von Kammern, welche hauptsächlich die Brut aufnehmen, bei den körnersammelnden Arten (Messor, Pogonomyrmex) aber auch als Vorratsräume dienen und bei Myrmecocystus besondere Wohnstuben für die erwähnten lebenden Honigtöpfe, die an deren rauh gelassener Decke hängen, bilden, eine kompliziertere Beschaffenheit annimmt. Art und Anlage der Kammern zeigen deren Bestimmung für und Anpassung an bestimmte Zwecke, wie u. a. auch die pilzezüchtenden Attaarten beweisen, welche Hohlräume von der Größe eines Menschenkopfes anlegen, um in diesen ihre Pilze zu kultivieren, sowie die räuberischen nordafrikanischen Myrmecocystusarten, die ihre Jagdbeute in für diese bestimmten Vorratsräumen, die nicht mehr verwendbaren Abfälle dagegen in besonderen „Rumpelkammern" unterbringen. Auch die Gänge können zu ganz bestimmten Zwecken dienen, z. B. dann, wenn sie (Lasius flavus [Den] Mayr) zu Wurzelläusen führen, mit welchen die Ameisen befreundet sind, oder wenn sie im Dienste der unterirdischen Jagd auf Termiten und andere Insekten stehen, wie bei der indischen Gattung Lobopelta und bei den Dorylinen.

Zu einer weiteren Vervollständigung schreitet der Erdbau fort, wenn er mit oberirdischen Anlagen verbunden wird, wenn Steine, die als festes und schützendes Dach sowie zur Erwärmung des Nestes bei Sonnenbestrahlung dienen, mitbenutzt, Erdwälle oder Erdkuppeln (z. T. wohl gegen Windverwehung, z. T. als Wärmehallen dienend) hergestellt (Messor structor, M. barbarus, Acantholepis frauenfeldi, manche Pheidolearten, Lasiusarten, Tetramorium caespitum, Myrmicaarten, Formica- und Camponotusarten, Tapinoma erraticum u. a.) oder gedeckte Straßen zu Blattläusen angelegt werden (Lasius niger). Dabei bedienen sich die Ameisen der von der Natur gebotenen Hilfsmittel, indem sie Grashalme und Blättchen zur Verfestigung der benutzten Erdmasse verwenden oder die Kuppeln mit Steinchen pflastern (Pogonomyrmex occidentalis).

[1] Daselbst auch Literaturverzeichnisse.

Andere Ameisen bauen Holznester und bevorzugen hierzu bald lebendes, bald abgestorbenes Material. Jeder kennt die Camponotusbauten, die unsere größte einheimische Ameise mit Hilfe ihrer starken Mandibeln so in Baumstämmen anlegt, daß nach Entfernung der weicheren Holzteile nur die härteren als feste Wände stehen bleiben, woraus sich in Anpassung an die Beschaffenheit des benutzten Materials vertikal gelagerte, den konzentrischen Jahresringen folgende und durch stehenbleibende horizontale Wände in übereinander gelegene Etagen eingeteilte Nesthohlräume ergeben. Während einige Leptothoraxarten einfache Gang- und Kammerbauten in der oberflächlichen Schicht der Baumrinde anlegen, besiedelt Camponotus quadriceps auf dem Bismarckarchipel das Mark von Endospermum formicarium, Technomyrmex die Stengel von Solanum auriculatum.

An Vielseitigkeit gewinnt das Erdnest dadurch, daß es zu einem kombinierten Bau wird, indem mit Rücksicht auf das Wärmebedürfnis seiner Bewohner ein ebenfalls Gänge und Kammern enthaltender oberirdischer Teil, aus pflanzlichen Stoffen aufgeführt, wie abgefallenen Nadeln, Grasstengeln, Blättern und Holzstücken der Bodenstreu der Wälder, den bekannten Ameisenhaufen bildet, der sich mehr oder weniger über den Erdbau erhebt und ihn bedeckt. Form und Größe dieser Haufen, deren Zugänge abends verschlossen und morgens wieder geöffnet werden, wechseln. Am bekanntesten sind die großen, jedem Spaziergänger auffallenden Kuppelnester von Formica rufa L.; kleiner und flacher erscheinen die Haufen von Formica pratensis (Retz.) For. und F. exsecta Nyl. Die Lasiusarten benutzen morsche Baumstümpfe zur Herstellung der oberirdischen Nestanlage.

Bequemer machen sich diejenigen Ameisen den Wohnungsbau, welche ohne ihr Zutun entstandene, also als solche schon vorgefundene Höhlungen benutzen, die z. T. von ihren Erbauern und Bewohnern verlassen worden sind, z. B. Mauerspalten und Holzrisse oder nicht mehr bewohnte Gänge von Ipiden und Cerambyciden, Pflanzengallen und dergleichen mehr. Von hierher gehörigen Arten führt Escherich (l. c.) an: Azteca instabilis, die nur in hohlen Stämmen gewisser Cecropiaarten wohnt, Iridomyrmex cordatus und Crematogaster difformis nur in den Labyrinthgängen der Luftknollen von Myrmecodia bzw. Hydnophytum, Pseudomyrma flavidula und P. belti nur in den hohlen Dornen gewisser Akazien. In allen diesen Fällen sind die Hohlräume unabhängig von den Ameisen schon vorhanden und werden von diesen nur in Besitz genommen. Sie sollen Anpassungen der Pflanzen an die Ameisen sein, die dafür die Pflanze unter ihren Schutz nehmen („Symbiose, myrmecophile Pflanzen"). Von europäischen Arten finden sich Dolichoderus quadripunctatus und Leptothorax affinis regelmäßig in dem feinen hohlen Markkanal dünner vertrockneter Äste gewisser Bäume, vor allem der Nußbäume.

In den Tropen fand Forel Ameisen vorzugsweise in dünnen trockenen

Gramineenstengeln. In Kolumbia nisten die meisten Ameisen so. Diese Stengelnester dürften eine normale typische Nestform sein.

Mehr Kunst und Mühe verwenden die Erbauer von Kartonnestern auf ihre Wohnungen; als solche gehören unserer Fauna nur Lasius fuliginosus und Liometopum microcephalum an. Als Nestmaterial dient reines oder mit Erde vermischtes verleimtes Holzmehl; der nötige Leim wird von den Ameisen selbst in ihren Mandibulardrüsen produziert. Gewöhnlich in alten hohlen Bäumen untergebracht, paßt sich das schwammartige, von Gängen und Kammern durchsetzte Nest den Raumverhältnissen an, und seine Wände sind von den Hyphen des nur in Lasiusnestern vorkommenden Leptosporium myrmecophilum samttapetenartig überzogen, eines Pilzes, dessen Myzelien die Wände durchsetzen. Dieser wahrscheinlich von den Ameisen absichtlich gezüchtete und nicht zufällig in ihren Bauten wachsende Pilz dient wohl teils als Nahrung, teils zur Verfestigung der Wände. — Bei südamerikanischen, afrikanischen und indischen Ameisen kommen Kartonnester häufig vor, von denen sich die gewebten oder gesponnenen Nester durch die Verwendung von Seide unterscheiden, welche den Imagines nicht unmittelbar zur Verfügung steht, da sie der Spinndrüsen entbehren. Sie wissen sich aber zu helfen, indem sie das Spinndrüsensekret ihrer Larven benutzen, das von Natur für diesen Zweck ebensowenig bestimmt war wie die Raupenseide zur Herstellung von Kleidern. Dies gilt von Polyrhachis dives, Oecophylla smaragdina, Camponotus senex. „Die zu verbindenden Blätter werden erst von den Ameisen mittels ihrer Oberkiefer in die richtige Lage gebracht und zusammengehalten. Dann kommen andere in großer Anzahl, jede eine Larve im Maule haltend, und fahren nun mit dem Vorderende der Larve von einem Rande des Blattes zum anderen. Wo der Mund der Larve das Blatt berührt, erscheint ein Gespinstfaden, der an dem Blatte festklebt. Dieser Prozeß wird so lange wiederholt, bis die Blätter an ihren Rändern durch ein haltbares Gewebe verbunden sind und schließlich ein filziger, papierähnlicher Stoff sich bildet, der aus unzähligen übereinander liegenden und sich kreuzenden Spinnfäden besteht" (Escherich[1]). — Hier haben wir nicht nur ein schönes Beispiel planmäßigen Zusammenarbeitens vor uns, sondern auch den sehr merkwürdigen, ohne Annahme einer urteilenden Intelligenz kaum verständlichen Fall, daß die Ameisen ihre Larven zweckmäßig und scheinbar zielbewußt als Werkzeuge benutzen.

Wenn das Ameisengynopaedium heterotypisch wird, so bleibt dies da ohne Einfluß auf die Konstruktion des Nestes, wo sich die Bewohner zweier ineinander gebauter Nester feindlich gegenüberstehen. Die Diebs- und Gastameisen (Solenopsis, Formicoxenus, Leptothorax) benutzen die

---

[1] Die Ameise. Braunschweig 1916. S. 98.

Wände des Baues der Ameisenart, bei der sie wohnen, zur Anlage ihrer engen Nestkanäle, die nur durch kleine Öffnungen den Zutritt zu den Hohlräumen des Wirtsnestes gestatten; hier handelt es sich also um ein Nest in den Wänden eines anderen Nestes. — Anders bei dem reziproken Heterogynopaedium; denn hier behält jede der vergesellschafteten Arten ihre eigene Bauweise bei, und wenn auch beide in harmonischer Weise kombiniert werden, macht sich doch eine gemischte Baukonstruktion geltend (Formica sanguinea Latr.).

Zu dem eigentlichen Wohnneste können schließlich noch die z. T. schon erwähnten Nebenbauten kommen: Straßen, die bis 50 m weit besonders angelegt und nicht zufällig von den Arbeiterinnen ausgetreten[1], auch in Ordnung gehalten und bewacht werden (Formica rufa L., F. pratensis [Retz.] For., Lasius fuliginosus [Latr.] Mayr u. a.), bei Lasius niger [L.] F., L. alienus [Foerst] Mayr, L. brunneus [Latr]. Mayr, L. emarginatus [Ol.] F., Myrmica laevinodis Nyl. u. a. überwölbt sind, oder als teils gedeckte, teils offene Wege angelegt werden und, dem bequemen Verkehr sowie dem ungehinderten Lastentransporte dienend, zu Blattlauskolonien oder reichliche Nahrung bietenden Plätzen führen. Als Nebenbauten kommen auch bisweilen besondere Gewölbe in der Umgebung von Blattlauskolonien zur Aufführung, die als Blattlauspavillons bekannt sind.

Bei allen diesen Bauten beweisen die Ameisen eine weitgehende Anpassungsfähigkeit und Zwecktätigkeit mit Rücksicht auf ihre besonderen Bedürfnisse, weshalb einmal die Nester der Arten unter sich sehr verschieden sind, ferner aber auch die Bauwerke verschiedener Staaten derselben Art miteinander nicht genau übereinstimmen. Ja, dieselbe Art kann in Anpassung an die örtlichen Verhältnisse verschiedene Nester bauen. „Die gleiche Art wird z. B. in den Alpen unter Steinen, die Sonnenstrahlen auffangen, im Walde in warmen morschen Strünken, in einer fetten Wiese in erhabenen, kegelförmigen Erdbauten wohnen" (Forel). — Forel hat eine Kolonie von Myrmecocystus altisquamis von Algier in die Schweiz versetzt, „wo sie sich zunächst ein Nest wie daheim erbauten. Bald zeigte es sich aber, daß sie in der neuen Heimat mit anderen Feinden zu rechnen hatten wie in Algier, indem sie besonders unter den Angriffen von Lasius niger (L.) F. und Tetramorium caespitum (L.) Mayr schwer zu leiden hatten. Diesen neuen Umständen suchten sie nun dadurch Rechnung zu tragen, daß sie die (in Algier normalerweise) sehr große Nestöffnung verkleinerten und schließlich fast ganz mit Erde verstopften. Mehr kann man wahrlich nicht von der Plastizität des Ameisengehirnes verlangen! Es gibt kaum

[1] „Was übrigens die Tätigkeit der Ameisen betrifft, so kann jedermann deutlich sehen, wie sie immer einen bestimmten Weg gehen . . ." (Aristoteles, Tiergeschichte. IX. Buch. Kap. 38.)

ein anderes Moment aus der Ameisenbiologie, welches die Anschauung vom Reflexautomatismus der Ameisen so schlagend ad absurdum zu führen geeignet ist, als eben die große Variabilität bzw. Anpassungsfähigkeit im Nestbau" (Escherich, l. c.).

Wasmann berichtet von Formica sanguinea Latr., daß sie oft ein besonderes Winter- und Frühjahrsnest besitze („Saisonnester"). Das Winternest biete, im Gebüsche unter den Wurzeln von Bäumen oder Strünken gelegen, einen warmen Schlupfwinkel, während das Frühjahrsnest am Rande des Gebüsches stehe. Der periodische Umzug könnte als eine essentielle Symporie angesehen werden. Auch im sehr heißen Hochsommer wird das Quartier in das dann kühlere Winternest verlegt. Gewöhnlich helfen sich aber die Ameisen durch Veränderungen des Nestes selbst, um sich den Temperaturbedingungen anzupassen, indem die Kuppeln bei herrschender trockener Hitze abgeflacht, bei Kälte und feuchter Witterung dagegen erhöht werden. Wasmann erklärt dies so: „Die erstere (niedrige) Bauart hat den Zweck, die Verdunstung der Feuchtigkeit möglichst zu beschränken und den heißen Sonnenstrahlen eine möglichst geringe Fläche zu bieten; je höher und gewölbter dagegen der Haufen gebaut wird, desto leichter läuft das Regenwasser ab und desto größer ist auch die Verdunstungsoberfläche wie die Heizoberfläche." —

Der essentielle und reziproke Charakter der Ameisengynopädien fällt ebensosehr ins Auge wie der des Bienengynopädiums. Er ergibt sich schon aus der Tatsache, daß die ersten, von der jungen Königin herangepflegten Arbeiterinnen selbst Brutpflegeinstinkte besitzen, daher die Larven und Puppen nun von ihrer Tätigkeit ebenso abhängig sind, wie sie selbst zuvor von der Fürsorge ihrer Mutter, der sie jetzt nicht nur in dieser Hinsicht, sondern auch durch Fütterung Gegendienste leisten. Die nunmehr durch ihre Töchter reichlich ernährte Königin, die bis zu deren Erscheinen fasten mußte, vermag jetzt für ein schnelleres Anwachsen ihrer Familie zu sorgen, ohne die Kinder selbst pflegen zu müssen, deren in genügender Anzahl vorhandene Wärterinnen jetzt die älteren Schwestern sind. Die durchgeführte Arbeitsteilung läßt die Genossenschaft gedeihen und rasch heranwachsen, in welcher selbst die Werte für jedes Mitglied liegen. Die Sozietät wird natürlich um so schneller volkreicher werden, je fruchtbarer die Königin ist, je höher sich die Anzahl der eierlegenden Königinnen desselben Staates stellt und je mehr Arbeiterinnen imstande sind, Arbeiterinnen ergebende, unbefruchtete Eier zu produzieren. Selbstverständlich spielt auch die Lebensdauer der Königin eine Rolle, die 10—15 Jahre alt werden kann (Formica, Lasius). In Abhängigkeit von den genannten Faktoren, wird die Anzahl der Staatsbürger sehr verschieden sein können. Es gibt Ameisengesellschaften, die nicht mehr als 50—100 Mitglieder zählen (Ponerinen, Leptothorax); diesen stehen solche gegenüber, die es auf mehrere Hunderttausend Köpfe bringen (Formica rufa L., F. pratensis [Retz.] For., F. exsecta Nyl.), und die Anlage von Zweigkolonien kann Staatswesen entstehen lassen, die Millionen von Mitgliedern umfassen. Solche ungeheuer volkreichen Sozietäten erfordern für ihren ungestörten Bestand natürlich eine weitgetriebene zweckmäßige Organisation.

Die Wichtigkeit der Stammutter ergibt sich aus der Tatsache, daß, wenn kein Ersatz erfolgt, ihr Tod das Erlöschen der ganzen Familie als geschlossener Gesellschaft zur Folge hat. Handelt es sich um ein Monogynopaedium, so sterben die überlebenden Arbeiterinnen aus Mangel an Nachwuchs bald ihrer Königin nach, und es verdient besonders betont zu werden, daß dann die Arbeiterinnen schon eingehen, bevor sie ihre natürliche Altersgrenze erreicht haben. In der Tat stehen ja auch die Arbeiterinnen in sehr engen sozialen Beziehungen zu ihrer Königin, die sie während der Eiablage umgeben, betasten, belecken, der sie das Ei abnehmen oder sogar Hebammendienste leisten, indem sie es aus der Genitalöffnung herausziehen. Den Eiern wird große Sorgfalt gewidmet: sie werden gereinigt, dahin getragen, wo sie die für ihre Entwicklung günstigsten Feuchtigkeits- und Temperaturgrade vorfinden, geschützt und verteidigt. Daß sie, sich selbst überlassen, zugrunde gehen, beweist, wie völlig abhängig sie von der Brutpflege sind. Wie es von der gründenden Königin schon berichtet wurde, fressen auch die Arbeiterinnen (besonders, wie es scheint, die eierlegenden) eine gewisse Anzahl der Eier auf. Der Brutpflegeinstinkt ist also weder alleinherrschend, noch allmächtig (vgl. Gryllotalpa), obwohl auf ihm das Zustandekommen der ganzen Sozietät beruht. Der Selbsterhaltungstrieb durchbricht gelegentlich die Schranken, die ihm der Arterhaltungsinstinkt auferlegt, jedoch niemals in dem Maße, daß er dessen Zwecke ernstlich gefährdet.

Fast ebenso hilflos wie die Eier und mindestens in demselben Grade auf die Fürsorge angewiesen sind die bein- und augenlosen Larven mit ihren nur schwach entwickelten Mundextremitäten. Da ihnen auch die Antennen zumeist völlig fehlen, entbehren sie der wichtigsten Hilfsmittel zu einer selbständigen Ernährung und sind ganz von den Arbeiterinnen (oder anfangs von der Mutter) abhängig, welche ihnen meistens flüssige, den Speicheldrüsen entstammende, also präparierte Nahrung darreichen, die sie, aus ihrem Kropfe erbrechend, in Form eines Tropfens auf den Mund der Larve fallen lassen. Die Arbeiter wissen, wann eine Larve der Fütterung bedarf; denn diese liegt still, wenn sie satt ist, führt aber, hungrig, mit ihrem Vorderleibe schlagende Bewegungen aus, eine Aufforderung an die Kindermädchen, der diese alsbald Folge leisten. Auch die Larven werden von den Arbeiterinnen gereinigt, beleckt und täglich mit Rücksicht auf ihre Ansprüche an Wärme und Feuchtigkeit mehrmals umgebettet, wobei eine reinliche Scheidung der ungleichalterigen, die in verschiedenen „Kinderstuben" untergebracht sind, als Regel gilt. Da, wo die Larve zur Verpuppung einen Kokon spinnt, was nicht mehr bei allen Ameisen geschieht, helfen die Arbeiterinnen ihr ebenso, wie es oben von der Königin berichtet wurde, erweisen ihr also denselben Liebesdienst, den sie in ihrer Kindheit empfangen haben. Die Arbeiterinnen reinigen die Kokons und tragen sie auf einen Haufen zusammen, schleppen sie bei Gefahr weg, kurz, pflegen, schützen und verteidigen sie mit großer Sorgfalt und Treue. — Besondere Anforderungen stellt die Brutpflege an die nomadisierenden Dorylinen, die keinen festen Wohnsitz haben. Sie schleppen auf ihren Wanderungen, die, weil sich die Mitglieder nicht erst zum Zwecke der Wanderung vereinigen, keine Symporien sind, die gesamte Brut mit sich; und wenn der Zug gestört wird, bilden die größeren Individuen ein lebendes Gewölbe und decken so mit ihren Leibern die unter ihnen hinziehenden schwächeren Mitbürger, welche die Brut tragen (Emery). Bei Überschwemmungen retten sie ihre unreifen Kinder und Eier, indem sämtliche Arbeiterinnen sich aneinander klammern und so eine Kugel bilden, welche, die Brut bergend, selbst auf dem Wasser schwimmt.

Zumeist geht die Abhängigkeit von der Genossenschaft so weit, daß die jungen Imagines ihre Kokons nicht mehr ohne Hilfe zu verlassen vermögen. Woher die Mutter und die Arbeiterinnen wissen, wann sie den Kokon zu öffnen haben, ist unbekannt; jedenfalls erhalten sie von seiten der Kokoninsassen kein aufforderndes Zeichen. Sind die Puppen nackt, so helfen die Arbeiterinnen bei der Häutung und widmen auch den jungen Imagines noch so lange ihre Dienste, bis sie selbst imstande sind, ihre Fähigkeiten im Interesse des Gemeinwohles zu betätigen.

Der enge soziale Zusammenhang zeigt sich noch dann, wenn die geflügelten Geschlechtstiere zum Hochzeitsfluge reif und zum Verlassen des Nestes bereit sind. Zu dieser Zeit herrscht auch unter den Arbeiterinnen eine ungeheure Aufregung, obwohl sie von diesem Vorgange nicht selbst direkt berührt werden. Die häusliche Tätigkeit und das Zutragen von Nahrung sind jetzt sehr eingeschränkt, die Arbeiterinnen sind um die Geschlechtstiere bemüht, denen sie folgen, Nahrung darreichen und die sie daran hindern, sich laufend zu weit von dem Neste zu entfernen. Ihre Fürsorge gilt also auch den Reisefertigen noch bis zu deren Aufbruche, durch welchen sie ihren bisherigen Zusammenhang mit den zurückbleibenden Staatsgenossen aufgeben. Der Geschlechtstrieb, der die Geflügelten forttreibt, wirkt hier, wie auch in anderen Fällen, die wir noch kennen lernen werden, dissoziierend.

Man hat bei den Ameisen von einem sozialen Magen gesprochen und als solchen den Kropf (die Erweiterung des Vorderdarmes) bezeichnet. Gerechtfertigt wird das durch die Tatsache, daß der Kropf nicht mehr im Dienste der Erhaltung des Individuums allein steht, sondern sein Inhalt größtenteils dazu verwendet wird, die Sozietätsgenossen zu füttern. Dies wäre wenigstens den Mitarbeiterinnen gegenüber nicht nötig, wenn deren jede für die eigene Ernährung sorgen könnte. Bei der durchgeführten Arbeitsteilung aber hat die einzelne Arbeiterin oft nicht Zeit, an sich selbst zu denken, und wird damit von denjenigen Mitbürgerinnen abhängig, welche die Nahrungszufuhr übernommen haben und ihren Kropf weit über den eigenen Bedarf hinaus für jene mitfüllen, um sie bei ihrer Rückkehr in das Nest zu füttern. So machen einige Arbeiter durch ihre spezialisierte Tätigkeit eine Nahrungsquelle allen anderen Staatsbürgern zugänglich, die hierdurch für die ausschließliche Verrichtung anderer Arbeiten frei werden. Bei der Fütterung gibt eine Ameise ihren Kropfinhalt von Labium zu Labium an die andere ab, ein Verhalten, das schon frühzeitig bekannt, aber irrtümlich gedeutet worden ist. So findet sich in Dantes († 1321) Göttlicher Komödie (Fegefeuer, 26. Gesang, V. 34—36) folgende Stelle: „So sieht man im Gewühl der braunen Scharen sich Äms' an Ämse mit den Rüsseln nahen, vielleicht: wie's geht, wes Weges? zu erfahren." —

Die brutpflegenden Arbeiterinnen erhalten ihre Nahrung erst aus zweiter oder dritter „Hand". Feste Nährstoffe, wie Körner, Insekten und deren Larven u. dgl. werden ohne Vermittlung des Kropfes in den Bau getragen; nicht jede, sondern nur einige Arbeiterinnen fressen davon und geben das Verschluckte dann aus ihrem Kropfe wieder an andere Mitglieder der Gesellschaft ab. Trotz dieser Arbeitsteilung, die den essentiellen Wert der Ameisengynopädien sehr deutlich hervortreten läßt, verliert doch keine Arbeiterin, indem sie sich ausschließlich auf die anderen verläßt, die Fähigkeit, selbst Nahrung zu finden und aufzunehmen. Die Arbeitsteilung besteht daher unbeschadet der Vielseitigkeit der Einzelperson. Wohl aber kann auf dieser Grundlage eine Degeneration, ein Verlust ursprünglicher Fähigkeiten stattfinden und tritt auch tatsächlich bei den Männchen in Erscheinung, welche ohne die Fütterung durch die Arbeiterinnen zugrunde gehen, sowie auch bei solchen Arbeiterinnen, die als Sklavenhalter in dem Grade von ihren Sklaven abhängig geworden sind, daß sie sich nur noch mit deren Hilfe zu ernähren vermögen (Polyergus).

Wie bei der Fütterung zeigt sich die gegenseitige Hilfe der Nestgenossen auch bei dem Nahrungserwerb, wenn dieser hohe Anforderungen an die Ameisen stellt. So unterstützen die gewöhnlich allein jagenden Arbeiterinnen von Myrmecocystus einander, wenn es gilt, einen überlegenen Gegner zu überwältigen oder schwere Beutestücke einzutragen. Die jagende Formica sanguinea Latr. bildet kleine Jagdgesellschaften; die Dorylinen (Wanderameisen) unternehmen in geschlossenen Heeren von ihren „Wandernestern" aus „ungeheure Raubzüge, bei denen sie alles Lebendige: Schwabenkäfer, Ratten, Mäuse, Spinnen usw. angreifen, töten, zerstückeln und heimtragen. Wenn sie ein bewohntes Menschenhaus überfallen, müssen alle Bewohner es schleunigst verlassen und sie tun das gerne, denn in wenigen Stunden wird alles Ungeziefer zerhackt und weggetragen. Kleine Kinder müssen vor den Eindringlingen geschützt und fortgenommen werden. Dafür ist das Haus dann rein, und bald sind alle Ameisen mit Beute wieder verschwunden" (Forel[1]). — Ebenso jagen in Indien manche Ponerinen (Leptogenys) in geschlossenen Heeren Termiten, und bisweilen ziehen Lasius fuliginosus (Latr.) Mayr nach Wasmann zum Plündern anderer Ameisenstaaten gegen diese geschlossen zu Felde.

Auch sonst leisten die Mitglieder einer Ameisengesellschaft einander Beistand, indem sie verirrte Genossen ins Nest tragen, in manchen Fällen kranke oder leicht beschädigte Mitarbeiterinnen belecken und pflegen, wie Wasmann beobachten konnte. Wenn die Scheinkämpfe, wie man anzunehmen geneigt ist, dem Spielen anderer Tiere mit ihresgleichen verglichen werden können, läge darin ein sehr zum Nachdenken anreizender Zug im Verhältnisse der Bürger dieser hochwertigen Sozietäten zueinander.

Im Winter bedürfen unsere einheimischen Ameisen der Nahrung nicht. Wo aber, wie in den wärmeren Gegenden, kein Winterschlaf gehalten wird, sammeln die Arbeiterinnen Vorräte für die Trockenzeit. Das Vorratsammeln von Nährmaterial, welches sich zu gewissen Zeiten in reicher Fülle, dann aber nicht mehr bietet, hat bei dem im südlichen Kolorado heimischen Myrmecocystus melliger var. hortus deorum zu der schon erwähnten Benutzung lebender Honigtöpfe Veranlassung gegeben, die den sozialen Instinkten dieser Ameise alle Ehre macht. Der Honiglieferant ist die Zwergeichengalle von Cynips quercus melleriae, die, solange die Cynipslarve in ihr lebt, Tröpfchen eines klaren süßen Saftes austreten läßt, den die Arbeiterinnen nachts sammeln, in ihrem Kropfe eintragen, z. T. an andere Nestinsassen verfüttern und den Überschuß an die „Honigtöpfe" abliefern. Diese füllen ihren Kropf bis zur Grenze der Möglichkeit mit dem Honig an und nehmen infolgedessen so gewaltig an Körperumfang zu, daß sie sich kaum noch zu bewegen vermögen. Für sie werden besondere Magazine gebaut, an deren rauh gelassener Decke sie sich aufhängen und sich hier während der Dauer fast ihres ganzen Lebens der Allgemeinheit opfern; denn sie sind für den Bestand des Staates von größter Wichtigkeit, weil sich dessen Bürger hauptsächlich, wenn nicht ausschließlich von dem Exsudate ernähren, das ihnen die Galle nur während kurzer Zeit liefert, und weil sie ohne den Vorrat der Honigtöpfe der Hungersnot preisgegeben sein würden.

Bei den Körnersammlern (Messor barbarus L. und anderen Messorarten) brauchen die Arbeiterinnen ihren eigenen Leib nicht als Vorratsraum herzugeben. Sie tragen die Körner in besondere Speicherkammern

---

[1] Die Ameise. Die Zukunft. 2. April 1898.

und beschränken sich bei dem Einsammeln nicht auf bevorzugte Pflanzenarten, entnehmen übrigens die Körner nicht nur den Pflanzen aus der Umgebung ihres Nestes, sondern stehlen sie auch aus Getreidemagazinen oder aus den Vorratskammern anderer körnersammelnder Ameisen[1], wobei eine weitgehende Arbeitsteilung herrscht. Die gesammelten Körner unterliegen vor der Speicherung noch einer Bearbeitung; denn sie werden gereinigt und geschält, die Hülsen aus dem Neste entfernt. Die Ameisen verstehen es ferner, das Keimen der Samen dadurch zu verhindern, daß sie diese trocken halten, oder sie durch Anfeuchten zum Keimen zu bringen und dadurch zur Nahrung erst tauglich zu machen, denn bei der Keimung verwandelt sich die Stärke in Zucker. Nachdem die Keimchen abgenagt sind, tragen die Ameisen die Körner zum Trocknen in die Sonne, um sie erst dann, nachdem sie den gewünschten Malzprozeß durchgemacht haben, wieder in das Nest zu bringen und zu verzehren.

Begnügen sich in den erwähnten Fällen die Ameisen mit der Benutzung und Bearbeitung in der Natur vorgefundener Nahrungsmittel, so gehen die Pilzzüchter unter ihnen noch erheblich weiter, da sie selbst Gartenbau treiben und das Gemüse für ihren Bedarf selbst anpflanzen und pflegen. Dabei ist es sehr merkwürdig, daß sich die Ameisengemüse wie viele unserer Gartengewächse verhalten, nämlich in freier Natur, also in wildem Zustande, nicht vorkommen. Ich entnehme darüber Escherichs zitiertem Werke über die Ameise folgendes: Die Attini oder Blattschneider tragen halbkreis- oder kreisförmig ausgeschnittene Blattstücke von Bäumen und Sträuchern ein, um sie als Düngung der von ihnen angebauten Pilze zu benutzen. Die eingeschleppten Blattstücke werden von den großen Individuen unter den Arbeitern zu einem Brei zerkaut und zu einem badeschwammartigen Körper aufgebaut, der labyrinthartig von Gängen und Kammern durchzogen ist. Dieser in die Erde oder in alte Bäume eingebaute Körper ist das eigentliche Nest. Die das Nest aufbauende Blattmasse ist ganz vom Mycel eines Pilzes (Rhozites gongylophora Möller) durchsetzt, aus welchem stellenweise kleine kugelige Anschwellungen hervorragen. Diese stark eiweißhaltigen Körperchen (Möllers „Kohlrabi") stellen die ausschließliche Nahrung der Ameisen dar, deren Züchtungsprodukte sie sind; denn ohne die Pflege der Ameisen entstehen statt der Kohlrabi lange Luftmycelien, deren Bildung die Ameisengärtner verhindern, indem eine Schar der kleinsten Arbeiterinnen

[1] Aristoteles berichtet (Tiergeschichte, 9. Buch, Kap. 38) von dieser Aufbewahrung und von der Verteilung der Nahrung ganz richtig, wird aber von dem Übersetzer Ph. H. Külb sehr weise dahin „berichtigt", daß die Ameisen keine Vorräte einsammeln, sondern nur jeden Tag die nötige Nahrung herbeischaffen, im Winter aber erstarren und nichts fressen. Trefflich ist folgender Satz in Külbs Anmerkung: „Was man früher als Vorräte von Fruchtkörnern betrachtete, sind die Larven oder Puppen, welche die Ameisen nach der Beschaffenheit des Wetters hin und her tragen ... Vgl. Plinius, Naturg. XI. 36. 1."

beständig beschäftigt ist, die vorsprossenden Mycelien abzubeißen. Unkraut in Gestalt von Schimmelpilzen wird ausgerottet und kein anderer Pilz geduldet. Das mit der Zeit seine Nährkraft verlierende Blattmus wird vom Pilzgarten abgerissen, in Form von braunen Kügelchen nach außen geschafft und durch neue Blättermasse ersetzt. In diese werden dann von den kleinsten Arbeitern sofort Büschel von Mycelfäden eingesteckt. — Da die Ameisen nur von diesen Pilzen leben, muß Saat von ihm bei der Neugründung von Nest zu Nest übertragen werden. Dies geschieht dadurch, daß das geflügelte Weibchen in seiner Infrabukkaltasche etwas von dem Pilze als Saatgut auf den Hochzeitsflug mitnimmt. Sobald das befruchtete Weibchen sein neues Heim bezogen hat, wird die mitgebrachte Pilzmasse ausgespien und wächst, indem sie mit den Exkrementen der Königin gedüngt wird. Diese reißt mit ihren Kiefern ein kleines Stück aus dem Pilzgarten heraus und führt es gegen die Spitze ihres Abdomens; zugleich tritt der flüssige Kot aus dem After und wird mit dem Pilzflocken aufgefangen, der dann unter beständigem Befühlen wieder in den Pilzgarten eingefügt wird, meistens aber an einer anderen Stelle als da, wo er herausgenommen worden ist, um dann mit den Vorderfüßen festgetreten zu werden. Zur Beschaffung des erforderlichen Dunges frißt die Königin etwa 90% ihrer eigenen Eier auf. Nach dem Erscheinen der ersten Arbeiterinnen fährt die Königin fort, den Garten in gewohnter Weise zu düngen, unterstützt von den Arbeiterinnen, die aber ihren flüssigen Kot einfach auf den Pilzgarten fallen lassen und damit beginnen, kleine Mycelflöckchen auf die frisch gedüngten Stellen zu transportieren. Später beginnt das Blattschneiden und damit jene andere, oben beschriebene Art der Pilzkultur.

Trachymyrmex, die tiefstehende Atta-Untergattung, schneidet nur wenige Blumenblätter und sammelt auch anderes Material zum Pilzgarten. „Die Apterostigma- und einige Cyphomyrmexarten sammeln nur noch Raupenkot, Stärkestückchen und andere organische Stoffe, züchten einen anderen Pilz und bauen überhaupt viel unvollkommenere Pilzgärten. Ja, Möller hat festgestellt, daß von zwei Apterostigmaarten, die den gleichen Pilz züchten, die eine (A. wasmanni) schönere und vollkommener geformte Kohlrabi zustande bringt als die andere (A. pilosum). In der Gattung Cyphomyrmex bilden verschiedene Arten unvollkommene („rudimentäre") Pilzgärten, ähnlich, aber weniger gut als die Apterostigma. Einzelne Arten aber bilden nur temporäre (Wheeler) und gar keine Pilzgärten. Bedenkt man ferner, daß die mit Cyphomyrmex zunächst verwandten Dacetii meistens unter morscher Rinde oder im Humus, im detritusreichen Waldboden leben und dort beständig mit Pilzen und Schimmel in Berührung kommen, die sie offenbar als Nahrung gebrauchen, so ist eine fast ununterbrochene Kette gegeben, welche die allmähliche Entwicklung des Pilzgärtnerinstinktes erklärt."

Das Nahrungsbedürfnis oder richtiger die Vorliebe der Ameisen für bestimmte Speisen hat dazu geführt, daß gewisse Pflanzen angebaut werden oder daß eine heterotypische reziproke Vergesellschaftung mit anderen Tierarten, welche Nährstoffe liefern, zustande gekommen ist. Diese letzteren werden uns weiterhin noch beschäftigen, wenn von den heterotypischen Sozietäten die Rede sein wird.

Von erheblichem, ja ausschlaggebendem Werte für den Bestand der oft ungeheuer individuenreichen Ameisenstaaten ist die Reinhaltung der Wohnung, die sonst durch Kot und allerhand Abfälle schnell bis zur Unbewohnbarkeit verschmutzt sein würde. Erst die Sozietät als solche schafft dies Reinlichkeitsbedürfnis insofern, als sie auch die gemeinsame Wohnung erst hat entstehen lassen; deshalb dürfen wir es an dieser Stelle nicht übergehen. Die segensreichen Folgen der Reinlichkeit treten recht augenfällig hervor, wenn man das saubere Ameisennest mit einem durch Kot und Exuvien verschmutzten Raupenneste vergleicht. Aber nicht nur der Bau muß im Interesse des Gedeihens seiner Bewohner reingehalten werden, auch der Körper des Staatsbürgers darf nicht verschmutzen. Die Spürorgane der Antennen, durch deren Vermittlung die Nestinsassen einander erkennen und sich untereinander verständigen, dürfen zum Vorteile des sozialen Zusammenhaltes nicht durch Verunreinigung in ihrer Leistungsfähigkeit beeinträchtigt werden. Daher besitzen auch die Ameisen außer den maxillaren Reinigungskämmen ebenso wie die Bienen den bekannten tibiotarsalen Putzapparat an den Vorderbeinen, der, wenngleich nicht in Abhängigkeit von dem sozialen Leben erworben, da ihn auch die solitären Bienen in beiden Geschlechtern besitzen, doch für dieses einen gesteigerten Wert erhalten hat. Bei der Reinigung ihres Körpers sind die Ameisen einander behilflich, und die Arbeiterinnen putzen ständig an der Königin herum und reinigen auch die Eier und Larven, die stets sauber erscheinen, obwohl an der klebrigen oder harigen Haut der Larve Erdpartikelchen leicht haften. Aller Schmutz wird aus dem Neste entfernt: Speisereste, Exuvien der Larven und Puppen, leere Kokons, Leichen usw.; oder die Ameisen tragen diese Abfälle in besondere Nestteile, wo sie entweder nur angehäuft oder vergraben werden. So entstehen auch die sogenannten Ameisenfriedhöfe, da die Leichen wie die anderen Abfälle behandelt und bei manchen Arten mit Erde bedeckt werden.

Der Zusammengehörigkeitsinstinkt der Insassen desselben Nestes zeigt sich ferner in der Bewachung und Verteidigung der Wohnung. Wachehaltende, bei Colobopsis und Pheidole heteromorphe Arbeiterinnen (Soldaten) pflegen die Eingänge besetzt zu halten, und erst wenn diese verschlossen sind und die ganze Gesellschaft ruht, ziehen auch sie sich zurück. — Den Wachen fällt die erste Abwehr von Feinden zu, die sie so lange aufhalten, daß die übrigen Arbeiterinnen Zeit gewinnen, die Brut an die sichersten

Stellen der Wohnung zu tragen. Um die Mitbürger von der Gefahr in Kenntnis zu setzen, geben die Ameisen von Person zu Person Fühlerschläge weiter oder bringen Laute als Alarmsignale hervor, indem sie ihren Körper auf eine tönende Unterlage aufschlagen (Camponotus) oder einen in ihrem Besitze befindlichen abdominalen Lautapparat in Tätigkeit setzen (Myrmica rudinodis, Myrmecocystus melliger, Pachycondyla flavicornis, Crematogaster). Da die Bewohner verschiedener Nester, gleichgültig, ob sie derselben oder einer anderen Art angehören, einander feindlich gegenüber zu stehen pflegen, da sie ferner einander Blattläuse, Nahrungsvorräte, die Brut oder das ganze Nest rauben, kommen Kämpfe sehr häufig vor. Dabei greifen manche (Tapinoma, Lasius) nur vereint an oder kämpfen wenigstens dann viribus unitis, wenn sie einem stärkeren Gegner gegenüberstehen (Tetramorium gegen Formica rufa L.). Nach Wasmann können übrigens anfängliche Kämpfe zu gegenseitiger Duldung und schließlich zur Freundschaft führen, was durch Forels Experimente bewiesen worden ist.

Wie die Spurbienen als Kundschafter geeignete Unterkunft für den Schwarm suchen, so schicken auch die Ameisen Arbeiterinnen aus, die einen geeigneten Ort zu suchen haben, wenn sich die Gesellschaft gezwungen sieht (durch Nahrungsmangel, überlegene Feinde, Ungünstigwerden der Nestlage, Überschwemmung usw.), ihren Wohnsitz zu ändern. Bei dieser Wanderung handelt es sich nicht, wie man meinen könnte, um ein Symporium; denn bei den Ameisen kann von einer gemeinsamen Wanderung bei dem Umzuge eigentlich überhaupt nicht die Rede sein, da er sich in folgender, sehr eigenartiger Weise vollzieht: Die Kundschafter, die den neuen Nestplatz gesucht und gefunden haben, tragen aus dem alten Neste zunächst Arbeiterinnen dorthin und werden hierbei auch von anderen Arbeiterinnen unterstützt. Dann transportieren sie die Brut, Blattläuse, Gäste und Nahrungsvorräte um. — Ein Symporium haben wir hier ferner darum nicht vor uns, weil die Sozietät durch die Wanderung keine Veränderung ihrer Zusammensetzung oder ihrer sonstigen Beschaffenheit erleidet.

Die schon wiederholt genannten Dorylinen bilden Wanderstaaten, die sich ständig auf Reisen befinden und daher keinen dauernden Wohnsitz haben, nur geeignete Orte als vorübergehend benutzte „Wandernester" besiedeln. Auch hier handelt es sich nicht um eine Gesellschaftsform, die als Symporium bezeichnet werden könnte; denn sie ist durchaus primär und gynopädialer Natur, bildet sich auch nicht erst in Abhängigkeit vom Wandern, während die Symporien in dem hier festgehaltenen Sinne stets sekundäre Assoziationen oder Sozietäten sind. Auch für die Jagdzüge dieser Ameisen, an denen nicht alle Staatsbürger beteiligt sind und die erst sekundär zu einem bestimmten Zwecke zustande kommen, hat die Bezeichnung als Symporium keine Berechtigung, weil die Jäger schon primäre Mitglieder einer Gesellschaft sind, von der sie sich nur vorübergehend trennen. — Die Dorylinen wandern in gewaltigen Heeren entweder in schmalen, dichten Kolonnen (vier bis sechs Ameisen breit) oder in unregelmäßigen dichten Massen. Die Kolonnen können 60—70 m lang sein. Die Reihen sind so dicht gedrängt, daß sie einer kompakten Masse gleichen. An der Außenseite der Marschkolonnen marschieren in größeren oder geringeren Abständen starkkieferige, großköpfige Soldaten („Offiziere"), deren Funktion noch nicht aufgeklärt ist. Die blinden (augenlosen) Dorylinen wandern vornehmlich nachts oder unter besonderen Erdgewölben, die sie mit unglaublicher Schnelligkeit während des Vorrückens errichten (Anomma, Eciton coecum), oder mehr oder weniger tief unter der Erdoberfläche (Dorylusarten). Alle Insekten, Spinnen, Schlangen, Ratten, Mäuse, selbst Menschen flüchten vor diesen Wanderzügen (Escherich, l. c.).

Nachdem wir einen Einblick in den wesentlichen Charakter der Ameisenstaaten gewonnen haben, wollen wir zum Schlusse unsere Aufmerksamkeit noch den psychischen Fähigkeiten dieser Insekten zuwenden, wobei uns natürlich in erster Linie interessieren wird, welchen Anteil die Psyche möglicherweise an dem Zustandekommen und der Form der Sozietät haben könne. Damit begeben wir uns freilich auf ein sehr unsicheres Gebiet, auf welchem einen eigenen begründeten Standpunkt zu gewinnen, mancherlei Voraussetzungen erfordert.

Wir stehen folgenden Fragen gegenüber: Worauf beruht das harmonische Zusammenleben, welches jeden Beobachter des Lebens und Treibens der Ameisen immer wieder in Erstaunen versetzt? Dürfen wir, um es uns verständlich zu machen, den Ameisen vernünftige Erkenntnis und bewußtes Pflichtgefühl zuschreiben, welche das Handeln der vielen Tausende zu einer sozialen Einheit verbundener Individuen einer Körperschaft regeln? Oder kommen allein blinde Triebe ohne jede Einsicht in ihre Ziele und Zwecke, ererbte, aber doch irgendwie einmal entstandene Instinkte in Frage, denen sich vielleicht ein zu gewissen Leistungen fähiges Assoziationsvermögen und die Fähigkeit, Erfahrungen zu machen und zu verwerten, zugesellen? Oder sind diese scheinbar so hochbegabten Hymenopteren, wie Bethe will, nichts anderes als Automaten oder Reflexmaschinen?

Die Automatenhypothese glaube ich von vornherein als denn doch wohl zu platt mechanistisch und unphilosophisch ablehnen zu müssen. Auch das entstehende Tier und schon das Ei wären sonst Reflexmaschinen, Mechanismen also, die sich rein maschinell selbst aufbauen, ohne daß ein Schimmer von Erklärung dafür zu gewinnen wäre, woher die Planmäßigkeit in diese Maschinen hineingekommen sein könne. Entweder sind alle Organismen, der Mensch nicht ausgeschlossen, Reflexmaschinen, in welchem Falle dann im Menschen die über sich selbst nachdenkende Maschine mit sehr seltsamen Reflexen arbeiten würde; oder kein Organismus ist eine Reflexmaschine. Der brave Mechanismus, der als Weltanschauung nie der

Standpunkt erster menschlicher Intelligenzen gewesen ist, noch sein konnte, wird in seiner eigenen Ignoranz ersticken, wie schon wiederholt in der Geistesgeschichte der Menschheit der immer wieder auferstehende und mit der ihm eigenen Kurzsichtigkeit und Unbefangenheit sein Haupt erhebende Materialismus gestorben ist, auch wenn wir ihn hier nicht der Ehre einer speziellen Widerlegung würdigen, die ihm oft genug zuteil geworden ist. Aber so wenig wir dem unentwegten Reflextheoretiker Bethe zustimmen, wollen wir mit manchen allzu anthropodoxen Beurteilern in den Ameisen kleine Menschen sehen, deren Handlungen nur aus Voraussetzungen verständlich würden, wie sie den menschlichen Gemeinwesen zugrunde liegen.

Es kann wohl von jemand, der mit offenen Augen und ohne Vorurteil das Leben der Ameisen beobachtet hat, kaum ernstlich bezweifelt werden, daß deren Handlungen aus Trieben resultieren, aus Instinkten, die ererbt, d. h. der Ameisennatur eigen und angeboren sind, ganz ähnlich wie bei den Menschen, deren Triebleben viel ausgeprägter ist und weniger unter der Herrschaft intelligenter Kräfte steht, als sich viele Vernunftsphilister träumen lassen. Die Welt müßte anders aussehen, wäre es nicht so. Und was wissen wir bei uns von diesen Trieben, von dem, was sich als angeborene Charakterqualifikation dokumentiert? Wissen wir, warum sich der eine für Kunst und wieder für eines ihrer speziellen Gebiete interessiert? Der andere für Philosophie oder eine Wissenschaft; warum der eine maßlos eitel ist, der andere unwiderstehlich gewissen Lastern verfällt oder an das Kreuz brennenden Ehrgeizes geschlagen ist? Und doch sind unsere Triebe und Neigungen, wie dunkel auch für uns in ihrem Ursprunge, in ihren empirischen individuellen Kombinationen völlig maß- und richtunggebend für die ganze Lebensführung einer Person und damit auch in letzter Linie grundlegend für die menschliche Gesellschaft. Freilich besitzt der Mensch, der Motiven in hohem Grade zugänglich ist und der Vernunft auf Grund langer Erfahrung weitgehende Rechte einräumt, so viel geistige Plastizität und Universalität, daß er seinen erworbenen Charakter mit Hilfe der gewonnenen und im Gedächtnisse bereit gehaltenen Gegenmotive wenigstens bis zu einem gewissen Grade über den angeborenen herrschen läßt. Aber auch die Ameise ist als Organismus — und eben dadurch unterscheidet sie sich von der Maschine — nicht starr und in ihren Eigenschaften und Fähigkeiten gleichsam kristallisiert. Schon der Begriff des Organismus schließt die Plastizität in sich, denn jeder Organismus ist ein ständig Werdendes, auf jeder Stufe, in jedem Zustande Gewordenes; er hat sich entwickelt, und jede Morphogenesis ist ohne Plastizität unmöglich.

Die Sinne der Ameisen als Werkzeuge äußerer Erfahrung sind gut entwickelt. An vielseitigem Vorstellungsmaterial, an Motiven, fehlt es für sie demnach nicht. Sie können riechen, schmecken, sehen, tasten und hören, letzteres vermutlich durch Vermittlung des an der Antennenbasis gelegenen

Johnstonschen Organs. Ihr Gehirn ist (Arbeiterinnen) auffallend groß und wohl ausgebildet. Wir finden hiermit die besten anatomischen Grundlagen für ein hochentwickeltes geistiges Leben tatsächlich vor. Da wir aber aus dem feineren Bau der Sinnesorgane und des Gehirnes sichere Schlüsse auf deren Leistungsfähigkeit zu ziehen völlig außerstande sind, bleibt nur der an Fehlerquellen reiche Weg des Experimentes, da es uns versagt ist, mit Ameisenaugen zu sehen usw.

Bei der Beobachtung kommt man leicht zu Trugschlüssen. Es ist eine bekannte Tatsache, daß Ameisen die aus anderen Nestern stammenden Individuen derselben Art sofort erkennen und als Feinde behandeln, die Bürger desselben Staates aber einander im Neste und draußen ohne Zögern freundlich behandeln. Nun kann zweifellos nicht angenommen werden, daß z. B. jede Arbeiterin eines Tausende von Individuen zählenden Formicanestes jeden Volksgenossen persönlich genau kenne und von den Bürgern fremder artgleicher Kolonien unterscheiden könne; denn dies würde ein selbst dem Menschen fehlendes, enorm entwickeltes Unterscheidungsvermögen und ein ungeheures Gedächtnis voraussetzen. Der Fall liegt vielmehr so, daß, wie wir an der Uniform uns persönlich unbekannte Soldaten desselben Heeres erkennen, die Ameisen, deren Hauptsinn nicht wie bei uns das Auge sondern der Geruchsinn ist, in jedem Neste einen bestimmten, dem Einzeltiere genau bekannten Nestgeruch besitzen, der jedem Bürger anhaftet und dasselbe leistet wie bei uns die Uniform als sichtbares Abzeichen. Wie dieses bei uns dem Blinden gegenüber versagt, so der Nestgeruch bei Ameisen, welchen die Antennen abgeschnitten sind. Diese vermögen Freund und Feind nicht mehr zu unterscheiden, werden aber selbst als Freund oder Feind erkannt, weil sie mit den Antennen nicht ihre „Geruchsuniform“ verlieren. Die Existenz dieses Nestgeruches als Erkennungsmittel beweisen ferner folgende Experimente: Ameisen, die von feindlicher Ameisensäure bespritzt, in feindliches Ameisenblut, Alkohol oder Wasser eingetaucht worden sind, werden von ihren Nestgenossen anfangs nicht oder nur unsicher erkannt. Den soeben aus der Puppenhaut ausgeschlüpften jungen Ameisen ist dieser Körpergeruch noch nicht eigen, deshalb werden sie von fremden Ameisen weder als Feinde noch als Freunde behandelt. Wenn man nun solche ganz jungen Ameisen ihrem heimatlichen Neste entnimmt und isoliert, um sie erst nach Verlauf längerer Zeit in ihr Volk zurückzusetzen, so werden sie ohne weiteres als Freunde anerkannt und entsprechend behandelt; bringt man sie dagegen in ein fremdes Nest, so finden sie feindliche Aufnahme, ein Beweis, daß der Körper des Tieres den Nestgeruch selbst produziert und nicht von außen aufnimmt.

Es fragt sich nun, ob dieses Erkennen ein bloßer Chemoreflex sei, d. h. ob das Wahrgenommenwerden des freundlichen oder feindlichen Geruches unweigerlich das entsprechende Handeln der Ameisen nach sich ziehe. Bethe behauptet dies, Wasmann hat ihn widerlegt. Bethe experimentierte so: er wusch einige Ameisen in Alkohol zur Entfernung des Eigengeruches und badete sie dann im Blute anderer Ameisenarten. Wenn er seine Ameise A in dem Blute einer Ameise B badete und dann in das B-Nest setzte, so wurde sie, auch wenn körperlich noch so verschieden, dort freundlich aufgenommen. Badete er B mit dem Blute von A und setzte B in das B-Nest, so wurde sie von den eigenen Nestgenossen feindlich behandelt. Daraus schließt Bethe, daß man beliebig Freund in Feind verwandeln könne und umgekehrt, und daß somit das „Erkennen" ein reiner Spürreflex sei. Mit Unrecht! Denn er hat scheinbar die Tiere nicht weiter beobachtet, sonst hätte er gesehen, was Wasmann fand: „Die Ameisen stutzten zwar anfangs, als ihr maskierter Nestgenosse zurückkam, doch es dauerte gewöhnlich nicht sehr lange, bis sie durch genaues Betasten mit den Fühlern ihren Kameraden unter der Maske erkannten" (Escherich, l. c.). Auch die maskierten Feinde wurden bald erkannt und getötet. Bethes Verwandlung in Freund oder Feind täuscht also die Ameisen nur unvollkommen und vorübergehend. Mit der Annahme eines bloßen Chemoreflexes vermögen wir dieses ihr Verhalten nicht zu erklären. Er würde gar nicht zulassen, daß die fragliche Ameise erst genau untersucht würde, sondern automatisch wirken. Ferner lernen die Ameisen tatsächlich um: sie lernen neue Gäste kennen und bei sich aufnehmen, auf deren Geruchstoff sie zuerst feindlich reagieren. Wenn zwei Ameisenstaaten Frieden schließen, so lernen sie ebenfalls, nicht mehr wie vorher feindlich auf die ungleichen Geruchstoffe zu reagieren, und die vorherige Feindschaft konnte nicht allein Chemoreflex sein, denn Reflexe sind starr, Automaten ändern ihre Funktionsweise nicht. — Nach Bethe wäre die feindliche Reaktion auf fremden Geruch angeboren. Dagegen weist Wasmann auf die gemischten Raubkolonien hin; die in diesen erzogenen Sklaven zeigen nämlich freundliche oder gar keine Reaktion auf den ungleichen Geruchstoff ihrer Herren, müßten aber doch unbedingt feindlich reagieren, wenn es sich um eine ihnen angeborene Reaktion handelte.

Reflexautomaten können selbst keine neuen Erfahrungen machen, auf Grund deren sie ihre Funktion ändern. Nur ein Umbau des Automaten würde ihn anders funktionieren lassen; und dieser könnte wieder erst auf Grund neuer Erfahrungen, die nicht der Automat macht, geschehen. Da aber die Ameisen Erfahrungen machen und diesen entsprechend ihr Benehmen ändern, sind sie eben keine Reflexautomaten, und ihrem Benehmen liegt ein psychisches Moment zugrunde.

Auch bei dem Finden ihres Weges, das jede Ameise sicher wieder in ihr heimisches Nest zurückführt, tritt die Frage an uns heran, ob es durch Chemo- und Photoreflexe (vermittelt durch Antennen und Augen) erklärt werden könne. Manche Ameisen (Lasius niger [L.] F. u. a.) benutzen regelmäßig Straßen. Macht man mit dem Finger einen Strich durch die Straße, so bleiben die Ameisen stehen und stauen sich, woraus Bethe schloß, das Wegfinden sei nichts anderes als ein Chemoreflex, der durch die von den Ameisen mit ihren Fährten hinterlassenen Geruchstoffe ausgelöst werde. Ich habe gesehen, wie in Tirol durch einen Bergsturz eine Straße gesperrt wurde und natürlich vorübergehend mutatis mutandis ein ganz ähnliches Bild entstand wie bei den Ameisen. Dies ebenso zu erklären wie bei den Ameisen, würde sich selbst Bethe wohl bedenken. Die Ameisen benehmen sich aber weiterhin durchaus nicht als Reflexmaschinen. Sie beginnen vielmehr nach Wasmanns Bericht alsbald, mit prüfenden Fühlerschlägen den Boden zu untersuchen, und eilen, aufeinander zuspringend und lebhaft die Antennen kreuzend, längere Zeit hin und her, bis die unterbrochene Straße wieder beschritten und darauf der regelmäßige Verkehr wieder hergestellt ist. Man wird also den Ameisen mindestens willkürliche, motivierte, nach eigener Wahl ausgeführte Handlungsweise zuschreiben müssen, die von einem Reflexautomatismus weit entfernt ist. Übrigens versagt auch das angeführte Experiment manchen Ameisenarten gegenüber völlig. Fährt man z. B. mit dem Finger quer durch eine Formica-rufa-L.-Straße, so erzielt man gar keinen Erfolg, auch dann nur eine kurze und nicht einmal allgemeine Unterbrechung der Ameisenwanderung, wenn man mit einer Schaufel ein ziemlich breites Stück von der Oberfläche der Straße abkratzt. Bei Formica sanguinea Latr. kann man den Boden vor ihrem Neste wegschaufeln, ohne daß die ein- und ausgehenden Ameisen die Orientierung verlieren. Starker Regen stört keines dieser Insekten bei dem Finden seines Weges und muß doch die Spurwitterung weggewaschen haben. Wasmann ersetzte Glasröhren, die vom künstlichen Neste zum Futter führten, nach längerer Zeit durch neue, ohne dadurch eine Störung herbeizuführen; gab er aber den Röhren eine andere Richtung, so war eine Störung unverkennbar, ein Beweis, daß auch die Augen bei dem Finden des Weges beteiligt sind (Escherich, l. c.).

Alle diese Tatsachen und viele andere, die hier nicht Platz finden können, beweisen, daß das Wegfinden nicht auf einem Chemoreflexe beruht. Vielmehr machen die Ameisen Geruchs- und Gesichtserfahrungen, verbinden diese miteinander und richten sich nach ihnen in ihrem Handeln, wobei ihnen das Gedächtnis als conditio sine qua non zu Hilfe kommt, das sogar als gut ausgeprägtes und treues Ortsgedächtnis in vielen Fällen als zweifellos vorhanden angenommen werden muß.

Das Orientierungsproblem der Ameisen ist noch keineswegs völlig gelöst; aber so viel haben die Experimente, die hier nicht vorgetragen werden können, mit Sicherheit bewiesen, daß die Orientierung nicht auf bloßen Reflexen beruhen kann. Für die Beurteilung der Qualität der Ameisengesellschaft haben wir damit wenigstens so viel gewonnen, zu wissen, daß die Sozietät nicht auf einem starren, maschinenmäßig geregelten und ganz automatischen Geschehen beruht, sondern daß die Bürger dieser Staaten psychische Qualitäten besitzen, woraus sich durchaus noch nicht ergibt, daß die Ameisenpsyche der Menschenpsyche völlig gleichzusetzen sei.

Die Ameisen besitzen die Fähigkeit, einander Mitteilungen zu machen, womit die Sozietät an innerem Werte begreiflicherweise bedeutend gewinnt. „Bestimmte Fühlerschläge dienen zur Unterstützung der sozialen Instinkte, um den subjektiven Gefühlszustand der betreffenden Individuen auf andere ihresgleichen zu übertragen" (Wasmann). Die Antennen sind das Hauptorgan zur Verständigung. Die Fühlersprache ist, wie sich Escherich ausdrückt, ziemlich „wortreich": so regen Fühlerschläge den Nachahmungstrieb an und bewirken damit die gleiche Tätigkeit vieler Individuen; Fühlerschläge fordern zur Fütterung auf, zum Nestwechsel, zum Folgen nach einem Nahrung bietenden Orte, zum Angriffe und zur Flucht; sie dienen zur Warnung vor Gefahr, zur Beschwichtigung heftig aufgeregter Gefährten; sie regen zum Aufbruche einer Expedition an (Raubameisen), bestimmen die Richtung des Zuges usw. Qualitativ verschieden sind die Fühlerschläge, indem sie heftig oder sanft, in langen oder kurzen Intervallen, auf diesen oder jenen Körperteil (Stirn, Kopfseiten, Antennen) versetzt werden. Diese durch Beobachtung und Experimente sichergestellten Tatsachen können hier nicht im einzelnen durch Beispiele belegt werden. Für die Beurteilung des sozialen Zusammenlebens genügt die Tatsache, daß eine Verständigung zwischen den Tieren möglich ist und wirklich Gebrauch von ihr gemacht wird.

Über die Frage, ob den Ameisen höhere Geisteskräfte zukommen, ist viel gestritten worden und wird weiter gestritten werden. Im ganzen kann man wohl sagen, daß der Ameisenintellekt mit dem menschlichen keinen Vergleich aushält und jedenfalls nicht bewiesen werden konnte, daß diesen Insekten abstrakte Vernunftserkenntnis eigen sei. Auch das Gegenteil läßt sich nicht beweisen. Wenn die Ameisen nach unserer Auffassung oft dumm handeln, so sieht man zweifellos auch Menschen sich häufig entsetzlich dumm benehmen, woraus auf das Fehlen geistiger Kräfte noch keineswegs geschlossen werden kann. Wenn wir Tiere, die uns so fernstehen wie die Ameisen, beurteilen wollen, dürfen wir nie vergessen, daß sie tatsächlich in einer ganz anderen Welt leben als wir. Schon dem uns so viel näherstehenden Hunde würde die Handlungsweise des ihm geistig doch sehr überlegenen Menschen in gewissen Fällen recht dumm vorkommen, wenn er sich Gedanken darüber machen sollte. Auch die Hundewelt enthält Qualitäten (namentlich durch die Nase vermittelte), von denen wir keine Vorstellung haben. Man wird es jedenfalls vor seinem wissenschaftlichen Gewissen verantworten können, wenn man sagt, daß die Ameisen reich mit psychischen Eigenschaften ausgestattet sind, daß sie Gedächtnis,

Vorstellungsassoziationen und Unterscheidungsvermögen besitzen, psychische Inhalte, durch welche ihre Triebe motiviert und in ihrer Wirkungsrichtung modifiziert werden können.[1]

Der hohe essentielle Wert und die enge Zusammengehörigkeit der Bürger des Ameisenstaates sind im Vorstehenden zur Genüge nachgewiesen worden. Doch will ich nicht unterlassen, die Stelle hierherzusetzen, in welcher Espinas, der immer gehört zu werden verdient, seiner Erkenntnis dieses Staatswesens Ausdruck gibt: „Die Mutter, die Ammen und die nach Tausenden zählenden Jungen kennen sich, bezeugen dieselben Gemütsbewegungen, hassen und lieben dieselben Gegenstände, nehmen mit einem Worte an demselben Bewußtsein teil. Jedes Mitglied der Genossenschaft trägt in sich das Bild seiner Gefährten und der gemeinsamen Mutter; bei jedem hat dieses Bild insofern das Übergewicht, als in seinen Besorgnissen wie in seinen Wünschen, in friedlichem oder kriegerischem Wirken die Vorstellung seines eigenen Ichs ganz zurücktritt. Es ist unnötig, hervorzuheben, wie Bienen, Wespen und Ameisen keine Ermüdung kennen und jede persönliche Gefahr verachten, sobald die Interessen der Genossenschaft auf dem Spiele stehen; wie andererseits, wenn die Mutter gestorben oder verschwunden ist, jede Lust zur Arbeit, jede Freude am Leben ihnen genommen ist. So sind die Glieder der von uns untersuchten Gesellschaften eins in der Mutter durch die gleichzeitige Vorstellung der Hoffnungen, welche sie auf sie setzen; alle, sie einbegriffen, haben nur ein Leben, bilden nur ein Wesen, einen einzigen moralischen Organismus. Die Elemente, aus denen dieser Organismus besteht, hängen inniger zusammen als die bildenden Elemente eines individuellen Organismus (Blastodem), denn die Blätter eines Baumes, die Polypen eines Polypariums finden sich nach einer etwaigen Trennung nicht wieder und vereinigen sich auch nicht wieder; noch weniger würden sie ihren einmal verlorenen Kreislauf wiedergewinnen

[1] In diesem Zusammenhange muß der interessierte Leser auf Forels sehr lesenswertes Buch „Das Sinnesleben der Insekten", München 1910, hingewiesen werden, der sich als vortrefflicher Kenner der Insektenpsyche u. a. über die intellektuellen Fähigkeiten dieser Tiere (l. c., S. 336) so äußert: „Es kann unbedingt behauptet werden, daß Insekten imstande sind, Wahrnehmungen zu machen, zu lernen, sich zu erinnern, sowie ihre Erinnerungen zu assoziieren und zur Erreichung bestimmter Zwecke mittels einfacher Analogieschlüsse davon Gebrauch zu machen. Sie besitzen Affekte verschiedenster Art; auch ist ihr Wille durchaus nicht ausschließlich instinktiv, sondern zeigt den vorliegenden Verhältnissen angepaßte individuelle, plastische Modifikationen. Gerade in diesem Punkte fühle ich mich völlig eins mit Wasmann, der zur Demonstrierung dieser Tatsache mit erbarmungsloser Logik zu Felde zieht." — An anderer Stelle (l. c., S. 335) sagt Forel, „daß die Ameise sich sowohl guter wie schlechter Behandlung, sei es selbst ausgeübter oder seitens ihresgleichen erlittener, erinnert. Ihre Freundschaften und Feindschaften, ihre Sympathien und Antipathien werden von diesen Erfahrungen beeinflußt, ja solche zufälligen Erlebnisse tragen zuweilen über die instinktiven Geruchssympathien und Antipathien (Bethes Familien-Chemoreflexe) den Sieg davon."

können; dagegen vermögen die höchsten sozialen Hymenopteren nicht nur nach einer zufälligen Zerstreuung einander wiederzufinden, sondern sich auch eine Mutter aufzuziehen, in der, wie Réaumur sagt, „,die Seele des Stockes' wiedergeboren wird".

3. Patrogynopaedium, Elternfamilie.

Die Elternfamilien sind meistens essentiell und unterscheiden sich von den anderen Familienformen dadurch, daß beide Eltern mit ihren Kindern vergesellschaftet bleiben. Der Zusammenhalt der Familienmitglieder ist aber von verschiedener Dauer und Festigkeit. Ihrer Zusammensetzung nach kann die Elternfamilie homomorph, dimorph oder polymorph sein. Ist das Patrogynopaedium aus einer monogamen Ehe hervorgegangen, so können wir es als monogame Elternfamilie von dem aus einer polygamen Ehe entstandenen polygamen Patrogynopaedium unterscheiden.

3α. Homomorphes Patrogynopaedium.

Das homomorphe Patrogynopaedium besteht aus den Eltern und ihren ihnen wesentlich gleichenden Kindern; es entsteht im Anschlusse an eine monogame oder polygame Ehe.

3 α1. Monogames homomorphes Patrogynopaedium.

Ein sehr interessantes Beispiel für die monogame Familie von der Form eines anfangs zwar heteromorphen, dann aber homomorphen Patrogynopaediums liefern uns die von F. Ohaus[1] studierten Passaliden. Ohaus stellte fest, „daß in allen Strünken, in denen er Passaluslarven fand, diese begleitet waren von zwei ausgebildeten Käfern, die in den weiten, mit Mulm ausgefüllten Fraßgängen an der Spitze saßen, oft nebeneinander wie festgekeilt und sich in dem Holz weiterschrotend, während dicht hinter ihnen die Larven saßen, manchmal zu zweien, manchmal vereinzelt, im ganzen an Zahl zwischen zwei und sieben schwankend. Nun brachte ich die in einem Strunk gefundenen Larven mit den beiden Käfern zusammen in einen Zuchtkasten für sich und siehe da, die Larven gediehen ganz gut. Entfernte ich die beiden Käfer, dann gingen die Larven ein, selbst wenn ich ihnen das von den separat gehaltenen Käfern zerschrotete Fraßmehl in ihren Zuchtkasten gab. Die Larven fraßen, wie ich häufig im Freien und zu Hause beobachtete, nur das von den Käfern zerschrotete Holz; nahm ich eine Larve aus dem Fraßgang und untersuchte ihre Mundteile, so fand ich zwischen ihnen immer nur fein zerkaute schwammige Holzmasse, wie sie von holzfressenden Lamellicornierlarven bei unsanftem Anfassen er-

[1] Bericht über eine entomologische Reise nach Zentralbrasilien. Entomol. Zeitschr. Stettin 1900. S. 164 u. f.

brochen wird, nie aber einzelne größere Holzstückchen, wie man sie bei den Larven von Lucaniden, Ruteliden, Dynastiden und Cetoniden stets zwischen den Kiefern findet. Untersucht man die Mundteile einer Passalidenlarve genauer, so findet man auch bald, daß sie gar nicht imstande ist, damit das Holz, in dem man sie findet, zu zerkleinern. Die Oberkieferzähne sind beide konkav ohne Kauleisten und stehen so weit auseinander, daß ihre Ränder sich nicht berühren; auch fehlt der Unterlippe jenes harte, chitinöse Stück auf der Innenseite, der Hypopharynx, das sich bei allen holzfressenden Lamellicornierlarven findet, und das, zwischen zwei Vorsprünge der Mahlzähne eingreifend, dazu dient, das zwischen ihnen grob zerkleinerte Holz noch feiner zu zermahlen. Auch die Unterkieferzähne dienen nur zum Festhalten, nicht zum Zerkleinern der Nahrung."

„Die Tätigkeit der beiden bei den Larven gefundenen Käfer beschränkt sich jedoch nicht bloß auf das Zerkleinern der Nahrung; denn gibt man den Larven den Mulm, den die von ihnen getrennten Käfer in den Fraßgängen losgeschrotet haben, oder das zerschrotete Holz aus den Fraßgängen anderer Lamellicornierlarven, die man in demselben Strunk gefunden, z. B. Ruteliden- oder Cetonidenlarven, dann gehen die Larven doch zugrunde. Obschon ich den chemischen Nachweis von Verdauungssekret (Ptyalin) in dem nassen Holzmehl, welches die Larven fressen, nicht führen konnte — ich war auf solche Untersuchungen gar nicht vorbereitet —, so glaube ich doch bestimmt, daß die Nahrung der Larven von den Käfern auch vorverdaut wird. Dafür spricht auch die Kürze des Verdauungskanals bei den Passalidenlarven, dem u. a. auch die für alle übrigen holzfressenden Lamellicornierlarven einschließlich der Lucanidenlarven charakteristische Ausdehnung des letzten Bauchsegmentes gänzlich fehlt."

„Eine Untersuchung der Bauchorgane der beiden bei den Larven gefundenen Käfer ergab stets ein Pärchen, die Eltern der Larven, wie die weitere Beobachtung bald bewies. Nach der Copula . . . fressen sich beide in geeignet erscheinendes Holz ein . . . Die Fraßgänge, die so weit sind, daß beide Käfer nebeneinander sich darin bewegen können, werden im Holze — nicht unter der Rinde — in allen Richtungen angelegt und mit zerschrotetem Holze angefüllt. In dieses legt das Weibchen seine Eier, alle auf einen Haufen . . . Die Alten bleiben bei den Eiern und jungen Larven, bis alle Eier ausgeschlüpft sind; dann werden neue Fraßgänge angelegt, in welchen sie, die Eltern voran, die Brut hinterher, weiter in das Holz eindringen, die ganze Gesellschaft fortwährend zirpend."

Nachdem Ohaus eine Beschreibung des Tonapparates der Käfer gegeben hat, fährt er in seinem, uns hier speziell interessierenden Berichte fort: „Der mit diesem Schrillapparate hervorgebrachte Ton ist laut und durchdringend; man hört die Käfer in einem angeschlagenen Strunk zirpen, ehe man sie sieht. Bei einem spät abends gefangenen Exemplar, das ich in Ermangelung eines anderen Behälters in eine Porzellandose auf dem Waschtisch sperrte, war der Ton so stark, daß ich nicht eher einschlafen konnte, als bis ich die Dose aus dem Zimmer entfernt hatte. Gezirpt wird von den Käfern immerzu, ob sie nun ihre Brut bei sich haben oder nicht; daß sie sich aber dadurch mit der Brut verständigen, konnte ich sicher beobachten, als ich in einem Strunk außer Passalus (Alte und Brut) auch Rutelidenlarven und -puppen fand. Da mir an letzteren mehr lag, so warf ich die Passalus beiseite bis zu $^1/_2$ m vom Strunke entfernt. Während des Suchens nach Ruteliden hörte ich fortwährend das Zirpen der Passalus; als ich den Strunk ganz durchsucht hatte und vor dem Weggehen noch ein größeres Stück Holz in der Nähe umdrehte, fand ich darunter die Alten mit vier Larven; zwei andere strebten über Holzspäne und andere Hindernisse demselben Ziele zu."

Auch die Larven besitzen einen Schrillapparat, den Ohaus beschreibt, um dann noch folgende Daten zu geben (S. 171): „Die ganze Entwicklung dauert ungefähr ein Jahr, selbst bei den großen Arten.... Die Alten bleiben bei ihrer Brut, bis alle Larven verpuppt sind, bleiben auch bei den Puppen, bis diese alle entwickelt sind, und müssen dann noch für die frisch entwickelten Käfer sorgen, die längere Zeit gebrauchen, ehe sie ganz erhärtet und ihre inneren Organe so weit ausgebildet sind, daß sie sich selber nähren können. Im Januar und Februar findet man häufig noch ganze Familien beisammen, oft dicht beieinander in einem Fraßgang, wobei sich die Alten von den Jungen nur durch abgeriebene Zähne an den Vorderschienen, geringere Behaarung, Fehlen von Tarsen usw. unterscheiden lassen. Ob die Alten, nachdem sie ihre Brut groß gezogen, nochmals zur Copula schreiten und eine weitere Generation aufziehen, habe ich leider nicht beobachtet, wie noch so mancher Punkt in der Biologie dieser interessanten Gruppe der Aufklärung bedarf."

Diese Darstellung enthält alle Einzelheiten, die uns berechtigen, in der Sozietät der Passaliden eine essentielle Vergesellschaftung beider Eltern mit ihren Kindern zu erblicken und zu erkennen, daß deren Wert ein recht hoher ist, da die Larven in ihrer ganzen Existenz von ihrem Bestehen abhängen. Die Familie ist monogam, aber, streng genommen, wenigstens zunächst nicht homomorph; denn die Larven sind von ihren Eltern hinlänglich verschieden, um von einer heteromorphen Sozietät sprechen zu können, die sich erst nach Überwindung des Puppenstadiums in eine homomorphe verwandelt und als solche noch einige Zeit besteht, ohne ihren essentiellen Charakter zu verlieren. Als heteromorphes Patrogynopaedium unterscheidet sich die Passalidenfamilie von dem polymorphen Patrogynopaedium der Termiten durch das Fehlen heteromorpher Imaginalformen.

Das homomorphe monogame Patrogynopaedium, welches unter den Menschen nicht alleinherrschend ist, doch aber als die höchststehende

Form der Elternfamilie anerkannt werden muß, tritt uns bei den Säugetieren und Vögeln in z. T. sehr reiner Ausprägung entgegen. Natürlich sind die Beziehungen der Familienmitglieder zueinander bei diesen Tieren ganz anderer Art als bei den Passaliden und, weil sie ihrer Charakterqualifikation und ihrer intellektuellen Begabung nach dem Menschen am nächsten stehen, uns auch viel leichter verständlich. Eben auf dieser näheren Wesensverwandtschaft, auf der Möglichkeit, uns mit Affen, Hunden, Katzen usw. um so besser zu verständigen, je intelligenter diese Tiere sind, beruht z. T. die heterotypische Sozietät, die wir mit ihnen als unseren Freunden und Hausgenossen bilden und die teils ein Mutualismus gröberer Art, teils eine reine Sympathiegemeinschaft (Luxushund und Mensch) ist. Die intellektuellen und Charaktereigenschaften der Säugetiere und Vögel sind nur dem Grade nach, aber keineswegs toto genere von unseren verschieden. Die Affenmutter empfindet ihren Kindern gegenüber zweifellos ganz ähnlich wie die menschliche Mutter, und die Gefühle des Gatten gegen die Gattin, des Vaters zu seinen Kindern werden oft von den entsprechenden Gefühlen roher Völker nur wenig oder gar nicht verschieden sein. Die hier in Frage kommenden Tierfamilien beruhen auf genau denselben instinktiven oder triebmäßigen Grundlagen wie die monogame menschliche Familie, wenn auch bei dem Kulturmenschen, d. h. dem Menschen mit wirklicher innerer Kultur, nicht dem bloßen Mitgliede eines Kulturstaates, die Familienbeziehungen eine weitgehende und von Tieren nie erreichte Veredelung erfahren haben. Nur wo dies wirklich zutrifft, hat sich der Mensch als Mitglied einer Familiensozietät merklich über das Tier erhoben. Davon abgesehen aber, liegt auf seiten des Menschen keine Berechtigung zur Selbstüberhebung; denn manche Tiermutter vermag die menschliche Mutter zu beschämen, mancher Vater (z. B. Affen) tut es an Selbstaufopferung für die Familie oder ein Familienmitglied dem Menschen gleich[1], und selbst die so übel berüchtigten Stiefmütter (Katzen, Hunde, Affen, Vögel) und Pflegemütter (Hündin mit jungen Löwen, Puthenne mit jungen Gänsen, Hühnern usw., Hündin mit jungen Katzen und viele andere) wandeln bei den Tieren diesen üblen Ruf in sein Gegenteil um.

---

[1] „In Abessinien begegnete Brehm einem großen Trupp Paviane, die ein Tal überschritten; einige hatten bereits die gegenüberliegenden Berge erstiegen, andere waren noch im Tal und wurden hier von Hunden angegriffen. Die alten männlichen Paviane kehrten nun sofort zurück und heulten mit weit geöffnetem Munde so fürchterlich, daß die Hunde rasch zurückwichen. Sie faßten jedoch bald neuen Mut zum Angriff. Inzwischen aber hatten die Paviane die Höhe bereits erstiegen, einen jungen von etwa 6 Monaten ausgenommen, der, laut um Hilfe rufend, einen Felsblock erkletterte und umzingelt wurde. Nun kam einer der größten Paviane, ein wahrer Held, vom Berge wieder herab, ging langsam auf das Junge zu, schmeichelte ihm und führte es triumphierend fort. Die Hunde waren zu erstaunt, um einen Angriff zu wagen." (Darwin, Abstammung des Menschen. Übers. von Haek. Bd. 1. S. 150. Reclam.)

Ein Beispiel ist die Löwenfamilie. Vater und Mutter, die in Monogamie[1] leben, bleiben längere Zeit mit ihren Jungen vereint, bis sich die auf ihre Eltern nicht mehr angewiesenen Jungen von diesen trennen oder von ihnen verlassen werden. Wie in allen Säugetierfamilien ist natürlich auch hier der Zusammenhalt zwischen Mutter und Kindern viel inniger als zwischen letzteren und ihrem Vater. Aber der alte Löwe soll sich doch an dem Herbeischaffen von Nahrung für seine Familie beteiligen, Gattin und Kinder schützen und verteidigen; und die Kinder folgen ihren Eltern und lernen jedenfalls von ihnen.

Bei den Vögeln dürfen wir als Grundlagen für die monogame Familie ebensowenig wie bei den Säugetieren bloßen Geschlechtstrieb und Brutpflegeinstinkte voraussetzen; vielmehr werden durch den Familienverband auch andere, höhere Bedürfnisse befriedigt. Wir können dies auf Grund der hohen Veranlagung und des verhältnismäßig reichen intellektuellen Lebens der Vögel annehmen, die sich, wie wir sehen werden, auch zu sekundären, essentiellen Familienverbänden und Sozietäten zusammenschließen können, welche nicht auf sexueller Basis zustande kommen. Ich sehe nicht, wie Altum u. a. wollen, die Vögel als bloße Reflexmaschinen an, glaube auch nicht, daß Stubenvögel, wie ich von einem bekannten Ornithologen hörte, in ihrem Pfleger nur einen Berg erblicken, auf dem Mehlwürmer wachsen, sondern bin überzeugt, daß die Vögel in ihrem ganzen Innenleben, ihrer Gefühls- und Vorstellungswelt von uns nicht prinzipiell verschieden sind, eine Auffassung, in der ich mich mit der überwiegenden Mehrzahl unbefangener und nicht durch mechanistische Torheiten verblendeter Beobachter eins weiß.

Darwin, weniger darwinistisch als viele Darwinisten, erklärt: „Die weniger hoch stehenden Tiere fühlen offenbar Freude und Schmerz, Glück und Elend so wie der Mensch" und: „Die meisten der komplizierteren Gemütsbewegungen sind den höheren Tieren und uns gemeinsam." Wenn Darwin auch zugibt, daß die Vernunftskräfte der Vögel nur gering zu bewerten seien, so betont er doch, daß dieser Mangel sehr wohl mit starken Leidenschaften, scharfer Empfindung und wohlentwickeltem Schönheitsgefühl vereint sein könne, wie dies ja auch Menschen hinlänglich beweisen. „Mit dem Schönheitsgefühle im Tiere verhält es sich wie mit den Operationen des Verstandes; es fehlt ihnen die analytische Reflexion, d. h. sie bestehen aus einer viel geringeren Anzahl selbständiger Elemente und sind durch eine viel geringere Anzahl anderer Gefühle und Gedanken verbunden; aber derselbe Unterschied besteht auch zwischen den Gefühlen und Vorstellungen der Wilden und denen des zivilisierten Menschen. Dieser Unterschied der Klarheit und Ausdehnung im Bewußtsein nimmt der fundamentalen Ähn-

[1] Hier ist zu bemerken, daß den Angaben nach auch polygame Löwenfamilien vorkommen.

lichkeit der Äußerungen oder Zustände dieses Bewußtseins nichts. Übrigens kann eine solche Ähnlichkeit kaum Gegenstand einer Diskussion sein: sie ist das notwendige Postulat jeder vergleichenden Psychologie" (Espinas).

Die weitgehende Anhänglichkeit mancher Vögel an ihren Ehegenossen und an ihre Kinder ist zu bekannt, um noch mit besonderen Beispielen belegt werden zu müssen. Die Trennung ruft Trauer, die Wiedervereinigung Freude hervor, und Lust und Unlust in verschiedenen Graden sind wie bei uns die Gemütszustände, welche den Vogel beherrschen. Darwin spricht sogar von Wohltätigkeitsgefühlen und schaltet somit selbst ethische Beweggründe bei der Beurteilung des Handelns mancher Vögel nicht aus; er erinnert an das Füttern verlassener Jungvögel durch Angehörige anderer Arten, an das Füttern erblindeter Vögel derselben Art usw. und verweist auf die Tatsache, daß die Papageien „augenscheinlich eine gewisse Teilnahme für die Freuden ihrer Genossen bekunden"; damit besäßen sie eine grundlegend wichtige Eigenschaft für das Zustandekommen jeder höheren Sozietätsform: Mitleid oder Liebe (im Sinne von caritas, nicht cupido). Auch Neugier, einen Begriff von Eigentum und Besitz, scharf hervortretende Syn- und Antipathien, Eifersucht, Verwunderung und ein sehr ausgeprägtes Schönheitsgefühl erkennt er den Vögeln zu, wobei die Geschmacksrichtung nicht nur als generell, sondern auch als individuell verschieden anerkannt wird. Freude an Scherz und Neckerei, Rachsucht und Schadenfreude, zu Freundschaftsbünden führende spezialisierte Sympathien werden von den Ornithologen sehr allgemein anerkannt. Mit allen diesen verschieden ausgebildeten und mannigfach kombinierten Charaktereigentümlichkeiten besitzen die Vögel eine Grundlage, auf welcher soziales Zusammenleben, Festigkeit des Zusammenhaltes und mannigfaltige Beziehungen zustande kommen können, welche die Vogelgesellschaften, sofern sie überhaupt essentiell sind, kaum hinter den Säugetiersozietäten zurückstehen lassen. Dazu kommt noch die Verschiedenheit des Temperamentes nicht nur bei den Arten sondern auch bei den Geschlechtern und Individuen. Friedrich Faber nennt die Raubvögel und Raubmöwen cholerisch, die von Insekten und Vegetabilien lebenden Singvögel sanguinisch, die meisten Sumpfvögel, sowie die Rabenvögel und viele andere omnivore Arten melancholisch, die Schwimmvögel phlegmatisch.

Wenn auch die intellektuellen Fähigkeiten der Vögel nicht so hoch bewertet werden wie die der höchststehenden Säugetiere, so sind doch auch hier schon keineswegs mehr nur die primitivsten Grundlagen geistigen Lebens vorhanden. An dem Besitze eines vortrefflichen Ortsgedächtnisses zweifelt bei diesen leicht beweglichen Tieren wohl niemand. Diesem Ortsgedächtnisse nützliche Inhalte zu verschaffen, bedürfen die Vögel einer scharfen Beobachtungsgabe, eines genauen Unterscheidungsvermögens. Aber sie unterscheiden nicht nur Lokalitäten, sondern auch Personen, ihre Artgenossen von anderen Vögeln, ihren Gatten, ihre Kinder, die ihrem Fluge zugehörigen Individuen (z. B. Stare u. a.) usw., wobei ihnen ihre scharfen Sinne (Gesicht und Gehör) die besten Dienste leisten.

Als intellektuelle Fähigkeiten werden den Vögeln sehr allgemein Lernvermögen und das von diesem notwendig vorausgesetzte Gedächtnis zugeschrieben. Gefangene Vögel lernen es bald, nicht mehr gegen die Fensterscheiben zu fliegen, und gewöhnen sich an ihnen bis dahin unbekanntes Kunstfutter. Papageien, Rabenvögel, Stare, Singvögel lernen Wörter nachsprechen und ihnen fremde Melodien nachpfeifen. Ich hörte einen Kanarienvogel, dessen Käfig am offenen Fenster nach dem freien Felde hinaus hing, wie eine Feldlerche singen und sah eine Dohle, die ihrem Pfleger, dem leider so früh verunglückten Detmers, bei einer zoologischen Exkursion in ihr fremdem Gelände wie ein Hund folgte und stets auf Anruf, oft aus weiterer Entfernung, zu ihm zurückkehrte. Jagdfalken werden in der bekannten Weise abgerichtet usw. Die Frage kann hier unerörtert bleiben, ob die Vögel die Fähigkeit, zu abstrahieren und Begriffe zu bilden, besitzen oder nicht. Jedenfalls unterscheiden sie den Jäger vom Bauern oder harmlosen Spaziergänger, den Raubvogel von anderen Vögeln. Als Beitrag zur Beurteilung der geistigen Fähigkeiten sei folgender Passus aus Naumann an dieser Stelle abgedruckt: „Le Roi machte, wie es scheint, zuerst die bekannte Beobachtung an der Krähenhütte, aus der man entnehmen kann, daß die Krähen bis vier zählen können. Um die Krähen zu täuschen, versuchte man es zuerst damit, daß zwei Jäger in die Krähenhütte gingen, von denen der eine sich wieder unter den Augen der Krähen in auffallender Weise entfernte. Dabei blieben die Krähen, die offenbar bis zwei richtig zu zählen und von zwei eins richtig abzuziehen verstanden, außer Schußweite. Dasselbe geschah, als drei oder vier Leute zur Hütte gingen und zwei oder drei sich wieder entfernten. Erst als fünf oder mehr Jäger die Hütte betraten und von diesen schließlich einer zurückblieb, näherten sich die Krähen ohne Furcht der Hütte, woraus sich schließen läßt, daß bei der Zahl vier die arithmetischen Fähigkeiten der Krähen ihre Grenze gefunden hatten."

Auf eine lebhafte Einbildungskraft hat man, wie a. a. O. (S. 123) ausgeführt wurde freilich mit Unrecht, aus der Beobachtung geschlossen, daß Vögel träumen und dies ähnlich bemerkbar machen wie schlafende Hunde. An einer gegenseitigen Verständigung zweifelt wohl kein Beobachter der gesellig lebenden Vögel, die auch anderen Arten angehörige Vögel verstehen (Warn-, Lock-, Angst-, Schreckrufe usw.). Daß auch die geistigen Fähigkeiten bei den Vogelarten sehr verschieden sind und daß es bei derselben Vogelart hochbegabte und minder gut veranlagte Tiere gibt, weiß jeder, der sich mit der Pflege gefangener Vögel befaßt hat. Daß diese Ungleichheit der Begabung auch in der Sozietät eine Rolle spielen wird, wenn diese nicht nur die Angehörigen eines Familienverbandes umfaßt, leuchtet von vornherein ein und wird durch manche Beobachtung bestätigt. Der klügere, erfahrenere und vorsichtigere Vogel wird als Führer der Gesamtheit von größerem Nutzen sein können als der Durchschnittsbegabte; und daß dieser ein Übergewicht über seine Sozietätsgenossen gewinnen kann, beweist schon der Umstand, daß junge, unerfahrene Vögel niemals als Führer anerkannt werden.

Aus diesem kurz gehaltenen Überblicke über Charakter- und Geistesfähigkeiten der Vögel ergibt sich, daß es in sehr vielen Fällen ungerechtfertigt sein würde, wenn man annehmen wollte, daß die Vogelfamilien ganz ausschließlich sexuelle Tiergesellschaften seien. Schon der Umstand, daß sich diese Tiere so oft zu Sozietäten, die von der Familienzusammengehörigkeit, ja von der Zugehörigkeit zu derselben Art unabhängig sind, und sogar zu solchen Gesellschaften zusammentun, deren essentielle Werte kaum noch materieller Natur sind, spricht dagegen. Schon Espinas weist darauf hin, daß der bald erlöschende Geschlechtstrieb unmöglich das einzige Bindemittel sein könne, welches ein Vogelmännchen für lange Dauer an sein Weibchen fessele; und seinen Kindern gegenüber kommt dieser in der Regel gar nicht in Frage. Was dennoch in vielen, jedoch nicht in allen Fällen den männlichen Vogel zum Anschlusse an seine Familie veranlasse, sei die Herrschsucht, die sich bei allen starken und streitsüchtigen Vögeln äußere. Sie „streben nach der Herrschaft um der Herrschaft willen. Die schlecht bewaffnete Henne, das waffenlose Küchlein unterwerfen sich dieser Herrschaft gern, da sie ihnen Schutz verspricht. Und in der Tat, der Hahn schließt sich ihnen an, als wären sie Geschöpfe, welche von ihm abhingen und ihm gehörten, und er beschützt sie, als bildeten sie Teile seines Körpers. Daher jene Herablassung und Güte, jene Eile, mit welcher er einen Fund verkündet oder sich auf einen Feind stürzt. So bildet sich eine organisierte Gesellschaft, die zusammengehalten wird durch das Gefühl der Kraft, die Selbstliebe, den Instinkt der Herrschaft, d. h. durch egoistische Triebe. Das ist ein Ergebnis, das man wunderbar zu finden versucht ist, das aber in letzter Instanz notwendig ist; denn wodurch kann die Nächstenliebe entstehen, wenn nicht durch die Selbstliebe? Ex nihilo nihil."

Nachdem Espinas die eheliche Zuneigung besprochen und darauf hingewiesen hat, daß sie in ihrer festeren Form nicht rein sexueller Natur sei, nicht ausschließlich mehr auf die Paarung abziele, fährt er fort: „Die meisten Vögel . . . waren ohne Zweifel nur zu dem Zwecke vereinigt, gemeinschaftlich eine Brut aufzuziehen; aber eine so heftige Zuneigung erklärt zur Genüge, daß das Männchen wenigstens bis zur Eiablage und selbst, wenn diese schon ausgeführt ist, bis zum Auskommen der Jungen bei dem Weibchen verweilt. Sie allein vermag den Eifer zu erklären, mit welchem das Männchen in der Mehrzahl der Fälle dem Weibchen beim Nestbau hilft, indem es ihm die nötigen Stoffe herbeiträgt oder diese sogar verarbeitet. Sie allein liefert uns einen annehmbaren Beweggrund für seine Anwesenheit während der Brütezeit, für die Gesänge und Lufttänze, mit denen es seine untätige Gefährtin unterhält, für die Freude endlich, mit der es sie während dieser Zeit nährt oder ablöst. Begreift es, was sich vorbereitet, etwa wie nach unserer Ansicht das Weibchen es zu begreifen scheint? Man braucht das nicht notwendig anzunehmen; einige Tatsachen scheinen sogar auf das Gegenteil zu deuten: so baut nicht das Männchen, sondern das Weibchen die zartesten Teile des Nestes, das weiche Lager, auf dem ein lebendes Wesen ruhen soll, und in sehr vielen Fällen ruft das Weibchen mit lautem Geschrei das Männchen herbei, damit es seinen Platz auf den Eiern einnehme. Was es trotz seines geringen Eifers bestimmt, ist ohne Zweifel mehr die Bitte und Ermüdung des Weibchens, als das selbst beim Menschen vor der Geburt der Jungen so seltene väterliche Gefühl. Deshalb halten wir die geschlechtliche Liebe für das erste Band der Familie bis zum Auftreten der Nachkommenschaft. Ist diese geboren, so wird der Vater für seine Jungen jene Gefühle der Zuneigung hegen, welche wir oben beschrieben haben. Dann aber verstärken diese Gefühle die, welche er für die Mutter fühlt, denn beide können viele Monate hindurch für den Gegenstand ihrer gemeinsamen Zärtlichkeit nicht so viele Wünsche, freudige Erregungen, Besorgnis oder Unruhe fühlen, ohne dadurch noch inniger vereinigt zu werden.

Brauchen wir noch eingehender auszuführen, wie innig die Jungen mit ihren Eltern vereinigt sind? Sie haben von ihnen nicht nur alles zu erwarten und sterben, wenn sie von ihnen getrennt werden, sondern je mehr sie heranwachsen, um so mehr fühlen sie diese Anhänglichkeit und suchen nach Kräften den Wünschen ihrer Führer und Berater nachzukommen. In der Familie der Vögel kann also eine wirkliche Erziehung sich entwickeln, ein unaufhörlicher Verkehr durch Zeichen, Ratschläge, Ermutigungen und Tadel, auf welche die Jungen ihrerseits mit Ernst und Eifer antworten. Die Eltern unterrichten sie mit unerschöpflicher Geduld."

Wer sich etwa darüber wundern sollte, daß dieses Zitat einem durch „moderne" Tierpsychologie „aufgeklärten" Leserkreise in einem neuen Buche geboten werde, einem Publikum, das doch über so handgreifliche Vermenschlichungen weit hinaus sei und gelernt habe, das „wahre Wesen" eines Tieres „objektiv" zu würdigen, dem muß ich unmaßgeblich gestehen, daß Espinas' „Anthropodoxien" mir der Wirklichkeit viel näher zu kommen scheinen als zeitübliche mechanistische Phrasen, die das Tier (und damit nolens volens auch den Menschen) zu einem Reflexautomaten umzustempeln bemüht sind, um damit nichts anderes zu beweisen, als eine bedauerliche Unfähigkeit, sich in das eigentliche, dem unseren fundamental gleiche Wesen eines Tieres hineinzudenken und hineinzufühlen. Die unsere Erkenntnis in Wahrheit nur verflachenden und jeden unbefangen Selbstschauenden seltsam anmutenden Seitensprünge einer Tierpsychologie, die nur dann „natürlich" erklären zu können vermeint, wenn sie unter möglichster Entfernung von der Natur alles leugnet, was den Werkzeugen kümmerlichen mechanistischen Handwerkes nicht zugänglich ist, und es nicht über sich gewinnt, unerklärliche Rätsel in den Lebenserscheinungen ehrlich als solche anzuerkennen, nur um den Schein fortschrittlicher Allwissenheit aufrecht zu erhalten, werden einer tatsächlich aufgeklärteren Zeit viel Stoff zum Spotten liefern und die alte Erfahrung bestätigen, daß nur zu oft erst alle nur möglichen Irrwege in die Sackgasse geführt haben müssen, bevor der schon einmal beschrittene, aber wieder verlassene Weg zur wahren Erkenntnis als der allein gangbare schließlich zu Ehren kommt. Angesichts dieser Sachlage werde ich den nicht ausbleibenden Vorwurf, vorliegendes Buch ziehe die „neuesten Errungenschaften" der modernen Tierpsychologie nicht genügend oder überhaupt nicht in den Kreis seiner Betrachtungen, sehr gefaßt hinnehmen. Ich schreibe bewußt nicht, um es jedem recht zu machen, ganz abgesehen davon, daß es sich in dieser Abhandlung, wie schon ihr Titel sagt, nicht eigentlich um eine charakterologisch-psychologische Studie der Tiersoziologie handelt. —

Vielleicht das beste Beispiel für eine Vogelfamilie der hier in Rede stehenden Art liefert aus unserer einheimischen Vogelwelt das Rebhuhn (Perdix perdix L.). Standvogel und nur zeitweise Strichvogel, kann es während des ganzen Jahres leicht beobachtet werden, und seine Sitten sind, zumal sich auch der Jäger für sie interessiert, gut bekannt. Im Frühjahre trifft man nur einzelne Paare. Diese Vergesellschaftung hat den Sozietätswert der Ehe und verwandelt sich erst nach Ablauf der Brütezeit in die Familie („Volk", „Kette"). Im Winter wird dieses primäre Patrogynopaedium zu einer sekundären Gesellschaft, indem sich mehrere Familien miteinander vereinigen. Im Vorfrühling trennen sich diese wieder, auch die Familien selbst zerfallen und nur die Ehepaare bleiben beisammen. Unter den Jungen werden neue Ehen geschlossen. Das Rebhuhn lebt also das ganze Jahr hindurch gesellig; Einsiedler bilden die Ausnahme und sind wohl stets abgesprengte Vögel, die sich möglichst an fremde Familien anzuschließen suchen. Niemals aber wird die Sozietät heterotypisch, weil sich die Rebhühner von allen artfremden Vögeln gesondert halten.

Die Geselligkeit hat ihre ganz bestimmten, scharf umrissenen Formen. Das Patrogynopaedium, welches außer den beiden Eltern bis 20 Junge umfaßt, bildet nicht nur eine fest geschlossene, sondern auch eine ziemlich exklusive Sozietät, aus welcher Eindringlinge von fremden Völkern wenigstens zunächst ausgewiesen werden, um schließlich doch Aufnahme zu finden. Im ganzen wird aber die Mischung mit anderen Völkern streng vermieden und sofort wieder aufgelöst, wenn der Zufall sie einmal zustande gebracht hat.

Wenngleich der Vater seiner Gattin nicht bei dem Bebrüten der Eier hilft, bleibt er doch immer in der Nähe des Nestes, bewacht es und begleitet stets sein Weibchen. Als Familienoberhaupt ist er zugleich Wächter und Beschützer seiner Angehörigen. Bei der Erziehung der Jungen sind beide Eltern beteiligt, und es findet eine Arbeitsteilung statt. Die Mutter gibt die nötige Anleitung bei dem Aufsuchen der Nahrung, legt den jungen Tieren das gefundene Futter vor und versteckt sie bei drohender Gefahr in Furchen, Fahrgeleisen und anderen geeigneten Schlupfwinkeln; der Vater bewacht und warnt die Familie, verteidigt sie gegen Feinde, die er bewältigen kann, und zieht, falls die Mutter verloren wurde, die Kinder allein auf. Vater und Mutter nehmen die Küchlein unter ihre Flügel; beide bemühen sich, Feinde von den sorgfältig versteckten Kindern abzulenken, indem sie wie krank oder lahm umhertaumeln und den sie verfolgenden Feind von dem Verstecke abziehen, worauf dann zuerst die Mutter und später auch der Vater zu den Jungen zurückkehrt. Wenn die Jungen erwachsen sind, werden sie selbst zu wertvollen Gliedern der Sozietät, indem sie abwechselnd Wache halten. Während die Ehe auf Lebenszeit geschlossen wird, bleibt die Familie nur bis zur Paarungszeit beisammen.

Auch die meisten Singvögel scheinen auf Lebenszeit monogam zu sein. Ausnahmen kommen natürlich vor, und der Sperling (Passer domesticus [L.]) ist als ausgesprochener Polygamist bekannt, dessen „sittenlose" Weibchen sich oft von zwei Männchen alternierend begatten lassen (Polyandrie). Natürlich haben da die Familien als solche einen längeren Bestand, wo im Laufe des Sommers nur eine Brut aufgezogen wird, wie z. B. bei der Nachtigall und dem Sprosser. Die Pärchen kehren immer zu demselben Nistplatze zurück, und beide Eltern brüten abwechselnd ihre 4—6 Eier aus, erziehen die Jungen gemeinsam und füttern ihre schon flüggen Kinder, die sie durch Lockrufe zusammenhalten, durch Warnrufe vor Gefahr zu sichern suchen oder doch wenigstens auf diese aufmerksam machen. Auch den Wanderzug tritt die Familie noch geschlossen an. Wir haben es hier also mit einem festen und vergleichsweise langdauernden Patrogynopaedium zu tun.

Bei anderen Singvögeln finden zwei (oder mehr) Bruten statt, und dann löst sich der Familienverband früher auf, indem sich die Eltern mit dem Beginne der zweiten Brut von ihren Kindern trennen. In keinem Falle aber überdauert das Bestehen der Vogelfamilie die Paarungszeit der Jungen, so daß wir auch hier wieder die dissoziierende Wirkung des Geschlechtstriebes feststellen können, der primäre Sozietäten auflöst, freilich aber andere, sekundäre (Ehen) zustande bringt.

Ähnliche Elternfamilien, die einzeln näher zu besprechen der Plan dieses Buches nicht erfordert, finden wir bei Tauben, Raubvögeln, Störchen, Schwimmvögeln, Laufvögeln usw., die z. T. ebenfalls auf Lebensdauer gepaart bleiben.

Es wird nur von wenigen Biologen und wohl nur von solchen, für die der Begriff Leben, sofern er nicht rein mechanistisch gefaßt werden kann, etwas Anstößiges hat, bestritten werden, daß ein längeres Zusammenleben der Kinder mit ihren Eltern für alle die Tiere von erheblicher Bedeutung sein könne, deren intellektuelle Fähigkeiten ausreichen, um von anderen zu lernen, sich Erfahrungen der Alten nutzbar zu machen. Daß sogar die der Sorge ihrer Eltern schon entwachsenen Vögel noch lernen, geht unter anderem auch daraus hervor, daß die Nester der jüngeren oft schlechter gebaut und ungünstiger angebracht sind, ja, daß junge Vögel zuweilen ihre Eier ablegen, ohne Vorkehrungen zu deren Aufnahme getroffen zu haben. Über den Wert der Erziehung der Jungen durch ihre Eltern gehen die Ansichten auseinander. Aber wenn sich auch ein seiner Eltern beraubter, schon bis zu einem gewissen Grade selbständiger junger Vogel im Daseinskampfe zu behaupten vermag, so ist damit noch nicht bewiesen, daß die Erziehung wertlos sei; denn durch sie lernen der junge Vogel und das junge Säugetier weit schneller und sicherer als allein.

Bei den Vögeln sind solche Vorgänge der Kindererziehung wohl am häufigsten beobachtet worden, und alle ornithologischen Handbücher berichten darüber. Es gibt Dinge, die der junge Vogel ohne Mitwirkung seiner Eltern überhaupt nicht ausführt; so müssen Hühner, Fasanen und Strauße ihren Kindern die Pickbewegung erst vormachen, und manche jungen Vögel schreien, sonst schon fast selbständig, wie im Neste auch dann nach Futter, wenn es unmittelbar vor ihnen liegt, ohne durch ihren Instinkt befähigt zu sein, es als genießbare Nahrung zu erkennen. Heinroth beobachtete, daß junge Graugänse, als ihren Eltern die Flügel gestutzt worden waren, zwar alle Anzeichen des sich regenden Zuginstinktes erkennen ließen, doch aber sich allein nicht zur Wanderung entschlossen, sondern den Winter über bei den Alten blieben. Ähnliche Anleitung durch die Eltern oder die Mutter wird vielen jungen Säugetieren zuteil, die ihr Instinkt keineswegs allein allen Anforderungen des Lebens zu genügen geschickt macht. Bekannt ist das Schwimmenlernen junger Eisbären und Robben unter der Anleitung ihrer Mutter; die Schule, welche junge Tiger, Löwen und andere Raubtiere durchzumachen haben und die oft eine beträchtliche Zeitdauer beansprucht; die Erziehung, welche eine Affenmutter ihrem Kinde zuteil werden läßt usw.

Es gibt eine ganze Reihe von Betätigungen, welche den Tieren nicht angeboren sind: so das Auffinden der Nahrung, das Zurechtfinden in ihrem Wohngebiete, das Fliehen oder ein anderes zweckmäßiges Verhalten, wenn Gefahr von Feinden droht; die Unterscheidung dieser Feinde, deren Art des Angriffs usw., sowie die entsprechende Reaktion bei ihrem Anblicke sind nicht angeboren, sondern setzen ein Lernen auf seiten des jungen Tieres voraus. Dasselbe gilt für das Benehmen in der Sozietät, das gemeinsame Handeln, richtige Verstehen der verschiedenen Laute und Zeichen; bei Raubtieren für das Beschleichen und Bewältigen der Beute und dergleichen mehr. Ist auch jedem Tiere eine bestimmte generelle und individuelle Veranlagung angeboren und kann es nur erlernen, was dieser seiner Natur entspricht oder wozu sie wenigstens die Möglichkeit gibt, so ist doch dieses Lernen, das die Anlage erst ausbildet, unerläßlich. Daß nun nicht jedes junge Tier erst durch eigenen Schaden klug werden muß, sondern, von den Eltern belehrt, viel „Lehrgeld" spart, das bei der Grausamkeit der Natur zumeist das Leben des Individuums bedeutet, ist ein Vorteil, der den Sozietätswert der Elternfamilien den bloßen Sympädien gegenüber sehr erheblich steigert.

3αII. Polygames homomorphes Patrogynopaedium.

Dem homomorphen monogamen steht das polygame Patrogynopaedium gegenüber. Es ist eine Familiengesellschaft, in welcher ein Männchen als Vater und Familienoberhaupt mit mehreren Weibchen und deren Kindern zusammenlebt. Die Jungen bleiben mehr oder minder lange Zeit bei den Eltern, und so wächst die Familie zu einer Herde an. Die Weibchen sind in weit größerer Anzahl vorhanden als die Männchen, und letztere verfügen über eine sehr hohe Zeugungskraft; so ist z. B. der Ziegenbock dauernd brünstig und kann zwischen seinem 2. und 8. Lebensjahre 100 Ziegen befriedigen. Daher scharen sich bei den Einhufern und Wiederkäuern zahlreiche Weibchen um ein Männchen, und die bei der Herde bleibenden jungen Tiere lassen diese zu einer individuenreichen polygamen Familie heranwachsen, in welcher die jungen Männchen sich zunächst dem Familienvater unterordnen. Treten mehrere solche Familien zu einem größeren Verbande zusammen, wie es bei den banden- oder herdenbildenden Säugetieren häufig geschieht, so ist die Sozietät nicht mehr rein sexuell und qua Familie nicht mehr primärer, sondern sekundärer Natur (was sie qua Ehe natürlich immer ist). Greifen wir einige Beispiele heraus.

Bei den Guanacos (Lama huanachus Mol.) gehört jeder Herde nur ein zeugungsfähiges Männchen an, das neben sich ausschließlich junge unreife Männchen duldet. Die schwächeren, aber schon reifen männlichen Herdengenossen werden vertrieben und bilden unter sich und mit den unreifen Weibchen Herden, die dann sekundärer Natur und keine Familien sind, uns an dieser Stelle also nicht interessieren. Aber es ist bemerkenswert, daß die Guanacos auch vergesellschaftet sind, ohne ein Patrogynopaedium oder überhaupt eine Familie zu bilden. Diese Tatsache legt die Vermutung nahe, daß die Sexualität hier ebensowenig wie in anderen Fällen ausschließlich die Grundlage der Familiensozietät sei, sondern dieser nur die spezielle Form gebe. Daß die Sexualität keineswegs ganz allgemein die Grundlage der Gesellschaftsbildung sei, braucht an dieser Stelle nicht mehr bewiesen zu werden. Die Familie muß nicht, sie kann höchstens die Grundlage der Sozietät sein, aber sie kann diese auch zerstören und in eine andere Form überführen; denn wo die Herden zeitweise aus zahlreichen Familien bestehen, wirkt die Brunstzeit auflösend, dissoziierend und spaltet die zusammengesetzte Herde wieder in einzelne Familien. Wahrscheinlich ist auch die menschliche Sozietät nicht, wie oft angenommen wurde, auf Grund der Familie, sondern unabhängig von ihr entstanden und sekundärer Natur.

Die Familienherde erhebt sich insofern schon auf eine höhere Sozietätsstufe, als sie nicht rein sexuelle Assoziation bleibt, weil sich zwischen ihren Mitgliedern Beziehungen anderer Art geltend machen. Das herrschende Männchen ist bei den Guanacos nicht nur Geschlechtstier, sondern auch Leittier, das die Herde führt und die Umgebung überwacht, durch einen den übrigen Mitgliedern verständlichen blökenden Laut vor Gefahren warnt und bei der Flucht als letztes die Herde deckt und die Fliehenden durch Stoßen mit dem Kopfe zur Eile antreibt (Meyen). Wie wichtig hier das Herdenoberhaupt ist, geht daraus hervor, daß sich den Angaben nach die Weibchen nach dessen Tode zerstreuen. Bei dem Vicunha (Lama [Auchenia] vicugna Mol.) soll dagegen die Anhänglichkeit der Weibchen (jedesmal 6—15) an das Männchen so weit gehen, daß sie dieses nach seinem Tode nicht verlassen und sich lieber an seiner Leiche töten oder fangen lassen (Girod). „Mit seltener Treue und Anhänglichkeit lohnen die Weibchen die Wachsamkeit ihres Anführers; denn wenn dieser verwundet oder getötet wird, so laufen sie laut pfeifend im Kreise um ihn herum und lassen sich alle totschießen, ohne die Flucht zu ergreifen. Trifft aber das tötende Blei zuerst ein Weibchen, so flieht die ganze Schar" (Brehms Tierleben). Auch bei dem Vicunha existiert neben der polygamen Familie noch eine andere Gesellschaftsform, die in ihrer geringen Geschlossenheit die monarchische Einheit des Patrogynopaediums vermissen läßt. Diese Herden bestehen aus den im Kampfe besiegten Hengsten und den jungen, von den Müttern durch Beißen und Schlagen verjagten Männchen; sie umfassen 20—30 Stück. „Hier geht es freilich nicht immer friedlich her. Da kein Anführer die Truppe leitet, sind alle sehr mißtrauisch und wachsam, so daß der Jäger nur mit vieler Vorsicht und Schwierigkeit sich einem solchen Rudel nähern und selten mehr als ein Stück erlegen kann. Zur Brunstzeit ist die Unordnung unter solchen Haufen grenzenlos, weil in buntem Wirrwarr sich alle schlagen und stoßen und dabei ein helles abgebrochenes ... Geschrei ... ausstoßen" (Brehms Tierleben).

Polygame Elternfamilien bildet auch der Banteng (Bibos sondaicus Müll.) der Waldgebirge von Java, Sumatra und Borneo. Aus der polygynen Ehe, zu welcher sich 4—6 Kühe mit einem Stiere verbinden, geht das Patrogynopaedium hervor, indem die Kälber bei den Kühen bleiben.

Die Geselligkeit der Robben ist zwar wahrscheinlich nicht eine ausschließlich familiäre; dennoch haben ihre Sozietäten vorwiegend den Charakter essentieller polygamer Patrogynopädien; denn jede enger verbundene Robbengesellschaft ist eine aus mehreren Weibchen, einem Männchen und deren Kindern bestehende Familie. Schon dadurch, daß sich mehrere Dutzend Weibchen um ein Männchen scharen können, wird die Familie in Abhängigkeit von der Form der polygynen Ehe zu einer sehr großen. Die Beziehungen der Mitglieder zueinander sind hier so wenig wie bei anderen Säugetieren ausschließlich sexueller Natur. Man sieht die Seehunde im Wasser miteinander spielen, einander necken und jagen. Für die Sicherung der Gesellschaft werden auf dem Lande gewöhnlich einige Weibchen als Wachen ausgestellt. Die Warnung erfahrener Tiere wird von den Jungen nicht unbeachtet gelassen, kurz, soziale Instinkte spielen eine große Rolle neben dem Geschlechtstriebe, der die Ehen schafft und mit der Mutterliebe die Familien gründet. Allerdings gibt auch der Geschlechtstrieb zur Fortpflanzungszeit Veranlassung zu erbitterten Kämpfen der Männchen gegeneinander. Es scheint, als bestehe ein festerer Zusammenschluß mehrerer Familien, der bei den Säugetieren so häufig zur Bildung von Sympatrogynopädien (vgl. S. 279) führt, hier nicht; jedenfalls ist er nicht so fest wie der polygame Familienverband.

Eine der notwendigen Grundlagen des Patrogynopaediums der Säugetiere mit mehreren Müttern ist der Geschlechtstrieb. Er in erster Linie, wenn auch vielleicht nicht immer allein, gesellt dem einen Männchen mehrere Weibchen zu und hält somit mehrere Tiere desselben Geschlechtes durch einen ihnen gemeinsamen Gatten zusammen. So entsteht freilich noch keine Familie, aber doch ein Polygynium als notwendige Vorstufe für das polygame Patrogynopaedium. Die Elternfamilie aber könnte auch hier so wenig wie bei den Vögeln von Bestand sein, wenn nur geschlechtliche Beziehungen zwischen ihren Mitgliedern vorhanden wären; und auch die bloße Tatsache der Abstammung von demselben Vater genügt nicht, um diese Sozietät in ihrem Zusammenhalte zu erklären; denn die Väter bleiben nicht notwendig auf Grund ihrer Vaterschaft mit ihren Kindern vereinigt und ebensowenig nach dem Erlöschen der Brunst an ihre Weiber durch den Begattungstrieb gefesselt. Es kommen also noch andere als sexuelle und genetische Bindemittel in Frage, um dieser Sozietät die Dauer ihres Bestandes zu sichern. Die Anhänglichkeit des Männchens an seine Weibchen über die Brunstperiode hinaus mag durch verschiedene Faktoren bedingt sein; vorhanden ist sie jedenfalls und verschafft der Sozietät ein als Wächter und Verteidiger, Herrscher und Führer wertvolles Mitglied. Solange die jungen Tiere nicht geschlechtsreif sind, mögen sie außer der

Brunstperiode zu ihrem Vater in einem ähnlichen Verhältnisse stehen wie die Mütter, wenn sie auch ursprünglich vielleicht nur der Mütter wegen geduldet wurden, deren Liebe zu ihren Jungen als das primäre und festeste Band das mütterliche mit dem kindlichen Tiere verbindet und so einen von der Vaterliebe verschiedenen einigenden Faktor in diese Familienform hineinbringt. „Überall ist bei den Säugetieren wie bei den Vögeln die mütterliche Liebe der Grundstein der Familie . . . Sobald das Weibchen seine ihm jetzt so ähnlichen Jungen zur Welt gebracht hat, erkennt es leicht in ihnen „Fleisch von seinem Fleisch"; das Gefühl, welches es für sie hegt, ist nach unserer Meinung gemischt aus Sympathie und Mitleid; aber man kann auch eine Vorstellung vom Eigentum nicht ausschließen, welche die festeste Grundlage der Sympathie ist. Das Weibchen fühlt und begreift in gewissem Grade, daß diese ihm so ähnlichen Jungen gleichzeitig auch ihm angehören; die Selbstliebe aber, welche sich auch auf diejenigen erstreckt, welche aus ihr hervorgehen, verwandelt den Egoismus in Sympathie und den Instinkt des Eigentums in ein Gefühl der Zuneigung. Wie der geschlechtlichen Liebe die Vorstellung des gegenseitigen Besitzes zugrunde liegt, so setzt die mütterliche Liebe die des untergeordneten Besitzes voraus, weil dieses andere Ich so schwach ist, daß das Interesse an ihm die Form des Mitleids annimmt. Diesen Ausgangspunkt einmal zugegeben, wird der Zweck unserer Bemühungen sein müssen, die Rolle des Männchens in der Familie der Säugetiere festzustellen und zu erklären" (Espinas).

Espinas ist der Ansicht, das Männchen kehre auch nach der Brunst zu seinem Weibchen zurück, einmal aus Anhänglichkeit an dieses, dann aber auch, „um sich zum Führer der Herde zu machen und nicht um einer sogenannten Stimme des Blutes zu gehorchen, die in ihm ganz stumm ist."

3β. Dimorphes Patrogynopaedium.

Von dieser Gesellschaftsform war schon gelegentlich der Besprechung des homomorphen Patrogynopaediums die Rede. Die Passalidenfamilie ist, solange die jungen Tiere noch als Larven und Puppen von ihren Eltern auffallend verschieden sind, dimorph und wird erst nach der Metamorphose der Brut homomorph. Da alles, was durch Ohaus hierüber bekannt geworden ist, schon an anderem Orte (S. 210) wiedergegeben wurde, sei auf diese Stelle verwiesen.

3γ. Polymorphes Patrogynopaedium, Elternstaat.

Wo außer den Eltern wie bei den heteromorphen Hymenopterengynopädien von diesen verschiedene Kinder auftreten und die Kinder im Gegensatze zu dem dimorphen Patrogynopaedium auch als Imagines von ihren Eltern verschieden bleiben (Arbeiter, Soldaten), wollen wir von einem polymorphen Patrogynopaedium oder Elternstaate sprechen. Diese Gesellschaftsform liegt bei den Termiten vor, die von Escherich in dankenswerter Weise in seinem Buche: Die Termiten oder weißen Ameisen (Leipzig 1909), dem wir die unseren Zwecken dienenden Daten entnehmen, behandelt worden sind.

Der Termitenstaat in seiner vollendetsten Form dürfte das höchstentwickelte Gemeinschaftsleben repräsentieren, das wir unter den Insekten kennen. Unserem Verständnisse aber stehen gerade diese Sozietäten noch am fernsten, weil wir über das psychische Leben der Termiten fast nichts wissen, die als tropische Tiere in ihren festen Bauten und bei ihrer lichtscheuen Lebensweise der Beobachtung viel weniger zugänglich sind als die staatenbildenden Hymenopteren.

Die Mitgliederanzahl der Termitenstaaten schwankt zwischen mehreren Hundert und einigen Millionen. Die Bürger sind in morphologisch und beruflich ungleichwertige Kasten gegliedert, deren Anzahl verschieden ist. Immer sind mindestens zwei Kasten vertreten: Fortpflanzungstiere und sterile Arbeitstiere. Die Arbeitstiere können sich weiter in Arbeiter und Soldaten differenzieren, und sowohl die Arbeiter als auch die Soldaten können je wieder in drei Formen auftreten: große, mittlere und kleine Soldaten und Arbeiter. Unter den Geschlechtstieren haben wir Männchen (König), Weibchen (Königin) und Geflügelte (Männchen und Weibchen) zu unterscheiden. Dazu kommen dann noch die zahlreichen jugendlichen Individuen, die von den Imagines mehr oder minder verschieden sind.

Im Neste von Termes bellicosus Smeathm. findet man z. B. folgende Formen: 1. Das Königspaar (♂ und ♀) oder deren mehrere. 2. Die geflügelten Geschlechtstiere (♂ und ♀) in großer Anzahl. 3. Arbeiter, welche die Mehrzahl der Bevölkerung bilden. 4. Große Soldaten. 5. Kleine Soldaten. 6. Jugendstadien. In anderen Fällen ist nur eine Soldatenform vorhanden oder die Soldaten fehlen auch ganz; dann finden sich nur Geschlechtstiere und Arbeiter vor (Anoplotermes); oder die Arbeiter fehlen und die Soldaten sind außer den Geschlechtstieren die einzigen Staatsbürger (Calotermes). Auch König und Königin können durch Ersatzkönig und -königin vertreten werden; denn falls erstere verunglückt sind, erziehen die Arbeiter aus vorhandenen Jugendstadien Ersatzgeschlechtstiere, die von dem echten Königspaare verschieden sind. Hierdurch gewinnt dann der Staat vorübergehend eine andere Zusammensetzung, weil nach dem Verluste des Königspaares alle Mitglieder dessen Kinder, also Geschwister sind (Sympaedium), und weil später, wenn die Ersatzgeschlechtstiere Nachkommen erzeugt haben, ein Polypatrogynopaedium entsteht.

Die Geschlechtstiere sind völlig ausgewachsene und fertig entwickelte Individuen, Arbeiter und Soldaten dagegen in ihrer Entwicklung gehemmte (nicht geschlechtsreif werdende) und zugleich abweichend entwickelte Jugendstadien ohne Flügel. Die typische Imaginalform, d. h. die Grundform der

Termiten, ist das geflügelte, mit Komplexaugen ausgestattete Geschlechtstier. Männchen und Weibchen dieser Form sind äußerlich sehr wenig voneinander verschieden.

Die flügellosen Geschlechtstiere (König und Königin) gehen aus den geflügelten hervor, indem sie kurz nach dem Ausschwärmen die Flügel längs einer basalen Quernaht abwerfen. Die vier Flügelstümpfe bleiben erhalten (vgl. Ersatzgeschlechtstiere). Anfangs sind König und Königin einander noch sehr ähnlich; dann aber schwellen die Ovarien des Weibchens unter mächtiger Ausdehnung des Abdomens stark an. Bei tiefer stehenden Termiten ist die Ausdehnung des Abdomens nur gering; sie und damit die Größe der Weibchen steht in direktem Verhältnisse zur Mitgliederanzahl des Staates. Normal hat jeder Staat nur ein echtes Königspaar und ist dann ein echtes Patrogynopaedium; doch kommen ausnahmsweise mehrere (bis sechs) Paare vor, und dann verliert der Staat den Charakter einer einfachen Familie und wird zu einer komplizierten zusammengesetzten Gesellschaft, indem er aus mehreren miteinander vereinigten einfachen Familien besteht. An dem Gesellschaftsleben ändert jedoch diese Komplikation in der Zusammensetzung nichts.

Die Ersatzgeschlechtstiere sind neotenisch, d. h. geschlechtsreif vor Ausbildung der definitiven Körpergestalt, die sie nie erreichen, und haben das fehlende (d. h. verloren gegangene) echte (primäre) Königspaar zu ersetzen. Sie werden von den Arbeitern aus „Nymphen" mit kurzen Flügelanlagen, deren stets eine Anzahl bereitgehalten wird, herangezogen, wobei die Züchtung sich nur an dem Verhalten der Geschlechtsorgane geltend macht, die in kurzer Zeit zu ihrer vollen Reife gelangen. Die Ersatzgeschlechtstiere besitzen also als frühreife Männchen und Weibchen nur Flügelanlagen, nicht die Stummel als Reste der abgeworfenen vollkommen entwickelt und funktionsfähig gewesenen Flügel der echten Geschlechtstiere. Sie waren und werden im Gegensatze zu den Geflügelten niemals flugfähig. Unter Umständen können Ersatzgeschlechtstiere auch aus Arbeiter- oder Soldaten-Jugendformen herangezüchtet werden. Die Anzahl der neotenischen Geschlechtstiere kann ziemlich groß sein (100 und mehr) und es kommen fünf oder mehr Weibchen auf ein Männchen, wodurch die Familie polygames Gepräge erhält.

Die Arbeiter, als in ihrer Entwicklung zurückgehaltene und besonders angepaßte Jugendstadien, sind meist augenlos und stets ganz flügellos, besitzen dementsprechend auch einen nur wenig entwickelten Thorax und sind meistens steril. Es handelt sich bei ihnen aber nicht wie bei den sozialen Hymenopteren nur um sterile Weibchen, sondern auch um zeugungsunfähige Männchen. Die Soldaten sind spezialisierte Arbeiter, welche vorwiegend der Verteidigung dienen und deren Kopf und Mundextremitäten besonders stark ausgebildet sind. Zwei Soldatenformen kann man unterscheiden: 1. Solche mit normal gebautem, aber sehr großem Kopfe und starken langen Mandibeln (normale Soldaten) und 2. solche, deren Kopf retortenförmig ausgezogen ist („Nasuti"). Unter den Nasuti gibt es wieder zwei Formen, deren eine verkümmerte, die andere lange, wohlausgebildete Mandibeln hat. Die Soldaten besitzen z. T. eine Stirndrüse, die durch eine stirnständige Fontanelle mündet. Bei den Nasuti liegt die Fontanelle an der Spitze der langen, diese Form kennzeichnenden „Nase". Das Stirndrüsensekret dient zur Verteidigung; es ist fadenziehend und klebt den Angreifer fest oder fesselt dessen Glieder. Gewöhnlich treten entweder nur Nasuti oder nur normale Soldaten in einem Staate auf, und jede dieser Formen kann in 2—3 verschiedenen Unterformen vorhanden sein. Bisher sind meines Wissens nur von Rhinotermes taurus aus Südamerika sowohl Nasuti als auch normale Soldaten bekannt.

Im ersten Entwicklungsstadium nach der Embryonalzeit zwischen dem Verlassen der Eischale und der ersten Häutung sind alle Termitenbürger einander gleich. Die metembryonale Entwicklung ist eine Epimorphose (weder echte Larven noch ein Puppenstadium), und kein Tier ist determiniert, eine der Formen zu werden, die als definitive auftreten. Daher kann der Staat seinen Bestand an den verschiedenen Bürgern allem Anscheine nach beliebig und seinem Bedarfe entsprechend regeln. Dies geschieht vermutlich durch verschiedene Ernährung von seiten der Arbeiter; doch ist darüber nichts Genaueres bekannt. Alle Termiten außer den Geschlechtstieren enthalten im erweiterten vorderen Enddarmabschnitte zahlreiche parasitäre Protozoen. Diese fehlen aber auch den Ersatzgeschlechtstieren und ihren Jugendstadien, während die geflügelten Geschlechtstiere sie in geringer Anzahl besitzen. Die Entwicklung der Genitalorgane soll nun durch den mit Parasiten prall gefüllten, auf sie drückenden Darm verhindert werden („parasitäre Kastration"). Wenn, wie Grassi berichtet, die Geschlechtstiere nur mit Speichel genährt werden, so bleiben sie von dieser Infektion frei und können deshalb ihre Genitalorgane normal entwickeln. Ob sich hiermit die willkürliche Züchtung von Geschlechtstieren genügend erkläre, muß vorläufig dahingestellt bleiben und darf wohl mit Recht bezweifelt werden. Ein sich ergebender Überschuß an Bürgern einer Kaste wird durch Töten und Auffressen ausgeglichen. Selbst bei dieser hohen Staatsform begegnet uns also der Kannibalismus noch, freilich als Mittel zur zweckmäßigen Regulation der Bevölkerung.

Die morphologische Verschiedenheit der Kasten ist nur der sichtbare Ausdruck für ihre verschiedene Betätigung im Staate. Die Funktion der Geschlechtstiere ist die Fortpflanzung. Die Geflügelten gründen neue Staaten. Die aus ihnen hervorgegangenen und mit ihnen identischen ungeflügelten (echten) sowie die neotenischen Geschlechtstiere vermehren die Bevölkerung des Einzelstaates. Der König bleibt nach dem Hochzeitsfluge am Leben und bei der Königin, weil das außerordentlich fruchtbare Weibchen einer wiederholten Begattung bedarf. Bei der Gründung eines Staates haben König und Königin selbst ein kleines Nest zu bauen und die erste Brut aufzuziehen, eine Funktion, die dann von den Arbeitern übernommen wird. Daraus ergibt sich, daß auch hier wie bei den Hymenopterenstaaten die Brutpflege die Grundlage der Sozietät ist.

Die Tätigkeit der Arbeiter ist recht vielseitig: Nestbau, Herbeischaffen von Nahrung, Fütterung und Reinigung des Königspaares und der Soldaten, Pflege und Aufzucht der Brut, Reinhaltung der Wohnung usw. sind die ihnen zufallenden Aufgaben. Daher sind sie auch am zahlreichsten vertreten. Wo große und kleine Arbeiter vorhanden sind, dienen erstere für die Geschäfte außerhalb der Wohnung, letztere für die Arbeiten im Neste.

Die Aufgabe der Soldaten ist in erster Linie die Verteidigung, doch kommen wohl noch andere Funktionen dazu. Das Zahlenverhältnis der Arbeiter zu den Soldaten ist bei Calotermes 10 : 1, Eutermes 15 : 1, Armitermes 20 : 1, Mikrocerotermes 50 : 1, Capritermes 80 : 1. Die Waffen der normalen Soldaten sind ihre starken Mandibeln. Wo drei Größen von Soldaten vorhanden sind, werden gegen äußere Feinde nur die großen verwendet, die mittleren und kleinen dagegen nur zum Polizeidienste im Inneren des Staates, wo sie die Arbeiter anzutreiben scheinen. Die Nasuti kämpfen nicht einzeln wie die normalen Soldaten, sondern sie führen Massenangriffe aus, wobei sie den Feind überrennen und bedecken, aber nicht verwunden, höchstens möglicherweise durch eine ätzende Flüssigkeit belästigen (Sekret der Stirndrüse). Ferner haben die Soldaten Wacht- und Alarmdienst: sobald die als Wachen aufgestellten Soldaten etwas Verdächtiges bemerken, geben sie ein Lautsignal, auf welches aus dem Inneren des Baues ein lautes Zischen als Antwort erfolgt. Die Tonerzeugung geschieht in der Weise, daß die Tiere mit ihren Köpfen schnell hintereinander zitternd auf die Unterlage aufschlagen. In derselben Weise alarmieren auch die Nasuti. Bei anderen Termiten (Termes lucifugus) reiben die Soldaten ihren Kopf gegen den eigenen Prothorax und zirpen so als Alarmsignal bei Störung der Kolonie, aber auch im Frieden bei anderen Anlässen. Die Soldaten von Capritermes, die lange, asymmetrisch gewundene Kiefer besitzen, schlagen gereizt diese zusammen und erzeugen so einen Ton; ähnlich Microtermes saltans. Die großköpfigen Soldaten tragen bisweilen in ihren langen Kiefern die Brut herum, und die Nasuti sollen gute Minierer sein, denen ein Hauptanteil bei der Zerstörung von Holz zufällt. Außerdem sollen sie bei Ausbesserungen Richtung und Form der neu zu erbauenden Nest- oder Galeriestrecken bestimmen.

Die Gründung der Termitenstaaten geschieht in folgender Weise: Die geflügelten Geschlechtstiere schwärmen, d. h. sie verlassen ihr elterliches Nest zumeist mit dem Beginne der Regenzeit; doch kann sich das

Schwärmen auch auf längere Zeiträume erstrecken. Dasselbe Nest entsendet dann nacheinander mehrere Schwärme. Die Tageszeit des Schwärmens ist verschieden. Da die meisten Nester ohne freie Öffnung sind, muß ein Ausgang für die Geflügelten jedesmal erst hergestellt werden. Aus diesem Loche streckt zuerst ein Arbeiter seinen Kopf hervor und untersucht die Umgebung, schlüpft dann weiter heraus, sichert seitwärts, vorwärts, rückwärts und kehrt schließlich in die Öffnung zurück. Gleich darauf erscheint eine Anzahl Arbeiter mit einigen Soldaten, die sich rings um die Öffnung verteilen. Einer kehrt wieder in den Bau zurück, und nun machen sich die ersten Geflügelten auf den Weg, wenige Zentimeter weit noch laufend, dann aber fliegend, wobei sie sich nach allen Richtungen hin zerstreuen. Sobald ein Arbeiter oder Soldat beunruhigt wird, scheint ein Alarmruf gegeben zu werden, worauf sich die ganze Wachtmannschaft zurückzieht und das Schwärmen so lange aufhört, bis die Gefahr verschwunden zu sein scheint (Silvestri). Nach Grassi und Silvestri schwärmen beide Geschlechter gesondert, was andere Beobachter bestreiten. Vielleicht kommt bei verschiedenen Arten beides vor. Wieder zur Erde gelangt, entledigen sich die Tiere ihrer Flügel und finden sich zu Paaren zusammen. Sie suchen einen geeigneten Platz zur Ansiedlung, wobei das Weibchen vorangeht, das Männchen ihm folgt. Wird das Weibchen aufgehalten, so bleibt auch sein Begleiter stehen und umgekehrt; werden sie getrennt, so suchen sie einander wieder („Liebesspaziergang" der Termiten). Die Primärsozietät, die Ehe, ist hier, wie wir auch weiterhin noch sehen werden, nicht wie bei den sozialen Hymenopteren nur ganz vorübergehender Natur, sondern das Ehebündnis erscheint sehr fest und stempelt die Familie zu einem Patrogynopaedium. Während des Schwärmens gehen sehr viele Termiten zugrunde und fallen ihren zahlreichen Feinden (Ameisen, Eidechsen, Schlangen, Spinnen, Vögeln, Fledermäusen) zum Opfer.

Da die Geflügelten erst bis fünf Monate später geschlechtsreif werden, findet auch die Begattung erst längere Zeit nach dem Schwärmen statt. Aus diesem Grunde ist die Primärsozietät auch streng genommen nicht als Ehe, sondern als Verlobung anzusprechen. Die Paare verleben erst eine gemeinsame Brautzeit von längerer Dauer. Sie bohren sich in die Erde oder in morsches Holz ein und stellen hier die Hochzeitskammer her. Dann schwillt ihr Abdomen unter Reifung der Geschlechtszellen merklich an. Es erfolgt eine sehr merkwürdige, noch unerklärte Verstümmelung der Antennen, indem sich Männchen und Weibchen selbst oder gegenseitig nach und nach stückchenweise die Fühler abbeißen, wobei entweder nur eine teilweise Verstümmelung erfolgt oder fast die ganzen Antennen entfernt werden. Erst längere Zeit nach der Herstellung der Höhle findet die Kopulation statt, die sich weiterhin öfter wiederholt. Vierzehn Tage bis fünf Wochen nach der „Brautnacht" legt das Weibchen die ersten Eier, und alsbald tritt bei beiden Geschlechtern der Brutpflegeinstinkt in Kraft. Die Eier werden rein gehalten und beleckt, umhergetragen, bei Störungen in Sicherheit gebracht; die ausgeschlüpften jungen Termiten werden gefüttert. Das Wachstum schreitet sehr langsam fort und dauert bei den Arbeitern und Soldaten von Calotermes etwa ein Jahr, bei den Geschlechtstieren noch bedeutend länger, fast doppelt solange. Erst ein Jahr nach der Hochzeit sind demnach die Eltern von ausgewachsenen Nachkommen umgeben, die ihnen helfend zur Seite stehen können und ihnen einen Teil der Arbeit abnehmen. Diese zuerst erscheinenden Arbeiter und Soldaten sind übrigens wesentlich kleiner und schwächer als die später entstehenden.

Ausnahmsweise kommen auch Kolonievergrößerungen durch Spaltung vor: Ein Teil der Arbeiter zieht unter Mitnahme von Eiern und ganz jungen Termiten aus dem Elternhause aus und richtet sich mehr oder minder weit entfernt von diesem ein neues Heim (Nebennest) ein, welches anfänglich mit dem Hauptneste durch Gänge oder Galerien in Verbindung bleibt, die später unterbrochen wird. Die Arbeiter des Nebennestes, die nunmehr vorübergehend ein essentielles Sympaedium bilden, erziehen dann aus den mitgenommenen Jugendformen Ersatzkönig und -königin oder nehmen ein auf dem Liebesspaziergange befindliches Paar bei sich auf. In dem letzteren Falle entsteht eine sekundäre Gesellschaft; das adoptierte Pärchen ist mit den übrigen Staatsbürgern nicht oder doch nicht notwendig blutsverwandt.

Sobald die ersten Arbeiter erzogen sind, dienen die Geschlechtstiere (d. h. das Königspaar) nur noch zur Fortpflanzung. Das Weibchen legt fast ununterbrochen Eier. Beide Eltern verlassen die Königskammer nie und sind in dieser von zahlreichen Arbeitern umgeben. Escherich (l. c.) schildert aus eigener Anschauung das Leben in der Königskammer von Termes bellicosus: Ein Teil der Arbeiter läuft karussellartig um das Weibchen herum, während andere damit beschäftigt sind, ihren gewaltig angeschwollenen weißen Leib zu putzen. Die reinigenden Arbeiter bilden eine ziemlich geschlossene Reihe. Am Vorder- und Hinterende der Königin findet sich eine besonders starke Ansammlung von Arbeitern. Beine, Kopf und Brust des Weibchens werden von ihnen beleckt, und an den Mundteilen der hilflosen Königin sind beständig Arbeiter beschäftigt, welche ihr Nahrung darbieten. Am Hinterende belecken und betasten Arbeiter den After und die Geschlechtsöffnung. Erscheint ein Ei, so wird es sofort von einem Arbeiter mit den Mandibeln ergriffen und unter Benutzung einer der engen Türen aus der Königskammer in eine der umliegenden Kinderstuben getragen. Alle zwei Sekunden wird ein Ei abgelegt, und der geschilderte Vorgang wiederholt sich so maschinenmäßig, daß man an einen Fabrikbetrieb erinnert wird.

Der aus dem After der Königin austretende flüssige Kot wird sofort von den Arbeitern aufgeleckt. Die Arbeiter werden von kleinen Soldaten beaufsichtigt, die zwischen sie verteilt sind und mit ihrem großen Kopfe kräftige, schnell aufeinander folgende zitternde Schläge auf den Körper der Arbeiter abgeben („Antreiben" der Arbeiter). Außer diesen „Aufsehern" und „Polizisten" dienen mehrere (fünf bis sechs) große Soldaten zum Schutze und zur Verteidigung gegen fremde Angriffe. Sie stehen meistens am Rande der Kammer in ziemlich gleichen Abständen voneinander und wenden ihre Köpfe nach außen.

Der König stand nach Escherich auf hohen gespreizten Stelzbeinen, das Abdomen erhoben, den Kopf gesenkt, an der Seite seiner Gemahlin, ohne sich viel zu bewegen. Er drückte sich fest an die Flanken seines Riesenweibes und suchte sich einige Male unter dessen Leib zu zwängen. Die Arbeiter putzen und lecken an ihm herum und reichen ihm Nahrung. Öfter stößt er mit seinem Kopfe auf die massenhaft unter seinen hohen Beinen hindurchlaufenden Arbeiter hinab, „als ob er sie zur größeren Aufmerksamkeit ihm gegenüber ermahnen wollte".

Lebt eine Königin 10 Jahre und produziert sie täglich etwa 30000 Eier, so legt sie im Jahre 10 Millionen, in 10 Jahren 100 Millionen Eier, wohl die weitestgetriebene Fruchtbarkeit, die im Tierreiche überhaupt vorkommt. Dies trifft jedoch nur für die staatlich höchst entwickelten Termiten der Bellicosusgruppe zu. Wo der Staat weniger bevölkert ist, sinkt die Königin nicht zu einer hilflosen Eierlegemaschine herab; sie hilft vielmehr bei den Arbeiten des Volkes und ist nicht in eine Zelle eingeschlossen. Die Weibchen von Calotermes flavicollis leben frei inmitten ihrer Familie und nehmen wie jeder Arbeiter am Nestbau und an der Brutpflege teil.

Stirbt das Königspaar, so erziehen die Arbeiter aus Nymphen mit kurzen Flügelanlagen schnell produktiv werdende Geschlechtstiere (neotenisches Ersatzkönigspaar), übrigens nicht nur ein Paar, sondern gewöhnlich bis 100 und mehr Individuen, wobei die Männchen stark in der Minderzahl sind (ein Männchen auf fünf oder mehr Weibchen) oder auch der Anzahl nach die Weibchen überwiegen (Armitermes). Nach dem Tode des Königspaares hat die Gesellschaft die Zusammensetzung eines Sympaediums; mit dem Auftreten der ersten Kinder der Ersatzgeschlechtstiere wird das Sympaedium zu einem Polypatrogynopaedium. Die Aufeinanderfolge der Sozietätsformen ist dann: 1. das verlobte Paar; 2. das Ehepaar; 3. das Monopatrogynopaedium; 4. das Monosympaedium und 5. das Polypatrogynopaedium.

Stirbt von dem primären Königspaare nur das Weibchen, so werden ausschließlich weibliche Ersatztiere aufgezogen; dann lebt nur der eine primäre König mit mehreren oder vielen neotenischen Königinnen zusammen (Eutermes, nach Fritz Müller). Die bis dahin strenge Monogamie verwandelt sich also in diesem Falle in eine ausgesprochene Polygamie (Fritz Müller zählte 31 Ersatzweibchen). Holmgren fand etwa 100 Ersatzköniginnen mit nur einem primären Könige bei Armitermes neotenicus. Hier scheint normalerweise die Königin früh einzugehen und durch Ersatzköniginnen vertreten zu werden. Bei Termes lucifugus scheint sogar das primäre Königspaar bald zu sterben, so daß hier beide Geschlechter durch neotenische Individuen normalerweise ersetzt zu werden scheinen, wobei dann mehrere neotenische Könige auftreten.

Über die Wohnung der Neotenen gehen die Ansichten der Beobachter nicht parallel. Nach Silvestri haben sie kein besonderes Gemach, nach Holmgren werden bei Armitermes neotenicus stets besondere geräumige Zellen für die gemeinschaftliche Aufnahme der zahlreichen Ersatzköniginnen hergestellt. Haviland fand neotenische Individuen in der alten primären Königszelle.

Nur im äußersten Notfalle, wenn jedes andere Ersatzmaterial fehlt, werden aus gewöhnlichen Arbeitern oder Arbeiterjugendformen fertile Individuen erzogen, unter denen Silvestri zwei verschiedene Formen unterscheidet: 1. Ergatoide Individuen mit ebenso vielen Antennengliedern wie die Arbeiter und mit spurenhaften Anlagen von Augen und Flügelstummeln; 2. gynaekoide Arbeiter, die sich von den gewöhnlichen Arbeitern nur durch die etwas dunklere Färbung und die Form des Abdomens unterscheiden. Auch Soldaten können fortpflanzungsfähig werden (Termes lucifugus).

Trifft das Absterben des primären Königspaares zeitlich mit dem Auftreten der Geflügelten zusammen, so werden diese als Ersatz zurückbehalten (bei Cornitermes ein Männchen und ein Weibchen, bei Microtermes von Silvestri 11 Weibchen gefunden). Auch auf diesem Wege kann also ein Polypatrogynopaedium entstehen.

Der Nestbau erfolgt ebensowenig wie bei den Ameisen nach einem einheitlichen Schema. Zwischen den primitivsten, einfach minierten Nestformen der Calotermes-Arten und den vollendeten Kunstbauten der Termes-Arten gibt es alle möglichen Zwischenformen. Fast alle Arten haben ihren eigenen Stil: die einen errichten kleine, wenige Zentimeter hohe, die anderen riesige, viele Meter emporragende Gebäude von zylindrischer, kugeliger, pyramiden-, säulen- oder pilzförmiger Gestalt. Auch das Baumaterial, Holz, Erde oder beides gemischt, ist ebenso verschieden wie die Wahl des Ortes (rein unterirdisch, rein oberirdisch, halb ober-, halb unterirdisch). Manche Nester sind frei an Baumäste angeheftet, andere stehen auf dem Boden und lehnen sich an einen Baumstamm an oder liegen lose auf dem Boden usw. Da diese Nester einzig und allein durch die Zusammenarbeit zahlreicher Individuen entstehen können, denen sie als gemeinsame Wohnung dienen, sind sie ein ausschließliches Produkt der Sozietät. Durch das Studium der Nester fällt einiges Licht auf das Wesen dieser Vergesellschaftung, weshalb wir sie hier nicht ganz übergehen dürfen.

Folgende Züge sind den meisten Nestern gemeinsam: 1. Ihre Außenschicht ist fest und kompakt, undurchdringlich für Wasser, ohne Aus- und Eingänge. Diese Hülle hält Feuchtigkeit und Wärme zurück, deren die Termiten bedürfen, dient als Schutz gegen äußere Witterungseinflüsse und gegen feindliche Angriffe. 2. Die Anordnung mehrerer zellen- und kammerhaltiger Schichten um den Zentralkern, der die Königskammer enthält. In der Regel bewohnt jede Familie ein einziges Nest; doch können auch zu einer Familie mehrere Nester gehören, die dann durch Gänge miteinander in Verbindung stehen. Ja, mehrere Termitenvölker, die verschiedenen Arten angehören, können unter einem Dache nebeneinander wohnen; dann haben wir es mit sekundären heterotypischen Gesellschaften zu tun. Die Bewohner sind nicht immer auch die Erbauer des Nestes, denn verlassene Hügel werden oft von einer anderen Art wieder bevölkert. Holmgren unterscheidet folgende Nestformen (die Einteilung ist als eine nur vorläufige anzusehen):

A. Konzentrierte Nester:
   1. Baumnester aus Holzkarton.
   2. Nester aus gemischtem Holz- und Erdkarton.
   3. Erdkartonnester.
   4. Gemischtes Karton- und Erdnest.
   5 Erdnest.

B. Nichtkonzentrierte Nester.

Die konzentrierten Nester sind nach außen scharf abgegrenzt und bestehen aus 3—4 um einen Zentralkern mehr oder minder konzentrisch angeordneten Schichten (höherer Typ). Die nichtkonzentrierten Nester sind nicht scharf begrenzt und von einem System regellos verlaufender Gänge und Kammern gebildet (primitiver Typ).

Die Erbauer der nichtkonzentrierten Nester sind hauptsächlich Minierer, nicht oder nur in beschränktem Maße Maurer und Kartonfabrikanten. Solche einfachen Nester kommen ziemlich überall vor: in Stämmen und Zweigen lebender und abgestorbener Bäume, in Baumstümpfen und Balken, in der Erde, unter Steinen usw. Oft sind die Gänge mit einer dunklen oder hellen, verschieden dicken Schicht austapeziert, welche von den Faeces der Bewohner stammt.

Der allgemeine Plan des konzentrierten Nestes ist nach Holmgrens Untersuchungen folgender: Im Zentrum liegt die Königszelle, umgeben von einer ziemlich dicken Schicht mit zahlreichen breiten, flachen Zellen für die Eier und die jüngste Brut („Brutschicht"). Auf die Brutschicht folgt nach außen eine ebenfalls umfangreiche Schicht mit größeren rundlichen Kammern als Wohnräumen für die größeren „Larven", die Geflügelten und eventuell zur Aufnahme von Pilzgärten (Wohn- oder Pilzschicht). Darauf folgt nach außen eine dünnere Schicht mit mehreren Reihen kleinerer Kammern, und diese wird von der äußersten soliden Deckschicht umgeben, welche das ganze Nest als Hülle umschließt. In der Regel nimmt die Härte und Festigkeit von innen nach außen ab; die Königskammer besitzt also die dicksten und härtesten Wände.

Nur in wenigen Fällen liegt dieser Normalbau vor (Eutermes choquimayensis, E. rippertii u. a.); meistens finden sich Abweichungen, die uns hier im einzelnen nicht beschäftigen können. Außer den Nestbauten kommen noch Nebenbauten vor, die im Interesse der Ernährung des Staates hergestellt werden. Soweit die Versorgung mit Nahrung nicht unter der Erde bewerkstelligt werden kann, werden gedeckte Galerien (Gewölbe) aus Erde oder Holz erbaut, die vom Neste zur Nahrungsquelle führen. Sie werden nachts und sehr schnell hergestellt und führen zu Bäumen, Holzlagerplätzen, einzeln herumliegenden Brettern oder Balken, zu Häusern usw., weil die Hauptnahrung der Termiten aus Holz besteht. Bäume, Früchte und Blätter werden mit einer Erdkruste umzogen, so daß sich jede Arbeit dieser Tiere abgeschlossen vom Lichte und von freier Luft vollzieht.

Die zum Nestbau verwendeten Holz- und Erdpartikelchen werden durch eine organische Kittsubstanz fest miteinander verbunden. Holz und Erde werden zunächst verschluckt und vornehmlich die Faeces, doch auch erbrochene Substanzen als Baumaterial benutzt. Beide sind ohne weitere Bearbeitung fertiger weicher Baustoff, der später erhärtend seine Plastizität verliert. Andere Beobachter sahen, daß Erde auch nur eine äußere Bearbeitung erfährt, mit Speichel durchgeknetet oder durch ein flüssiges Analsekret verleimt wird. Nach Trägardhs Auffassung hätte das gesamte Baumaterial mindestens einmal den ganzen Darmkanal eines Arbeiters passiert und wäre daher Kot.

Die Termiten sind vorwiegend Vegetarier und fressen ziemlich alles, lebendes und totes, grünes und verholztes, weiches und hartes, verarbeitetes und rohes Pflanzenmaterial. Aber auch tierische Stoffe werden von ihnen verzehrt: Leder und Wollstoffe, das Chitin der Exuvien ihrer Genossen, tote und kranke Kameraden. Die Soldaten sollen sich an völlig gesunden Arbeitern vergreifen und sie bisweilen in größerer Anzahl töten und fressen. Tierischer Kot und größere Tierleichen werden ebenfalls als Nahrung angenommen. Strenge Monophagie scheint niemals vorzukommen. Von der aufgenommenen Nahrung wird ein großer Teil wieder abgegeben an die Jugendformen, das Königspaar und die Staatsgenossen. Dies geschieht in Form erbrochener (stomodaealer) oder defäzierter (proctodaealer) Nahrung. Das proctodaeale Futter (der Kot) wird im frischen und trockenen Zustande verzehrt. Will eine Termite frische Faeces fressen, so betastet sie den Hinterleib einer Genossin so lange mit Antennen und Tastern, bis ein kleines Würstchen erscheint, das sie dann mit Gier verschlingt.

Der Gefahr einer Hungersnot, die leicht eintreten könnte, wenn einmal ein starker Regen die Gänge zerstört, die zur Nahrungsquelle führen, beugen die Termiten durch Ansammeln von Vorräten vor. Für diese sind oft besondere Vorratskammern oder Magazine vorhanden, die im Neste verschieden lokalisiert sind und mit verschiedenen Vegetabilien gefüllt werden: kleingeschnittenen Gras- und Blattstückchen, Getreide und anderen Samenkörnern. Die pilzzüchtenden Termiten ziehen sich ihre Nahrung innerhalb des Nestes selbst, indem sie Pilze auf einem Nährsubstrat aus zerkleinerten und verarbeiteten Pflanzenteilen heranzüchten. Gewöhnlich liegt jeder Pilzgarten in einer besonderen Höhle, und die Formen dieser Gärten sind selbst bei derselben Art sehr verschieden. Ihre Größe schwankt zwischen der einer Haselnuß und eines Menschenkopfes. Stets sind sie von einem labyrinthartigen Gangsystem durchzogen. Das Substrat besteht aus Pflanzenzellen fast nur des mechanischen Systems: Steinzellen, Spiralfasern, Bastfasern, Tracheiden, Ringgefäßen. Dies Mistbeet für den Termitenpilz trägt eine Vegetationsform der Volvaria eurhiza, der Xylaria und anderer Pilzarten. Werden die Pilzgärten nach einiger Zeit steril, so werden sie fortgeschafft und neue Holzbreimassen an ihre Stelle getragen, auf denen dann die Pilze wieder gedeihen. Diese dienen fast nur als Futter für die Jugendformen, und deshalb sind auch die Pilzgärten größtenteils von solchen bevölkert.

Da die Arbeiter beständig Holz eintragen und aufspeichern, wird sich auf diesem natürlich auch eine Pilzfauna entwickelt haben, welche sich die Termiten, denen die Pilze eine willkommene Nahrung waren, zunutze machten, um sie schließlich zu züchten. Eine Verwertung gesammelter Erfahrung zum eigenen Nutzen, also eine urteilende intelligente Handlung anzunehmen, liegt sehr nahe. Außerhalb der Nester ist der Termitenpilz bisher nicht gefunden worden. Bekannte pilzzüchtende Termiten sind z. B. in Afrika: Termes bellicosus, T. estherae, natalensis, vulgaris, incertus, goliath; in Asien: Termes obscuripes, redemanni, malayanus, fatalis, mycophagus; in Amerika: Termes dirus. Auch die Gattung Eutermes hat Pilzzüchter. — Zum Eintragen von Gras und Teilen von Blättern unternehmen manche Termiten große oberirdische Züge, die stets von Soldaten gedeckt und begleitet werden. Die Nachrichten hierüber sind nur spärlich, und man weiß nicht, kann aber vermuten, daß es sich dabei um die Herbeischaffung des Materials handle, dessen die Termiten für ihre Pilzkulturen bedürfen.

Ganz allgemein scheinen die verschiedenen Termitenarten einander feindlich gegenüberzustehen. Dennoch kommt es vor, daß mehrere Arten unter demselben Dache wohnen. So fand Holmgren in einem Neste des südamerikanischen Termes dirus folgende Mitbewohner: Anoplotermes reconditus, Leucotermes tenuis, Mirotermes macrocephalus, Capritermes opacus und Eutermes microsoma; in einem Neste von Termes chaquimayensis einen

Capritermes, drei Eutermes-, eine Rhinotermes-, eine Armitermes- und zwei Anoplotermes-Arten, im ganzen also acht fremde Gesellschaften. Welcher Art die Beziehungen zwischen ihnen sein mögen, weiß man noch nicht; doch ist noch von niemand beobachtet worden, daß zwei verschiedene Termitenarten derart wirklich zusammenleben, daß sie zu gemeinsamer Arbeit für einen gemeinsamen Zweck verbunden sind. Im Gegenteil konnte Holmgren fast überall nachweisen, daß die Galerien und Kammern der verschiedenen Arten keine Verbindung miteinander haben, vielmehr streng voneinander getrennt sind, und daß die artverschiedenen Bewohner einander als Feinde begegnen. Diesen heterotypischen und irreziproken, nicht näher bekannten Gesellschaften gegenüber kann man wohl in manchen Fällen ein Synclopium annehmen, bei welchem die kleinere Termitenart die größere, bei der sie wohnt, bestiehlt. Über das Zusammenleben anderer Tiere mit Termiten wird noch bei der Behandlung der heterotypischen Vergesellschaftungen zu sprechen sein.

4. Patropaedium, Vaterfamilie.

Das Patropaedium kommt dadurch zustande, daß der Vater allein die Brutpflege übernimmt und noch einige Zeit mit seinen Kindern vergesellschaftet bleibt, sie verteidigt, führt und selbst gegen die Mütter in Schutz nimmt, die bisweilen ihrer Nachkommenschaft sehr unmütterlich gegenüberstehen und sie, im Aquarium wenigstens, zu verzehren trachten. Die Brutpflege von seiten des Vaters ist viel seltener und in ihrem Entstandensein viel schwerer zu verstehen als der gewöhnliche Fall, daß die Mutter sich in den Dienst ihrer Kinder stellt. Ebensowenig übrigens wie die mütterliche muß die väterliche Brutpflege immer zu einer Vergesellschaftung, zur Bildung einer Familiensozietät führen, da sie sich auf die Eier beschränken kann.

Ein gutes Beispiel für die Vaterfamilie, welches den Vorzug hat, von jedem im Aquarium leicht beobachtet werden zu können, liefert unser gewöhnlicher Stichling (Gasterosteus aculeatus L.). Vor dem Beginne des Nestbaues, an welchem die Weibchen nicht beteiligt sind, leben beide Geschlechter gesellig in Schwärmen. Dann aber isolieren sich die Männchen, werden äußerst ungesellig, verfolgen und verjagen die Weibchen, die sich dem gewählten Nistplatze nähern, mit größter Erbitterung und erhalten ihre prachtvollen Brunstfarben. Zum Nestbau schreiten die Stichlingsmännchen im März oder April; sie tragen Würzelchen, Fadenalgen und andere am Boden gefundene, geeignete Pflanzenmaterialien zusammen und verkleben sie durch ein von ihnen selbst produziertes Sekret der Harnblase derart, daß ein zur Aufnahme der Eier geeignetes Nest entsteht. Zur Paarung findet eine so kurze und vorübergehende Annäherung beider Geschlechter statt, daß von einer eigentlichen Ehe kaum die Rede sein kann. Gewöhnlich legen 3—4 Weibchen ihren Laich in dasselbe Nest. Nach meinen Erfahrungen wird den Literaturangaben entgegen das Weibchen nicht vom Männchen ins Nest getrieben; vielmehr nähert sich das hochträchtige Weibchen im Legedrange dem Männchen, trotzt dessen Angriffen, umschmeichelt es und drängt sich zu ihm, bis beide in momentan geschlossenem Frieden zum Neste eilen. Ist das Nest noch nicht fertig, so findet die Eiablage und Befruchtung an der Neststelle oder auch an einem beliebigen Orte (im Aquarium) statt. Während das Weibchen in oder vor dem Neste die Eier herauspreßt, drängt sich das Männchen in größter Erregung herzu und befruchtet die Eier durch Abgabe des Samens. Dann aber flieht das geschwächte Weibchen vor dem es jetzt wieder wütend verfolgenden Männchen, dessen rücksichtslose Angriffe ihm alle kannibalischen Neigungen gegen die eigenen Eier zumeist mit gutem Erfolge verleiden.

Das eigentliche Familienleben beginnt erst nach dem Erscheinen der jungen Fischchen, mit welchen der Vater noch längere oder kürzere Zeit vereinigt bleibt. Solche vom Vater geführten kleinen Gesellschaften kann man oft im Freien beobachten. Wenn die Kinder größer und selbständig geworden sind, verläßt sie ihr Führer oder beißt sie weg, und die Vaterfamilie verwandelt sich dann in ein Sympaedium. Es scheint übrigens in freier Natur vorzukommen, daß sich mehrere Familien um ein Männchen sammeln, denn man sieht bisweilen, daß die einem Führer folgenden Jungen verschieden groß sind. Vielleicht scharen sich von ihrem Vater verlassene Jungfische zu Familien, die noch von ihrem Vater geführt werden, und bilden mit diesen sekundäre Gesellschaften.

Auch die Osphromeniden oder Labyrinthici sind Nestbauer, die als Baumaterial einen von Luftblasen durchsetzten zähen Schleim verwenden. Die Luftblasen steigen, in der Mundhöhle des Fisches hergestellt, wie Ballons an die Wasseroberfläche und werden zu einem Schaumneste miteinander verbunden. Die Männchen der bei uns oft in Aquarien gezüchteten Macropoden (Polyacanthus viridiauratus) sind launenhaft in der Wahl ihrer Weibchen und werden erst zur Brunstzeit gesellig, in welcher man die Liebesspiele, die der Eiablage vorausgehen, beobachten kann. Die Eiabgabe erfolgt unter dem Neste, ebenso die Besamung. Die Eier steigen in das Schaumnest empor oder werden von den Eltern mit dem Munde aufgenommen und hineingespieen. Die Weibchen haben hier den Brutpflegeinstinkt noch nicht ganz verloren und helfen dem Männchen bisweilen bei dem Ausbessern des Nestes, sind aber meistens kannibalisch und werden daher wie bei dem Stichlinge von dem Vater verjagt. Die jungen Fische erscheinen schon nach 30—33 Stunden und schwärmen nach acht Tagen aus. Damit löst sich der Familienverband, der somit von kürzerer Dauer erscheint als bei dem Stichling, was sich z. T. wohl daraus erklärt, daß die Macropoden mehrere Bruten haben, während der Stichling nur eine aufzieht.

Sehr fest und von langer Dauer ist das Patropaedium bei Amia calva L., einer durch ihre Brutpflege bekannten nordostamerikanischen Ganoidenart. „Im April und Mai fertigt das Männchen am Boden der Seen und Flüsse ein kreisrundes Nest hauptsächlich durch Beseitigung der dort wachsenden Wasserpflanzen, welche mit dem Maule abgebissen werden. Alle Pflanzenteile und andere Partikel werden sorgfältig weggetragen, so daß die Sonne gut von oben in das Nest hineinscheinen kann. Durch die Wasserpflanzen wird ein Zugang zu dem Neste gebahnt und frei gehalten, und nachdem die Eier auf dem Grunde der Grube abgelegt worden sind, bleibt das Männchen in diesem Gange oder über dem Neste, indem es alle gefahrbringenden Tiere angreift und vertreibt und mit Schwanzschlägen sowie durch eigene Atembewegungen einen Wasserstrom über den Eiern erzeugt. Auch bei Amia beschränkt sich die Sorge des Vaters nicht auf die Eier, sondern sie erstreckt sich auch auf die Larven und Jungfische. Vier Monate lang folgen diese in einem Schwarme ihrem Vater, der sie stets eng zusammenhält und mit höchster Aufmerksamkeit für ihre Sicherheit besorgt ist. Er sucht sie immer bei drohender Gefahr an sichere Orte zu treiben, und wenn er sie nicht in Sicherheit bringen kann, so hält er selbst einem ihm überlegenen Gegner tapfer stand" (Doflein[1]).

Ich möchte diese Familienform nicht verlassen, ohne Espinas das Wort erteilt zu haben, der den Versuch gemacht hat, das Zustandekommen der Vaterfamilie zu erklären. Er sagt (S. 391 seines bekannten und lesenswerten Werkes[2]): „Wir behaupten nicht, die das Jahr zuvor geborenen Fische wüßten, daß aus ihren Eiern andere Fische entstehen müßten; wir wollen nur, daß man folgende beide Punkte zugibt: 1. Die Tiere fühlen ein außerordentliches Interesse für die von ihnen befruchteten Eier; 2. sie haben eine dunkle Vorstellung davon, daß diese Eier lebendig sind, wie sie selbst, und bestimmter Sorgen bedürfen. Worauf dieses Interesse und diese Vorstellung beruhen, können wir nur erklären, wenn wir auf die Ergebnisse unserer ersten Kapitel zurückkommen."

„Wir faßten jedes lebende Wesen auf als eine Gesellschaft. Die befruchtende Substanz sowohl wie die Eier gehörten dem Körper der Eltern an, bildeten einen integrierenden Teil desselben, gehörten zur Zahl der Elemente, deren jedes mit demselben Rechte wie das Ganze lebt. Hat ihre Trennung von dem ganzen Organismus sich vollzogen, und auch schon vorher, als sie sich vorbereitete, so ist die ganze Gesellschaft in eine allgemeine Aufregung und Verwirrung geraten, welche einen tiefen Eindruck hinterlassen hat. Wir erinnern z. B. an die außerordentliche Aufregung, in

[1] Das Tier als Glied des Naturganzen. Leipzig und Berlin. B. G. Teubner. 1914.
[2] Die tierischen Gesellschaften. Übers. von W. Schlosser. Braunschweig 1879.

der sich die Henne befindet, welche soeben gelegt hat und nun schreiend auf ihrem Neste sitzt. Ist nun die Summe der zusammensetzenden lebenden Elemente so angeordnet, daß Störungen der Teile ihren Widerhall in einem Mittelpunkte finden (wie es bei den Fischen, deren Nervensystem schon höher entwickelt, der Fall ist), so müssen im Augenblicke der Ejakulation der Eier sowohl wie der befruchtenden Körper beide die Aufmerksamkeit des Tieres auf sich gezogen haben. Es muß in ihnen einen Teil seines Ich erblicken und sie als solchen in gewisser Weise mit seiner Besorgnis verfolgen. Dasselbe Interesse, das es für sich selbst und für die assoziiert gebliebenen Teile seines Körpers hegt, fühlt es auch eine Zeitlang fast in demselben Maße für jene Elemente, welche sich von ihm losgelöst haben, ohne ihm schon fremd zu sein. Nun befriedigt es das Interesse, welches es für sich selbst hegt, dadurch, daß es für seine persönlichen Bedürfnisse sorgt; warum sollte nun dasjenige, welches es auf seine Eier überträgt, nicht ebenfalls durch analoge Handlungen sich betätigen? Daraus entwickelt sich vielleicht (alles dies ist, wie wir zugeben, hypothetisch) ein immer glücklicherer Versuch der Brutpflege, das Aushöhlen einer Zufluchtsstätte, das Weben eines Nestes, die Abhaltung von Gefahren. Im Beginn dieses Vorganges ist also die Intelligenz, und sie wird von Generation zu Generation ihre universelle Aufgabe der Variation und Vervollkommnung erfüllen. Jetzt kommen die Jungen aus, und wenn sie zum Beweise ihrer Unabhängigkeit vom väterlichen Organismus nicht schon zu Anfang sich freigemacht haben, so werden dieselben Sorgen, durch die Ernährung noch vermehrt, sich haben fortsetzen können. Nach unserer Ansicht wäre also die Ursache der väterlichen Liebe bei den oben angeführten Fischen etwa folgende: Der Vater fühlt für die befruchteten Eier Interesse, weil er sie als einen Teil seines eigenen Körpers betrachtet; er sorgt für sie, weil er weiß, daß sie leben. Kurz, unsere Theorie der väterlichen Liebe schließt sich der vom Individuum an; und die häusliche Gesellschaft scheint uns nur möglich als eine Entwicklung der individuellen organischen Gesellschaft."

„Diese Hypothese ist nur ein roher Entwurf. Sie wird aber durch die Tatsachen hinreichend gestützt. Warum findet man unterhalb der Insekten nur wenige oder gar keine Beweise eines von den Eltern auf ihre Eier verwendeten Interesses? Weil der organische Konsensus hier zu schwach ist, als daß die Ausstoßung der Geschlechtsprodukte die allgemeine Tätigkeit in Aufregung versetzen und nun die Aufmerksamkeit auf ihre Produkte lenken könnte. Warum ist das männliche Insekt gegen seine Nachkommenschaft so gleichgültig? Weil bei den Insekten die Befruchtung eine innere ist und das Männchen das Geschick dieser im Inneren des weiblichen Körpers sich ansiedelnden organisierten Elemente nicht verfolgen kann. Das Weibchen dagegen, welches seine abgelegten Eier leicht verfolgen kann, sorgt fast in allen Fällen für sie. Warum hat der männliche

Fisch so häufig die Rolle übernommen, welche sonst dem Weibchen zukommt? Weil er seine Geschlechtsprodukte zuletzt über die Eier ausgießt und das Weibchen, welches von ihnen getrennt ist, sie in dem unbeständigen Medium, in das sie geworfen worden, nicht mehr erkennen kann. Die Theorie stimmt also in den bisher untersuchten Tierklassen sehr gut, und wir werden sie gelegentlich durch einige neue bestätigt finden."

„Es bleibt uns noch übrig, eine Schwierigkeit psychologischer Art hinwegzuräumen. Man fragt sich, welcherart Kenntnis haben denn die Eltern von den engen Banden, die sie an ihre Eier und Jungen knüpfen, und welcherart Idee stellt sie ihnen als lebendig vor? Wenn auch diese Kenntnisse jedenfalls nicht derselben Art sind wie die viel klareren, deren der menschliche Geist fähig ist, so grenzen sie doch sehr nahe an gewisse Kenntnisse, welche man auch in der menschlichen Intelligenz beobachtet. Seit mehreren Jahren haben die Untersuchungen der Experimentalpsychologie zur Genüge nachgewiesen, daß im Menschen außer reflektorischen Kombinationen abstrakter Ideen noch direkte Kombinationen konkreter Ideen vorhanden sind. Zwischen beiden besteht ein gradueller Unterschied in der Vollkommenheit und Genauigkeit, d. h. eine Verschiedenheit der Art, welche man für eine Verschiedenheit der Natur gehalten hat, da man die Zwischenstufen nicht kennt. Die Vorstellungen und Gefühle, welche sich auf das Geschlecht und die Elternschaft beziehen, sind beim Menschen denjenigen vollkommen ähnlich, deren Existenz wir selbst bei den niederen Tieren voraussetzen. Longus' Analyse der psychisch geschlechtlichen Vorgänge zeigt, auf welch dunklen Wegen die Natur auch Intelligenzen ihren Zwecken fügsam zu machen versteht, die von ihren Plänen sehr wenig wissen. Wir zweifeln andererseits nicht, daß eine Frau, welche ihrer unmittelbaren Niederkunft entgegensieht und von den Mitteln der Kunst durchaus nichts weiß, trotzdem sich zu entbinden und ihr Kind zu ernähren versteht. Welch tiefe Kluft trennt derartige Gedanken, welche solchen Handlungen vorstehen, von den Verbindungen wissenschaftlicher Ideen! Man hat uns von Organen bediente Intelligenzen genannt, und die Bezeichnung ist richtig; aber es gibt Fälle, in denen wir Intelligenzen im Dienste des Organismus sind, und in denen selbst unsere höchsten Operationen zuerst die niederen Zustände durchlaufen müssen, um durch unmerkliche Stufen von der reflektorischen, unbewußten Tätigkeit zu bewußten und reflektierten überzugehen."

„Unsere Hypothese über die Ursache der väterlichen Liebe setzt voraus, daß überall, wo die Befruchtung eine äußere ist und die Art eine gewisse Höhe der Intelligenz besitzt, das Männchen an den Sorgen der Erziehung teilnimmt. Dies ist in der Tat der Fall bei den Batrachiern."

Geistvoll und interessant ist diese Hypothese ohne Zweifel, aber sie bietet auch der Kritik manche Angriffsfläche. Es sei dem Leser überlassen, zu ihr Stellung zu nehmen. Jedenfalls wird sie zum Nachdenken über ihren Gegenstand anregen, auf den durch sie doch einiges Licht fällt, und schon damit ihre Existenzberechtigung beweisen.

β. Irreziproke Familien.

Während bei der reziproken Familie, sofern sie essentiellen Wert hat, soziale Beziehungen solcherart zwischen den Familienmitgliedern bestehen, daß ein wechselseitiger Vorteil konstatiert werden kann, liegt der Nutzen bei der irreziproken essentiellen Familie ganz auf einer Seite und läßt den anderen Kontrahenten leer ausgehen. Auch diese Familien kommen auf Grund eines Brutpflegeinstinktes zustande und sind vorwiegend irreziproke Gynopädien, jedoch auch Patropädien.

1. Irreziprokes Gynopaedium.

Wo wir uns berechtigt glauben, nicht der brutpflegenden Mutter, sondern allein deren Kindern einen aus der Vergesellschaftung erwachsenden Vorteil zuzusprechen, haben wir ein irreziprokes Gynopaedium vor uns.

Wenn eine Cladoceren-Mutter ihre parthenogenetisch erzeugte Nachkommenschaft in dem für diese bestimmten rückenständigen Brutraume bis zum Ausschlüpfen der Jungen mit sich trägt, so liegt der ganze in dieser Vergesellschaftung erkennbare Nutzen auf seiten der Nachkommenschaft, und wir können auf seiten der Mutter nicht einmal wie bei Gryllotalpa und Forficula die Befriedigung eines Triebes durch diese Vergesellschaftung annehmen. Ähnliche Fälle begegnen uns auch sonst in der Natur, wo die Sorge für die Brut über die Ablage der Eier an geeignete Orte, an die Nahrung der jungen Tiere usw. hinausgeht und die Mutter ihren sich entwickelnden Kindern den eigenen Körper als Wohn- oder Zufluchtsort zur Verfügung stellt. Streng genommen, gehören alle Fälle des Lebendiggebärens hierher, dann aber auch jene kleinen Gesellschaften von Mutter und Kindern, die wir beispielsweise bei manchen Hirudineen (Glossosiphoniden) beobachten können, bei welchen sich auch die schon dem Ei entschlüpften Kinder noch längere Zeit von ihrer Mutter umhertragen lassen, indem sie sich mittels der Haftnäpfe an ihrem Körper festsaugen. Die Möglichkeit soll nicht bestritten werden und ist hier noch eher zuzugeben als bei den Wasserflöhen, daß aus diesem Zusammenleben dem alten Tiere gewisse bescheidene Mutterfreuden erwachsen; ja es ist fraglich, ob sich die Mutter sonst die lästige Besiedelung ihres Körpers mit einer Schar kleiner Blutegel gefallen lassen würde. Um aber mit einiger Sicherheit von einer Reziprozität sprechen zu dürfen, müßte uns der Blutegel nicht so fern stehen und wir müßten diesem uns recht stumpfsinnig erscheinenden

Tiere mit mehr Recht Mutterempfindungen seiner Brut gegenüber zusprechen können, als es tatsächlich möglich ist. Da aber andererseits den Jungen aus der Vergesellschaftung mit ihrer Mutter erkennbare Vorteile erwachsen, indem sie unter deren zurückgezogenem Bauche (Haementeria costata Müller und andere) Schutz vor Angriffen finden, sich, von diesem entfernt, auch stets, wenn möglich, zu ihrer Zufluchtsstätte zurückbegeben und von dem alten Tiere sicher und bequem ohne eigene Anstrengung auch wohl zu der Nahrungsquelle getragen werden, rechnen wir diese Form der Brutpflege noch zu denjenigen Fällen, in welchen der Vorteil der Vergesellschaftung einseitig ist, wenngleich hier ein Grenzfall vorliegt, der zu einer der von uns unterschiedenen Familienformen als reziproken Gesellschaften führt und nur wenig unter den Familien der Maulwurfsgrille und des Ohrwurmes steht, bei welchen aber doch wenigstens der Umstand, daß sich die Mutter zu ihren Jungen hält, darauf schließen läßt, daß sie hiermit einen Trieb befriedigt und die Assoziation mit ihren Kindern für sie wenigstens den Wert gesteigerten Wohlbefindens besitzt.

Wenn wir die Blutegelfamilie als Gynopaedium bezeichnet haben, so bedarf dies insofern noch der Rechtfertigung, als die Hirudineen zwitterig sind. Das Elterntier ist nun zwar Mann und Weib in einer Person, aber nicht notwendig zugleich Vater und Mutter seiner Kinder; denn bei der Wechselkreuzung fungiert dasselbe Tier, dem die Eier und Jungen entstammen, als Weibchen; dieses ist und bleibt also Mutter seiner Kinder und wird in seiner Eigenschaft als Männchen Vater von Kindern, die ein anderer Blutegel als Mutter mit sich trägt. Wir sind deshalb nicht berechtigt, den Blutegel in seiner Eigenschaft als Vater für den Brutpfleger anzusehen, und darum ist die Familie ein Gynopaedium. Falls aber eine Selbstbefruchtung des Zwitters stattgefunden hat, ist dieser in einer Person Vater und Mutter der Jungen, und dann kann von einem Patrogynopaedium die Rede sein, das zum Unterschiede von den Familien getrennt geschlechtlicher Tiere als Gynandropaedium bezeichnet werden könnte, wenn bei den brutpflegenden sozialen Hirudineen jemals Selbstbefruchtung vorkommt.

Ebenso wie die besprochene Mutterfamilie dürfte möglicherweise auch die der Skorpione zu beurteilen sein, welche als ungesellige Tiere höchstens synchoristisch vereinigt in mehreren Exemplaren unter einem Steine, Holzstücke, in einem Bette usw. gefunden werden, also in rein akzidentieller Assoziation. Die von derselben Mutter geborenen 20—50 Jungen bleiben aber in den ersten Wochen und bis zu deren Tode bei ihr und klammern sich an ihrem Leibe fest. Die jungen Skorpione mögen durch ähnliche Ursachen zusammengehalten werden wie die sympädiell vereinigten Spinnen (vgl. S. 36); aber ganz nebensächlich und nutzlos ist ihr Verbleiben bei der Mutter jedenfalls nicht. Andererseits aber kann man wohl nicht behaupten, daß für die Mutter bei dieser Brutpflege essentielle Werte herauskommen.

Es bleibt schwer zu beurteilen, ob die Skorpionenfamilie mit Recht als irreziproke von der Gryllotalpa-Familie als reziproker unterschieden werden dürfe. Wenn es jedoch zutrifft, daß die Mutter für ihre Kinder Spinnen und Insekten fängt, zerreißt und ihnen als Nahrung vorlegt, so sind allerdings die Beziehungen zwischen Mutter und Kind so eng, daß man diese Familie als reziprok anzusprechen kaum umhin kann.

Irreziproke Gynopädien kommen auch bei den Amphibien vor; wenigstens glaube ich die im folgenden zu erwähnenden Gynopädien mit demselben Rechte als irreziproke ansprechen zu dürfen wie die Mutterfamilien der Blutegel; denn über die Mutterfreuden, die sich für die Pflegerinnen aus der Vergesellschaftung mit ihren Kindern ergeben, wissen wir nichts. Es soll jedoch nicht in Abrede gestellt werden, daß in Wirklichkeit vielleicht hier doch reziproke Gynopädien vorliegen mit irgendwelchen Vorteilen für beide Teile, und daß der für uns erkennbare Unterschied zwischen diesen und den Mutterfamilien der Maulwurfsgrille und des Ohrwurmes recht gering ist und es möglicherweise nicht rechtfertigt, in dem einen Falle von reziproken, im anderen von irreziproken Sozietäten zu sprechen. Hierüber muß sich jeder Leser sein eigenes Urteil bilden.

Wyman[1] berichtet von dem in Niederländisch-Guiana lebenden Hylodes lineatus, daß das Weibchen dieses Frosches die Larven auf seinem Rücken mit sich herumtrage, wobei diese eine regelmäßige zweireihige Anordnung derart zeigen, daß alle 12—20 Larven ihre Köpfe der Mittellinie des mütterlichen Rückens zuwenden, während ihre Schwänze nach außen und hinten gerichtet sind.

Die in Surinam heimische Pipa dorsigera Schneid. entwickelt zur Fortpflanzungszeit auf ihrem Rücken zahlreiche wabenartige Einstülpungen, in deren jeder eines der meist 60—70 Eier untergebracht wird, worauf ein lederartiger Deckel jeden Brutraum verschließt. Die Entwicklung dauert 32 Tage, doch werden schon längere Zeit vor deren Abschlusse die Wabendeckel abgeworfen, und die jungen Tiere strecken ihre Köpfe und Vorderbeine aus ihrem Gefängnisse hervor, bleiben aber noch bei der Mutter und werden jedenfalls durch Vermittlung der Wabenwand von dieser ernährt. Wenn die jungen Wabenkröten ihre Zellen verlassen, sind sie so weit entwickelt, daß sie ihrer Mutter in der äußeren Gestalt völlig gleichen.

Die mütterliche Brutpflege läßt im Tierreiche unabhängig vom System eine Stufenfolge erkennen, die von der primitiven Sorge für die Eier ausgehend bis zu einem „Parasitismus" des Kindes im Mutterleibe fortschreitet. Die auf diesem Wege liegenden und auf Grund der Brutpflege zustande kommenden Vergesellschaftungen haben wir, da sie naturgemäß sämtlich primärer Natur sind, nunmehr kennen gelernt. Dabei wurden die

---

[1] On some unusual modes of Gestation. Amer. Journ. Soc. and Arts. Vol. 27. 1859.

Eier und Embryonen nur nebenher berücksichtigt, weil es berechtigt erscheint, sie hier aus ähnlichen Gründen nicht eingehender zu besprechen, wie auch die Histologie des als Teilungskolonie erscheinenden Metazoenkörpers nicht mit in den Kreis unserer näheren Betrachtung gezogen worden ist, obwohl sie die Darstellung des Zellenstaates in seinen verschiedenen Entwicklungsstufen und in seiner Vollendung ist. Das engere Gebiet der Entwicklungsgeschichte und der Gewebelehre konnten hier nur in ihren Beziehungen zu unserem Thema gestreift werden. Die verschiedenen Stufen der Brutpflege, so interessant sie sind, hier zu besprechen, liegt nicht in dem Planè dieses Buches. Es bleibt für uns nur noch übrig, bevor wir zu den sekundären Gesellschaften übergehen, einen Blick auf die irreziproken Patropädien zu werfen.

2. Irreziprokes Patropaedium.

Wenn das Männchen die Brutpflege übernimmt, so könnte man versucht sein, die resultierende Vergesellschaftung als sekundär zu bezeichnen, weil der Vater die Eier von der Mutter übernimmt. Aber an dem befruchteten Ei ist ebensowohl eine männliche Geschlechtszelle beteiligt wie die weibliche; und die männliche wird stets entweder dem Weibchen übermittelt oder verläßt doch ebenso wie meistens die weibliche den Körper oder Körperteil, in welchem sie entstanden ist. Bei der männlichen Brutpflege stammt die Brut zu demselben Teile vom Vater wie von der Mutter ab, und die aus ihr resultierende Vergesellschaftung kann mit demselben Rechte als primär bezeichnet werden wie die Mutterfamilie.

Vor die Entscheidung gestellt, ob ein Patropaedium als reziprok oder irreziprok anzusprechen sei, stoßen wir auf dieselbe Schwierigkeit wie bei den Mutterfamilien. Voraussichtlich werden erst sehr eingehende künftige Beobachtungen endgültig feststellen können, ob und inwiefern sich auf seiten des brutpflegenden Elterntieres Werte ergeben, daher die hier gegebene Exemplifikation der kritischen Betrachtung empfohlen bleiben muß.

Beispiele für das irreziproke Patropaedium liefern uns die Syngnathiden unter den Fischen. Die Männchen besitzen am Rumpfe und Schwanze eine Längsfurche (Syngnathus), die sich, von zwei Hautfalten begrenzt, zur Laichzeit mit Schleim füllt und im April oder Mai die von dem Weibchen in sie abgelegten Eier aufnimmt. Die Jungen sollen, auch nachdem sie die väterliche Bruttasche schon verlassen haben, bei Gefahr in ihr eine Zuflucht finden. Bei dem Seepferdchen (Hippocampus) klebt das Weibchen seine Eier an den Bauch des Männchens, wo sie von einer Hautwucherung aufgenommen werden und in dieser Tasche bis zum Ausschlüpfen verweilen.

Der Nutzen, der den Jungen (Eiern) durch diese Brutpflege erwächst, bedarf keines weiteren Nachweises; die Frage ist nur die, ob die Männchen im Anschlusse an die Pflege, die sie ihrer Nachkommenschaft angedeihen lassen, etwas Ähnliches empfinden, wie etwa Vögel und Säugetiere in dem gleichen Falle: mehr als die bloße Befriedigung eines körperlichen Bedürfnisses, ein Lustgefühl, das auf ihrer Seite als Gewinn von der Vergesellschaftung gebucht werden könnte. Diese Frage muß offen bleiben, wenigstens vermag ich aus Mangel an eigener Erfahrung über diese Tiere nicht zu urteilen. Daß den Stichling sein Nest und seine Brut lebhaft interessieren, daß ihn ihr Verlust unglücklich macht, ist leicht zu beobachten[1]; daher kann sein Patropaedium ohne Bedenken als reziprok bezeichnet werden.

[1] Ich will an dieser Stelle nicht unterlassen, eine Beobachtung wiederzugeben, die mich schon als Knaben veranlaßt hat, ähnliche Versuche vorzunehmen. Sie ist mitgeteilt in K. G. Lutz, Das Süßwasseraquarium, Stuttgart 1887, S. 112 u. f. Der uns interessierende Abschnitt lautet: „Im höchsten Grade bemerkenswert ist eine Beobachtung, welche Evers ein Zufall machen ließ. In einem seiner Becken war eben ein Stichlingsnest fertig geworden, als sich die Notwendigkeit herausstellte, die gesamte Inwohnerschaft gedachten Behälters in ein anderes Gefäß überzusiedeln. Untersuchung des Nestes, welche das wachehaltende Männchen durch wütende Anfälle zu hindern suchte, ergab, daß Eier vorhanden waren. Nicht ohne Angst und Mitleid fing Evers notgedrungen zunächst das Männchen heraus. Es gebärdete sich wie rasend, und seine Färbung erblich binnen kurzem. Nunmehr wurde das Nest vorsichtig in das betreffende Becken gebracht und der Hausvater nachgeholt. Sämtliche Stichlinge, zumal die weiblichen, des neuen Behälters waren der Überführung des Nestes aufmerksam und erregt gefolgt, fuhren, sobald jene geschehen war, sofort auf den neuen Haufen los und begannen an einzelnen Halmen so heftig zu zerren, daß das Ganze in Gefahr geriet und Evers schleunigst eine Lage Sand darüber schaufeln mußte, um es vor den gierigen Fressern zu sichern. Wie über das Nest fielen die Weibchen, als das wachhabende Männchen zu ihnen gebracht wurde, auch über dieses her und setzten ihm so arg zu, daß Evers mit Stöckchen und Netz schützend eingreifen und sogar die bösartigsten Weibchen herausfangen mußte. Trotzdem war für den Heimatlosen an Ruhe nicht zu denken; verzweifelt raste er an den Glaswänden auf und ab und schien sich nicht trösten zu wollen. Mit der Zeit wurde er allerdings ruhiger, wehrte sich gegen Angriffe, unterbrach sein Umherschwimmen und schien zu suchen. Sollte er wirklich sein Nest suchen? Kaum glaublich! Indessen er wurde, obgleich er von Zeit zu Zeit Rückfälle der früheren Verzweiflung hatte, doch wieder röter und brachte Evers auf den Gedanken, seine Aufmerksamkeit auf das Nest zu lenken. Der erste Versuch, wie die folgenden in Gegenwart wißbegieriger Freunde angestellt, mißlang und zog nur die verlangenden Weibchen herbei, der zweite erweckte Hoffnung, der dritte fiel über alle Erwartung günstig aus. Als sich der Stichling zum dritten Male dem Neste näherte, stöckerte Evers rasch einen Teil der Eier aus der Tiefe hervor und harrte gespannt des Kommenden. ‚Was nun geschah,' schildert er, ‚wäre uns allen unglaublich gewesen, hätten wir es nicht mit eigenen Augen gesehen. Kaum hatte ich meinen Stock zurückgezogen, so stürzten auch 2—3 Weibchen in wildester Gier heran, um die eigene Brut zu verschlingen. Aber ehe sie ihr Ziel erreichten, war schnell wie der Blitz der wackere Vater herbeigeschossen, hatte im Nu die alte Heldenrolle wieder übernommen und trieb in geschickten Zickzackwendungen mit drohend emporgerichteten Stacheln und weit aufgesperrtem Maule die verdutzten Harpyien zurück. Und nun folgte Kampf auf Kampf, Hetzjagd auf Hetzjagd; wundervoll waren diese windschnellen Drehungen, überraschend aber auch die Erfolge: bald hatte der eine alle übrigen so eingeschüchtert, daß sie still an der ent-

Von den besprochenen Lophobranchiern wissen wir nichts Positives über den Gewinn auf seiten des Vaters und rechnen ihre Patropädien deshalb zu den irreziproken Sozietäten.

Übrigens wird man, jeder nach eigenem Ermessen, zu entscheiden haben, ob von einer primären Vergesellschaftung zwischen Erzeugern und Erzeugten nur da die Rede sein solle, wo die schon dem Ei entschlüpften Jungen mit diesen assoziiert sind, oder ob auch schon die Embryonen im Ei und die unbefruchteten Eier in der Mutter als Mitglieder einer Gesellschaft anerkannt werden sollen. In letzterem Falle wäre jedes geschlechtsreife Weibchen schon eine Gesellschaft vom Werte des Gynopaediums, sofern die Eier Geschlechtszellen sind; sofern sie aber Schwesterzellen der übrigen Körperzellen sind, die auf ungeschlechtlichem Wege (durch Teilung) entstanden, hätten wir es mit einer Teilungskolonie von heteromorphem (polymorphem) Gepräge zu tun.

Ein sehr bekanntes Patropaedium bildet das Männchen von Alytes obstetricans Wagl. anfangs mit den Eiern, dann mit den Kaulquappen. Die aus dem After des Geburtshelferkrötenweibchens austretenden Eierschnüre wickelt sich der Vater um seine Hinterbeine und trägt sie so lange mit sich umher, bis die Jungen soweit herangereift sind, daß sie sich selbst fortzuhelfen vermögen. Ist dieser Zeitpunkt da, so geht der Vater mit ihnen ins Wasser und überläßt sie dort ihrem weiteren Schicksale.

Auch die Vergesellschaftung des Arthroleptis Seychellensis Böttger mit seinen Kaulquappen, die Brauer[1] beschrieben hat, ist als irreziprokes essentielles Patropaedium anzusprechen, wenn es sich bestätigen sollte, daß der Brutpfleger das Männchen ist. Dieses Patropaedium ist auch von denjenigen als solches anzuerkennen, welche erst dann von einer familiären Vergesellschaftung zu sprechen geneigt sind, wenn die Kinder das Ei schon verlassen haben, und denen sie erst in diesem Zustande als wirkliche Mitglieder einer Gesellschaft erscheinen. Die auf den Boden abgelegten Eier werden von dem alten Tiere bedeckt und feucht gehalten. Die Larven sind,

legensten Ecke sich gruppierten; und während sämtliche Männchen verblaßten, weil ihnen fürs erste alle Nist- und anderen Pläne ausgetrieben wurden, strahlte der Sieger herrlich wie sonst im glühendsten Purpur. Sofort ging er nun wieder an die Herstellung seines Hauses. Die Eier wurden wieder tief eingebohrt, die Fasern geordnet, Sand darüber geblasen und geleimt, auch die nötige Öffnung hergestellt. Besondere Verwunderung erregte jetzt auch das eigentliche Brüten vermittelst der immer neuen Wasserzufuhr; denn dabei stand der kleine Kerl fast lotrecht über dem Nestloche und bewegte seine zarten Flossen mit solcher Kraft, daß weit umher das Gruszeug stob und die Sandfläche rein und eben wurde. Und das trieb er mit einer Ausdauer, welche uns wirklich Hochachtung abnötigte. Freilich, ob er nun in der Tat das Nest als sein altes erkannt oder sich desselben nur aus väterlichem Pflegetriebe, gleichsam zum Ersatz des verlorenen, angenommen hatte: wer vermag das zu entscheiden! Beide Beweggründe aber würden seinen geistigen Fähigkeiten immerhin das beste Zeugnis ausstellen."

[1] Zool. Jahrb. Syst. XII. 1899. S. 89.

wenn sie das Ei verlassen, so weit in ihrer Entwicklung fortgeschritten, daß sie einen großen Ruderschwanz und die Anlagen der Hinterbeine besitzen. Sie kriechen auf das alte Tier, an dessen Rückenhaut sie sich mit ihrem Bauche festhalten, um hier wahrscheinlich ihre ganze weitere Entwicklung durchzumachen, sicher aber so lange mit ihrem Vater vereinigt zu bleiben, bis die Ausbildung der Extremitäten zum Abschlusse gelangt ist. In seiner ganzen Beschaffenheit erinnert dieses Patropaedium sehr an die Gynopädien der Hirudineen.

Boettger[1] bestätigt Boulengers Mitteilungen über Phyllobates trinitatis S. Garm., einen Frosch Trinidads und Venezuelas, dessen Männchen mit den Kaulquappen ebenfalls ein echtes Patropaedium bildet. Die Larven saugen sich hier mit ihren Mundsaugnäpfen am Rücken des Vaters fest.

Bei einer von Darwin in Valdivia (Chile) entdeckten Kröte (Rhinoderma Darwini) gelangen die Eier in die Mundhöhle des Männchens und von hier aus in den Schallsack, der sich beträchtlich ausdehnt, um den 5—15 Jungen Raum zu gewähren. Das Opfer, das in diesem Falle der Vater bringt, ist um so größer, als er während der Anwesenheit seiner Kinder im Kehlsacke aller Wahrscheinlichkeit nach zum Fasten verurteilt ist. Es scheint, als entwickelten sich die jungen Kröten in ihrem Brutraume so weit, daß sie als Lungenatmer den Mund des Vaters verlassen.[2]

II. Sekundäre Sozietäten.

Die sekundären Sozietäten, von welchen an dieser Stelle die Rede sein soll, sind essentielle Vergesellschaftungen, deren Mitglieder nicht von vornherein miteinander vereinigt sind, sondern sich erst sekundär aus verschiedenen Ursachen zusammentun, um mehr oder minder feste und dauerhafte Verbände zu bilden, oder, falls sie vor der Bildung der sekundären Sozietät schon vergesellschaftet waren, sekundär eine von der bestehenden abweichende Gesellschaftsform entstehen lassen (z. B. Gregarinen).

Die Sozietät hat in den hierher zu rechnenden Fällen niemals eine genetische, wohl aber oft eine sexuelle Grundlage, sofern der Geschlechtstrieb als das Movens die Gesellschaftsgenossen zusammenführt, wenn auch nicht ganz ausschließlich zusammenhält. Daß an dem Zusammenhalte auch noch andere Faktoren beteiligt sein können, legt namentlich die Betrachtung der Ehe auf Lebensdauer sehr nahe, weil ja, wo sie geschlossen wird, keineswegs der Begattungstrieb die Gatten das ganze Jahr hindurch beherrscht. Aber auch hier ist, wie bei der menschlichen Ehe, sofern sie nicht als sogenannte, vor dem Forum des Naturwillens nicht zu recht-

[1] Zool. Zentralbl. 2. Bd. 1895. S. 618.

[2] Vgl. Biol. Zentralbl. 20. Bd. 1900. S. 323.

fertigende „Vernunftsehe“ zustande gekommen ist, der grundlegende Trieb stets der, als dessen Zweck die Erhaltung der Art erscheint. Die anschließend zu besprechenden Sozietäten haben also das gemeinsam, daß sie, um mit Schopenhauer zu sprechen, unter der Herrschaft des Artgeistes stehen. Espinas (l. c.) nennt sie im Gegensatze zu den „nativen und notwendigen“ (kormogenen) „elektive“, weil sie auf einer gegenseitigen Wahl beruhen.

1. Sexuelle Sozietäten der Protozoen.

Wenn wir als sexuelle Vereinigungen von Protozoen nur die gelten lassen wollten, welche nicht zwischen Gameten zustande kommen, so liegt hierzu, streng genommen, eine Berechtigung nicht vor. Die Gameten sind Zellpersonen so gut wie die Agameten; und wenn sie sich miteinander vereinigen wie etwa das Spermatozoon mit dem Ei der Metazoen, so liegt so lange eine essentielle Vergesellschaftung vor, wie die beiden Gameten ihre persönliche Existenz noch behalten. Allerdings führt die Kopulation beider Gameten zu einer Verschmelzung, zu dem Einswerden zweier Zellpersonen, und hebt damit die Gesellschaft als solche auf. Die essentielle und sexuelle Natur dieses Vorganges ist zu bekannt, als daß sie hier noch besonders bewiesen werden müßte; und auf die Gametenkopulation näher einzugehen, würde einen aus den engeren, diesem Buche gezogenen Grenzen hinausführenden Exkurs auf das Gebiet der Befruchtungslehre bedeuten. Es genüge daher, an dieser Stelle auf ein Wissensgebiet hingewiesen zu haben, das Beziehungen zu unserem Gegenstande besitzt. Die Vergesellschaftungen von Agameten aber müssen etwas näher betrachtet werden.

Sie kommen bei den Gregarinen vor und sind von deren Parasitismus als solchem insofern unabhängig, als dieser zwar zahlreiche Individuen in einem Wirte vereinigen kann, die Verbindung von Tieren aber, deren Gameten später kopulieren, nicht zustande bringt. Es sind, soweit wir diese Vorgänge an Zellen noch zu verstehen vermögen, ausschließlich sexuelle Beweggründe, eine sexuelle Affinität nicht weiter erkennbarer Qualität, welche die vermutlich schon männlich oder weiblich determinierten oder differenzierten Agameten der Gregarinen veranlassen, sich als freie Zellen zu einer sogenannten Syzygie aneinander zu heften und in manchen Fällen Ketten von mehr als zwei Individuen zu bilden. Dabei kommt es vor, daß diese Gregarinenpersonen sich schon in ihrer Jugend miteinander verbinden, um gemeinsam heranzuwachsen und sich schließlich mit einer gemeinsamen Zyste zu umgeben. Jeder dieser Gesellschaftsgenossen, die man als Verlobte zu bezeichnen sich versucht fühlen könnte, zerfällt dann für sich auf ungeschlechtlichem Wege in Gameten, die je ein Syngenium, zusammen ein kombiniertes Syngenium auf sexueller Grundlage bilden, von ähnlicher Art wie die Eier in einem Ovarium, die Spermatozoen in einem Hoden, die ebenfalls als Syngenien aufgefaßt werden können. Diese Parallele zwischen den Gameten der Gregarinen und den Geschlechtszellen der Metazoen wird da am deutlichsten, wo nicht untereinander gleiche Isogameten, sondern unter sich verschiedene, geschlechtsdimorphe Anisogameten gebildet werden. Wenn die Kopulation dieser Gameten stattgefunden hat, so ist das Syngenium in die Form eines Sympaediums übergegangen, da die entstandenen Verschmelzungsprodukte geschlechtlich erzeugte Kinder (Zygoten) desselben (nicht mehr existierenden) Elternpaares sind; und indem diese Kinder sich selbst in je acht Sporozoiten teilen und ebensoviele Syngenien bilden, wie Zygoten vorhanden waren, entsteht in der Mutterzyste eine Gesellschaft, die weder mit einem Polysympaedium noch mit einem Polysyngenium identisch gesetzt werden kann, weil geschlechtliche und ungeschlechtliche Vermehrungsvorgänge aufeinander folgen.

Der Kopulation durch Gameten und der Assoziation der Gregarinenagameten steht als besondere Vergesellschaftungsform die Konjugation gegenüber. Auch sie hat sexuelle Ursachen, auch sie erstrebt und erreicht eine Befruchtung, läßt aber die beiden Konjuganten als Personen fortbestehen, und die Sozietät wird schließlich nicht durch Verschmelzung, sondern durch Trennung der beiden Mitglieder aufgehoben. Die Befruchtung vollzieht sich nur durch wechselseitige Abgabe und Aufnahme von Kernsubstanz, wobei jedes beteiligte Tier als Zwitter erscheint, indem es sich gebend als männlich, nehmend als weiblich kennzeichnet. Man kann diesem bei den Ciliaten häufig beobachteten Vorgange die Wechselkreuzung der Metazoenzwitter (Regenwürmer, Blutegel, Lungenschnecken u. a.) parallel setzen, die auch bei nur vorübergehender Vereinigung zweier Tiere den Austausch von männlichen Geschlechtszellen zum Ziele hat.

Wird die Konjugation anisogam (Vorticelliden u. a.), d. h. treten neben den gewöhnlichen Individuen infolge zweier schnell aufeinander folgender Teilungen vier von derselben Mutter stammende kleinere Individuen auf, die nicht zu der normalen Größe heranwachsen, so haben wir wieder Anisogameten vor uns, die sich auch bei der Vereinigung miteinander (ein Mikrogamet mit einem Makrogameten) nicht als Konjuganten, sondern als Kopulanten verhalten, weil der größte Teil des Mikrogameten mit dem Makrogameten verschmilzt und so seine persönliche Existenz völlig einbüßt. Bei der anisogamen Konjugation wird also ebenso wie bei der Kopulation der Iso- und Anisogameten die Sozietät schließlich durch Verschmelzung aufgehoben.

2. Connubium simplex, artgleiche Ehe der Metazoen.

Wenn wir die Vergesellschaftungen der Metazoen, soweit sie zum Zwecke der Begattung zustande kommen, als Ehe bezeichnen, so fassen wir den Begriff hier weiter, als seine Gültigkeit in der menschlichen Gesellschaft reicht.. Streng genommen kann von einer Ehe im hergebrachten und landläufigen Sinne nur dann die Rede sein, wenn die Gemeinschaft der Gatten, d. h. ihr Zusammenleben als Mitglieder einer Gesellschaft, die Brunstperiode überdauert. Aber diese festere Ehe würde sich ihrer Grundlage und Entstehung nach doch nicht von den lockeren Formen des Connubiums unterscheiden und sich über diese nur insofern erheben, als möglicherweise oder auch nachweisbar noch andere als sexuelle Beweggründe den Zusammenhalt sicherten, während die sexuellen Triebe in allen Fällen primär die Ehegenossenschaft zustande bringen. Es gibt alle möglichen Stufen, von der einmaligen, kurze Zeit währenden Begattung (z. B. zahlreiche Insekten) bis zum Ehebündnisse auf Lebensdauer, das übrigens nicht etwa nur von manchen höheren Wirbeltieren geschlossen wird, sondern das wir bei den Termiten kennen gelernt haben als eine eheliche Verbindung, der sogar eine längere Verlobungszeit mit unverbrüchlicher Treue der beiden Verlobten vorausgeht. Diese Stufen einer Einteilung des Connubiums zugrunde legen zu wollen, würde zu unüberwindlich erscheinenden Schwierigkeiten führen, so verlockend auch zunächst dieses Unternehmen sein mag. Die Extreme sind wohl leicht genug zu unterscheiden, aber die vermittelnden Glieder grenzen sich nirgends scharf voneinander ab; zudem steht es mit der ehelichen Treue im Tierreiche im Allgemeinen nicht besser als in der Menschenwelt, weshalb über die Festigkeit eines Bündnisses mehr von Fall zu Fall als generell geurteilt werden kann. Wir wollen daher die Connubien nur ihrer Zusammensetzung nach als polygame und monogame unterscheiden, die polygamen als polyandrische und polygyne, die monogamen als primitive lockere und festere bis lebenslängliche.

Die Ehe zwischen artgleichen Tieren verschiedenen Geschlechtes oder zwischen artgleichen Zwittern nenne ich Connubium simplex im Gegensatze zu der Ehe zwischen artverschiedenen Tieren verschiedenen Geschlechtes, die als Connubium confusum bezeichnet werden wird.

2. α) Polygamium.

In der von uns gewählten weiteren Fassung der Ehe als Sozietät erscheint das polygame Connubium im ganzen seltener als das monogame. Wo überhaupt eine Begattung oder die Besamung der Eier bei oder gleich nach dem Verlassen des mütterlichen Körpers noch eine Annäherung der Geschlechter aneinander herbeiführt, gesellt sich meistens nur ein Männchen zu einem Weibchen. Wird die Ehegenossenschaft aber reicher an Mitgliedern, d. h. vereinigen sich mehr als zwei Individuen zum Zwecke der Befruchtung der Eier miteinander, gleichgültig, ob sie alle diesen Zweck wirklich erreichen oder nicht, so wird das Eheverhältnis als Polygamie bezeichnet und kann in zwei Zusammensetzungsformen auftreten, der Polyandrie und der Polygynie.

2 α) I. Polygynium.

Die Polygynie liegt da vor, wo sich mehrere Weibchen zu einem Männchen gesellen, ein Fall, der viel häufiger vorkommt als die Polyandrie und so stark überwiegt, daß man vielfach Polygamie und Polygynie als identische Begriffe gefaßt hat; mit Unrecht natürlich, da ja die Polyandrie auch eine Form der Polygamie ist.

Von den Familien, die sich auf Grund polygyner Ehen entwickeln, war schon die Rede. Hier interessiert uns ausschließlich das Ehebündnis, mag es noch so vorübergehender Natur sein und ohne Rücksicht darauf, welcher Art die aus ihm resultierende Familie sei und ob überhaupt auf seiner Basis eine Familie als Assoziation oder Sozietät entsteht. Die polygyne Sozietät nennen wir ein Polygynium.

Einen Fall von Polygynie unter den Insekten hatten wir schon bei den Termiten kurz erwähnt. Wenn von den Arbeitern Ersatzgeschlechtstiere aufgezogen werden, ist das numerische Verhältnis zwischen diesen derart, daß auf ein Männchen fünf oder mehr Weibchen kommen. Dieser Fall ist um so interessanter, als er zeigt, daß die strenge Monogamie der Staatsgründer bei derselben Art, ja bei den Kindern des monogamen Elternpaares einem Polygynium (oder vielleicht einem Kommunalconnubium?) Platz machen kann, das uns freilich nie als gesonderte, für sich bestehende Gesellschaftsform entgegentritt, sondern immer nur im Rahmen des schon besprochenen patrogynopädialen Staatswesens möglich ist.

Als regelmäßige Ehegesellschaften finden wir die Polygynien bei gewissen Borkenkäfern (Ipiden), indem in ihrer Rammelkammer des Brütungsfraßes mehrere Weibchen von demselben Männchen begattet werden (Polygraphus, Carphoborus, Tomicus, Pityophthorus). Die Rammelkammer wird im Anschlusse an das Einbohrloch von dem Männchen genagt, und die Weibchen begeben sich nacheinander in dieses Hochzeitsgemach. Da sie nach der Begattung von der Rammelkammer aus je einen Brutgang (Muttergang) nagen, bleiben sie in der so weiter ausgebauten Wohnstätte und bilden daher für längere Dauer eine Gesellschaft mit dem Männchen und den übrigen Weibchen. Aus wievielen Mitgliedern dieses Polygynium bestanden hat, kann man aus der Anzahl der Arme des „Sternganges“ noch an dem Fraßbilde feststellen. Doch können, wenn nur zwei Weibchen der Sozietät angehören, auch geradlinige Muttergänge entstehen (Tomicus typographus L.).

Nicht selten begegnet uns die Polygynie bei den Vögeln und Säugetieren, übrigens aber unter den Wirbeltieren auch schon bei den Fischen. Bei dem Stichlinge (Gasterosteus), dessen Patropaedium schon besprochen worden ist, besteht zwar eine Polygynie als Eheverhältnis, doch kann bei ihm von einem Polygynium, sofern es als Gesellschaftsform gefaßt wird, nicht die Rede sein; denn wenn auch das Männchen die Eier mehrerer Weibchen befruchtet und deren Kinder pflegt, so gesellt sich ihm doch jedesmal nur ein Weibchen zu, und die kurzdauernde Vergesellschaftung umfaßt immer nur zwei Tiere verschiedenen Geschlechtes. Ich habe wenigstens nie gesehen, daß sich gleichzeitig zwei oder gar noch mehr Weibchen unter dem Zwange des Geschlechtstriebes mit einem Männchen vereinigt hätten, obwohl dies vielleicht einmal ausnahmsweise vorkommen mag. Regel ist, daß sich die Weibchen nacheinander dem Männchen zugesellen und daß daher jedesmal eine aus nur zwei Gatten zusammengesetzte Ehegenossenschaft besteht, die, wie wir schon wissen, von kürzester Dauer ist und kaum noch Anspruch auf die Bezeichnung als Sozietät hat.

Bei den polygamen Verbindungen der Vögel und Säugetiere wird der Zusammenhalt der auf sexueller Grundlage ruhenden Gesellschaft wohl seltener durch eheliche Treue als durch die überlegene Kraft und die Wachsamkeit des Männchens bewirkt, das wie ein Sultan über seinen Harem herrscht. Innigere Beziehungen zu den Sprößlingen dieser polygamen Ehen werden da vermißt, wo sich das Männchen an der Brutpflege nicht beteiligt und das Polygynium nicht zu einem Patrogynopaedium wird; wohl aber verteidigt das Männchen seine Weibchen, wenn es längere Zeit mit ihnen vereinigt bleibt.

Der Auerhahn (Tetrao urogallus L.) lebt als Einsiedler und wird nur zur Balz gesellig. Mit dem Erlöschen des befriedigten Geschlechtstriebes verliert er jeden Zusammenhalt mit den Hennen, die allein das Brutgeschäft besorgen und jede mit ihren 8—16 Jungen einen gynopädialen Familienverband bilden, der im Herbste zu zerfallen beginnt und sich im Winter völlig auflöst.

Der Truthahn (Meleagris gallopavo L.) bleibt bis zur Eiablage bei seinen Hennen, dann aber schlagen sich die Hähne in Trupps zusammen und bilden Synandrien. Von größerer Festigkeit sind die polygynen Connubien des Haushuhnes, bei dem sich auch engere soziale Beziehungen zwischen Hahn und Henne ausgebildet haben, indem der Hahn führt, warnt, Futter vorlegt, lockt usw. Zwischen dem Vater und seinen Kindern besteht aber auch hier kein soziales Verhältnis, da sich die Mutter mit ihren Küchlein gesondert hält und ein vortreffliches Beispiel für das essentielle Gynopaedium liefert. Das Polygynium der Haushühner kann als primäre Form des Connubiums gelten. Daß aber auch aus primärer Monogamie unter dem Einflusse der Domestikation sekundär Polygynie entstehen könne, zeigen Hausente und Hausgans, deren Stammformen monogam sind.

Der Rothirsch (Cervus elaphus L.) bildet zu verschiedenen Zeiten

Sozietäten verschiedener Form: Gynopädien, Syngynopädien und Synandrien außer der Brunstperiode, zur Brunstzeit jedoch polygyne Connubien und sekundäre Sympädien. Die Gesellschaften der Alttiere, schwachen Hirsche und Kälber unter der Führung eines erfahrenen Alttieres bilden eine höhere sekundäre Sozietät, für welche der Geschlechtstrieb als Bindemittel nicht in Frage kommt. Da diese Gesellschaft aus mehreren Familien (Mutterfamilien) besteht, hat sie die Form einer Herde, eines Syngynopaediums. Zuvor aber, wenn die Mütter, die zur Geburt ihrer 1—2 Kälber Einsamkeit und sichersten Schutz im dichtesten Bestande gesucht haben, mit ihrer Nachkommenschaft gesondert leben, haben wir die Sozietätsform der einfachen Mutterfamilie (Gynopaedium) vor uns. Die starken Hirsche leben entweder einsam oder bilden kleine Gesellschaften, deren Zusammenhalt nicht durch den Geschlechtstrieb aufrecht erhalten, sondern durch dessen Fehlen erst möglich wird. Dies sind sekundäre Sozietäten von der Form des Synandriums. Wenn sich Ende August der Feisthirsch zum Rudel (Syngynopaedium) schlägt und auf dieses dissoziierend wirkt, indem er die jungen Hirsche und Kälber verjagt, um mit dem Mutterwilde eine polygyne Sozietät zu bilden, so formieren die Reste des bisherigen Syngynopaediums eine Form des Sympaediums, von der noch die Rede sein wird (S. 277), und aus der kombinierten Mutterfamilie ist einerseits eine Kinderfamilie, andererseits, indem sich das Mutterwild zum Brunsthirsche gesellte, das Polygynium geworden, das uns hier interessiert. Es besteht nur bis zum Ende der Brunstzeit (Oktober), während welcher der Hirsch als Sultan in seinem Harem herrscht, die Weiber zusammenhält, andere Hirsche abschlägt usw. Nach der Brunstzeit sondern sich die starken Hirsche von dem beschlagenen Mutterwilde, kommen also in keine Beziehungen zu ihren Nachkommen.

Wird das Verhältnis der Männchen zu ihren Weibchen fester und überdauert es die Brunstperiode, so verwandeln sich die Polygynien in polygyne Patrogynopädien, weil beide Eltern mit ihren Kindern vergesellschaftet bleiben. Tun sich solche einfachen Familien mit je einem Vater zu größeren Verbänden zusammen, so entstehen polygyne Sympatrogynopädien, von denen noch die Rede sein wird.

Bei den Robben begegnen wir zur Brunstzeit Polygynien, da jedes Männchen mehrere, ja in manchen Fällen mehrere Dutzend Weibchen um sich versammelt. Bestehen, wie bei der Bärenrobbe (Otaria ursina L.), außer der Fortpflanzungszeit andersartige Sozietäten, so macht sich insofern eine dissoziierende Wirkung des Geschlechtstriebes bemerkbar, als eine Auflösung der Herde in polygyne Connubien stattfindet, wobei jedes mindestens sechsjährige Männchen 5—45 Gattinnen beherrscht, bewacht und gegen Raub durch andere Männchen schützt. Wenn 2—3 Tage nach stattgehabter Landung der Robben die Jungen geworfen sind und damit die einzelnen Polygynien den Charakter von Patrogynopädien gewonnen haben, ohne doch legitime Patrogynopädien sein zu müssen, weil trotz der Vorliebe der Weibchen für gewisse Männchen das bevorzugte Männchen wohl keineswegs immer auch der Vater der geworfenen Jungen sein wird, verlassen die Männchen, die nach der Geburt der Jungen ihre Weibchen begattet haben, das Land, und die Polygynien und Patrogynopädien sind damit als solche aufgelöst.

Auch bei den Wildpferden der Steppen Südosteuropas, den Tarpanen, treffen wir Polygynien an, freilich nur als Bestandteile größerer Verbände. Jedes Polygynium besteht aus einem Hengste und mehreren Stuten, alle diese Connubien bilden aber zusammen eine größere Herde, in der sie sich nur fester zusammenhalten zu Einzelverbänden innerhalb der Gesamtheit. Die von den jungen Hengsten des Kulans (Equus hemionus Pall.) gegründeten Eheverbände, die aus 20 und mehr einem Hengste folgenden Stuten bestehen, halten sich dagegen zunächst gewöhnlich gesondert oder bilden lockere Herden aus mehreren Connubien und bleiben so lange Polygynien, bis sie mit der Geburt der Füllen Patrogynopädien werden. Der Hengst hält diese Gesellschaften zusammen, die sich nach seinem Tode zerstreuen, da sich die Stuten dann einem anderen Hengste anschließen.

Sehen wir bei dem Mähnenschafe (Ovis tragelaphus Desm.) des oberen Nils, Algeriens und Marokkos die ungeselligen Tiere nur zur Paarung miteinander assoziiert, so wirkt bei dem Mufflon (Ovis musimon Schreb.) Sardiniens der Geschlechtstrieb dissoziierend, denn er läßt die höhere Gesellschaftsform, die Herde, in eine Anzahl einfacherer Sozietäten zerfallen. Während die Mufflons gewöhnlich in Rudeln zusammenleben, die ein alter Bock führt und welche Wachen ausstellen, die die Herde zur Flucht alarmieren, kämpfen zur Paarungszeit die Böcke um die Weibchen und die Herde löst sich in Polygynien auf, wonach jeder Bock mit seinen erkämpften Weibchen seine eigenen Wege geht.

2α) II. Polyandrium.

Das Polyandrium ist eine Gesellschaft, welche auf Grund polyandrischer Polygamie zustande kommen kann, nicht muß; denn man kennt Fälle von Polyandrie, die dennoch nie eine Sozietät vom Werte des Connubiums entstehen lassen, das aus mehr als zwei Mitgliedern besteht. Übrigens führt die Vergesellschaftung mehrerer Männchen mit einem Weibchen nicht auch notwendig dazu, daß jedes oder mehrere Männchen zur Kopulation zugelassen werden. Als Charakteristikum des Polyandriums genügt die Tatsache, daß sich mehrere Männchen zum Zwecke der Kopulation einem Weibchen zugesellen, gleichgültig, ob ihrer mehrere oder nur eins wirklicher Gatte des umworbenen Tieres wird.

Das nestsuchende Kuckucksweibchen (Cuculus canorus L.) schweift weit umher und kommt daher in die Wohnbereiche verschiedener Männchen, die es freundlich aufnehmen. Wenn es auch vielleicht nicht als Regel gelten kann, so kommt es doch jedenfalls häufig vor, daß ein Kuckucksweibchen von mehreren Männchen getreten wird, zumal es fast doppelt so viele männliche als weibliche Tiere dieser Vogelart zu geben scheint. Dennoch bedingt dies nie eine Sozietät von mehr als zwei Individuen, da jedes Männchen sein Gebiet gegen Eindringlinge verteidigt und die Anwesenheit eines Weibchens den Kuckuck zweifellos seinen Nebenbuhlern gegenüber nicht verträglicher stimmt.

Anders liegt die Sache schon bei dem Haussperling (Passer domesticus L.); hier scheint von einer ehelichen Treue der Weibchen und einer Monogamie kaum noch die Rede zu sein, sonst sähe man nicht so häufig, wie sich ein Weibchen so oft, daß man des Zählens überdrüssig wird, von zwei Männchen treten läßt. Dieses vorübergehende und die Begattung nicht überdauernde Trio könnte als ein Polyandrium aufgefaßt werden, wenn der Sperling nicht auch sonst schon gesellig lebte und der Verdacht nahe läge, daß er in Promiskuität lebt und die Kommunalehe bei ihm herrschend sei.

Die Laufhühner (Turnices) galten früher für polygam, eine Annahme, die deshalb nahe lag, weil die Weibchen um die Männchen kämpfen. Tatsächlich aber herrscht strenge Monogamie. Eigentliche polyandrische Verbände scheinen bei Vögeln nicht vorzukommen.

Bei unserem Hasen (Lepus europaeus Pall.) beobachtet man Polyandrie. Das Eheverhältnis ist aber sehr locker und vorübergehend, da die Geschlechter im Zustande der Reife einander nur zum Zwecke der Begattung suchen und in keiner anderen Form gesellig leben. Wo es zahlreiche Hasen gibt, pflegen mehrere Männchen, einander bekämpfend, um ein Weibchen zu werben, und dann sieht man sie kleine Gesellschaften von der Form des Polyandriums bilden. Die Häsin nimmt scheinbar wahllos jedes Männchen an. Von einer Promiskuität im Sinne einer Kommunalehe kann hier kaum gesprochen werden, weil sich die Gesellschaften erst ad hoc bilden und keine Gesellschaft mit sexueller Gütergemeinschaft besteht, die nach befriedigtem Geschlechtstriebe noch in irgendeiner Form Sozietät bliebe.

Polyandrien bilden nach Art unserer Hunde zur Ranzzeit auch die Füchse (Canis vulpes L.). Im Februar sieht man mehrere Männchen um ein Weibchen bemüht, wobei wohl nicht immer ein Männchen allein begünstigt werden dürfte. Aber selbst wenn die Bewerbung schließlich zur Entstehung einer Monogamie führt, bildet sich doch auf Grund des Geschlechtstriebes vorübergehend eine Gesellschaft von einer „Fähe“ und mehreren „Rüden“, die wir als Polyandrium bezeichnen müssen.

Ähnlich liegen die Verhältnisse bei der wohl in der Regel monogamen Wildkatze (Felis catus L.), wenn sich gelegentlich mehrere Kater um die-

Wildkatze (Felis catus L.), wenn sich gelegentlich mehrere Kater um dieselbe Katze bemühen. Die Kater bleiben über die Ranzzeit hinaus nicht mit den Katzen vereinigt und sind ganz ungesellige Tiere.

Wenn bei den gesellig lebenden Ellritzen (Phoxinus laevis Agass.) zur Laichzeit einem Weibchen 2—3 Männchen folgen, um die Eier zu besamen, so werden auch hier Polyandrien von sehr vergänglicher Natur entstehen, die sich alsbald wieder zu den Schwärmen zusammenschließen, die wir als Symphylacien noch kennen lernen werden.

Lockere Polyandrien beobachtet man auch nicht selten bei Insekten (Lepidopteren, Coleopteren, Plecopteren u. a.), wenn sich mehrere Männchen zur Kopulation an ein Weibchen drängen und bisweilen sogar eine Doppelcopula (1 Weibchen, 2 Männchen) zustande kommt (Coleoptera). Wenigstens bei dem Maikäfer (Melolontha) hat dies wohl jeder einmal gesehen, der sein Interesse an der organischen Natur nicht mit der Betrachtung von Leichen befriedigt findet. Vom Hirschkäfer (Lucanus cervus L.) ist bekannt, daß die in der Überzahl befindlichen Männchen um die Weibchen heftig kämpfen. Allerdings kann, wie L. Weber[1] mitteilt, statt des Polyandriums auch ein Polygynium zustande kommen, da „bei Vorhandensein von mehr Weibchen auch diese um die Gunst der Männchen streiten können". Bei vielen Bombyciden kann man die Versammlung mehrerer Männchen um ein Weibchen beobachten und „bei manchen Hepialiden[2] stürmen sie geradezu kolonnenweise an, sobald das Weibchen, an einem Grashalm emporkriechend, sich dem Schutze der Rasendecke enthebt, und drängen sich sofort in dichten Scharen um den Falter, so daß ein regelmäßiger Kampf entsteht und sie sich gegenseitig an der Ausführung des Aktes hindern" (A. Seitz[3]). „Nicht selten versammeln sich mehrere Männchen um ein einziges Weibchen, und man kann dann mitunter Szenen von Eifersucht zwischen den Männchen beobachten, welche heftig um das Weibchen kämpfen. Derartige Kämpfe zwischen Männchen verschiedener Raubwespenarten (Cerceris u. a.) sind von Fabre, Adlerz u. a. angesehen worden. Verhoeff erzählt, daß am Eingange zum Neste der solitären Biene Anthophora pilipes F. einen Monat lang täglich 2—4 Männchen einander umschlingend um das Weibchen kämpften. Auch die Schmetterlingsmännchen geraten aus demselben Grunde in Streit miteinander. Collingwood erzählt, daß derartige Kämpfe auf Borneo nicht zu den Seltenheiten gehören und daß hierbei die Schmetterlingsmännchen mit großer Geschwindigkeit und, wie es scheine, voller Wut umeinander kreisen. Ein derartiger heftiger Kampf wurde auch in Europa von Unterberger zwischen zwei Männchen der Ocneria dispar beobachtet. Die Schmetterlinge suchten durch Flügelschläge einander zu verjagen und

[1] Allg. Zeitschr. f. Entomol. 7. Bd. 1902.

[2] Vgl. auch Zeitschr. f. wiss. Zool. 78. Bd. 1904. S. 259.

[3] Zool. Jahrb. Syst. Bd. III. 5. H.

setzten dies eine Viertelstunde lang fort, bis der eine von ihnen gefangen wurde" (O. M. Reuter[1]).

Sind alle diese Polyandrien, die einen festeren Zusammenhalt von längerer Dauer vermissen lassen, von nur geringem sozialen und fast ausschließlich sexuellem Werte, so finden wir bei gewissen Cirripedien sehr fest gefügte Sozietäten dieser Art, die aber ein ganz beschränktes Vorkommen zu haben scheinen. Die Weibchen von Alcippe lampas Hancock leben in verlassenen Schneckenschalen, vornehmlich in dem Gehäuse von Buccinum undatum. Mit der Schnecke bilden sie keine heterotypische Gesellschaft, denn diese lebt nicht mehr, und ihr hinterlassenes Gehäuse kann nicht als Mitglied einer Gesellschaft angesehen werden. Wohl aber scheint nach W. Berndt[2] die Schneckenschale stets nur dann von Alcippe besiedelt zu werden, wenn sie einem Einsiedlerkrebse (Eupagurus) zur Wohnung dient. Mit diesem bilden die Cirripedien dann eine heterotypische irreziproke Gesellschaft, von der noch die Rede sein wird (vgl. Paraphagium). Den Ausdruck „Raumparasitismus" finde ich zu schlecht gewählt, als daß ich ihn adoptieren möchte. Es handelt sich, da mehrere bis viele dieser Cirripedien dieselbe Schneckenschale bewohnen, scheinbar um einen akzidentiellen Synchorismus, sofern man das Gesellschaftsverhältnis der Alcippen unter sich allein in Betracht zieht; dieses gewinnt aber, falls sie von den Exkrementen des Einsiedlerkrebses leben, was Berndt vermutet, den Charakter eines Symphagiums. An dem Diskus jedes Weibchens pflegen nun 3—4, ja 9—12 Männchen zu sitzen, deren Natur als Zwergmännchen von Darwin schon erkannt worden ist und die Berndt (l. c.) eingehender studiert hat. Leider wird von den Lehrbüchern noch immer die alte schlechte und falsche Abbildung dieses Zwergmännchens durch die neuen Auflagen hindurchgeschleppt, die längst durch die bessere Figur hätte ersetzt werden sollen, welche Berndt (in seiner zitierten Arbeit) gibt. Diese Männchen bleiben zeitlebens mit dem Weibchen vergesellschaftet und bilden mit ihm echte Polyandrien. Allerdings ist die Lebensdauer der männlichen Tiere nur kurz, und die abgestorbenen, deren Haftantennen am Diskus des Weibchens verbleiben, werden durch andere Männchen ersetzt. Bildet also hier jedes Weibchen mit seinen Männchen eine Gesellschaft für sich von der Form des Polyandriums, so sind doch die Weibchen, oder richtiger die Polyandrien, miteinander synchoristisch assoziiert. Wir können daher diese aus Sozietäten bestehenden Assoziationen als Sympolyandrien bezeichnen. Die Polyandrien sind essentielle, die Sympolyandrien akzidentielle Gesellschaften.

Die Männchen von Bonellia sind als Larven turbellarienähnlich und ungesellig. Sie vergesellschaften sich aber in noch unfertigem Zustande mit

[1] Lebensgewohnheiten und Instinkte der Insekten. Daselbst S. 184 u. f. weitere Beispiele.
[2] Zeitschr. f. wiss. Zool. 74. Bd. 1903.

dem Weibchen, um diesem anfangs äußerlich aufzusitzen, dann durch den Mund in dessen Ösophagus einzuwandern und hier in größerer Anzahl (bis 18 Stück) ihre Entwicklung zu vollenden. Ist dies geschehen, so begeben sie sich in den Ovidukt des Weibchens, um hier ihre Geschlechtsfunktion zu vollziehen. Diese Vergesellschaftung ist jedenfalls mit mehr Recht als sexuelle denn als parasitäre zu bezeichnen, weil ihr Hauptzweck ein sexueller, nämlich die sichere Befruchtung des Weibchens, ist. Sie hat als Sozietät die Form des Polyandriums.

Der Polyandrie begegnen wir schließlich auch unter den Spinnen, ohne daß sie jedoch zur Bildung einer Sozietät von der Beschaffenheit des Polyandriums führen muß. Letzteres trifft aber bei der geschlechtsdimorphen Nephila nigra Réunions zu, bei welcher regelmäßig zwei der sehr kleinen Männchen dauernd am Körper des Weibchens sitzen und die Begattung mehrmals wiederholen. Daß hier ein so friedliches Verhalten des Weibchens im Gegensatze zu anderen Araneen beobachtet wird, hängt möglicherweise damit zusammen, daß die kleinen Männchen ihrer zu geringen Größe wegen als Beutestücke verschmäht werden.

2 β. Monogamium.

Die Monogamie als Eheverhältnis führt zur Bildung einer mehr oder minder fest gefügten Sozietät, die wir Monogamium nennen wollen. Das Monogamium, das seiner Natur nach nie mehr als zwei geschlechtsverschiedene Individuen oder zwei Zwitter umfaßt, ist von sehr primitiver, wenngleich immer essentieller Beschaffenheit da, wo die beiden Geschlechter nur zum Zwecke der Begattung vergesellschaftet sind und sich, nachdem diese stattgefunden hat, sofort wieder trennen. Die Verbindung der beiden Gatten kann aber eine festere werden, so fest, daß sie den Geschlechtstrieb überdauert und dann in die Form der monogamen Familie übergeht; ja, es gibt Fälle, in welchen das Monogamium auch das aus ihm hervorgegangene Patrogynopaedium noch überdauert und nach der Auflösung der Familie, bei welcher sich die Kinder von ihren Eltern trennen, fortbesteht, um wiederholt zur Entstehung von Elternfamilien zu führen. Die festeste Form des Monogamiums haben wir da vor uns, wo die Ehe auf Lebenszeit geschlossen wird (Tauben, Haselhuhn, Rebhuhn, Raubvögel, Graugans, Wildente usw.). Solche lebenslänglichen Ehen begegnen uns nicht nur bei den höheren Tieren, sondern schon bei manchen Insekten (Termiten, Passaliden) und liegen, streng genommen, auch da vor, wo das Männchen gleich nach der Begattung stirbt (Apis mellifica L. u. a.) oder von seinem Weibchen nach oder noch während der Begattung aufgefressen wird (Mantis religosia L., manche Aranea), überhaupt in allen denjenigen Fällen, in welchen eine nicht wiederholte Copula die Geschlechter vereinigt. Den monogamen Connubien rechnen wir auch die Begattungsvergesellschaftungen der Zwitter zu, weil nur zwei Mitglieder dieses Ehebündnisses existieren (Lumbricus, Hirudineen, Pulmonaten).

Von kürzester Dauer ist das Monogamium da, wo nur eine einmalige Begattung erfolgt; wird diese mehrmals vollzogen und bleiben die Gatten während der ganzen Brunstperiode miteinander vergesellschaftet, so nähert sich das Connubium schon der Ehe auf Lebensdauer an, der festest gefügten und zweifellos auch nicht überall ausschließlich durch den Geschlechtstrieb zusammengehaltenen Form des Monogamiums derjenigen Tiere, die eine längere Lebensdauer haben und deren Dasein nicht, wie bei der Mehrzahl der Insekten, mit der Erledigung des Fortpflanzungsgeschäftes erlischt.

Die primitiven monogamen Verbindungen sind rein sexueller Natur; sie beruhen ausschließlich auf dem Begattungsbedürfnisse, und es besteht keine weitere Anhänglichkeit, keine andersartig begründete Assoziation zwischen beiden Gatten. Ja, es scheint in den meisten Fällen nicht einmal eine bei manchen Tieren beobachtete Vorliebe für bestimmte Individuen des anderen Geschlechtes bei der Wahl des Gatten zu bestehen, die sich bei dem Menschen und bei gewissen höheren Wirbeltieren in scheinbar recht launenhafter Weise geltend macht, aber wohl in einem noch nicht hinlänglich aufgeklärten Komplementärverhältnisse recht verwickelter Art ihre Ursache hat. Man würde übrigens fehlgehen, wenn man den wirbellosen Tieren die Fähigkeit zu einer sexuellen Auswahl ganz abspräche. Es sind Fälle bekannt und genau beobachtet worden, in welchen sich nicht jedes Männchen mit jedem Weibchen paaren wollte. So berichtet u. a. Fabre, daß das Minotaurus typhoeus L.-Weibchen unter den rivalisierenden Männchen eine Wahl treffe und daß das Männchen sein eigenes Weibchen immer von fremden zu unterscheiden wisse.

Sind bei den Wirbellosen Monogamien mit einem festeren Zusammenhalten der Ehegatten auch im ganzen selten, so kommen sie doch vor. Von den Termiten war schon die Rede. Hier soll aber das Ehebündnis von Copris lunaris L. nicht übergangen werden, das durch Fabre[1] eingehend bekannt geworden ist. Das Männchen dieses Mistkäfers bleibt dauernd mit seinem Weibchen vereinigt und hilft ihm bei den für die Brutpflege nötigen Arbeiten, dem Graben der Bruthöhle, dem Zusammentragen der Nahrung und der Herstellung des Mistkuchens, aus welchem dann gemeinschaftlich die Ovoide zur Belegung mit je einem Ei geformt werden. Beide Gatten bewachen ihre Brut zusammen, und die Ehe bleibt bis zum Auskriechen der Kinder, also bis zur Entstehung des Patrogynopaediums bestehen, das als Familiensozietät noch einen ziemlich langen Bestand hat, weil Eltern und Kinder erst dann die Nisthöhle verlassen, wenn letztere die imaginale Gestalt gewonnen haben.

[1] Souvenirs entomologiques, 6. Série.

Ein festeres Eheband hält nach Fabre auch Männchen und Weibchen von Sisyphus schaefferi Lin. zusammen. Beide Gatten arbeiten gemeinsam, und ihre Tätigkeit gilt der Brutpflege, welche geeignete Nahrung für die kommende Generation in Form einer Pille präpariert und an passendem Orte in der Erde unterbringt. Ähnliche Monogamien mit gemeinsamer Arbeit beider Eltern für ihre Kinder finden wir bei unseren Mistkäfern (Geotrupes, Minotaurus typhoeus). Fabre[1] sagt von Ceratophyus (Minotaurus) typhoeus Lin.: „Elle et lui se reconnaissent, se retrouvent dans le tumulte des événements que mes malices leur imposent; ils se gardent mutuellement fidélité, qualité bien extraordinaire dans la classe des insectes, si vite oublieux des obligations matrimoniales."

Daß die Brutpflege, wenngleich nur in seltenen Fällen, auch bei den Hymenopteren, bei welchen sie in der Regel dem weiblichen Geschlechte allein (Weibchen und Arbeiterinnen) zufällt, zu einer festeren Eheform führen kann, wenn das Männchen an ihr beteiligt ist, lehren die Raubwespen Trypoxylon albopilosum und rubrocinctum. „Diese Arten graben für ihre Nachkommenschaft Zellen in alten Larvengängen aus oder bauen solche in Strohhalmen, und G. und E. Peckham berichten, daß das Männchen innerhalb der Mündung des Nistortes sitzt, mit dessen Verproviantierung das Weibchen beschäftigt ist, indem es sie mit seinem Kopfe ausfüllt und sowohl andere Männchen derselben Art, als auch Parasiten vertreibt, die sich einzudrängen suchen. Hier hält es ununterbrochen Wacht und verläßt seinen Platz nur, um das Weibchen einzulassen. Ein Männchen von Tr. rubrocinctum sah man sogar die für die Larve bestimmte Beute, eine gelähmte Spinne, die vom Weibchen nach Hause gebracht wurde, in Empfang nehmen und mit dem früheren Vorrate zusammenpacken. Bei allen übrigen Stachelwespen werden, soweit es bekannt ist, alle Arbeiten für das Wohl der kommenden Generation ausschließlich vom Weibchen verrichtet (Reuter, l. c.).

Wenn bei den Krabben fast regelmäßig Männchen und Weibchen gleichzeitig gefangen werden, so hat dies seine Ursache wahrscheinlich darin, daß bei diesen Krebsen ein ebenso festes monogames Ehebündnis besteht wie zwischen den beiden Geschlechtern der höhlenbewohnenden Gelasimusarten, bei welchen stets dieselbe Höhle von einem Pärchen bewohnt wird, und der von Miß Rathbun beobachteten amerikanischen Krabbe Callinectes sapidus Say., bei welcher die gepaarten Tiere gemeinsam auf Jagd gehen. Auch Stenopus hispidus (Ol)., eine Garneelenart scheint monogam zu leben.

Die durch ihre oft rohen Ehesitten bekannten Spinnen geben doch auch vereinzelte Beispiele eines guten ehelichen Einvernehmens. Man wird da noch nicht von einem eigentlichen Zusammenleben beider Geschlechter sprechen dürfen, wo ziemlich regelmäßig eine männliche Spinne ihr Fangnetz

[1] l. c. 10. Ser. S. 13.

in nächster Nachbarschaft eines Weibchens derselben Art anlegt und, ohne sonst irgendwelchen Verkehr mit ihm zu pflegen, ihm vielmehr sorgfältig aus dem Wege geht. Aber wenn die Wasserspinnen (Argyroneta aquatica Clerck) ihre nachbarlichen Unterwasserwohnungen durch Gespinströhren dauernd miteinander verbinden, so kann schon von einer ehelichen Wohnungsgemeinschaft die Rede sein. —

Bei den Anuren scheint es als Regel zu gelten, daß nur ein Männchen jedes Weibchen oder richtiger dessen Eier befruchtet. Die Verbindung der Gatten dauert oft tagelang; und wenn das Männchen schon einige Zeit vor dem Ableichen auf dem Rücken des Weibchens sitzt und sich von ihm umhertragen läßt, so kann man hier von einer der Ehe vorausgehenden Verlobung sprechen, wenn man die Ehe erst mit der Begattung beginnen läßt. Es kommt übrigens vor, daß die Pärchen auch nach dem Ablaichen noch mehrere Tage verbunden bleiben und das Männchen noch auf dem Weibchen reitet, nachdem beide das Wasser schon verlassen haben. Reziprok ist das Verhältnis zwischen ihnen dann wohl sicher nicht mehr.

Auch die Schildkröten bilden Monogamien von rein sexuellem Werte; das Männchen reitet auf dem Rücken des Weibchens und hat mit diesem nach der Begattung keine weitere Gemeinschaft. — Bei den Schlangen scheinen ebenso wie bei den Leguanen und Eidechsen monogame Ehen von längerer Dauer vorzukommen; wenigstens wird von der Brillenschlange (Naja tripudians Merr.) berichtet, daß sie in Indien paarweise lebe, daß der Leguan Cyclura lophoma Gosse und die Mauereidechse (Lacerta muralis Laur.) monogam vergesellschaftet seien. —

Selbst bei den Vögeln, die großenteils Ehen für die Dauer ihres Lebens schließen, kommen Monogamien vor, die auf einer verhältnismäßig tiefen Stufe stehen. Das Wachtelhähnchen bleibt nur bis zum Beginne der Brutzeit bei seinem Weibchen, um es dann zu verlassen, ohne sich weiter um seine Familie zu kümmern, die auch selbst einen nur lockeren Zusammenhalt hat und sich bald auflöst, weil die Wachteln (Coturnix corturnix L.) ganz im Gegensatze zu den Rebhühnern ausgesprochen ungeselligen Charakters sind. Aus solchen kurzdauernden Ehen gehen natürlich niemals Patrogynopädien, sondern höchstens Gynopaedien als Familien hervor.

Im ganzen hat das Monogamium seine weiteste Verbreitung bei den Vögeln, sofern es sich um ein Ehebündnis von längerer Dauer und gesteigertem, d. h. nicht rein sexuellem Werte handelt. Daß ein einsames Leben in weitem, gegen Eindringlinge verteidigtem Gebiete, wie es die Raubvögel führen, der Entstehung des Monogamiums günstig sein müsse, hebt schon Espinas (l. c.) hervor; aber ohne eine bestimmte Veranlagung der Beteiligten könnte allein unter dem Einflusse dieser Lebensführung natürlich doch kein Monogamium zustande kommen. Espinas weist darauf hin, daß die Lebensweise der Raubvögel ihre Intelligenz entwickele und daß ihre Phantasie „gleichsam von dem Bilde ihrer Gefährtin so beherrscht" werde, „daß sie nicht leicht eine andere begünstigen." Espinas fährt übrigens fort, daß man isoliertes und räuberisches Leben keineswegs immer als Ursache für das Zustandekommen der Monogamie heranziehen könne, weil z. B. auch die zu Tausenden zusammenlebenden Papageien monogam sind. Er macht „die Entwicklung der häuslichen Gesellschaft bei den Vögeln von ihrem Vorstellungsvermögen und ihrer Unterscheidungskraft" abhängig und vertritt und belegt die Ansicht, „daß die monogamen Vögel eine uneigennützige, reine Zuneigung für einander hegen, welche den Zauber der ersten Begegnungen überlebt und die Dauer ihrer Vereinigung auch noch weit über diese Zeit hinaus verlängert. Eine derartige Zuneigung ist ganz ausschließlich auf die Vorstellung gegründet, welche die beiden Vögel sich voneinander machen; sie ist in erster Linie geistig. . . ." — Im übrigen sei auf die Patrogynopädien verwiesen (S. 210.)

Schließlich soll nicht unerwähnt bleiben, daß auch bei Hermaphroditen, deren Connubium gewöhnlich nur während der Dauer der Kopulation besteht, Monogamien von längerem Bestande vorkommen. Dies trifft z. B. bei dem merkwürdigen Diplozoon paradoxum Nordm. zu, bei welchem man, wie auch bei anderen Tieren, geradezu von einem längere Zeit bestehenden Präconnubium sprechen könnte, weil sich die beiden Zwitter schon lange vor dem eigentlichen Geschlechtsakte miteinander verbinden. Dieses wird durch ein Mittel erreicht, welches das Ehebündnis zu einem sehr festen gestaltet; denn die anfangs solitär an den Kiemen von Süßwasserfischen parasitierenden Jugendformen (Diporpa) besitzen je einen Bauchsaugnapf und einen Rückenzapfen, Organe, welche dazu dienen, zwei Individuen zu einem Doppeltiere miteinander zu verbinden. Dies geschieht in der Weise, daß sich jeder Wurm mittels seines Bauchsaugnapfes an dem Rückenzapfen des anderen Wurmes festheftet und mit ihm verwächst. Zur weiteren Sicherung der Wechselkreuzung findet eine diese Vergesellschaftung als Ehe kennzeichnende wechselseitige Verbindung der Vasa deferentia mit den Mündungen der weiblichen Geschlechtsorgane statt.

2 γ. Communalconnubium.

Begattungssozietäten, welche aus mehr als drei Mitgliedern verschiedenen Geschlechtes, mindestens also aus zwei Männchen und zwei Weibchen bestehen, bilden dann ein Kommunalconnubium, wenn weder auf seiten der Männchen noch auch der Weibchen einem Gatten ausschließlich das Recht der Begattung zusteht, sondern sowohl die Weibchen polyandrisch als auch die Männchen polygyn sind. In diesen Connubien herrscht Promiskuität, und jedes Weibchen ist für jedes Männchen da.

Diese Promiskuität kommt häufig bei Fischen vor, nachdem die Laichschwärme an ihrem Bestimmungsorte angekommen sind. Wenn hier die Weibchen ablaichen und die Männchen ihr Sperma entleeren, ist von einer eigentlichen Paarung ebensowenig zu bemerken, wie von engeren sexuellen und sozialen Beziehungen zwischen bestimmten Männchen und Weibchen und nirgends hat der alte Satz: pater semper incertus mehr Gültigkeit als hier. Bestanden die Fischschwärme schon vorher in derselben Zusammensetzung, so haben sie als Gesellschaften präconnubialen Charakter und sind, wenn sie wandern, Symporien. Entstehen sie erst an den Laichplätzen, so sind sie als Kommunalconnubien anzusprechen, ohne Rücksicht auf vorhergängige Vergesellschaftungsformen.

Bei der Zauneidechse (Lacerta agilis L.), die außer der Begattungszeit nicht gesellig lebt, scheinen wir es auch mit solchen Kommunalehen zu tun zu haben. Die Kopulation nimmt nur kurze Zeit in Anspruch und wird tagsüber mehrmals wiederholt, jedoch nicht mit einem, sondern mit mehreren Weibchen, wobei die eifersüchtigen Männchen miteinander in Kämpfe geraten. Zu Ansammlungen größeren Stils kommt es jedoch hierbei nicht. —

Das an den unzugänglichsten Gebirgsstellen der Felsengebirge lebende Bergschaf (Ovis montana Cuv.) scheint ebenfalls eine Kommunalehegenossenschaft zu bilden. Gewöhnlich leben die Mutterschafe und Lämmer in besonderen Herden beisammen (Syngynopädien), während sich die alten Widder isoliert halten oder zu gesonderten Gesellschaften (Synandrien) zusammenschließen. Zur Paarung vereinigen sich die Synandrien und solitären Widder mit den weiblichen Gesellschaften, und dann scheint eine Promiskuität der Geschlechter zu bestehen, die erst das Erlöschen der Brunst wieder aufhebt.

Die Herden des Bison (Bos americanus Gm.) ziehen sich zur Paarungszeit enger zusammen als es sonst ihre Gewohnheit ist; und da sich weder Pärchen noch polygame Verbände sondern, scheint die Kommunalehe zu herrschen, die jedem Bullen das Recht auf jede Kuh einräumt. Nur die zufällig rivalisierenden Bullen kämpfen miteinander, den Angaben nach aber in ziemlich harmloser Weise und ohne einander ernstlich zu gefährden (vgl. Sympatrogynopädien, S. 286.)

Man darf wohl annehmen, daß auch in den Antilopenherden (Sympatrogynopädien) keine fest begrenzten Eheverhältnisse bestehen und Kommunalehe herrsche, ähnlich wie wir sie bei unserem Wildschweine (Sus scrofa L.) beobachten. Mit Ausnahme der über sieben Jahre alten Eber (Hauptschweine, groben Schweine) leben diese Tiere ständig gesellig, wenn auch die Zusammensetzung der Sozietäten wechselt. Außer der Paarungszeit bilden die Mutterschweine mit den Ferkeln (Frischlingen), zweijährigen Schweinen (Überläufern) und geringen Keilern kombinierte sekundäre Gesellschaften, die aus Gynopädien hervorgegangen sind (Polysyngynopädien). Die stärkeren Keiler schließen sich oft zu Rudeln grober Sauen zusammen (Synandrien). Zur Rauschzeit, die gegen Ende November beginnt, begeben sich die solitären Hauptschweine zu den Rudeln der Bachen und jüngeren Schweine, deren Zusammensetzung sich alsbald ändert: Die schwächeren Keiler werden vertrieben, und die Hauptschweine verbleiben ungefähr sechs Wochen bei den Bachen. Wenn auch die Eber miteinander kämpfen, so weichen doch gleichstarke Tiere voreinander nicht und verwunden ihren Gegner selten ernstlich. Die meisten Eber bleiben bei dem Bachenrudel und scheinen mit den Säuen in Kommunalehe zu leben. Die inzwischen gesonderte Rudel bildenden abgeschlagenen schwächeren Schweine vereinigen sich nach der Rauschzeit wieder mit den Bachen, nachdem sich die Hauptschweine isoliert haben. Zur Zeit der Geburt der Jungen sondern sich die Bachen vom Rudel, um in einem aus Moos, Nadeln oder Laub hergestellten Lager im einsamen Dickicht zu frischen. Jede Bache bildet dann mit ihren Frischlingen ein Gynopädium, das als solches längeren Bestand hat, später aber, mit anderen Mutterfamilien vereinigt, zusammen mit diesen ein Syngynopädium bildet, welches durch die Überläufer und geringen Keiler zu einem Polysyngynopädium kompliziert wird.

2 δ. Conconnubium.

Es kommt bei manchen Schlangen vor und ist bei der Kreuzotter (Vipera berus L.) wiederholt, auch einmal von mir selbst, beobachtet worden, daß die jedenfalls monogamen Tiere sich zur Paarung zu kleinen Gesellschaften miteinander vereinigen. Gewöhnlich findet man wohl einzelne Pärchen, und eine besondere Tendenz, Kopulationsgesellschaften zu bilden, scheint nicht zu bestehen. Wie diese zustande kommen und ob ihnen Präconnubien vorausgehen oder ob sich zufällig mehrere Schlangen an einem bevorzugten Orte treffen, muß ich unentschieden lassen. Als Monogamien ist diesen Ehesozietäten natürlich essentieller Wert zuzusprechen; welcher Natur aber die hier auftretenden kombinierten Monogamien als Conkonnubien sind, ob rein akzidentiell oder essentiell, muß dahingestellt bleiben. In Brehms Tierleben finde ich darüber folgende Mitteilung:

„Neben einem von jungen Schößlingen umgrünten Erlenstrunke, in unmittelbarer Nähe des Fußweges, lagen 6—8 Ottern in der wunderbarsten Weise zusammengerollt und ineinander verschlungen, Männchen und Weibchen durcheinander, einzelne Pärchen in der Begattung, andere Ottern mit den derart vereinigten verknäuelt. Als ich hinzutrat, erhoben alle die Köpfe, züngelten und zischten, blieben aber hartnäckig auf derselben Stelle liegen, ohne auch nur einen Versuch zum Entfliehen zu machen; ja, sie ließen sich selbst dann nicht stören, als ich sie mit einem Rütchen berührte und neckte. Die vorgerückte Tageszeit verhinderte mich, etwas in der Sache zu tun; deshalb begab ich mich am Morgen des folgenden Tages wieder zur Stelle, weniger in der Erwartung, den Knäuel noch zu finden, als in der Hoffnung, mehrere von den gestern gesehenen Ottern wieder anzutreffen. Wie erstaunte ich, als ich beim Betreten des Versammlungsplatzes nicht nur die gestern beobachteten Ottern noch auf derselben Stelle liegen sah, sondern fand, daß sich die Anzahl während der Nacht noch um einige vermehrt hatte." —

Von Conconnubien kann man auch bei denjenigen Vögeln sprechen, welche sich zur Paarungszeit an einer geeigneten gemeinsamen Niststelle zusammenfinden. Mit dem Erscheinen der jungen Vögel verwandeln sich diese Gesellschaften in Sympatrogynopädien (vgl. S. 287).

3. Perversium simplex.

Als Perversien kann man zum Zwecke der Begattung gebildete, ihren höheren Zweck, die Fortpflanzung, jedoch verfehlende Vergesellschaftungen gleichgeschlechtlicher und zumeist männlicher artgleicher Individuen bezeichnen, die nicht notwendig auf homosexuellen Neigungen beruhen müssen, sondern sich auch aus dem Mangel an weiblichen Tieren ergeben können, wie das bei unseren Hunden häufig der Fall ist. Aber nicht nur bei domestizierten Tieren, auch in der Natur kommen solche homosexuellen Vereinigungen vor, die natürlich nur dann zur Bildung einer besonderen Sozietätsform führen können, wenn sie nicht innerhalb schon bestehender Gesellschaftsverbände beobachtet werden, was wenigstens bei den Wirbeltieren die Regel zu sein scheint.

Bekannt geworden sind Pseudokopulationen zwischen Männchen von Fröschen und Kröten, verschiedenen Säugetieren und Vögeln.[1] „Noël beobachtete unter eigentümlichen Umständen bei seinem Bienenstocke Päderastie; als seine Arbeitsbienen Mitte September die Drohnen ... aus ihrem Stocke verjagt hatten und die Drohnen nach der Drohnenschlacht schutzlos der schon empfindlich fühlbar werdenden Kälte preisgegeben waren, sah Noël die vertriebenen Drohnen in faustgroßen Klumpen unter dem Boden des Stockes ihre Zuflucht suchen; und er fand, indem er einige Drohnen seiner Sammlung einverleiben wollte, sie sämtlich paarweise in Kopulation ... Zur richtigen Beurteilung des Falles muß berücksichtigt werden, daß jedem Bienenvolke mit Hunderten von Drohnen nur ein begattungsfähiges Weibchen, die Königin, angehört" (Karsch l. c.).

Bei den Käfern sah man Kopulationen von Lucanus cervus L., Melolontha vulgaris L. und M. hippocastani F., Rhizotrogus solstitialis L. entweder zwischen Männchen derselben Art (Perversium simplex) oder zwischen Männchen nahe verwandter Arten (Perversium confusum). „Demgegenüber fallen die beobachteten Akte von Kopulation unter Weichkäfermännchen durch die Eigentümlichkeit auf, daß es sich bei diesen jedesmal um zwei Männchen aus sehr unterschiedlichen Familien handelt, um einen stets die aktive Rolle spielenden Warzenweichkäfer Rhagonycha melanura (Familie Telephoridae), und einen stets passiven Leuchtkäfer, Luciola lusitanica (Familie Lampyridae)" (Karsch l. c.). —

[1] Näheres siehe bei Karsch, Jahrbuch für sexuelle Zwischenstufen. II. Jahrgang. 1900. S. 126 e. s.

Lepidopterenmännchen in Copula wurden von Seidenspinnern, Aglia tau L. und Lasiocampa quercus L. beobachtet. Von einer durch anatomische Untersuchung meines Wissens noch nicht bestätigten Copula inter mares bei Gonepteryx rhamni L. berichtet E. Scherer[1]. Die Schmetterlinge wurden im Freien gefangen.

„Den einzigen mir bekannt gewordenen Fall eines uranischen Fliegenmännchens bringt Stein. Derselbe beobachtete im Sommer 1893 ein männliches Exemplar der gemeinen ... Stubenfliege (Musca domestica, aus der Familie Muscidae), welches fünfmal hintereinander ein am Fenster sitzendes Männchen der kleinen Stubenfliege (Homalomyia canicularis, aus der Familie Anthomyidae) zu begatten suchte; letzteres habe sich mit offenbarem Behagen die wiederholt angestellten Kopulationsversuche gefallen lassen" (Karsch l. c.). Hier handelt es sich also wieder um ein Perversium confusum.

Unter den Arachnoideen sind uranische Akte „nur bei den echten Spinnen (Araneina) und auch nur ein einziges Mal erwähnt worden, von van Hasselt bei Linyphia clathrata. Zwei männliche Paare dieser Netzspinne traf van Hasselt friedlich in einem Gewebe zusammenlebend an; sie trieben mit den Tastern (ihren Begattungswerkzeugen) und den Beinen wiederholt Vorspiele der Begattung, ohne doch den Coitus zu vollziehen" (Karsch l. c.).

Ob das Zustandekommen der Perversien im Tierreiche auf einem „auf das gleiche Geschlecht gerichteten Geschlechtstrieb, einer angeborenen gleichgeschlechtlichen Liebe" beruhe oder unter dem Einflusse eines objektiv getäuschten oder eines das Unterscheidungsvermögen des Tieres beeinträchtigenden „blinden, ungestümen Kopulationstriebes" stehe, müßte von Fall zu Fall entschieden werden, da wohl alle drei Möglichkeiten vorliegen. — Von der Entscheidung dieser Fragen wird es auch abhängen, ob man die Perversien durchweg als reziproke oder z. T. auch als irreziproke Sozietäten beurteilen müsse.

4. Praeconnubium.

Zur Zeit der Fortpflanzung sammeln sich die ungepaarten Geschlechter gewisser sonst ungeselliger Tiere auf beschränktem Raume zu größeren Gesellschaften, deren Wert darin besteht, daß die Geschlechter einander leichter finden und einander mit schnellerem Erfolge suchen können. Verursacht ist diese Vergesellschaftung durch den Instinkt, welcher die Tiere an den Ort zusammenführt, an welchem die Eiablage stattfinden muß. Gewiß ist diese präconnubiale Versammlung nur lockerer Natur, aber doch von ausreichender Festigkeit des Zusammenhaltes ihrer Mitglieder, um nähere Beziehungen auf dieser Grundlage sich bilden zu lassen. Das Froschkonzert, der Unkenruf usw. sind gemeinsame Leistungen dieser Gesellschaften, die nicht ohne Wert

[1] Zeitschr. f. wiss. Insektenbiologie. 8. Bd. 1912. S. 357.

für das Individuum sein dürften. Die Präconnubien der Anuren gehen den Connubien, die dann zu Conconnubien werden, zeitlich voraus und machen den Eindruck eines Heiratsmarktes, der mit der Schließung monogamer Ehen endet, um sich dann wieder aufzulösen. Vorbereitet sehen wir diese Präconnubien durch die Urodelen, die, den größten Teil des Jahres auf dem Lande lebend, im Vorfrühling ins Wasser gehen und hier einander zu Fortpflanzungszwecken finden. Aber die Beziehungen zwischen den Urodelen, die denselben Tümpel oder Graben bewohnen, sind so locker, daß man von einem Präkonnubium kaum sprechen kann. Die Männchen von Triton cristatus Laur. und T. taeniatus Schneid. nähern sich wohl einem Weibchen und umspielen es in der bekannten Weise, trennen sich aber bald wieder von ihm und bleiben nur dann enger mit ihm assoziiert, wenn sie ihre Spermatophoren absetzen, die das Weibchen aufnimmt.

Auch bei den Vögeln kommt eine Form präconnubialer Versammlungen vor, die ihrem Charakter nach wie das der Frösche als Praekonnubium compositum bezeichnet werden kann.

„Von einer Geierart (Cathartes aura) der Vereinigten Staaten versammeln sich acht, zehn und auch noch mehr Männchen und Weibchen auf gestürzten Baumstämmen, wo sie, das stärkste Verlangen, einander zu gefallen, äußern; und nach vielen Liebkosungen führt jedes Männchen seine Genossin im Fluge davon. Audobon beobachtete auch aufmerksam die Scharen wilder Kanadagänse (Anser canadensis) und schildert deutlich ihre Liebespossen. Er sagt, daß Vögel, die schon früher vereint waren, bereits im Januar ihre Werbung erneuern, während die anderen jeden Tag stundenlang stritten und liebäugelten, bis alle mit der vorgenommenen Wahl zufrieden zu sein schienen. Obgleich sie dann noch zusammenblieben, konnte leicht bemerkt werden, daß sie sich sorgfältig zu Paaren hielten. Ich beobachtete auch, daß, je älter ein Vogel war, desto kürzer die Vorbereitungen des Werbens währten. Die Junggesellen und alten Jungfern, sei es aus Betrübnis, sei es, daß sie von dem Lärm nicht gestört sein wollten, zogen ruhig fort und ließen sich in einiger Entfernung von den anderen nieder. Noch so manche ähnlichen Mitteilungen desselben Beobachters könnten hinsichtlich anderer Vögel angeführt werden" (Darwin[1]).

Zum Zustandekommen eines Präconnubiums bedarf es jedoch, wie es nach den angeführten Beispielen scheinen könnte, keineswegs unbedingt der Ansammlung zahlreicher Individuen derselben Art an demselben Orte; vielmehr liegt diese Sozietätsform natürlich auch da schon vor, wo nur zwei geschlechtsverschiedene (oder zwittrige) Personen schon lange vor der Ehe gepaart leben. Wo dies zutrifft — es wurden schon einige Fälle erwähnt — könnte man zum Unterschiede gegen das Praeconnubium compositum von einem Praeconnubium simplex sprechen, bei welchem es sich um die Verlobung

[1] Abstammung des Menschen. II. Kap. 14.

nur eines Paares handelt. Dafür liefern uns die Crustaceen einige merkwürdige Beispiele.

Spongicola und Eiconaxius, decapode Krebse, leben stets paarweise in Hohlräumen des Kanalsystems von Kieselschwämmen. Ferner „findet man Alpheus-Arten in Schwämmen paarweise eingeschlossen, z. B. nach Doederlein Alpheus frontalis auf den Siukiu-Inseln. Ortmann fand in Ostafrika in den Steckmuscheln Pontonia pinnae stets in Paaren, ebenso Fritz Müller in Brasilien Porcellana creplini in den Röhren von Chaetopterus. Bei vielen solchen Arten werden die ganz jungen Tiere eingeschlossen, später können sie vielfach gar nicht mehr in den von ihnen bewohnten Raum eindringen, so daß wir also annehmen müssen, daß Männchen und Weibchen in jugendlichem Zustande ihr künftiges Gefängnis gemeinsam freiwillig aufsuchen" (Doflein, l. c.).

5. Synhesmium.

Unter einem Synhesmium verstehen wir, wie schon auseinandergesetzt worden ist, die durch gemeinsames Schwärmen entstehenden Tiergesellschaften, bei welchen stets ein sexuelles Moment in Frage kommt. Es wurde schon darauf hingewiesen, daß die Unterscheidung von akzidentiellen und essentiellen Synhesmien auf Schwierigkeiten stoße; denn immer darf angenommen werden, daß der Vergesellschaftung wenigstens insofern ein ihr eigener Wert zukomme, als sie die Begattung, das gegenseitige Finden der Geschlechter (oder Geschlechtszellen) erleichtert und beschleunigt. Dennoch erscheint dieser sexuelle Zweck nicht auch überall als das Naturgewollte; er begründet die Vergesellschaftung weder, noch hält er sie zusammen, und der „Zweck", der Wert, ergibt sich dann als etwas ganz Akzidentielles in den früher schon besprochenen Fällen (Palolo, Palingenien).

Ganz anders und deutlich willkürlich erscheint der Zusammenhalt bei gewissen Ephemeridenschwärmen, Mückenschwärmen usw. Hier macht die Gesellschaft in der Tat den Eindruck des Naturgewollten; sie erscheint einmal als Mittel zu dem Zwecke, einen Assoziationstrieb zu befriedigen, andererseits als Mittel zur Erleichterung der Begattung, so daß schließlich der Vergesellschaftungstrieb in letzter Linie diesem Zwecke, dem Zwecke der Arterhaltung dient. Sind es bei den Palingenien und Paloloschwärmen Triebe, welche, das Leben der Tiere regelnd, mittelbar und per akzidens als beiläufiges Resultat auch die Schwärme zeitigen, so ist hier der Trieb unmittelbar als Tendenz zur Herbeiführung der mit der Vergesellschftung realisierten Zwecke erfaßbar.

Die Zusammensetzung der Synhesmien gestattet es, deren drei verschiedene Formen zu unterscheiden; denn erstens können die Schwärme nur aus männlichen Tieren bestehen, wie z. B. bei manchen Ephemeriden, also eine synandrische Gesellschaft bilden, die man als Androsynhesmium benennen kann; zweitens schwärmen z. B. bei den Empiden nur die Weibchen zusammen, bilden also eine syngynische Schwarmgesellschaft, welcher der Name Gynosynhesmium beigelegt werden kann; und drittens treten in den Schwärmen beide Geschlechter untermischt auf und kennzeichnen jene, wie z. B. bei den schwärmenden Ameisen, als Amphoterosynhesmien.

5 α. Androsynhesmium, Männerschwarm.

Wie andere Ephemeridenarten tanzt Ephemera vulgata L. in der Nähe ihrer Geburtsstätte, des Wassers, an windstillen Mai- und Juniabenden oder auch am Tage in Schwärmen, die aus einer verschiedenen Anzahl männlicher Individuen gebildet werden. Jedes Tier steigt dabei unter aktiver Benutzung seiner Flügel zunächst in der Luft empor, um sich dann schwebend wieder herabsinken zu lassen. Durch dieses fortgesetzte Auf- und Niederschweben erhalten die Eintagsfliegenschwärme der hier in Rede stehenden Form ein ganz bestimmtes sie kennzeichnendes Gepräge. Diesen tanzenden Männchen fliegen die begattungsreifen Weibchen einzeln zu. Sobald ein Männchen das sich einstellende Weibchen erblickt hat (— die Augen sind der Hauptsinn dieser mit nur ganz kurzen Antennen ausgestatteten Insekten), stürzt es herzu und verläßt mit ihm den Schwarm. Das Auftreten des Weibchens wirkt also insofern dissoziierend, als es stets ein Männchen veranlaßt, aus der Gesellschaft auszuscheiden.

Die sexuelle Affinität hält diese Schwärme nicht zusammen, die ja nur aus Männchen bestehen. Was aber gesellt ein Tier zu dem anderen? Äußere Ursachen kommen nicht in Frage. Durch absichtliche Störung dissoziierte Schwärme finden sich immer wieder zusammen. Ein einsam tanzendes Männchen scheint stets andere anzuziehen, daher wohl ein geselliger Trieb diesen Synhesmien zugrunde liegt. Den Eindruck bloßer Synchorismen gewinnt man bei dem Anblicke eines solchen Ephemeridenschwarmes nie. Es besteht ein innerer Zusammenhang, es wirkt ein Reiz oder Motiv, welches diese Insekten die Gesellschaft mit ihresgleichen suchen und aufrecht erhalten läßt. Der der Reaktion eine bestimmte Richtung erteilende Trieb findet nur in der Sozietät seine Befriedigung und ist nicht einmal als bloßer Nachahmungstrieb zu verstehen; denn dieser würde das eine Männchen nur veranlassen können, wie das andere zu tanzen, nicht aber, sich diesem beizugesellen. Wollten die Männchen nur tanzen, so könnten sie das auch einzeln; und dazu bedürfen sie nicht des Anreizes, den ein anderes tanzendes Männchen auf sie ausübt, sonst würde ja keins mit dem Tanze beginnen. — Nehmen wir an, der Wert dieser Sozietät liege darin, daß sie dem Weibchen das Finden des anderen Geschlechtes erleichtere, eine Annahme, die man mit Rücksicht auf die Kurzlebigkeit dieser Insekten als Imagines wohl machen darf: so würde freilich auch das einzelne tanzende Männchen vom Weibchen leichter gefunden werden als ein gar nicht tanzendes, ruhendes. — [Was hier das gewöhnliche Verhalten der Geschlechter umgekehrt hat, wissen wir nicht; aber daß auch bei anderen Insekten die Weibchen, von der Regel abweichend, das andere Geschlecht suchen, ist bekannt, z. B. von den Hepialiden; hier tanzt das Männchen von Hepialus hecta L. Phassus schamyl Chr. usw. ebenfalls und zumeist allein. Den Weibchen wird aber das Auffinden noch durch den Duft erleichtert, den ihre Männchen in z. T. sehr hoch entwickelten Duftorganen produzieren.] — Nun dürfte bei den hauptsächlich, vielleicht ausschließlich auf ihre Augen angewiesenen Ephemeriden den Weibchen einmal durch das Tanzen der Männchen das Finden des Gatten sehr erleichtert werden; das gemeinschaftliche Schwärmen aber schließt es fast aus, daß ein Weibchen überhaupt kein Männchen findet. Die Schwärme muß es sehen und ohne langes Suchen finden; sie haben also eine essentielle Bedeutung und diese ist reziproker Natur: das Weibchen findet, das Männchen erhält leichter und sicherer den Ehegenossen, als wenn die Schwarmbildung unterbliebe. Dahin wirkt letzten Endes der Assoziationstrieb, und dies kann als sein Zweck begriffen werden. —

Die Mückenschwärme sind den Ephemeridenschwärmen in ihrer Art sehr ähnlich. Es sind besonders die Männchen der Chironomiden (-Tendipediden) die an windstillen Tagen in der Luft gemeinsam tanzen und hauptsächlich in den Mittags- und Abendstunden große Schwärme bilden, die eine Wolke oder Rauchsäule vortäuschen können. Was diese Schwärme zusammenhält, ist schwer zu sagen. Auffällig und seit langem bekannt ist es jedenfalls, daß die Mücken auf bestimmte Töne lebhaft reagieren. Vielleicht könnte man daran denken, daß der Flugton sie zueinander lockt und immer neue Individuen veranlaßt, dem Schwarme zuzufliegen. Auch hier werden die Weibchen leicht und schnell zu einem Männchen kommen können, und die Vergesellschaftung hätte damit einen erkennbaren Nutzen, läßt aber ihre eigentliche Ursache ebenso im Dunkel wie bei den schwärmenden Ephemeriden.

Die Vermutung, daß sich die Culiciden und Tendipediden auf Grund von Gehörswahrnehmungen (Empfindung von Luftschwingungen) assoziieren, findet darin eine gewisse Stütze, daß sie in der Antennenbasis das als Gehörorgan gedeutete Johnstonsche Organ besitzen, das, wie die ganze Antenne, bei den Männchen viel mächtiger entwickelt ist als bei den Weibchen. Child[1] berichtet: „Wenn man in der Nähe eines Mückenschwarmes einen tiefen Ton singt, gerät der ganze Schwarm augenblicklich in Verwirrung, die einige Sekunden andauert. Schwache Geräusche haben dieselbe Wirkung, jedoch in geringerem Grade; ebenso wirkt das Pfeifen einer Lokomotive. Das Einschlagen eines Ruders ins Wasser kann die Mücken in wilden Tanz versetzen oder den Schwarm vertreiben, ja auflösen. Die Schallempfindlichkeit der Mücken kann also als erwiesen gelten und wenigstens hypothetisch mit dem Johnstonschen Organ in Verbindung gebracht werden." Möglicherweise vermögen die Männchen den Flugton der Weibchen zu erkennen, der ja auch

[1] Zeitschr. f. wiss. Zool. 58. Bd. 1894.

für unser Ohr sehr wahrnehmbar ist (Culiciden), wie jeder weiß, der in einer schlaflosen Sommernacht von Stechmücken (bekanntlich nur Weibchen) gepeinigt worden ist. —

Die allgemein bekannte „kleine Stubenfliege" (Homalomyia canicularis L.) bildet Gesellschaften, die zunächst ganz den Eindruck von Spielgenossenschaften machen. „Diese kleinen Fliegen schwärmen beständig oben an der Decke der Zimmer herum und beflecken Tapeten, Spiegelrahmen, Gemälde und alle Möbel" sagt Degeer in seinen Abhandlungen zur Geschichte der Insekten (VI. Bd. S. 14). Besonders beliebt sind Hängelampen und Kronleuchter, um welche diese Fliegen mit großer Ausdauer herumspielen, auf die sie sich zu vorübergehender Ruhe niederlassen und die sie zum Kummer der Hausfrauen mit ihrem Kote verunreinigen, weshalb ihnen als willkommene Ruhesitze Papiertroddeln und dgl. geboten werden, damit sie die Lampen schonen. Es sind aber nicht allein die von der Decke herabhängenden Gegenstände, welche durch ihre auf die Fliegen wirkende Anziehungskraft deren mehrere um sich versammeln; denn diese Zweiflügler bilden auch unabhängig von solchen einfach unter der Zimmerdecke ihre Gesellschaften und lassen einen engeren, nicht nur akzidentiell synchoristischen Zusammenschluß deutlich erkennen. Sie fliegen bisweilen gegeneinander, trennen sich aber sofort wieder, um ihre Flugspiele fortzusetzen, die allem Anscheine nach mit dem Finden der Geschlechter nichts zu tun haben. Man sieht, wie sie einander jagen, sich zeitweise enger sammeln, dann zerstreuen, um sich wieder zu sammeln; wie sie zwischendurch ruhen, nur eine noch den Ruheplatz umschwebt, bis sich andere ihr wieder zugesellen. Die in der Luft beschriebenen Figuren und das ganze Benehmen der Tiere erinnert sehr an die auf dem Wasserspiegel spielenden Taumelkäfer. Aber die nähere Untersuchung hat gelehrt, daß diese zusammen schwärmenden Fliegen durchweg Männchen sind, die sofort ihre Flugspiele aufgeben, wenn sie bei diesen auf ein Weibchen stoßen. Damit fallen diese Sozietäten unter denselben Begriff wie die der schwärmenden Mücken und Eintagsfliegen.

„Die Männchen der Gattung Anthomyia schweben in dichten Schwärmen kurz vor Sonnenuntergang unter einem Baumzweige hin und her; ab und zu sieht man dann das eine oder andere von ihnen sich aus dem Haufen entfernen, um nicht zurückzukehren, wahrscheinlich, weil es jetzt irgendwo ein Individuum des anderen Geschlechts entdeckt hat. Auch die Männchen der Raubfliegenfamilie Empidae tanzen auf ähnliche Weise und bilden dabei nach Kellogg in Kalifornien so große Wolken über Wegen und Stegen, daß sie dem Verkehr hinderlich werden. Regimbard sah auf dem höchsten Gipfel des Pilatus kurz vor Sonnenaufgang Männchen der großen Bremsen (Tabanus) auf gleiche Weise schweben, wenngleich nicht in so dichten Massen zusammengedrängt, und hat wiederholt ihre Paarung mit vorüberfliegenden Weibchen konstatiert" (O. M. Reuter l. c.).

Allen diesen Schwärmen ähnlich sind die Versammlungen der Drohnen, denen die begattungslustige Königin zufliegt. Ich entnehme hierüber aus v. Buttel-Reepen[1] folgende Daten: Vielfach wurden faustgroße Kugeln von Drohnen bemerkt, die sich aus der Luft herabsenkten, oder zahlreiche Drohnen, die eng gedrängt in dichtestem Schwarme durch die Luft dahinschossen. Es scheint auch, daß es gewisse Sammelstellen oder Befruchtungsstätten über hohen Bäumen oder über Anhöhen gebe, wo sich die Geschlechtstiere finden (ähnlich wie bei Hummeln, Ameisen Cephenomyien u. a.). Solche Drohnentummelplätze sind beobachtet worden. Wirft man einen Stein in die dröhnende Schar, verfolgen ihn einige Drohnen fast bis zur Erde. Brünstige Hummelmännchen verfolgen ebenfalls geworfene Steine, vorbeischießende Schwalben, Schmetterlinge usw.; die Männchen der Wollbiene Anthidium manicatum eilen vorbeisummenden Fliegen nach, Tagfaltermännchen verfolgen oft artfremde Weibchen usw. Die Bienenköniginnen fliegen sehr wahrscheinlich, falls sie nicht schon vorher erwischt werden, ihrem Gehörsinne folgend, solchen Tummelplätzen zu. —

5 β. Gynosynhesmium, Weiberschwarm.

Die Weibchen von Empis borealis Lin. tanzen in der Luft auf und nieder, und hier sind es die Männchen, die sich dem anderen Geschlechte zugesellen. Dies geschieht unter den merkwürdigsten Begleiterscheinungen. Jedes Männchen, das sich werbend den Weibchen nähert, bringt als Hochzeitsgabe zwischen den mittleren Beinen ein von ihm gefangenes Insekt mit, wählt sich ein Weibchen aus und fliegt mit diesem auf einen nahen Zweig, wo die Kopulation erfolgt, während das Weibchen die ihm vom Männchen überlassene Beute aussaugt, welche beide Gatten festhalten (Howlett[2]). Hamm[3] beobachtete ähnliches an anderen Empiden (Empis, Pachymeria, Rhamphomyia). —

5 γ. Amphoterosynhesmium, Mischschwarm.

Bei den Termiten scheinen Synhesmien niemals zustande zu kommen; denn wenn auch die geflügelten Geschlechtstiere eines Staates sich zunächst gemeinsam in die Luft erheben, so bedingen doch nur der beschränkte Raum und die gleiche Zeit einen ganz vorübergehenden Zusammenschluß, der sich alsbald auflöst, weil andere assoziierende Faktoren nicht in Kraft treten. Will man hier also überhaupt von Synhesmien sprechen, so sind sie ganz akzidentieller Natur; die Schwarmgenossen zerstreuen sich schnell und haben keinen Vorteil von ihrer Vergesellschaftung. Ursprünglich gehören sie freilich einer essentiellen Gesellschaft an; das Schwärmen aber schafft eine Dissoziation

---

[1] Leben und Wesen der Bienen. Braunschweig 1915.

[2] Entom. Monthly Mag. (2) 18. Bd. 1907. S. 229.

[3] Ebenda (2). 20. Bd. 1909.

und hebt das primäre soziale Verhältnis zu den Schwestern, Brüdern und Eltern völlig auf.

Ganz anders liegen die Dinge bei den Ameisen, soweit bei ihnen überhaupt eigentliche Synhesmien zustande kommen. Hier erfolgt der Abflug der geflügelten Geschlechtstiere keineswegs geschlossen, vielmehr pflegen zuerst die Männchen, dann die Weibchen sich einzeln in die Luft zu erheben, um für immer Abschied von ihrem Neste zu nehmen. Wenn sich beide Geschlechter dann in der Luft sekundär wieder zusammenscharen, so ist hierfür keineswegs der Begattungstrieb allein maßgebend; der beherrscht ja andere Insekten auch, ohne daß es zu einer synhesmischen Vergesellschaftung kommt; auch sind es nicht allein die verwandtschaftlichen, die Familienbande, welche die Ameisen in der Luft wieder zusammenführen, denn unter den Geschlechtstieren herrscht keine Feindschaft zwischen den Angehörigen verschiedener Nester derselben Art, sie vereinigen sich vielmehr ohne weiteres mit anderen Nestern entstammenden Hochzeitsfluggesellschaften und bilden dann wie die Mücken außerordentlich individuenreiche Massen oder Säulen, die bei Millionen von Mitgliedern als schwere lebendige Wolken die Sonne verfinstern können. Diese Schwärme zeigen die Vorliebe, sich an Türme, hohe Baumgipfel (Pappeln) und Bergspitzen anzulehnen, oder einem langsam wandernden Menschen zu folgen, was auch Mückenschwärme gern tun.

Der Vorteil, welcher sich aus dieser Gewohnheit der Schwarmbildung ergibt, liegt auch hier nur darin, daß die Geschlechter einander leichter finden, nicht auch in dem Vermeiden der Inzucht; denn Inzucht wird nicht durch das gemeinsame Schwärmen der Geschlechtstiere aus verschiedenen Nestern vermieden, sondern allein schon durch die Tatsache, daß die Geschlechtstiere überhaupt ihr Nest verlassen und sich (auch ohne gemeinsames Schwärmen) kreuzen, wie diejenigen Ameisen lehren, bei welchen es zur Bildung von Synhesmien ebensowenig kommt wie bei den Termiten.

Übrigens begegnet uns die Vorliebe für hoch emporragende Gegenstände auch sonst bei Insekten. Die Cephenomyien z. B. fliegen um hohe Türme, Aussichtstürme auf Bergspitzen usw., auf die sie sich zum Ausruhen niedersetzen, wobei sie der Sammler in kurzer Zeit in größerer Anzahl erbeuten kann.

Der eigentliche Begattungsakt wirkt auch bei den Ameisenschwärmen dissoziierend, weil die gepaarten Tiere (Myrmiciden) zu Boden fallen und erst hier kopulieren, oder die beiden Geschlechter ungepaart zur Erde herabsinken, um erst dann sich zu paaren und die Begattung zu vollziehen, oder endlich, indem die in der Luft gepaarten Tiere den Schwarm verlassen, wobei das kräftigere Weibchen das leichte Männchen trägt (Lasius). —

Amphoterosynhesmien gibt es auch bei den Lepidopteren. Ich hatte am 7. Mai 1916 vormittags zwischen 9 und 10 Uhr in Finkenkrug bei Berlin Gelegenheit, Schwärme von Adela viridella Scop. zu beobachten, die weit überwiegend aus Männchen bestanden. An einer ziemlich frei am Waldwege stehenden Hainbuche sah man von den untersten Zweigen bis zum Gipfel zahlreiche untereinander nicht zusammenhängende Gesellschaften von 10—30 Individuen, die im Sonnenscheine in der Luft tanzten und sich oft zur Ruhe auf die Blätter der äußersten Zweigenden niederließen. Der Zusammenhalt und das Auf- und Abschweben erinnerten sehr an die Ephemeridentänze. — „An einem und dem anderen von der Nachmittagssonne beschienenen ... Eichenbusche habe ich Hunderte dieser Mottchen auf und ab tanzen sehen, wobei sie ihre langen Fühler senkrecht in die Höhe halten, die beim Weibchen die Flügellänge merklich, beim Männchen mehr als um das Doppelte überragen ... Es ist entschieden der Hochzeitsreigen, welchen diese Tierchen ... aufführen; denn ab und zu begibt sich ein Weibchen mit weit ausgebreiteten Flügelchen auf eins der Blätter und winkt mit den Fühlern nach rechts und links. Es bleibt aber unbeachtet und fliegt nach kurzer Zeit der Ruhe wieder auf, um sich von neuem unter die muntere Schar zu mischen, welche so dicht gedrängt, als es die langen Fühler gestatten, ihr Auf- und Abwogen unterhält. Kurze Zeit ruht dann auch ein Männchen, und in dieser Weise geht das lustige Spiel weiter, bis schließlich nach dem Scheiden der Sonne unter dem westlichen Himmel der Knäuel sich löst und die einzelnen Pärchen zwischen dem würzigen Laube verschwinden" (Taschenberg[1]). — Sorhagen[2] sagt über die Arten der Gattung Adela: „Die Falter schwärmen mückenartig oft in großen Gesellschaften um die blühenden Pflanzen, in deren Blüte sie sich begatten." Speziell von A. viridella Scop. lautet seine Angabe: „Fliegt in allen Laubwäldern im Mai, Juni gesellig im Sonnenschein um das frische Laub von Eichen, Birken und Buchen und ruht auf den Blättern." —

b2. Nicht auf sexueller oder genetischer Grundlage entstandene Sozietäten.

Für die in diesem Abschnitte zu behandelnden Sozietäten kommen als sie begründende Faktoren weder genetische noch sexuelle Momente ausschlaggebend in Frage. Es sind andere Instinkte und andere Ursachen, die hier zusammenschließend und zusammenhaltend wirken, Ursachen so verschiedener Art, daß wir eine größere Anzahl solcher Gesellschaftsformen unterscheiden können, die ihrer Entstehung nach sämtlich sekundär sind. Allerdings werden wir sehen, daß sich sekundäre Gesellschaften ohne genetische oder sexuelle Grundlage aus Sozietäten zusammensetzen können, die auf genetischer oder sexueller Basis entstanden sind und bestehen, doch werden bei diesen Kombinationen solcher Sozietäten die Sexualität und Genesis nicht zu Bindemitteln (Syngynopaedium, Sympatrogynopaedium, Sysympaedium, Coincubatium).) Die Zusammensetzung, den sozialen Wert und die

[1] In Brehms Tierleben 1892.
[2] Die Kleinschmetterlinge der Mark Brandenburg, Berlin 1886, S. 153.

bindenden Faktoren dieser sekundären homotypischen Gesellschaften werden wir bei der Besprechung der einzelnen Sozietätsformen kennen lernen.

1. Sysympädium.

Seiner Zusammensetzung nach besteht ein Sysympaedium aus 2—X Sympädien, also aus den Kindern verschiedener artgleicher Mütter. Als eigentliche Sysympädien im engeren Sinne sollen nur solche Gesellschaften angesehen werden, welche durch die Vereinigung wirklicher geschlossener Sympädien entstanden sind, also nicht Sympädien, denen sich einzelne Mitglieder anderer Sympädien derselben Tierart angeschlossen haben, oder gleichaltrige Kinder verschiedener Mütter, die von ihrem ursprünglichen Sympädium abgespalten, unter sich Sozietäten bilden; aber diese können wir als Sysympädien im weiteren Sinne bezeichnen.

Was diese Kinder zusammenhält, ist im Einzelnen nicht immer restlos zu verstehen, doch kommen, wenn wir nach den Triebfedern fragen, Sympathien der Tiere zueinander, und wenn wir eine teleologische Erklärung suchen, die allgemeinen Herdenvorteile in Frage, welche der kombinierten Sozietät denselben essentiellen Charakter verleihen, den ihre Komponenten besitzen. — Ob die Scharen von Coregonus Wartmanni Bl., welche sich in den größeren nördlichen Alpenseen als Gesellschaften aus gleichaltrigen Individuen bilden, Sysympädien seien, vermag ich nicht zu entscheiden. Sie gehen gemeinsam ihrer Nahrung (Plankton) nach und sind wie andere dauernd vergesellschaftete Fische als Sozietäten mit essentiellem Charakter anzusprechen. Sollten sie Sysympädien sein, so wäre folgendes vorauszusetzen: Die Jungfische, die aus demselben Eiersatze stammen, halten sich zusammen; mehrere solche Sympädien vereinigen sich jedes für sich geschlossen mit dem anderen. Treffen diese Voraussetzungen nicht zu und mischen sich die Schwärme der Blaufelchen unabhängig von ihrer ursprünglichen genetischen Zusammengehörigkeit, was wohl zweifellos wenigstens in den Laichschwärmen geschieht, so haben wir es nicht mit sympädiellen Verbänden zu tun, sondern mit Gesellschaften, die man als Schutzsozietäten (Symphylacien) bezeichnen kann. Sie haben denselben Gesellschaftswert, den wir den dauernd (nicht vorübergehend) bestehenden Fischherden zusprechen dürfen, die nur dadurch noch ein besonderes Gepräge erhalten können, daß bei Scheidung der Geschlechter rein weibliche (Syngynien) oder rein männliche Schwärme (Synandrien) entstehen, von denen noch die Rede sein wird.

Daß die Herden der Plötzen (Leuciscus rutilus L.) wahrscheinlich keine Sysympädien sind, wurde a. a. O. schon erwähnt. Ebensowenig haben bei dem Döbel (Leuciscus cephalus L.). Die Sysympädien, wenn sie auch von den Jungfischen vielleicht gebildet werden, dauernden Bestand; sie werden von Raubfischen stark dezimiert, und die Reste der Sympädien werden sich, je älter die Fische werden, um so mehr mit Bestandteilen anderer Sympädien gemischt haben. Diese Mischung wird sich um so leichter und namentlich während des Laichens vollziehen, als, soweit mir bekannt ist, sich zwar die Fische gern zu ihresgleichen halten, die Mitglieder eines primären Sympädiums aber untereinander keine engere Gemeinschaft haben als mit anderen nicht derselben Kinderfamilie angehörenden Artgenossen.

Die Brut des Gründlings lebt in großen Scharen am flachen Ufer. In diesen kann es sich um Sysympädien handeln, doch ist zu vermuten, daß schon diese Gesellschaften und sicher die der geschlechtsreifen Fische Symphylacien sind, die nicht mehr in dem hier festgelegten engeren Sinne als Sysympädien bezeichnet werden können.

Die Gesellschaften der Bitterlinge (Rhodeus amarus Bloch.) sind weder Sympädien noch Sysympädien in dem von uns angenommenen engeren Sinne. Die Eier dieser Fische entwickeln sich bekanntlich in den Kiemen einer Muschel (meistens Unio), und die wohl durch die Muschel geschützten, in ihr aber nicht als Parasiten lebenden Jungfischchen bilden unter sich ein Sympaedium, mit der Muschel eine heterotypische irreziproke Gesellschaft. Nach dem Verlassen der Muschelkiemen finden sich die Bitterlinge sekundär zu den Herden zusammen, die als Symphylacien unsere Flüsse und Teiche beleben. Das Eheverhältnis löst als Monogamium die Symphylacien vorübergehend auf, die dann wahrscheinlich in anderer Zusammensetzung, aber mit demselben Sozietätswerte wiedergebildet werden.

Über den Gesellschaftswert der Schwärme junger Bleie (Abramis brama L.) vermag ich nichts Sicheres auszusagen; sie können Sysympädien sein, doch vermute ich, daß auch hier, wie wohl bei den meisten geselligen Süßwasserfischen, Symphylacien vorliegen. Es scheinen essentielle Sysympädien bei den Fischen nur ganz vorübergehend zu bestehen; und diese faßt man wohl besser als Symphylacien mit sysympädieller Zusammensetzung. —

Wenn sich zur Brunstzeit die „Tiere" mit dem Hirsche vergesellschaftet und ihre Kinder verlassen haben, bilden diese unter sich Sozietäten vom Werte kombinierter Kinderfamilien. Nennen wir diese Sysympädien, so wäre Voraussetzung, daß sie aus Sympädien zusammengesetzt sind. Da aber die Mutter meistens nur ein Kalb setzt, kann diese eine Person natürlich nicht als Sympaedium angesehen werden, nachdem sie sich von ihrer Mutter getrennt hat. Nur wenn die Mutter zwei Kälber (Zwillinge) besitzt, können diese später ein Sympaedium bilden, oder wenn ihr jüngeres Kind sich einem älteren gesellt; und dann kann der Ausdruck Sysympädium selbst im engeren Sinne für die kombinierte Kinderfamilie nicht mehr beanstandet werden. Es ist nun zweifellos unwesentlich, d. h. es läßt den Sozietätswert und die Art der Entstehung der Familie unberührt, ob ein Kalb oder deren zwei der Mutter folgen. Daher können wir in diesem und ähnlichen Fällen sehr wohl von einem Sysympädium sprechen, das dann freilich nicht notwendig aus Kinderfamilien (Sympädien) hervorgegangen sein muß, sondern auch aus Gynopädien mit nur einem Kinde resultieren kann, wenn die Gynopädien zu Syngynopädien zusammengetreten waren und so sekundäre Gesellschaften gebildet hatten. Jedenfalls besteht diese kombinierte Gesellschaft aus Kindern verschiedener Mütter, ist sekundär und ihr Zusammenhalt beruht so wenig wie bei den aus Sympädien kombinierten Sysympädien allein auf der Blutsverwandschaft, die vom Vater her freilich zwischen den meisten Kälbern bestehen wird.

2. Syngynopädium.

Die kombinierte Mutterfamilie, die wir mit diesem Namen belegen wollen, besteht aus mindestens zwei Gynopädien, die sich als Ganzes miteinander vereinigt haben. Durch die Art ihrer Entstehung erhalten diese Sozietäten sekundäres Gepräge und werden nicht durch genetische oder sexuelle Momente zusammengebracht und in ihrem Bestande erhalten. Das einfache Syngynopaedium besteht aus nur zwei Generationen: den Müttern und ihren unter sich gleichaltrigen Kindern. Bleiben aber die Kinder so lange bei ihrer Mutter, daß sie die Geburt ihrer jüngeren Geschwister noch erleben und für längere oder kürzere Zeit zugleich mit diesen Gesellschaftsmitglieder bleiben, so können wir von einem komplizierten Syngynopädium sprechen. Dies besteht dann aus den Müttern und deren ungleichaltrigen Kindern verschiedener aufeinander folgender Würfe oder Eiersätze.

Von dem Zustandekommen syngynopädialer Sozietäten bei den Ameisen war schon (p. 182) die Rede.

Die Sattelrobben (Phoca groenlandica Fabr.) bilden nach der Begattung, die auf den Wurf der Jungen folgt, Syngynopädien, denn die Mütter werden zu dieser Zeit von den Männchen verlassen, die unter sich Gesellschaften (Synyadrien) bilden und in andere Gegenden ziehen. Die Gynopädien vereinigen Tausende von Individuen miteinander, die sich in Scharen auf dem Eise des nördlichen Eismeeres aufhalten. Diese Gesellschaften sind nicht akzidentieller Natur; denn es ist nicht allein die Gunst des Aufenthaltsortes, welche die Robben zusammenführt, da sie auch sonst vergesellschaftet sind. Aus der Tatsache, daß sich mehrere Familien ohne äußeren Zwang miteinander vereinigen, und aus dem Verhalten der Männchen, die gewiß nicht durch geschlechtliche Anziehung miteinander verbunden sind, ergibt sich, daß weder synchoristische noch auch sexuelle und genetische Momente allein maßgebend sind. Bei Tieren, die auf einer so hohen Stufe stehen, wird man von vornherein nicht geneigt sein, die Triebfedern für ihre Vergesellschaftung allein in der Anhänglichkeit der Mütter an ihre Kinder und in der Sexualität zu suchen; Sympathien und Herdeninstinkte spielen vielmehr zweifellos eine bedeutende Rolle auch bei den gemeinsamen Wanderungen der Sattelrobben, die aus nicht bekannten Ursachen unternommen werden und keine Symporien sind, weil nicht erst der Wandertrieb die Sozietät als solche schafft oder ihr eine veränderte Form und Zusammensetzung gibt. Bei diesen Wanderungen hat man die Robben in großen Scharen mitten im Meere angetroffen, wobei eine bestimmte Zugordnung eingehalten wird: ein Tier schwimmt hinter dem anderen, alle bilden eine ziemlich gerade Linie und folgen einem Leittiere, dessen Bewegungen sie nachahmen. —

Von dem Walrosse (Trichechus nosmarus L.) wird angegeben, daß die Männchen Synandrien bilden, die Mütter aber von ihnen gesondert unter sich mit ihren Jungen vereinigt leben. Sofern sie syngynopädiale und synandrielle Verbände bilden, würden also die Walrosse in ihrem sozialen Verhalten mit der Sattelrobbe übereinstimmen, zumal auch bei ihnen gemeinschaftliche Wanderungen vorkommen. Die höhere Stufe der Vergesellschaftung zeigt sich in dem Ausstellen von Wachen, während die Tiere auf dem Eise gelagert sind; auch sollen sie bei gemeinsamen Kämpfen gegen Feinde einem Führer folgen und einem angegriffenen Herdengenossen zu Hilfe eilen, wenngleich sie die gemeinsame Flucht vorzuziehen scheinen.

Als drittes Beispiel für syngynopädiale Herden sei unser Wildschwein (Sus scrofa L.) genannt. Nachdem die Bachen einige Zeit jede mit ihren Frischlingen ein Gynopaedium gebildet haben, vereinigen sie sich später zu Syngynopädien und beweisen hierdurch wie auch durch ihr sonstiges Herdenleben, daß sie die Gesellschaft von ihresgleichen auch unabhängig von der Mutterliebe und dem Geschlechtstriebe suchen (vgl. Kommunalkonnubium S. 264). Einen wesentlichen Wert gewinnt hier die Vergesellschaftung durch die gemeinsame Abwehr von Wölfen, die, besiegt von den Schweinen verzehrt werden.

3. Sympatrogynopädium.

Wie aus den Kinder- und Mutterfamilien, so können auch aus den Elternfamilien kombinierte Patrogynopädien hervorgehen, die als sekundäre Sozietäten oder Herden den Wert von Sympatrogynopädien haben. Beide Eltern bleiben hier nicht nur miteinander und mit ihren Kindern vereinigt, sondern schließen sich an andere Elternfamilien an, wobei ebensowenig wie bei den anderen Formen kombinierter Familien nur Anhänglichkeit an die Jungen nnd Geschlechtstrieb wirksam sein können, die ja beide ihre Befriedigung schon in der einfachen Familie finden. Solche Sympatrogynopädien dürften vielfach in den Affenbanden gegeben sein, die wenigstens, wenn sie komplizierterer sekundärer Zusammensetzung sind, auf patrogynopädialer Grundlage entstanden sein werden.

Die Meerkatzen (Cercopithecus) des afrikanischen Urwaldes trifft man fast stets in größeren Banden, kaum einmal als einzelne Familien. Es handelt sich jedenfalls um sekundäre und primäre Familienverbände mit dem Charakter einer Tyrannis, da ein durch seine Stärke, Erfahrung und List ausgezeichneter unentbehrlicher und allmächtiger männlicher Leitaffe unumschränkt herrscht, ohne doch allein Gatte der weiblichen und Vater der kindlichen Mitglieder seiner Herde zu sein. Die ausgesprochen sozialen Instinkte dieser Affen sind bekannt, der essentielle Wert ihrer Sozietäten ist unbestritten. Die Herdengenossen befreien einander von lästigem Ungeziefer, von Dornen und Kletten, die in ihrem Felle hängen geblieben sind, leisten aber einander nicht nur Hilfe, sondern spielen auch miteinander usw. Die Geselligkeit ist ihnen nicht nur Erfordernis mit Rücksicht auf die bloße Erhaltung ihres Lebens und ihrer Art, sondern psychische Bedürfnisse spielen eine ausschlaggebende Rolle, welche denen ganz ähnlich sind, die wir bei primitiven Völkern und unseren Kindern beobachten, Reaktionen auf Motive, die nicht immer noch ausschließlich durch biologische Vorteile gerechtfertigt erscheinen. Der Leitaffe fordert Gehorsam, straft, lockt, ruft und warnt mit verschiedenen der Herde verständlichen Lauten (Affensprache). Nachts wärmen sich die Tiere gegenseitig auf ihren Schlafbäumen; sie verteidigen sich gegen manche Feinde gemeinschaftlich. An Vielseitigkeit gewinnt das soziale Leben durch den hier mehr als bei den meisten anderen sozialen Tieren ausgeprägten Individualcharakter, der wohl bei dem Menschen am stärksten hervortritt, sich an gefangenen Affen aber ebenfalls in ganz unverkennbarer Weise bemerkbar macht. Es gibt unter ihnen zänkische und leicht gereizte, bissige, friedliche und sanfte, heitere, närrische, ruhige, dumme, schlaue, liebenswürdige und boshafte Charaktere, wovon sich jeder aufmerksame Besucher eines zoologischen Gartens überzeugen kann, wenn er mit den Gefangenen in näheren Verkehr tritt.

Auch die Paviane (Cynocephalus) bilden patrogynopädiale Gesellschaften von oft den Bestand einer einzigen Familie weit übertreffender Mitgliederanzahl. Bei dem Hamadryas (Cynocephalus hamadryas L. Wagn.), der als Hochgebirgsaffe die Küstengebiete Abessiniens und Südnubiens bewohnt, begegnet man den Angaben nach seltener 15—20 Stück umfassenden kleinen als etwa 150 Miglieder zählenden größeren Banden, denen dann 10—15 vollkommen erwachsene Männchen und ungefähr 20—30 erwachsene Weibchen sowie junge und halberwachsene Affen als deren Kinder angehören. Das Eheverhältnis ist also, falls nicht Kommunalehe herrscht, polygam. Die Mitglieder der Bande halten fest zusammen, suchen gemeinsam geschützte Schlafplätze auf, wandern zusammen, stellen Wachen aus, verständigen sich, untereinander, senden Kundschafter aus, welche die Gelegenheit erspähen, eine Pflanzung zu plündern, und haben bei Gefahr eine bestimmte Taktik, indem die bei einem Angriffe die Spitze bildenden alten Männchen bei der Flucht die übrige Herde decken, der sie dann folgen.

Als Sympatrogynopädien erweisen sich die Brüllaffenherden (Mycetes) der Wälder Südamerikas dadurch, daß ihnen mehrere erwachsene Männchen angehören. Ob geschlossene Ehen bestehen oder sexuelle Promiscuität herrsche, ist zweifelhaft. Einem Männchen fällt allein die Führung zu, es wacht nicht nur über die Sicherheit der Bande, sondern leitet auch als Vorsänger das oft beschriebene Brüllkonzert ein.

Bei den erwähnten Affen scheint eine Brunstperiode mit jährlicher Wiederkehr nicht zu existieren. Die Männchen sind wohl ständig, die Weibchen jedenfalls abhängig von der Menstruation (in monatlichen Perioden?) brünstig. Damit fällt eine dissoziierende Ursache weg, die bei anderen Tiersozietäten eine wichtige Rolle spielt. Die Herde zerfällt nicht während einer Brunstzeit bei übermächtigem Vorherrschen des Geschlechtstriebes in einzelne Konnubien.

Die Murmeltiere (Marmota) liefern ebenfalls Beispiele sympatrogynopädialer Sozietäten von hohem essentiellen Werte, wenngleich die durch ihre Vergesellschaftung gewonnenen Vorteile schon deshalb für das Einzeltier nicht so vielseitig werden können wie bei den Affen, weil die Murmeltiere auf einer weit tieferen Stufe geistiger Begabung stehen. Das Alpenmurmeltier (Marmota marmota L.), das die höchsten Steinhalden unserer Alpen an der Schneegrenze bewohnt, läßt Kolonien von beträchtlicher Mitgliederanzahl entstehen, da die nahe beieinander angelegten Familienbaue eine umfangreiche Siedelung bilden. Die Erdbaue für den Sommer sind weit einfacher als die Winterwohnungen und dienen nur als Zufluchtsstätten bei vorübergehend drohenden Gefahren und als Schutz gegen ungünstige Witterungseinflüsse. Ich habe das Sommertreiben dieses Murmeltieres am Zürser See (Vorarlberg) selbst beobachten können. Es ist bekannt, daß morgens zuerst die alten Tiere vor ihren Erdlöchern erscheinen und die dürftige Weide abgrasen. Etwas nach ihnen sieht man auch die Jungen erscheinen, fressen, sich sonnen und miteinander spielen. Sobald sich die geringste Gefahr bemerkbar macht, ein Mensch sich nähert oder ein Raubvogel sichtbar wird, ertönt der oft wiederholte Warnungspfiff, der die ganze Gesellschaft unter der Erdoberfläche verschwinden läßt. Die sympatrogynopädiale Geselligkeit herrscht nur außerhalb der Erdbaue; denn in deren jedem wohnt nur eine Familie, die auch den viel tiefer und oft unterhalb der Baumgrenze angelegten sehr geräumigen Winterbau für sich allein in Anspruch nimmt. Die ihren Winterschlaf haltende Familie ist eine primäre Sozietät, eine Elternfamilie, die durch den Winterschlaf nicht in ihrem Gesellschaftscharakter verändert wird und daher nicht als Syncheimadium bezeichnet werden kann. Das gesellige Treiben der Sommergesellschaft führt bisweilen zur Entstehung großer Versammlungen, welche der Überwinterungsruhe vorhergehen und damit enden, daß einzelne Exemplare (die sich bei der Untersuchung als senil und völlig unterernährt erwiesen) von den übrigen getötet werden. Der biologische Wert solcher Hinrichtungen, die auch sonst bei Tieren beobachtet worden sind, liegt hier klar zutage: Greise, die den Winterschlaf nicht mehr zu überleben imstande sind, können, wenn sie während seiner Dauer sterben, die Wohnung verpesten und den Winterschlafgenossen gefährlich werden.

Unsere Wildkaninchen (Oryctolagus cuniculus L.) bilden monogame

Sympatrogynopädien, welche viel Ähnlichkeit mit denen des Alpenmurmeltieres zeigen. Die nur von einem Pärchen (Monogamium) bewohnten Erdbaue werden mit Vorliebe so in der Nachbarschaft anderer angelegt, daß Siedelungen entstehen, die man in unseren märkischen Sandgegenden häufig findet. Wenn nun auch die Freundschaft zwischen den einzelnen Familien nicht so weit geht, daß Angehörige einer anderen Familie im eigenen Hause geduldet würden, so kommunizieren doch die Röhren mehrerer benachbarter Wohnungen miteinander und ermöglichen auch einen unterirdischen Verkehr. Die Beziehungen der Siedlungsgenossen zueinander kann man erst abends beobachten, wenn die Kaninchen ihre Baue verlassen. Die Reziprozität der Familien erweist sich durch die gegeseitige Warnung, die jeder an dem zahmen Kaninchen schon beobacdtet haben wird; das Warnungssignal wird dadurch gegeben, daß die Tiere mit den Hinterläufen kräftig auf den Boden aufschlagen, worauf wie bei dem Pfiffe des Murmeltieres alle Kaninchen in ihre Löcher eilen. Wie bei vielen Tieren, deren sozialer Verband höhere Werte geschaffen hat, bildet sich auch hier ein engeres soziales Band zwischen den alten und jungen Sozietätsmitgliedern, welches dahin führen zu können scheint, die ganze Gesellschaft in ein Abhängigkeitsverhältnis zu einem älteren Stammvater zu bringen.

Diese ganze Kaninchensozietät scheint aus einer monogamen Ehe hervorgegangen zu sein. Indem diese zur Entstehung einer Familie führte, wurden die Erdbaue, deren die erwachsenen Tiere wenigstens im Sommer wohl kaum bedurften, ursprünglich nur im Interesse der Brutpflege angelegt, die von dem Kaninchen im Gegensatze zum Hasen in aufopfernder und sorgfältiger Weise vornehmlich und anfangs wohl meistens ausschließlich von der Mutter ausgeübt wird. Eine die Pflegebedürftigkeit überdauernde Anhänglichkeit, vielleicht aber auch nur der Umstand, daß die Jungen in der Nachbarschaft ihrer Geburtsstätte geeignete und zusagende Bedingungen vorfanden, veranlaßte sie, sich in der Nähe des elterlichen Baues anzusiedeln. Dann wäre eine Siedelung, welcher familienfremde Mitglieder nicht zugewandert sind, als primäre Gesellschaft ein Polypatrogynopädium. Solche primären Sozietäten scheinen jedoch in der Natur nicht oder doch nur ausnahmsweise vorzukommen. —

Recht hochwertig werden die sozialen Beziehungen der Mitglieder zueinander in den patrogynopädialen Gesellschaften, welche die Biber (Castor) bilden, weil sich hier die Einzeltiere bei gemeinschaftlicher für die Gasamtheit nützlicher Arbeit gegenseitig unterstützen und auf diese Weise Bauten entstehen, welche die Leistung des Gemeinwesens auch nach außen hin als das Werk einer organisierten Gesellschaft mit zweckmäßiger Arbeitsteilung in Erscheinung treten lassen. —

Sehr enge gesellschaftliche Beziehungen bestehen zwischen den Familien der Viscacha (Viscacia viscacia Mol.) in Argentinien. „In den spärlich bewachsenen und auf weite Strecken hin kahlen dürren Ebenen gräbt sich die Viscacha ausgedehnte unterirdische Baue am liebsten in der Nähe von

Gebüschen und nicht weit von Feldern entfernt. Die Baue werden gemeinschaftlich angelegt und auch gemeinschaftlich bewohnt. Nach W. H. Hudson lebt die Viscacha gewöhnlich in Gesellschaften von 20—40 Köpfen und bildet so die Viscacheras genannten Kolonien, die 12—15 Baue enthalten, manchmal aber auch das Doppelte oder Dreifache. Solch eine Viscachera bedeckt 100 bis 200 Quadratfuß. Die Baue sind sehr verschieden in ihrer Ausdehnung, manche öffnen sich in weite Kessel, von denen weitere Röhren ausstrahlen, während andere eine Verbindung mit den Nachbarn herstellen. Die ganze Viscachera bildet einen Hügel durch die Erde, die die Tiere aus den Bauen hervorbringen. Sie wird immer auf den offenen Ebenen angelegt, und die Eingänge der zusammengesetzten Gemeinschaftsbaue haben manchmal bis 10 cm im Durchmesser. Der Einzelbau hat gewöhnlich die Form eines Y. Von Hudson hören wir auch, daß außer der bekannten Höhleneule noch zwei kleine Vögel mit der Viscacha in Wohnungsgemeinschaft leben: ein Erdkleiber (Geositta) der an der Seite in ihren Gängen brütet, und eine Schwalbenart (Atticora), die die verlassenen Höhlen in Besitz nimmt . . . Ferner stellt Hudson richtig, daß das Paar Höhleneulen (Speotyto), das man oft auf dem Viscachahügel sitzen sieht, sich in der Regel seine Höhle selbst gräbt, manchmal aber auch einen der Baue an den Seiten des Hügels bezieht" (Heck in Brehms Tierleben, Nagetiere). — „In der Ansiedlung führen die Tiere ein gemeinsames Leben, ein altes Männchen scheint eine gewisse Rolle zu spielen, verläßt immer abends zuerst den Bau, und seine Sicherheit beruhigt die anderen. Laute verschiedener Art dienen als Warnungs- und Lockrufe und sonstwie zur Verständigung. Beziehungen bestehen auch zwischen den Bewohnern benachbarter Viscacheren; meist liegen solcher mehrere in engem Umkreise beisammen. Pfade, von den Tieren ausgetreten, verbinden sie untereinander. Die Tiere besuchen sich gegenseitig, ihre weithin hörbaren Schreie warnen und beruhigen die Nachbarn. Ja, wie schon Azara berichtete und Hudson bestätigt hat, graben die Nachbarn die Insassen einer verschütteten oder zugeschaufelten Viscachakolonie wieder aus" (Doflein, l. c.). —

Bei den gemeinsamen Wanderungen der Elefantenrobben (Marcrorhinus leoninus L.) handelt es sich ebenfalls um Verbände, die sich aus mehreren Elternfamilien zusammensetzen. Dabei bleibt aber die primäre Verbindung der Mitglieder einer Familie insofern fester, als die Familienmitglieder sich innerhalb der sekundären Sozietät, des Sympatrogynopädiums, enger zusammenhalten und Sonderverbände innerhalb der ganzen Herde bilden.

Recht komplizierte Verhältnisse treffen wir den Berichten nach bei der Bärenrobbe (Callorhinus ursinus L.) an. Diese Robben kommen nur zur Fortpflanzung auf die Inseln oder Schären, leben aber sonst auf hoher See und unternehmen im Meere weite Wanderungen. Zur Landzeit erscheinen zuerst einige alte Männchen, die möglicherweise als Kundschafter anzusehen sind. Dann erst folgt das Heer der übrigen Robben. Der sich nun geltend machende Geschlechtstrieb beherrscht die Form der Sozietät, indem er auf die Herde wenigstens bis zu einem gewissen Grade dissoziierend wirkt. Sie zerfällt an der Küste in kleinere Gesellschaften, und aus diesen sondern sich die Familienverbände. Die Tiere suchen in jedem Jahre dieselben Landstellen auf, wie durch gezeichnete Stücke bewiesen worden ist. Die weniger als sechs Jahre alten Männchen werden von den alten Bullen abgeschlagen, verlassen aber die Herde nicht und bilden somit keine gesonderten Synandrien, sie schwimmen scheinbar im Dienste der ganzen Gesellschaft längs der Küste umher und treiben schließlich alle Weibchen aufs Land; in Wirklichkeit aber verfolgen sie, ohne ihren Zweck zu erreichen, jedes Weibchen im Wasser, weil sie sich auf das von den alten Bullen mit ihrem Harem okkupierte Land nicht wagen dürfen. Die zuerst gelandeten älteren Männchen erwarten die etwa einen Monat später eintreffenden Weibchen. Diese scheinen z. T. eine Vorliebe für bestimmte Männchen zu haben, denen sie sich zuzugesellen suchen, ein Verhalten, das von Haustieren bekannt, im Freien aber verhältnismäßig selten beobachtet worden ist. Die alten Männchen bilden nun mit je 5—40 Weibchen Polygynien, werden gegen andere Gesellschaftsmitglieder unduldsam und bewachen eifersüchtig ihren Harem, ja, stören das soziale Einvernehmen vielfach dadurch, daß sie anderen Männchen Weiber zu stehlen suchen und dabei in Kämpfe geraten. Zwei bis drei Tage nach der Landung werden die Jungen geworfen, und auf die Geburt folgt die Paarung gewöhnlich innerhalb eines Zeitraumes von 14 Tagen. Die Brunstzeit, in welcher kein altes Männchen das Land und seine Kühe verläßt, währt drei Monate. In dieser Zeit enthält sich das Männchen jeder Nahrung. Nach Ablauf der Brunstperiode ist die Aufgabe der Männchen auf dem Lande erfüllt, und sie gehen ins Meer. Die bisherige Sozietätsordnung auf dem Lande löst sich auf, und alle Weibchen und jungen Robben, denen sich jetzt auch die jungen Männchen (Junggesellen) zugesellen, stehen in freiem Verkehre miteinander. Dabei wird übrigens der engere Familienzusammenhang dadurch gewahrt, daß jede Mutter ihr Kind genau kennt und von anderen unterscheidet. Kinder anderer Mütter, die bei ihr zu saugen wünschen, weist sie ab. — Weiterhin sammeln sich dann die Neugeborenen zu gesonderten großen Herden (Sysympädien), lernen ohne Anleitung und Zwang von seiten der Alten schwimmen und folgen diesen ins Meer, wenn der allgemeine Abzug im Oktober die ganze Gesellschaft wieder zu einem Sympatrogynopädium zusammenschließt, das acht Monate lang bis zur nächsten Landnng im Meere lebt.

Eine weitere Komplikation erhält die Landgesellschaft dadurch, daß sich diejenigen alten Männchen, denen es im Kampfe mit ihren stärkeren Nebenbuhlern nicht gelungen ist, einen Harem zusammenzubringen, zu einer gesonderten Gesellschaftsgruppe (Synandrium) vereinigen und die als Hospitäler bezeichneten unbesetzten Küstenstrecken für sich in Anspruch nehmen, solange die Landzeit währt. Andere gesonderte Gesellschaftsgruppen

(Synandrien) bilden die Junggesellen unter sich; sie liegen entweder landeinwärts von den Familien oder haben ihre besonderen Landungsplätze, von denen aus sie nach Belieben ins Meer gehen.

Wir sehen somit die Sozietät dieser Robbe nach festliegenden Gebräuchen geordnet, jedoch derart, daß der Zusammenhang des Ganzen trotz der zeitweiligen Sonderung in Gruppen nicht verloren geht. Zweifellos haben wir es mit einer recht hohen Stufe der Geselligkeit zu tun, wenn trotz der dissoziierenden oder richtiger umgruppierenden die Tiere zur Landzeit beherrschenden Triebe dennoch die Gesellschaft nie aufhört, als Ganzes zu existieren. Die Ordnung, welche dieser Sozietät eigen ist, beruht freilich nicht auf einer von allen Mitgliedern anerkannten Übereinkunft, sondern ist im wesentlichen das Ergebnis des Geschlechtstriebes, der Mutterliebe, des Rechtes des Stärkeren und sozialer Instinkte. —

Die Elefantenherden sind reziproke Familienverbände von sympatrogynopädialer Natur und verschiedener Mitgliederanzahl, die zwischen 10 und 200 (selten mehr) schwankt. Männchen, Weibchen und Junge sind zu einer Gesellschaft miteinander verbunden, welche der Führung eines weiblichen Leittieres untersteht. Wenn auch ursprünglich jede Herde, aus nur einer Familie bestehend, primären Charaktar gehabt haben mag und der Familienvater die Rolle des herrschenden Oberhauptes gespielt haben wird, so machen doch die der Familie sich zugesellenden fremden Elefanten die Sozietät zu einer sekundären. Gilt dies für den asiatischen Elefanten, so wird von dem afrikanischen angegeben, daß die männlichen und weiblichen Tiere gesonderte Herden bilden (Synandrien und Syngynopädien, die sich nur zur Paarungszeit miteinander vereinigen. Nach anderen Berichten aber sind die Herden auch bei ihm dauernd gemischt (Sympatrogynopädien). Jedenfalls besteht ein sozialer Zusammenhang, der nicht allein vom Geschlechtstriebe abhängt, auch hier. Wie weit er gehe, wie er qualifiziert sei und dem Einzeltiere nütze, läßt sich für den, der lebende Elefanten nur aus zoologischen Gärten, Zirkussen und dgl. kennt, um so weniger beurteilen, als über die geistigen Fähigkeiten dieser Tiere die Ansichten so weit auseinander gehen, daß die einen sie für hochbegabt, die anderen sie für geradezu dumm halten. Allgemein aber erkennt man den Elefanten als folgsam, sanftmütig und geduldig an, und damit besäße er Eigensehaften, die zu seinem Herdendasein passen. Seine anerkannte und ausgesprochene Furchtsamkeit läßt ihn vielleicht wünschen, stets mit seinesgleichen vergesellschaftet zu sein. —

Über die Gesellschaften der Tarpane, der Wildpferde der südosteuropäischen Steppen, wird berichtet, daß sie in Herden von oft mehreren hundert Stück leben. Gewöhnlich zerfällt die Hauptmasse (das polygyne Sympatrogynopädium) wieder in kleinere familienartige Gesellschaften, denen je ein Hengst vorsteht. Halten sich diese polygynen Verbände (je ein Hengst und mehrere Stuten) zusammen, so dürfen junge Hengste der Herde nur in einem gewissen Abstande folgen, bis sie ebenfalls je über einige Stuten verfügen. Schon der Umstand, daß mehrere Familien vereinigt sind, erhebt die Sozietät über die Stufe einer bloßen Sexualkörperschaft. — Der Hengst sorgt für Ordnung und Zusammenhalt, Verteidigung und Flucht, wacht und führt. —

Die verwilderten südamerikanischen Pferde leben als zahlreiche Herden in allen Teilen der Pampas. Eine Herde kann tausende von Köpfen stark sein. Jeder Hengst versammelt so viele Stuten um sich wie ihm möglich ist, bleibt aber mit ihnen in Gesellschaft der übrigen Mitglieder der Herde, die keinen besonderen Anführer hat. —

Die Herden der Bezoarziege (Capra aegagrus Gm.) West- und Mittelasiens umfassen gewöhnlich 40—50 Mitglieder, lösen sich jedoch zur Paarungszeit im Herbste in kleinere Rudel auf, die 6—9 Stück umfassen, um sich nach dem Erlöschen des dissoziierenden Geschlechtstriebes wieder zu größeren sympatrogynopädialen Verbänden zu vereinigen. Der Geschlechtstrieb wirkt also hier in der Weise auflösend, daß er eine höherwertige Gesellschaftsform (die Verbindung mehrerer Familien) in eine niedrigere, ursprünglichere, die polygyne Familie verwandelt. —

Polygyne Sympatrogynopädien bildet auch Ovibos moschatus Zimm. Sie bestehen aus 20—30, ja 70—150 Stück. Gewöhnlich halten sich nur drei erwachsene Stiere bei sehr viel zahlreicheren Kühen auf. — Denselben Sozietätswert besitzen die Herden des Bison (Bos americanus Gm.) der nordamerikanischen Prärie, dessen Zusammeleben wie folgt geschildert wird: Die Gesamtheit der Bisonherde zerfällt in sich in zahlreiche kleinere Gruppen, deren jede ihren eigenen Leiter hat. Die Kuhherden, von jüngeren Bullen geführt, stehen immer in der Mitte der Gesamtheit, während die älteren Bullen sich zu kleineren Herden zusammenschließen und stets an der Peripherie der ganzen Herde bleiben. Die Kühe stehen zu dreißig und mehr beisammen, die Bullen zu sechs bis sechzehn. Oft bleiben die einzelnen Herden so nahe beisammen, daß man den Eindruck einer einzigen Herde von Hunderten oder Tausenden erhält. Zur Paarungszeit, im August und September, ziehen sich die Herden eng zusammen, eine Absonderung der paarungslustigen Tiere in Pärchen oder Familien findet nicht statt; es scheint eine Art Kommunalehe zu herrschen, wobei nur die gerade aufeinander stoßenden Bullen einander bekämpfen, jedoch den Angaben nach in ziemlich ungefährlicher Weise. Nach dem Erlöschen der Brunst tritt wieder die alte Ordnung in der Verteilung der Gesellschaftsmitglieder ein. — Trotz der Gruppierung der Herde in sich bleibt doch der Zusammenhang zwischen allen Gruppen erhalten, und deshalb sind wir in dem vorliegenden Falle nicht berechtigt, von selbständigen Synandrien, Syngynopädien usw. zu sprechen, da diese Herdengruppen nur Teile eines geschlossenen Ganzen bilden. —

Die Herden des Kaffernbüffels (Buffelus [Bos] caffer Sparm.), die aus 30—60 oder da, wo diese Tiere ungestört leben, aus Hunderten oder Tausenden von Mitgliedern bestehen, sind ebenfalls Sympatrogynopädien, innerhalb welcher die Kühe und Stiere dauernd beieinander leben. —

Wie die Rinder, so bilden auch die Antilopen Sozietäten, die den Wert kombinierter Elternfamilien haben können. Von gewissen Gesellschaftsformen dieser Paarhufer wird an anderer Stelle noch die Rede sein (heterotypische Sozietäten, essentielle Symporien, Synandrien). Ein Beispiel für die sympatrogynopädiale Körperschaft liefert die indische Hirschziegenantilope (Antilope cervicapra Pall.), die gewöhnlich Rudel von 20—30, häufig auch von 40—60 Stück bildet. Wenn diese Antilopen, durch das Bedürfnis nach Wasser und Weide zur Wanderung gezwungen werden, schließen sie sich zu Sozietäten von 8—10000 Stück zusammen, die sich dadurch als ad hoc gebildete Wandergenossenschaften (Symporien) erweisen, daß sie sich später wieder in kleinere Herden auflösen. Der essentielle Charakter der Gesellschaft wird hier so wenig bestritten werden können wie bei den Rinderherden. Er geht schon aus der Tatsache hervor, daß einige junge Männchen und alte Weibchen den Wachdienst übernehmen, während der Rest der Herde ruhig weidet. Wie bei anderen Herdentieren sucht auch hier das hochträchtige Weibchen zur Niederkunft einen einsamen sicheren Ort auf und bleibt einige Tage mit seinen Jungen allein im Gebüsche (Gynopaedium), um dann wieder zur Herde zurückzukehren. Vom teleologischen Standpunkte aus ist diese zeitweise Absonderung der Mütter als der Sozietät nur nützlich leicht zu verstehen, weil die anfangs natürlich noch recht unbehilflichen Jungen die Bewegungsfreiheit der Herde fühlbar beeinträchtigen und diese in Gefahr bringen würden, ohne selbst aus der Zugehörigkeit zu der Gesellschaft Nutzen ziehen zu können. — —

Die Sympatrogynopädien sind nicht auf die Säugetiere beschränkt, sondern begegnen uns auch bei den Vögeln. Hierfür liefern die Möwen (Larus ridibundus L.) ein gutes Beispiel. Da diese Vögel nicht nur zur Brütezeit, sondern auch sonst gesellig leben, sind für ihre Vergesellschaftung nicht nur sexuelle Triebfedern maßgebend; und wenn sie sich in Gegenden zusammenfinden, die reichlich Nahrung bieten, oder an Orten, an welchen sie gefüttert zu werden pflegen (Alster, Berlin usw.), so bilden sie hier doch nicht rein akzidentielle Symphagien, sondern essentielle Gesellschaften, die auf geselligen Neigungen beruhen. Als Bewohner der süßen Gewässer beziehen sie gemeinsame Schlafstellen, um auf dem Wasser schwimmend zu ruhen. Niemals trifft man sie dauernd einzeln und nie mit anderen Vögeln vermischt; sie bilden also reine homotypische Sozietäten. Da sie niemals einzeln brüten, treten sie zur Brutzeit zu Conconnubien zusammen, aus welchen Sympatrogynopädien werden, sobald die Brut erschienen ist. Diese Brutgesellschaften können aus Hunderten, ja Tausenden von Mitgliedern bestehen. Die einzelnen Paare fühlen sich den Feinden nicht gewachsen; aber die ungeheuere Anzahl der Individuen macht die Sozietät unangreifbar und gibt ihr allein schon essentiellen Wert; denn das Einzelmitglied wird durch den Zusammenhalt des Ganzen völlig sichergestellt. Die Möwen vertreiben mit vereinten Kräften alle verdächtigen Eindringlinge von dem gewählten Nistorte, gestatten keinem anderen Vogel das Nisten zwischen ihnen und bleiben deshalb auch als Nistgenossenschaft im Gegensatze zu anderen Vogelarten ausgesprochen homotypisch. Die Nistgenossen rufen einander zu und verständigen sich durch verschieden Laute miteinander; sie führen gemeinsame Kämpfe gegen Raben, Raubvögel, ja selbst gegen Schwäne, also gegen Feinde oder Störenfriede, denen nur die überlegene Anzahl etwas anzuhaben vermag. Alles dieses beweist, daß bei den Möven die Sozietät sehr erhebliche Werte geschaffen hat und zweifellos als essentiell zu beurteilen ist. —

Essentielle Sympatrogynopädien bilden auch die Siedelsperlinge Südafrikas (Philhetaerus socius Lath.). Ihre Gesellschaften haben ausgesprochen defensiven Charakter; denn das von ihnen gemeinsam hergestellte Dach, unter dem sie nisten, dient allen vereinigten Familien zum Schutze gegen Schlangen, welche die Eier bedrohen, oder nach anderer Auffassung gegen nestplündernde Affen, die von dem Dache abgleiten und, nirgends Halt findend, die Nester und Eier nicht erreichen können. Unter dem gemeinschaftlich hergestellten Dache, das nach Art eines Strohdaches einen starken Ast und dessen Zweige bedeckt, finden 800—1000 Vögel Platz zum Bau ihrer Nester. Zuerst wird unter Beteiligung aller Mitglieder einer Nistgenossenschaft das gemeinsame Dach als regelrechter Schutzschirm hergestellt. Die Gemeinschaft der Vögel scheint keineswegs, wie wohl in anderen Fällen, bedingt oder mitbedingt durch die günstige Nistgelegenheit; denn diese wird ja erst durch die gemeinsame Arbeit der Vögel geschaffen. An der Unterseite des sozialen Nestes oder Daches baut dann jedes Paar oder wenigstens jedes Weibchen sein Nest für sich; und wenn auch alle Nester dicht beisammen hängen, bildet doch jedes für sich den Privatbesitz einer Familie. An dem weiteren Ausbau des Daches und seiner Ausbesserung sind alle Vögel beteiligt. Das Anwachsen der Kolonie zeigt sich in den jährlich neu angelegten Nestern. Übrigens dient jedes Nest nur für eine Brut. Die neuen Nester werden unter den alten angelegt, bis schließlich der Baum unter der Last zusammenbricht und damit eine Dissoziation der Siedelsperlinge in mehrere kleinere Gesellschaften herbeigeführt wird.

Über den Charakter dieser Sozietät der Philhetaeren sagt Girod[1]: „Jedes Pärchen bewahrt seine vollständige Unabhängigkeit und tritt zu seinen Nachbarn nur in Beziehung, wenn eine gemeinsame Gefahr droht. Hier zeigt sich nur ein dichtes Nebeneinander der Nester aber durchaus kein gemeinsames Empfinden irgendwelcher Art. Soziale Beziehungen zwischen den vereinigten Individuen fehlen, und wenn hier ein gemeinsames Handeln stattfindet, so geschieht das doch nur zeitweilig wie unter den vorher betrachteten

[1] Les sociétés chez les animaux; Übers. v. W. Marshall. Leipzig, 1901.

Umständen. Man darf daher in diesen gewaltigen Bauwerken keine wirklichen Städte, noch weniger republikanische Gemeinwesen sehen wollen, denn die gemeinsame Arbeit und Leistung erstreckt sich nur auf die Herstellung des Daches und ist im übrigen nicht stark genug, um dauernde Beziehungen zwischen den einzelnen Arbeitern zu veranlassen. Die Furcht vor schädlichen Reptilien erklärt, wenn man Paterson glauben darf, dieser Vereinigung der Leistungen von verschiedenen Seiten her zur Erreichung eines gemeinsamen Zieles, wie die Furcht auch das gemeinsame Vorgehen gegen Raubvögel und Schlangen erklärt. Aber abgesehen von jener Leistung verknüpft kein weiteres Band die Vögel, und es existiert keine Direktive dahin, wie die einzelnen Nester anzuordnen und was ihre Bewohner sonst etwa zu tun und zu lassen hätten. Jedes freie Plätzchen wird von einem neuen Pärchen eingenommen, das sein Leben für sich lebt und nur in der nahen Nachbarschaft seiner Genossen größere Sicherheit findet." -

Als sehr fest gefügt erweisen sich die Gesellschaften unserer Saatkrähe (Corvus frugilegus L.), die durch den Geschlechtstrieb zur Paarungszeit nicht aufgelöst werden; vielmehr brüten diese Vögel in gemeinsamen Nistkolonien und bilden auch außer der Brutzeit Sympatrogynopädien mit engem Zusammenschlusse und von hohem sozialen Werte. Die Sympathien zwischen den Mitgliedern einer Gesellschaft sind offenbar sehr stark; denn wenn eine Krähe aus dem Schwarme heraus erschossen worden ist, so wird sie, wie oft beobachtet wurde, nicht sofort von ihren Genossen verlassen, sondern diese überfliegen sie mit lautem Geschrei und berühren die Leiche, die noch wiederholt besucht wird. Ähnliches ist von den sozialen Papageien bekannt. — In den dauernden Gesellschaften zahlreicher Familien hat sich eine Arbeitsteilung herausgebildet, welche diese Sozietät zu einer recht hochwertigen macht. Während die Krähen Nahrung suchen, sind stets einige Schildwachen ausgestellt, die den Schwarm sichern. Sie besuchen vormittags gemeinschaftlich die Wiesen, frisch gepflügte Äcker, Misthaufen, Maulwurfs- und Mauslöcher, um ihrer Nahrung nachzugehen. Inzwischen sitzen die ausgestellten Wachen auf benachbarten Bäumen mit weiter Aussicht und alarmieren niemals überflüssigerweise, weil sie Freund und Feind sehr genau zu unterscheiden wissen. Nach der Warnung durch die Wachen fliehen diese mit der ganzen Gesellschaft. Aber nicht nur die Flucht findet die Saatkrähen als geschlossene Körperschaft, sondern auch der Angriff und die Abwehr. Sie kämpfen mit Erfolg gemeinsam gegen Raubvögel, necken und verfolgen sie mit Geschrei und Schnabelhieben, verjagen gemeinschaftlich Eindringlinge aus ihrer Gesellschaft, bilden also Schutz- und Trutzbünde, ohne doch eigentlich aggressiv zu sein, da gemeinsam Beute zu bewältigen nicht der eigentliche Zweck der Vergesellschaftung ist wie etwa bei den Wölfen. Für alle gemeinschaftlichen Handlungen scheint die Monarchie einer alten, erfahrenen Krähe die Direktiven zu geben: sie stellt die Schildwachen auf, gibt das erste Zeichen zu Flucht und Angriff usw. --

Nachmittags sammeln sich alle Mitglieder auf den Bäumen, um hier in Ruhe zu verdauen, gesichert wiederum durch Wachen, welche die höchsten Gipfel als Beobachtungsposten beziehen und gegebenen Falles die allgemeine Flucht veranlassen. Gegen Abend versammeln sie sich an bestimmten Stellen und unterhalten sich unter Benutzung verschiedener Laute, um von hier aus einzeln oder paarweise ihrem Schlafplatze zuzustreben, den sie unter Vermeidung allen Geräusches anfliegen.

Daß in der Gesellschaft eine weitgehende Disziplin herrscht, beweisen folgende Beobachtungen: Stiehlt eine Krähe der anderen während des Bauens Nestmaterial, so wird sie durch gemeinsames Zerstören ihres Nestes von seiten der übrigen Gesellschaft bestraft, wobei mit recht verschiedenen Tönen viel Geschrei gemacht wird. Zuweilen finden große Ratsversammlungen statt, welche die Krähen mit allgemeinem Geschrei sehr wichtig zu nehmen scheinen. Sie enden mit einer Exekution, wie sie auch bei anderen Vögeln (z. B. Störchen) und Säugetieren (vgl. Murmeltier, S. 281) beobachtet worden ist. Nachdem eine oder mehrere Krähen getötet worden sind, löst sich die Versammlung wieder auf.

Zur Wanderung schließen sich mehrere Gesellschaften zu kombinierten Sympatrogynopädien zusammen und bilden dann ungeheuere Scharen vom Gesellschaftscharakter essentieller Symporien.

Etwas anders gestalten sich die Sympatrogynopädien der Stare (Sturnus vulgaris L.) schon auf Grund des anderen Charakters dieses Vogels, der bei weitgehender Geselligkeit harmlos, friedlich und fast wehrlos ist. Wenn sich auch bei den Staren während der Brütezeit im Zusammenhange mit der Unterbringung des Nestes eine merkliche Dissoziation geltend macht, so brüten doch, wenn irgend möglich, mehrere Paare zusammen in naher Nachbarschaft, besonders dann, wenn ihnen zahlreich ausgehängte Nistkästen hierzu willkommene Gelegenheit bieten. Die benachbarten Pärchen beweisen ihre auch während der Brutperiode fortbestehende Geselligkeit selbst dann durch gemeinsames Futtersuchen, wenn ihre Nistorte weiter voneinander entfernt sind, als daß noch von einer Nistkolonie gesprochen werden könnte. Zu einer Isolierung der Pärchen kommt es nie. Nach der Brutzeit, wenn die Vögel nicht mehr an ihre Niststellen gebunden sind, welche sie, wenn auch nicht sondern, so doch auseinanderziehen, tun sie sich zu großen Schwärmen zusammen, die alle Staare eines weiteren Bezirkes zu nach Tausenden zählenden Schlafgenossenschaften vereinigen können. In dichten Massen fallen sie abends unter lautem Flügelrauschen in das Rohr ein und lassen sich häufig zuvor auf Bäume nieder, von denen ihr Kot auf den Beobachter herabregnet. Die Herden kommen einzeln an und sammeln und vereinigen sich erst an dem Schlafplatze. Zehntausende schwärmen vor dem Einfallen ins Rohr, und ihr Flügelgeräusch gleicht dem eines Sturmwindes. Im Rohre herrscht noch lange ein gewaltiger Lärm, bis das Schreien und

Singen unter wiederholtem Auffliegen mit einbrechender Dunkelheit verstummt. Dem Naturfreunde, der vom Boote aus dieser Gesellschaft zuschaut, bietet sich ein bewegtes und reizvolles Bild. Mehrere Stare setzen sich so auf denselben Rohrhalm, daß dieser durch ihre Schwere in horizontale Lage herabgedrückt wird und den Vögeln ein bequemes Sitzen gestattet. Darin offenbart sich eine gegenseitige Hülfe, ohne welche es nicht möglich wäre, die sichere, manchen Feinden unzugängliche Schlafgelegenheit zu benutzen.

Vor dem frühen Aufbruch erhebt sich am Morgen derselbe Lärm. Indem sich die ganze Gesellschaft in Schwärme auflöst, läßt sie auch daran die engere Zusammengehörigkeit der Schwarmgenossen erkennen, daß zufällig und irrtümlich bei dem Abziehen einem fremden Schwarme folgende Stare sich unterwegs wieder von diesem Schwarme sondern, um einzeln zu ihrer Herde zurückzukehren, ohne doch von den Mitgliedern des fremden Heerhaufens verjagt worden zu sein, da der eminent friedliche Charakter dieser Vögel Kämpfe nicht gestattet. Die Innigkeit des Bündnisses zeigt sich darin, daß verspätet zurückgebliebene Mitglieder, meistens wohl junge Vögel, von dem ganzen Fluge auf ihr Rufen hin abgeholt werden.

Das gesamte Treiben der Stare während des Tages ist ein gemeinschaftliches, daher sie in Kirschgärten und Weinberge einfallend, sehr fühlbaren Schaden anrichten können, zumal sie ziemlich verschwenderisch mit den Früchten und Beeren umgehen.

Diese Staarsozietäten sind kaum noch und zweifellos nicht allein auf Grund des materiellen Nutzens für das Einzeltier in ihrem Zusammenhalte zu verstehen. Aus der erwähnten gegenseitigen Hilfe bei der Herstellung des bequemen Schlafsitzes, die zugleich die Benutzung sicherer Schlafplätze ermöglicht, kann natürlich nicht auf den Zusammenschluß zu diesem Zwecke geschlossen werden. Was hielte dann die Vögel dauernd zusammen? Um eine Abwehr gemeinsamer Feinde handelt es sich nicht. Gegen den Lerchenfalken, Merlin, Hühnerhabicht und Sperber, von denen die Stare verfolgt werden, sind sie auch, zu großen Flügen vereinigt, wehrlos; sie greifen nie gemeinsam an, verteidigen sich nicht gemeinsam, und die gemeinschaftliche Flucht gewährt eher weniger als mehr Sicherheit gegenüber dem Fliehen des Einzeltieres. Ein gefangener Star strampelt und schreit, wehrt sich aber nie durch Beißen. Selbst das gemeinsame Übernachten im Rohre kann gefährlicher sein, als wenn jeder Vogel allein schliefe, weil es bisweilen dem Fuchs Gelegenheit gibt, statt eines Stares deren mehrere zu erbeuten. Es scheint nicht, als habe allein die gesteigerte Sicherheit oder ein anderer greifbarer Nutzen im Kampfe ums Dasein zur Bildung und zum Bestehenbleiben dieser Gesellschaften geführt, zumal ja die einzelnen Pärchen während der Brutzeit dem dann noch erschwerten Daseinskampfe sehr wohl gewachsen sind. Die Sozietät beruht auf einer weitgehenden Anhänglichkeit der Tiere aneinander, einem starken sozialen Bedürfnisse, das keineswegs allein auf Rechnung des

Geschlechtstriebes oder der Familieninstinkte zu setzen ist, die doch auch ohne den Zusammenschluß zahlreicher Familien ihre Befriedigung finden würden. —

Die Dohle (Colaeus monedula L.) lebt nicht nur zur Brützeit, sondern während des ganzen Jahres gesellig. Die Paare nisten niemals allein, bilden sogar bisweilen mit brütenden Saatkrähen heterotypische Gesellschaften. Wie Krähen und Stare hängen die Mitglieder einer Dohlengesellschaft eng zusammen und sind nicht so exklusiv, daß sie sich nicht leicht mit Star- und Krähenflügen vereinigten. Sie suchen gemeinschaftlich ihre Nahrung, ruhen des Nachts zusammen, nisten miteinander auf Kirchtürmen, Ruinen und Felsen, necken einander und führen im Frühjahre wundervolle gemeinsame Flugspiele auf, spielen aber auch sonst stundenlang miteinander. Auch Wanderungen werden gemeinschaftlich ausgeführt. Es macht sich also ein starkes Gesellschaftsbedürfnis geltend. Wie dieses entstanden sei, wissen wir nicht zu sagen, weil es als endogener Natur in letzter Linie qualitas occulta bleibt. Man könnte wohl vermuten, daß das Aufsuchen geeigneter und bevorzugter Nistplätze die Tiere zuerst auf einem begrenzten Raume zusammenführte und daß sie sich im Anschlusse hieran an eine gemeinschaftliche Lebensführung gewöhnt hätten. Aber dies genügt zur Erklärung des Zustandekommens der Sozietät keineswegs, weil viele andere Vögel, obgleich sie dieselbe Nistgelegenheit suchen, doch nicht gesellig werden, sondern einander die Nistplätze streitig machen. Die Geselligkeit liegt im Charakter der Dohlen, Krähen, Stare, Papageien, Möwen usw., und welche Anforderungen dieser stelle, dafür gewinnen wir ein gewisses Verständnis nur aus der eigenen Charakterologie, die uns aber über das Gewordensein unserer Artung, d. h. über die Ursache unsereres Soseins keinen irgend befriedigenden Aufschluß zu geben vermag. —

Von großer Festigkeit und auf gegenseitiger Zuneigung beruhender Innigkeit sind den Berichten zufolge die Gesellschaften der Papageien. Audobon spricht darüber in folgendem von Brehm wiedergegebenen Passus, den auch Espinas als Beleg für die soziale Hochwertigkeit dieser Sozietäten zitiert: „Mit dem geladenen Gewehr in der Hand schleicht sich der erboste Landmann herbei, und acht oder zehn Papageien erliegen dem ersten Schusse. Die Überlebenden erheben sich, schreien laut auf, fliegen vier oder fünf Minuten lang im Kreise umher, kehren zu den Leichen der Gefallenen zurück, umschwärmen sie mit lautem klagenden Geschrei und fallen als Opfer ihrer Anhänglichkeit. Ich habe im Laufe weniger Stunden mehrere Hunderte von ihnen in dieser Weise vertilgt und Körbe mit den erbeuteten gefüllt." — Vom Karolinenpapagei erzählt Wilson: „Auch die nachfolgenden Schüsse verändern dann ihr Betragen nicht; sie scheinen vielmehr die Aufopferung der anderen zu erhöhen, welche immer näher und rücksichtsloser die Gefallenen klagend umfliegen."

Ganz allgemein sehen wir bei den besprochenen Vögeln die Sozietät als eine essentielle reziproke nicht auf sexuelle Bedürfnisse basiert, ja, die

Geselligkeit nicht einmal wie sonst so oft durch die Paarung gestört oder aufgehoben. Sahen wir ferner namentlich deutlich bei den Staren einen nur sehr zurücktretenden materiellen Wert im Kampfe ums Dasein aus der Geselligkeit erwachsen, so erhebt sich diese auf eine sehr hohe Stufe, da sie in erster Linie psychischen Bedürfnissen entspricht. Damit stimmt auch zusammen, daß die erwähnten Vögel als zu den klügsten und gelehrigsten, an ihren Pfleger anhänglichsten gehörig bekannt sind. Übrigens kann sie, wie man wohl angenommen hat, nicht ihre Furchtsamkeit allein zusammengeführt haben, was man etwa bei den Staaren zuzugeben geneigt sein mag; denn die Krähen sind sehr wehrhafte und kräftige, wohl vorsichtige, aber nicht feige Vögel; und die Klugheit und Gelehrigkeit allein führt noch nicht notwendig zu einer Vergesellschaftung, wie der ungesellige Kolkrabe (Corvus corax L.) beweist. – Unter den übrigen Wirbeltieren sind, mit Ausnahme der Säugetiere, Sozietäten dieser Art nicht anzutreffen, weil die Eigenschaften, die sie möglich machen und bedingen, bei den niederen Vertebraten noch fehlen. Auch bei den Wirbellosen werden wir derartige Gesellschaften zu finden nicht erwarten dürfen. --

Von viel geringerem Werte erscheinen die sympatrogynopädialen Genossenschaften anderer Vögel, z. B. der Reiher (Ardea cinerea Lin.). Diese sind im ganzen ungesellig und von wenig ansprechendem Charakter; zur Fortpflanzungszeit aber vereinigen sich zahlreiche bis mehrere Hundert Pärchen zu einer der bekannten Reiherkolonien miteinander, um gemeinsam zu nisten. Doch kommt auf dieser Grundlage ein engerer Zusammenschluß der Mitglieder nicht zustande. Die Reiher derselben Nistkolonie suchen nicht gemeinschaftlich ihre Nahrung und unterstützen einander nicht bei dem Fangen der Fische. Die Nester stehen auf hohen Bäumen im Laub- oder Nadelwalde in geringer Entfernung voneinander und oft mehrere Nester auf demselben Baume. Das Wasser, in welchem die Vögel fischen, ist oft stundenweit von der Nistkolonie entfernt. Bemerkenswert ist das zähe Festhalten des sonst äußerst furchtsamen Vogels an dem einmal gewählten Brutplatze selbst dann, wenn er gestört und verfolgt wird. -- Da nähere Beziehungen zwischen den einzelnen Familien nicht bestehen, wäre man versucht, dieser Gesellschaft das essentielle Wesen ganz abzusprechen und einen rein akzidentiellen bloßen Synchorismus anzunehmen. Aber die Reihergesellschaft muß doch wohl als reziproke Sozietät aufgefaßt werden; denn wenn neue Nistplätze gewählt werden, finden sich die Vögel nicht zufällig an dem geeigneten Orte zusammen, den sie nicht einzeln oder paarweise, sondern von vornherein gemeinsam, also schon vorher vergesellschaftet, aufsuchen. — —

Wir können die Sympatrogynopädien als Kombinationen von Komponenten, deren jede selbst schon eine essentielle Gesellschaft ist, nicht verlassen, ohne noch einige allgemein soziologische Betrachtungen anzuschließen, die der nicht an ihnen interessierte Leser übergehen möge. Bei der in Rede stehenden Gesellschaftsform ist aus der Familie eine Völkerschaft geworden, die aus mehr oder weniger zahlreichen Familien besteht. Da drängt sich uns die Frage auf, ob die Völkerschaft sich aus der Familie entwickelt habe, oder welche Beziehungen überhaupt zwischen diesen beiden in ihrer Zusammensetzung so verschiedenen Sozietäten bestehen. Ich stimme Espinas in dem von ihm aufgestellten Satze bei, daß nicht die Familie, sondern das Individuum, die Person, das wirkliche Element der Völkerschaft sei. „Die Liebe eines Wesens zu seinesgleichen als solchem oder die Sympathie ist die Quelle des Kollektivbewußtseins." Aber es ist fraglich, ob die Völkerschaft hätte zustande kommen können, wenn ihr die Familie nicht vorausgegangen wäre, ihr gleichsam die Wege geebnet hätte, und ob nicht die sozialen Eigenschaften sich erst im Anschlusse an die Zugehörigkeit zu einer Familiensozietät so weit entwickelt, die Sympathie einen solchen Grad, eine so zwingende Kraft gewonnen haben, daß sie Tiere derselben Art aus verschiedenen Familien zum Zusammenschlusse bewegen konnten.

In der polygynen Familie höherer Art besteht ein festeres unmittelbares Band einmal zwischen den Weibchen einerseits und ihrem gemeinsamen Gatten andererseits, ferner zwischen den Müttern einerseits und ihren Kindern andererseits. Mittelbar und darum weniger fest sind die Weibchen eines polygynen Männchens miteinander verbunden, wie die Tatsache zeigt, daß der Tod des Männchens die Familie in manchen Fällen völlig zerfallen läßt. Ähnliches gilt für die Kinder desselben Vaters, aber verschiedener Mütter, welche der polygynen Familie als Mitglieder angehören und deren Zusammenhalt nicht durch ein Gefühl für ihre Blutsverwandschaft vom Vater her bestimmt wird, sondern in erster Linie durch die Tatsache, daß ihre Mütter alle demselben Gatten folgen. Die sexuellen Bande bedingen primär und vorzugsweise, wenn auch bei den höheren Tieren nicht mehr ganz ausschließlich das Zustandekommen und den Bestand der Familie. Nun ist es aber gerade die Sexualität, welche der Bildung von Völkerschaften widerstrebt und diese als dissoziierendes Agens oft in ihre Bestandteile zerlegt, sobald sich zur Brunstzeit der Geschlechtstrieb in seiner vollen Stärke zeigt. Erst wo dieser innerhalb der Familie zusammenhaltende, innerhalb der Völlkerschaft aber spaltende Trieb von anderen Trieben in dem eforderlichen Maße in Schranken gehalten oder überwunden wird, kann die Völkerschaft dauernd, also auch während der Brunstzeit bestehen; oder die Völkerschaft entsteht zwischen Individuen, die der Geschlechtstrieb nicht mehr oder noch nicht bestimmend beherrscht. Nur unter der Voraussetzung eines eingeschränkten, nicht allein herrschenden Geschlechtstriebes vermag sich also überhaupt eine Völkerschaft aus Angehörigen verschiedener Familien beiderlei Geschlechtes zu bilden, der beste Beweis, daß die Völkerschaft ihre Existenz eben diesem Geschlechtstriebe nicht verdanken kann und auf einem anderen Triebe beruhen muß, einem Triebe, dessen Wirkung in der Familie nicht durchaus geleugnet werden soll, in ihrem Schoße vielmehr den günstigsten Boden für seine höhere Entwicklung oder Erstarkung gefunden haben wird. Dieser Trieb wird sich allein bei den noch nicht geschlechtsreifen, vom Sexualtriebe also völlig freien Mitgliedern der Familie ganz uneingeschränkt haben betätigen können, um so bei dem Erwachen der Brunst dem Geschlechtstriebe möglicherweise entgegenwirken zu können mit einer Stärke, die ihn seiner sozietätssprengenden Kraft beraubte. Solche Mitglieder der Sozietät sind die jugendlichen Tiere. Bei ihnen ist „der Antagonismus zwischen der Familie und der Gesellschaft" aufgehoben. „Die Jungen bilden ... wirklich eine Gesellschaft untereinander, welche auf keinem Bande, weder des Geschlechts noch der Abstammung beruht und welche auch die Fortpflanzung nicht zum Zwecke hat; die Gefühle, welche sie befestigen, können sich ohne Hindernis auf eine weit beträchtlichere Anzahl von Individuen ausdehnen, und so begreift man, daß, während die Familie sich auflöst, eine Völkerschaft aus den Früchten entstsehen kann, welche sie zurückläßt" (Espinas).

Solche Vergesellschaftung zwischen den jungen Tieren ohne die Voraussetzung der Abstammung von derselben Mutter ist natürlich innerhalb der Familie nur bei polygynen Familien möglich, daher diese, wenn nicht überall, doch in vielen Fällen als die tatsächliche Vorstufe der Völkerschaftsbildung angesehen werden kann. Allerdings ist die Völkerschaftsbildung auch auf anderem Wege möglich, indem die jungen Tiere einer Familie, an die Gesellschaft mit ihresgleichen von ihrer Geburt ab gewöhnt, sich, wenn dem sonst nichts entgegensteht, leicht mit den Jungen einer anderen Familie vereinigen werden, sofern sie überhaupt soziale Instinkte besitzen. Diese müssen sie freilich sozusagen aus der Kinderstube mitbringen, da nur sie den Zusammenschluß wünschenswert und wirklich werden lassen, nicht aber erst infolge dieses Zusammenschlusses entstanden sein können. Erst wenn diese sozialen Instinkte so weit erstarkt sind, daß sie selbst von dem allmächtigen Geschlechtstriebe nicht mehr überwunden werden können, läßt auch die Brunst die geschlossene Körperschaft als solche fortbestehen und löst sie nicht mehr in Familien auf. „Wir sehen also, daß der Zusammenhang der Familie überall im umgekehrten Verhältnisse zur Wahrscheinlichkeit für die Bildung der Gesellschaft" (= Völkerschaft, d. V.) „steht. Damit die Herde entstehen könne, müssen die häuslichen Bande in gewisser Art erweitert sein und muß das Individuum seine Freiheit wiedergewonnen haben.... Das Kollektivbewußtsein der Völkerschaft kann also für seine Entstehung keinen größeren Feind haben als das Kollektivbewußtsein der Familie" (Espinas). Man kann dasselbe mit anderen Worten auch so ausdrücken: Der Sexual- oder Familienegoismus muß bis zu einem gewissen Grade überwunden sein, bevor sich Völkerschaften bilden können. Es fragt sich nun, was diesen Familienegoismus zu überwinden oder doch stark einzuschränken imstande sei; und eben dieser Faktor wird es zugleich sein, welcher die Völkerschaft als solche möglich macht und entstehen läßt.

Schon Espinas hat diese Frage nach dem völkerschaftsbegründenden Faktor aufgeworfen und beantwortet. Wenn ich auch nicht jedes Wort des folgenden Passus seines zitierten Buches zu unterschreiben vermag, sagt er doch das Wesentliche, dem ich zustimme, mit aller wünschenswerten Deutlichkeit: „Sicherlich würden die Jungen, wären sie nicht von ihrer Geburt an durch ihre gemeinschaftliche Erziehung für das soziale Leben gebildet, nie und auf keinem Punkte der zoologischen Reihe zur Völkerschaft sich haben erheben können. Wir behaupten also nicht, die ethnische Gesellschaft habe sich bilden können, ohne daß die häusliche Organisation ihr vorausgegangen wäre: wir leugnen nicht, daß die Familie die nächste Bedingung der Völkerschaft sei. Wir behaupten nur, daß, wenn das Individuum sich getrieben fühlt, mit seinen Genossen zu leben, mit ihnen eine beständige Gruppe zu bilden, es weder durch den Geschlechtstrieb noch durch eins der Gefühle, welche die Eltern mit den Jungen, die Jungen mit den Eltern verknüpfen, dazu geführt wird, sondern durch eine Neigung, welche die Paarungszeit nicht abwartet, um sich zu äußern, welche vielmehr fortdauert, nachdem diese Zeit verstrichen ist; kurz, durch einen Trieb, welcher in den häuslichen Gefühlen keine Stütze, sondern Hindernisse findet. Aber man wird einwenden: es handelt sich um die Geschwisterliebe, ist diese kein häuslicher Trieb? Wir antworten darauf, daß die Geschwisterliebe ihre Existenz dem Triebe verdankt, den wir soeben angedeutet haben, daß sie eine Folge von ihm ist. Die Zuneigung der Brüder zueinander rührt nicht her von den Banden des Blutes: diese Bande kennen die Tiere nicht. Ein Junges von einer Familie, das mit den Jungen einer anderen Familie derselben Art aufgezogen ist, wird von ihnen ohne irgendwelche Beschränkung als Bruder betrachtet werden. Der Einfluß der Familie auf die Bildung der Gesellschaft beschränkt sich also darauf, in der ersten Zeit nach der Geburt das gemeinschaftliche Leben einer Anzahl Junger zu sichern. Der Trieb dagegen, welcher sich während dieser Zeit entwickelt und von dem die Gesellschaft ausgehen muß, äußert sich in der Familie ebenso wie außer ihr und er vereinigt jedes Tier mit seinesgleichen. In der Tat, lediglich durch ihre Ähnlichkeit werden zwei hinreichend zentralisierte und gegenseitiger Vorstellung fähige Organismen notwendig zueinander hingezogen. Wenn wirklich, wie wir schon vermutet haben, die Vorstellung nicht nur durch das Gehirn, sondern durch das Nervensystem und den ganzen Körper entsteht, so daß ein intelligentes Wesen, welches sich eine Gebärde vorstellt, die in ihm selbst in der Vorstellung einen Ton erzeugt, immer in gewissem Grade beginnt, diese Gebärde auszuführen, diesen Ton von sich zu geben, so muß die leichteste Vorstellung für jedes Tier die von seinesgleichen sein. Es ist also für jedes lebende Wesen (? d. V.) ein Vergnügen, von ihm ähnlichen lebenden Wesen sich umgeben zu sehen, und wird dieses Vergnügen häufig gefühlt, so muß es notwendig in ihm ein Bedürfnis schaffen. Je mehr dieses Bedürfnis befriedigt wird, um so gebieterischer wird es werden; um so stärker wird sich die Sympathie entwickeln, je mehr sie gepflegt wird. Die Stütze jeder die Familie überschreitenden normalen Gesellschaft ist also die Sympathie. Sie erklärt uns sowohl, daß die dauernden Gesellschaften fast stets zwischen Tieren derselben Art gebildet werden, als auch, daß einige unter Tieren nahe verwandter Arten haben entstehen können. Sie liefert uns die Ursache der soeben angeführten Tatsachen und lehrt uns, weshalb in manchen Arten die Jungen mit den Jungen, Männchen mit Männchen und trächtige Weibchen mit trächtigen Weibchen sich vereinigen. Sie endlich wird erklären können, wie mehrere Bewußtseine nur ein einziges bilden und wie eine aus Individuen zusammengesetzte Gesellschaft nicht aufhört, individuell zu sein, obwohl diese Individuen untereinander in keinem physiologischen Verkehr stehen."

„Heißt dies, daß das soziale Band für uns ausschließlich intellektuell sei? Das würde in der Tat ein Merkmal sein, wenn die Intelligenz und die Zuneigung zwei trennbare Kräfte und nicht im Gegenteil eng vereinigt wären. Die äußere Welt wird in einem Bewußtsein nur als nützlich oder schädlich vorgestellt, d. h. in ihrer Beziehung zu den Zwecken des Individuums. Jede Vorstellung entspricht also einem Wunsche oder einem Impuls. Dieser Unterschied zwischen den beiden Ordnungen psychischer Erscheinungen ist derselbe, welcher bei den höheren Säugetieren und wahrscheinlich bei allen Wirbeltieren zwischen zentripetalen und zentrifugalen Nerven, zwischen den sensorischen und motorischen Apparaten besteht. Im Bewußtsein wie im Organismus bedingt dieser Unterschied ein Wechselverhältnis. Die Erscheinungen, durch welche ein lebendes Wesen an andere Wesen geknüpft wird, sind also doppelte, d. h. zugleich vorstellende und begehrende; sie gehören sowohl zur Ordnung des Gedankens wie zu der des Gefühls. Auf die Menschheit übertragen, könnte man von ihnen sagen, daß sie vom Herzen wie vom Geiste abhängen. Die Sympathie kann also mit der Intelligenz, die Geselligkeit mit der Vorstellung wachsen und gleichwohl ein Trieb bleiben; denn man versteht nicht, was ein Wunsch sein sollte, welcher unabhängig von der Kenntnis seines unmittelbarsten Gegenstandes wenigstens sich entwickeln würde."

„Indessen kann dieses notwendige Wechselverhältnis unter dem Einflusse der Vererbung den Augen verborgen und scheinbar aufgehoben sein. Eine in den individuellen Erfahrungen der Rasse häufig wiederholte Vorstellung kann schließlich eine spezielle Bildung des Nervensystems erzeugen, so daß die jungen Individuen bei der Geburt die Frucht dieser Erfahrungen ernten, ohne sie selbst gesammelt zu haben. In diesem Falle bleibt nur der zweite Teil des oben angegebenen doppelten Vorganges bestehen. Die Tätigkeit des Wesens wird durch den Umständen angepaßte Impulse erregt und antwortet auf die von der Außenwelt kommenden Erregungen durch Kombinationen passender Bewegungen, obwohl seine Intelligenz keine Belehrung sammeln und die Gesichtspunkte verketten konnte, welche solche Kombinationen erfordern. Muß man daraus schließen, daß die Intelligenz dabei fehlt? Durchaus nicht, denn die Tätigkeit ist nur erregt und das Bedürfnis nur gefühlt vermöge der Wirkungen der vorhergegangenen Operationen. Die Intelligenz ist in den Organen, welche sie gebildet, in dem Unbewußten, das sie erhellt, in dem Mechanismus, dem sie die Richtung erteilt hat. Das ist die Sympathie: entstanden aus der Vorstellung, wird sie zuerst im Individuum, dann in der Rasse ein Trieb, den die Ursachen, welche ihn haben entstehen lassen, immer mehr befestigen; und wenn der Psychologe sie sieht, so gleicht sie einer unvernünftigen Begier, einer unerklärbaren Neigung, und hier wie in so vielen anderen Fällen scheint der Bruch zwischen dem Begriffsvermögen und der Empfindung geschehen."

Espinas schließt diese Betrachtung, an der wir im einzelnen nicht Kritik üben wollen, weil es uns nur auf den Grundgedanken ankommt, mit folgendem wichtigen und meiner Überzeugung nach richtigen Satze: „Die Sympathie mischt sich in der Familie zum großen Teile mit allen den Neigungen, welche die Eltern untereinander und mit den Jungen verknüpfen, aber sie ist nicht die wichtigste Stütze dieser Vergesellschaftung. Sie gleicht der Krönung, der letzten Form der häuslichen Gefühle, aber sie ist nicht ein häusliches Gefühl im eigentlichen Sinne, sondern vielmehr die erste Grundbedingung der ethnischen Gesellschaft. Auf dieser gemeinsamen Grundlage zeichnen sich die besonderen Gefühle ab, welche jedem Mitgliede der Völkerschaft nach seiner Funktion eigentümlich sind."

Ist die Sympathie der Personen zueinander die eigentliche und wesentliche Grundlage für das Zustandekommen einer Völkerschaft, so ergibt sich als der unmittelbare Zweck dieser Sozietät nichts anderes als die Befriedigung des Gesellschaftsbedürfnisses. Wenn die Sozietät dann noch nach anderer Richtung hin für das Mitglied wertvoll wird, so sind solche Werte mittelbarer, sekundärer Natur. Dies hätte Gültigkeit für die gesteigerte Sicherheit, den besseren Schutz, kurz die Erleichterung des Daseins. Diese Werte krönen ihrerseits wieder die Völkerschaft, ohne doch durch sie primär erstrebt worden zu sein. —

Bemerkt sei an dieser Stelle noch, daß Völkerschaften auch sekundär durch ungünstige äußere Umstände aufgelöst werden können. Es ist sehr wohl möglich, daß viele jetzt solitär lebende Tiere unter anderen Verhältnissen Völkerschaften gebildet haben, ohne daß ein Schwinden des sie zusammenhaltenden Triebes die primäre Veranlassung ihrer Auflösung wurde. —

4. Adoptionssozietät.

Adoptionssozietäten haben wir da vor uns, wo eine Mutter die Kinder einer anderen artgleichen Mutter aufnimmt und wie ihre eigenen Kinder behandelt. Auf seiten des adoptierenden Tieres wird in der Regel der Mutterinstinkt, die Mutterliebe, eine Art spezialisierten Mitleides, als sozietätsgründender Faktor im Spiele sein, auf seiten der Kinder die Abhängigkeit, das Angewiesensein auf die Pflege und Speisung durch eine Mutter.

Solche Adoptionen homotypischer Natur sind oft beobachtet worden, nicht nur bei Haustieren und in zoologischen Gärten (Katzen, Hunden usw.), sondern z. B. auch bei dem Wildschweine (Sus scrofa L.) Die Frischlinge einer verstorbenen Bache wurden von einer anderen angenommen, gesäugt, geführt und verteidigt. Auch bei Vögeln kommen solche homotypischen Adoptionen vor.

Es ist interessant, daß Adoptionen sich auch auf artfremde Tiere erstrecken können, wobei dann nicht immer die Gesellschaft aus Mutter und Kindern bestehen muß. Von diesen heterotypischen Adoptionssozietäten wird an anderer Stelle noch die Rede sein (vgl. S. 371).

5. Synandrium, Männerbund.

Als Synandrien sollen die nur aus männlichen Tieren bestehenden Sozietäten bezeichnet werden, die ihrer Natur nach niemals als solche dauernden Bestand haben können, sondern zur Paarungszeit aufgelöst werden oder durch den Anschluß an die weiblichen Tiere eine andere Zusammensetzung gewinnen. Solche Männerbünde können ebensowohl von Junggesellen wie auch von Vätern gebildet werden, die zwar unter sich, nicht aber mit ihrer Familie vergesellschaftet sind. Die essentiellen Herdenwerte sind hier und bei den Syngynien im ganzen dieselben wie bei den Herden mit anderer Zusammensetzung.

Männerbünde begegnen uns nicht selten bei Herdentieren; so verlassen die männlichen Sattelrobben (Phoca groenlandica Fabr.) nach der Begattung ihre noch auf dem Lande bleibenden Weibchen und ziehen gemeinschaftlich weg. Auch von den Walrossen wird berichtet, daß ihre Männchen gesonderte Herden bilden. Die Böcke der Argalis (Ovis argalis Pall. [ammon L.]) Mittelasiens leben bis zur Paarungszeit gesondert von den Schafen und unter sich zu kleinen Sozietäten von 3—5 Stück vergesellschaftet. Der Geschlechtstrieb assoziiert sie den weiblichen Tieren, mit denen sie vorübergehend kleine Herden von 10—15 Stück bilden. Ähnlich verhält sich Ovis montana Cuv., da auch hier die alten Widder, sofern sie nicht dem einsamen Leben den Vorzug geben, unter sich von den Schafen gesonderte Gesellschaften zusammensetzen. Bei der Pala-Antilope (Aepyceros melampus Lcht.) Süd- und Ostafrikas begegnet man ebenfalls Rudeln von 10—15 männlichen Tieren, und ebenso tun sich die alten Stiere des tibetanischen Jaks (Poëphagus grunniens L.), sofern sie nicht einsam leben, zu kleinen Gesellschaften von 3—5 Stück zusammen. Dabei schließen sich oft die erwachsenen jüngeren Stiere einer Herde älterer an, bilden jedoch häufiger noch eine 10—12 Mitglieder umfassende Sozietät, die bisweilen einen alten Stier in ihren Verband mit aufnimmt, während die Kühe, Jungstiere und Kälber zu großen, Hunderte von Individuen umfassenden

Herden zusammentreten. Diese Syngynopädien haben zweifellos einen höheren Nützlichkeitswert als die Synandrien, weil sie die wehrlosen Kälber wirksam schützen, welche die Herde bei Gefahr in ihre Mitte schließt, bis durch ausgesandte Kundschafter die Natur der drohenden Gefahr ermittelt ist und die Herde sich zur Flucht anschickt; aber die Synandrien stehen auf derselben Gesellschaftsstufe wie die Syngynopädien.

Lockere Synandrien bilden alte Gemsböcke (Antilope rupicapra L.) mit 1—3 Stück ihresgleichen. An die schon erwähnten Synandrien unseres Rotwildes (Cervus elaphus L.) sei an dieser Stelle ebenso erinnert wie an die synandriellen Verbände stärkerer Keiler unseres Wildschweines (Sus scrofa L.). Ebenso tun sich bei manchen Affen (Semnopithecus, Hylobates u. a.) abgeschlagene und vertriebene, in erzwungenem Zölibate lebende Männchen zu kleineren oder größeren Gesellschaften zusammen.

Auch bei den Vögeln kommen Synandrien vor. Die Hähne des Truthuhns (Meleagris gallopavo L.) bleiben bis zur Eiablage bei den Hennen, schließen sich dann aber zu Trupps zusammen.

Männerbünde von Fischen scheinen bei der Plötze (Leuciscus rutilus L.) vorzukommen. Gewisse Beobachtungen sprechen dafür, daß diese Fische außer der Laichzeit in rein männlichen (Synandrien) und rein weiblichen (Syngynien) Gesellschaften leben, wovon a. a. O. (S. 92) schon die Rede war.

6. Syngynium, Weiberbund.

Das Gegenstück des Synandriums ist das Syngynium. Es besteht ausschließlich aus vergesellschafteten Weibchen, die zur Paarungszeit mit den Männchen andere Gesellschaftsformen bilden. Bei den Weiberbünden kann ebensowenig wie bei den Männerbünden der Geschlechtstrieb als assoziierender Faktor in Frage kommen, und alle Vereinigungen synandriellen oder syngyniellen Charakters sind sekundärer Natur. Wir sahen, daß auch primäre Gesellschaften existieren können, die nur aus Weibchen bestehen. Da diese aber, wie z. B. die auf parthenogenetischem Wege entstandenen Blattlausgynopädien, als primäre Gesellschaften auf genetischer Grundlage entstanden sind, unterscheiden sie sich von den stets sekundären Syngynien und dürfen nicht als solche bezeichnet werden.

Wir haben ferner Gesellschaften von sekundärem Charakter kennen gelernt, die nur aus weiblichen Tieren bestehen (z. B. Aal.). Diesen Vergesellschaftungen gibt aber der Umstand, daß sie Wandergenossenschaften (Symporien) sind und ihre Mitglieder sich nur zur gemeinschaftlichen Wanderung zusammenschließen, das wesentliche Gepräge, durch welches sie sich von den hier zu besprechenden Syngynien unterscheiden. Um sie zu Symporien mit anderer Zusammensetzung in Gegensatz zu stellen, kann man sie als syngynielle Symporien bezeichnen. — Auch die Ameisen- und Bienenstaaten werden zeitweise ausschließlich von weiblichen Tieren gebildet; ihrem ganzen Sozietätscharakter nach sind sie aber, abgesehen davon, daß wir in ihnen primäre Gesellschaften vor uns haben, auch als polymorphe Gynopädien von den sekundären Syngynien so auffallend verschieden, daß sie mit ihnen nicht identifiziert oder verwechselt werden können. Die weiblichen Perversien sind keine Syngynien in unserem Sinne, weil sie auf einem perversen Geschlechtstriebe beruhen, ihm ihre Entstehung verdanken.

Sekundären Syngynien, die dem hier festgehaltenen Begriffe entsprechen, begegnen mir im Tierreiche nicht häufig. Es scheint, als könnten solche in freier Natur bisweilen von den Weibchen des Stichlings (Gasterosteus) gebildet werden, nachdem sie gelaicht haben. Die Männchen sind dann mit ihren Nestern und mit der Brutpflege beschäftigt und höchst ungesellig; die Weibchen aber bilden Schwärme, welche jedoch wohl sicher nicht immer nur weibliche Mitglieder enthalten. Im Aquarium wenigstens gesellen sich ihnen die schwächeren Männchen zu, die von den stärkeren niedergekämpft sind und denen es nicht gelungen ist, eine Familie zu gründen.

Echte unvermischte Syngynien scheinen aber außer der Laichzeit bei den Plötzen zu bestehen, wovon schon (S. 92) die Rede war.

Bei manchen Ameisenarten kommen als Vorläufer der Heterogynopädien Bündnisse zwischen zwei Ameisenweibchen vor. Da diese aber nicht homotypisch sind, sondern beide Weibchen verschiedenen Arten angehören, entstehen heterotypische Syngynien, die als Heterosyngynien oder Metrokoinonien bezeichnet werden können und uns weiterhin noch beschäftigen werden (vgl. S. 407).

7. Symphagium. Freßgesellschaft, Tischgenossenschaft.

Die Symphagien, welche wir schon als akzidentielle Assoziationen kennen gelernt haben (S. 66), können auch als Sozietäten auftreten, die in sich soziale Werte besitzen. Allerdings ist dann auch die reichlich vorhandene und von vielen begehrte Nahrung auf einem eng begrenzten Raume das wesentliche Bindemittel zwischen den Mitgliedern dieser Tiergesellschaften; aber essentielle Werte entstehen dadurch, daß sich die Mitglieder entweder bei der Bearbeitung der Nahrung und bei deren Vorbereitung zur Benutzung für ihre Brut einander helfen, oder dadurch, daß die vergesellschafteten Tiere, wenn sie auf einer höheren Stufe psychischer Qualifikation stehen, einander warnen oder auf das Vorhandensein der begehrten Nahrung aufmerksam machen. Die essentiellen Symphagien sind wohl häufiger heterotypisch als homotypisch, weil, wie bei den akzidentiellen Symphagien zumeist mehrere verschiedenen Arten angehörige Tiere dieselbe Nahrung suchen.

Symphagien können von Möwen gebildet werden. Auf Grund ihrer Geselligkeit besitzen sie genügend soziale Fähigkeiten, um auch im rein symphagiellen Verbande (falls von einem solchen bei diesen Vögeln überhaupt gesprochen werden kann) einander nützlich werden zu können und somit eine essentielle Gesellschaft zu bilden. Jede in Not geratene Möwe pflegt ihren Artgenossen Mitteilung zu machen; und zu gemeinsamem Vorgehen gegen Feinde (Raubvögel, Raubmöwen, Raben) sind sie jederzeit bereit.

Eigenartig sind die wohl mit Recht als homotypische Symphagien zu beurteilenden „Ratsversammlungen" der Elfenbeinmöwe (Gavia [alba] eburnea L.), die als Bewohnerin des hohen Nordens nach den in Brehms Tierleben wiedergegebenen Berichten gern von den Leichen der von Walroßjägern getöteten Tiere frißt, ihre Hauptnahrung aber nach Martens in dem Kote der Robben und Walrosse findet. „Sie verweilt lange bei den Löchern in dem festen Eise, durch welche die Robben aufzusteigen pflegen, in geduldiger Erwartung der Seehunde. Ihrer 3—5 sitzen hier zusammen rund um jede Öffnung, still und unbeweglich, mit dem Kopfe dem Loche zugewendet, durch das die Robbe kommen soll. Es scheint dann wirklich, als ob sie, um einen runden Tisch sitzend, Rat hielten, und ohne Zweifel hat diese ihre Sitte Anlaß gegeben zu dem von Martens (1675) aufgebrachten sonderbaren Namen „Ratsherr." Rund um das Loch im Eise sind die Ruheplätze der Robben von deren Kote braun gefärbt, dieser selbst aber ist größtenteils von den Vögeln verzehrt." — Die Elfenbeinmöwe lebt wie alle Möwen gesellig und findet sich auch heterotypisch vergesellschaftet. Die Ratsversammlungen erscheinen aber doch als in sich geschlossene Sozietäten von anderer Zusammensetzung als die sonstigen Möwengesellschaften und mit dem sie in ihrer Eigenart bestimmenden Charakter der Tischgenossenschaften; deshalb kann hier mit einem gewissen Rechte von einem Symphagium die Rede sein.

Bei den Planktonfressern unter den Fischen (Coregonen, Heringen) kann man, wenn sie homotypisch vergesellschaftet ihrer Nahrung gemeinschaftlich nachziehen, wohl kaum noch von symphagiellen Verbänden sprechen; denn es scheint nicht, als sei die allen gemeinsame Nahrung die vergesellschaftende Ursache, noch auch die Ursache, welche die spezielle Form dieser Fischschwärme bestimmt. Sie finden sich doch wohl kaum jemals erst an der gedeckten Tafel zusammen, sondern bleiben dauernd vergesellschaftet und haben als Körperschaft den Sozietätswert derjenigen Genossenschaften, die wir als Symphylacien bezeichnen wollen (vgl. S. 339).

Ein gutes Beispiel für das essentielle Symphagium, das weiterhin allerdings in eine andere Form übergeht, liefert uns der Totengräber (Necrophorus) unter den Aaskäfern. Durch den Geruch des Aases einer Spitz- oder Feldmaus, einer Ratte, Schlange, Eidechse, eines Maulwurfes, Vogels oder Frosches angezogen, sammeln sich die Nekrophoren um den Kadaver und beginnen ihre gemeinsame Arbeit. Die Stelle, an welcher der Leichnam liegt, „kann sich nun in leichtem Boden wie in steinigem Erdreiche befinden. Die Erde ist einmal frei von Pflanzenwuchs, in einem anderen Falle von Rasen bedeckt oder gar von dem unentwirrbaren Netze der schnurartigen Queckenwurzeln durchzogen. Oft geschieht es auch, daß der von der Schippe des Gärtners getötete und fortgeschleuderte Maulwurf auf niederes Strauchwerk zu liegen kommt, das den Körper einige Zoll über dem Boden festhält. Diese so verschiedenartigen Schwierigkeiten der Bestattung lassen von vornherein darauf schließen, daß der Totengräber keine ein- für allemal feststehende Methode für den Gang seiner Arbeit haben kann. Allen Zufälligkeiten ausgesetzt, muß er die Fähigkeit haben, seine Taktik in den Grenzen seiner schwachen Beurteilungsgabe zu ändern. Sägen, brechen, losmachen, emporziehen, von der Stelle rücken — das sind lauter Mittel, die der Totengräber im Notfalle anwenden muß; wäre ihm das nicht möglich, müßte er immer gleichmäßig verfahren, so würde das Insekt nicht fähig sein, die Hantierung zu betreiben, für die es bestimmt ist." (Fabre[1]).

Die gemeinschaftliche Arbeit der in verschiedener Anzahl und mit wechselndem Zahlenverhältnisse der Geschlechter versammelten Käfer beginnt mit dem Eingraben des Kadavers, wobei dieser allmählich in die Erde versinkt, welche die Totengräber unter ihm derart wegwühlen, daß sie einen Wall um ihn bildet, der dann über ihm zusammenstürzt und ihn begräbt. Ist der Kadaver genügend tief eingesunken, so wird er weiter verarbeitet. „Öffnen wir" nach 2—3 Tagen „die Verwesungsstätte"... so ist der Maulwurf ein scheußliches, grünliches, fauliges, haarloses Ding geworden, das zu einer Art rundlicher Speckschnitte zusammengeschrumpft ist. Er muß eine sehr zweckentsprechende Handhabung erfahren haben, um in solcher Weise auf geringeren Umfang zusammengepreßt zu werden, ähnlich wie ein Stück Geflügel unter der Hand der Köchin, und besonders, um so völlig seine Behaarung zu verlieren. Geschieht das mit Rücksicht auf die Larven, die das Haar hindern könnte, oder fällt dieses einfach infolge der Fäulnis aus? Ich bin darüber nicht im klaren; jedenfalls fand ich bei allen Ausgrabungen die behaarten Tiere haarlos, die gefiederten ohne Federn bis auf die Steuer- und Schwanzfedern. Dagegen behalten Reptilien und Fische ihre Schuppen. — Doch kehren wir zu dem in ein unkenntliches Ding umgewandelten Maulwurf zurück! Er ruht in einer geräumigen Gruft mit festen Wänden und ist bis auf den in Flocken aufgelösten Pelz unberührt. Die Grabarbeiter haben ihn nicht angeschnitten. Das Stück ist das Erbteil der Nachkommen, keine Nahrung für die Eltern, die für ihren Unterhalt höchstens einige Mundvoll der aussickernden Jauche vorwegnehmen. Neben dem Stück, das sie überwachen und durchkneten, befinden sich zwei Totengräber, ein Pärchen, nicht mehr. Vier haben bei dem Vergraben zusammengearbeitet, — wohin sind die beiden anderen, zwei Männchen, geraten? Ich finde sie in einiger Entfernung

[1] Souvenirs eutomolog. Études sur l'instinct et les moeurs des insectes. 6 Ser. Paris, Ch Delagrave. Übers. in Cosmos, Handweiser für Naturfreunde, 2. Jahrg. 1905. Frankh'sche Verlagshandlg., Stuttgart.

im Boden zusammengekauert, fast an der Oberfläche. — Diese Wahrnehmung steht nicht vereinzelt da. Jedesmal, wenn ich einem Begräbnisse durch eine Anzahl Totengräber beiwohne, in der die Männchen in der Überzahl sind, finde ich nach beendigter Arbeit, bei der alle den gleichen Eifer entwickelten, nur ein Paar in der Totenkammer. Nachdem sie kräftigen Beistand geleistet, haben die anderen sich diskret zurückgezogen. Diese Grabarbeiter sind wirklich ausgezeichnete Familienväter und weit entfernt von der väterlichen Sorglosigkeit, die bei den übrigen Klassen der Insekten die allgemeine Regel ist, wo das Männchen einen Augenblick die Mutter plagt, um ihr dann die Sorge für die Nachkommen allein zu überlassen. Statt sich dem Müßiggange hinzugeben, mühen sie sich hier mit allen Kräften ab, bald im Interesse der eigenen Familie, bald für andere, ohne Unterschied. Findet ein Paar ein schwieriges Stück Arbeit, so kommen, von dem Geruche geleitet, Gehilfen herbei; sie schlüpfen als Diener der Damen unter den Kadaver, bearbeiten ihn mit dem Rücken und den Füßen, graben ihn ein und ziehen sich dann zurück, das Paar seinen häuslichen Freuden überlassend. — Dieses bearbeitet dann noch längere Zeit gemeinsam das Stück, macht es vollends zurecht und läßt es, dem Geschmacke der Larven entsprechend, gar werden. Wenn alles in Ordnung ist, geht es fort und trennt sich, worauf jeder Teil nach seinem Gefallen anderwärts von neuem beginnt, wenigstens als einfacher Mithelfer. Nur bei zwei Arten von Käfern . . . habe ich bisher den Vater für die Zukunft seiner Nachkommen sorgen sehen, indem er arbeitete, um ihnen einen Besitz zu hinterlassen: bei gewissen Käfern, die den Kuhmist für ihre Zwecke nutzbar machen, und bei den Nekrophoren, welche die Kadaver hierzu benutzen. . . .“

Fabre stellte durch Versuche fest, „daß die Männchen eine hervorragende Rolle bei der gemeinschaftlichen Arbeit spielen. In schwierigen Fällen ziehen sie, vielleicht besser dafür begabt als ihre Gefährtinnen, Erkundigungen ein, sie untersuchen das Gelände, um festzustellen, woher das Hindernis kommt“, (Fabre hatte einen das Eingraben verhindernden Ziegelstein unter den Kadaver gelegt), „und wählen den Platz, an dem das Begräbnis stattfinden soll. Bei dem so langwierigen Versuche mit dem Ziegelsteine nahmen die Männchen allein die Untersuchung auswärts vor und strengten sich an, die Schwierigkeit zu beheben. Auf ihre Gehilfen vertrauend, wartete das Weibchen, unbeweglich unter der Maus sitzend, das Ergebnis ihrer Recherchen ab. Die folgenden Versuche werden die Verdienste dieser kräftigen Helfer bestätigen. Ferner ist zu beachten, daß, nachdem die Stelle, wo die Maus lag, einen unüberwindlichen Widerstand bot, nicht etwa an einem etwas entfernteren Punkte im weichen Boden von vornherein ein Grab ausgehoben wurde. Es handelte sich vielmehr um unbedeutende Sondierungen, die nur die Möglichkeit des Begrabens an der betreffenden Stelle feststellen sollten. Es ist eine ganz und gar widersinnige Annahme, daß die Totengräber vorher die Grube ausheben, in die nachher der Kadaver geschafft werden soll. Um den Boden fortzuschaffen, müssen sie auf dem Rücken die Last der Leiche spüren. Sie arbeiten ja nur, wenn die Berührung mit dem Fell ihrer Beute sie dazu anstachelt. Nun und nimmermehr heben sie ein Grab aus, wenn der zu bestattende Körper nicht bereits dort liegt, wo das Loch entstehen soll. Das haben meine länger als zwei Monate hindurch täglich angestellten Versuche über jeden Zweifel erhoben.

Der Rest der Anecdote Clairvilles besteht die Nachprüfung nicht besser. Danach soll also der Totengräber in schwierigen Fällen sich nach Hilfe umsehen und mit Gefährten zurückkehren, die ihm bei dem Begraben ihren Beistand leihen. Dabei muß man doch wohl zunächst fragen: welche Vorsichtsmaßregeln hatte der Beobachter getroffen, um den Eigentümer der Maus herauszuerkennen, als er mit vier Gehilfen zurückkehrte? Welches Zeichen lehrte ihn unter diesen fünf jenen kennen, der so vernünftig die anderen zur Verstärkung herbeigerufen hatte? Ist es wenigstens sicher, daß der Verschwundene überhaupt zurückgekehrt war und sich unter dieser Gesellschaft befand? Darüber wird uns nichts gesagt, und doch ist es gerade der wesentliche Punkt, den ein gewissenhafter Beobachter nicht außer acht lassen durfte. Handelte es sich in dem berichteten Falle nicht vielmehr um fünf beliebige Totengräber, die, von dem Geruche angelockt, ohne gegenseitiges Einvernehmen zu der verlassenen Maus eilten und sie zu eigenem Nutzen bestatteten? Ich für meinen Teil bekenne mich zu dieser Ansicht, die mir bei dem Fehlen genauerer Angaben die wahrscheinlichste zu sein dünkt.

Die Wahrscheinlichkeit erhebt sich zur Gewißheit, wenn man das Geschehnis der Kontrolle des Versuchs unterzieht. Das Experiment mit dem Ziegelstein gibt bereits Auskunft. Sechs Stunden hindurch haben meine drei Versuchstiere sich abgeplagt, bis es ihnen gelang, ihre Beute fortzuschaffen und auf weiches Erdreich zu bringen. Für diese schwere und lange Fron hätten sie recht gut hilfreiche Genossen brauchen können. Nun befanden sich aber noch vier andere Totengräber innerhalb derselben Glocke unter einer dünnen Sanddecke; dies waren bekannte Kameraden, die schon vorher mit ihnen gemeinsam gearbeitet hatten, und trotzdem ist keiner von jenen auf den Einfall gekommen, sie zu Hilfe zu rufen. Ungeachtet ihrer großen Verlegenheit führten die ersten Besitznehmer der Maus ihr Geschäft ohne die geringste Unterstützung, die doch so leicht zu beschaffen gewesen wäre, zu Ende. Nun könnte man einwerfen: da ihrer drei waren, glaubten sie sich wohl stark genug und hielten fremde Mitwirkung für unnötig. Aber dies trifft nicht zu, denn ich habe bei zahlreichen Wiederholungen und unter noch schwierigeren Verhältnissen Totengräber sich allein gegen meine Künste abmühen sehen, und nicht ein einziges Mal verließen sie die Arbeitsstätte, um Hilfe zu holen. Häufig finden sich Mitarbeiter ein, das ist wahr, aber solche, die durch den Geruch benachrichtigt wurden, nicht durch den ersten Besitzergreifer. Sie sind zufällige Arbeiter, keine aufgebotenen; man empfängt sie ohne Streit, aber vollständig ohne Dankbarkeit, man beruft sie nicht, duldet sie.

Ein harter Boden, der es nötig macht, den Kadaver an einen anderen Platz zu schaffen, ist nun aber durchaus nicht die einzige Schwierigkeit, mit der die Nekrophoren vertraut sind. Häufiger, ja wohl in den meisten Fällen, ist der Boden mit Rasen bedeckt, oder die Quecken (Triticum repens) bilden mit ihren zähen Wurzelschnüren in der Erde ein unentwirrbares Netz. In seinen Lücken zu graben ist möglich, allein der tote Körper läßt sich nicht hindurchschaffen, dafür sind die Maschen des Netzes zu eng. Nun ist es jedoch undenkbar, daß der Totengräber solchen häufig vorkommenden Hindernissen gegenüber sich nicht helfen könnte, denn sonst wäre er überhaupt unfähig, sein Gewerbe zu betreiben. Neben der Kunstfertigkeit im Graben muß er sicherlich auch noch die besitzen, hinderliche Schnüre, Wurzeln, Wurzelsprossen und kleine Wurzelstöcke zu beseitigen. Zur Arbeit mit Schaufel und Hacke muß sich die Arbeit mit der Baumschere gesellen. Das läßt sich durchaus logisch von vornherein schließen, trotzdem nehmen wir aber auch hierfür das Experiment, den zuverlässigsten Zeugen, zu Hilfe.

Ich nehme vom Küchenherde einen eisernen Dreifuß und bringe zwischen seinen Füßen ein grobes Netz aus Bastschnüren an, das eine getreue Nachbildung des Wurzelgeflechts der Quecken darstellt. Die ganz unregelmäßigen Maschen gewähren nirgends Spielraum genug, um die Beute — diesmal einen Maulwurf — hindurch zu lassen. Mit den drei Füßen wird die Maschine nun in die Erde gesteckt, bis das Netz gerade auf dem Boden in meiner Voliere aufliegt; etwas Sand verdeckt die Maschen. Mitten darauf lege ich den Maulwurf und lasse dann meine Truppe von Totengräbern auf den Kadaver los.

Ohne Zwischenfall geht im Laufe eines Nachmittags das Begräbnis vonstatten. Die dem netzförmigen Wurzelgewebe der Quecke ähnelnde Hängematte aus Bast hindert die Bestattung nicht; diese geht nur etwas langsamer vor sich, das ist alles. Dort, wo er gelegen hat, ruht der Maulwurf jetzt unter der Erde, ohne daß ein Versuch gemacht wurde, ihn von jener Unterlage fortzuschaffen. Nachdem die Operation beendet ist, hebe ich den Dreifuß aus der Erde, und nun zeigt sich, daß das Geflecht dort, wo der Kadaver lag, zerschnitten ist. Genau so viele Baststreifen, wie erforderlich waren, damit der Körper hindurchging, sind zernagt worden. Vortrefflich, meine Totengräber; ich erwartete nicht weniger von eurer Geschicklichkeit! Ihr habt die Künste des Experimentators mit den euch gegen die natürlichen Hindernisse verliehenen Hilfsmitteln vereitelt. Indem ihr eure Kiefer wie eine Schere gebrauchtet, habt ihr meine Bastfasern ebenso geduldig zerschnitten, wie ihr die Wurzelschnüre von Gramineen durchnagt haben würdet. Das ist verdienstlich, ohne jedoch besonders rühmenswert zu sein. Das dümmste erdgrabende Insekt hätte es unter gleichen Verhältnissen ebenso gemacht.

Steigern wir also die Schwierigkeit um einen Grad. Der Maulwurf wird vorn und hinten mit einem Bastfaden an ein Querstäbchen gebunden, das horizontal in zwei so tief in die Erde gesteckten Gabeln liegt, daß der tote

Maulwurf seiner ganzen Länge nach den Boden berührt. Die Totengräber schlüpfen unter den Kadaver und beginnen, die Berührung seines Pelzes fühlend, zu graben. Die Grube wird tiefer, es entsteht ein leerer Raum unter dem Körper, allein die begehrte Beute kommt nicht herunter, weil sie durch das von den Gabeln getragene Querhölzchen zurückgehalten wird. Die Grabarbeit verlangsamt sich, die Pausen werden immer länger. Da kommt einer der Gräber an die Oberfläche, spaziert um den Maulwurf herum, untersucht ihn und entdeckt endlich das hintere Band. Hartnäckig nagt er daran, bis es zerreißt. Krach, ist es vollbracht. Von seinem Gewichte abwärts gezogen, sinkt der Maulwurf in die Grube, jedoch schräg, da der Kopf noch immer oben durch den zweiten Faden festgehalten wird.

Man schreitet nun zu der Beerdigung des unteren Teiles; dann wird lange an dem Körper nach verschiedenen Richtungen gezerrt und gerüttelt, allein vergebens: das Ding kommt nicht. Abermals erscheint einer, um sich über das, was da oben vorgeht, zu unterrichten. Das zweite Band wird entdeckt, gleichfalls zernagt, und nun kann das Werk nach Wunsch vollendet werden. Meine Komplimente, ihr scharfsinnigen Schnurdurchschneider, jedoch ohne Übertreibung. Die Bastfäden, die den Maulwurf hielten, waren für euch Wurzelschnüre, die euch von dem mit Rasen bedeckten Gelände her so wohl vertraut sind. Ihr habt sie zernagt und ebenso vorher die Hängematte, wie ihr jede natürliche Faser zerschneidet, die ihr quer über eure Katakomben gespannt findet. Wenn ihr das durch Versuche erst lernen, vor der Ausführung erst überlegen müßtet, dann wäre eure Rasse wegen allzu langer Dauer dieser Lehrzeit verschwunden, denn die Plätze, wo Maulwürfe, Kröten, Eidechsen und andere eurem Geschmacke entsprechende Lebensmittel häufig vorkommen, sind in den meisten Fällen auch mit Rasen bedeckt.

Ihr seid zu noch viel Besserem fähig, allein bevor wir dies vorführen, soll erst noch der Fall untersucht werden, wenn niedriges Strauchwerk das Gelände bedeckt und den Kadaver in geringer Entfernung über dem Boden festhält. Ich pflanze in den Sand der Voliere einen dürren Thymianbusch ein, der etwa eine Spanne hoch ist. Oben bringe ich eine Maus an, deren Schwanz, Füße und Hals ich mit Zweigwerk umflechte, um die Schwierigkeit zu erhöhen. Die Bevölkerung meiner Glocke besteht jetzt aus vierzehn Totengräbern, deren Anzahl bis zum Abschlusse meiner Versuche die gleiche bleibt. Wohlverstanden beteiligen sich aber nicht alle gleichzeitig an dem Tagewerke; die Mehrzahl bleibt in der Erde, teils schläfrig, teils damit beschäftigt, ihre Vorratsgruben in Ordnung zu bringen. Mitunter befaßt sich einer, oft zwei, drei, vier, selten mehr mit dem Leichnam, den ich ihnen darbiete. Heute eilen zwei auf die Maus zu, die sie alsbald entdeckt haben. Sie gelangen mit Hilfe des Gitterwerkes der Voliere in die Spitze des Thymianbusches. Die Unbequemlichkeit des Stützpunktes verursacht eine längere Unschlüssigkeit, dann aber wiederholt sich die übliche Taktik bei dem Fortschaffen eines Stückes in ungünstigem

Gelände. Jedes der beiden Insekten stützt sich gegen einen Zweig, schiebt abwechselnd mit Rücken und Füßen, rüttelt und stößt heftig, bis der bearbeitete Teil von seinem Hemmnis frei wird. Mit Rückenstößen bringen die beiden in gemeinsamer Arbeit nach kurzer Frist die Leiche aus dem Wirrwarr der Zweige heraus. Noch ein Stoß, und die Maus liegt unten. Dann folgt die Bestattung. Dieser Versuch bietet uns nichts Neues: mit der Beute wurde genau so verfahren, wie auf einem zum Begräbnis ungeeigneten Boden, nur daß hier die Maus herunterfiel, während sie sonst fortgeschoben wurde.

Jetzt ist der Augenblick gekommen, den durch Gledditsch berühmt gewordenen Galgen mit der Kröte aufzurichten. Es braucht kein Froschlurch zu sein, ein Maulwurf leistet ebenso gute Dienste, ja noch bessere. Mit einer Bastschnur binde ich die Hinterfüße an einen Stock, den ich senkrecht und nicht allzu tief in den Boden stecke. Das Tier hängt der Länge nach herunter und berührt reichlich die Erde mit Kopf und Schultern. Die Grabarbeiter machen sich unter diesem niederhängenden Teile am Fuße des Stabes ans Werk; sie höhlen eine trichterförmige Grube aus, in die nach und nach die Schnauze, der Kopf und Hals des Maulwurfs hineintauchen. Der Galgen wird an seinem Fuße bloßgelegt und fällt schließlich um, durch das an ihm hängende schwere Gewicht niedergezogen.

Wen das Problem des Instinktes aufregt, dem mag dies erstaunlich vorkommen; hüten wir uns jedoch, daraus übereilte Schlußfolgerungen zu ziehen. Fragen wir uns vielmehr zuvor, ob das Umfallen des Stabes beabsichtigt oder ein bloßer Zufall gewesen ist. Haben die Totengräber seinen Fuß in der ausdrücklichen Absicht bloßgelegt, den Galgen zum Umfallen zu bringen, oder haben sie vielmehr an seiner Basis nur zu dem Zwecke gegraben, um den auf der Erde ruhenden Teil des Maulwurfs dort zu begraben? Das ist die Frage, die übrigens sehr leicht zu beantworten sein wird.

Das Experiment wird wiederholt, diesmal jedoch der Galgen schräg aufgestellt, so daß der senkrecht niederhängende Maulwurf den Boden einige Zoll von der Basis des Apparates entfernt berührt. Unter diesen Verhältnissen wird kein Versuch gemacht, ihn zum Umfallen zu bringen, durchaus keiner. Unmittelbar am Fuße des Galgens wird überhaupt nicht gegraben; die ganze Arbeit des Aushöhlens vollzieht sich weiter davon unter dem Kadaver, der den Boden mit seinen Schultern berührt. Nur dort wird das Loch ausgehoben, das den Vorderkörper des Maulwurfs, der den Grabarbeitern erreichbar ist, aufnehmen soll.

Der Unterschied von einigen Zoll in der Lage des aufgehängten Tieres zerstört die berühmte Legende von Grund aus. Doch weiter. Ob der Galgen schräg oder senkrecht steht, ist gleichgültig; wir sorgen nur dafür, daß der mit den Hinterbeinen am oberen Ende des Stabes befestigte Maulwurf den Boden nicht berührt, sondern ein paar Finger breit darüber schwebt, den Totengräbern unerreichbar. Was tun diese nun? Graben sie am Fuße des

Galgens, um diesen zum Umfallen zu bringen? Das fällt ihnen gar nicht ein; sie schenken der Basis des Stabes nicht die mindeste Beachtung, sondern haben ganz andere Methoden, um sich der Beute zu bemächtigen. Wie meine unter den verschiedensten Formen wiederholten Experimente unwiderleglich dartun, wird am Fuße des Galgens nicht einmal oberflächlich gescharrt, sobald der aufgehängte Kadaver den Boden dort nicht berührt. Wenn dies aber der Fall ist und der Stab umfällt, so ist das in keiner Weise ein beabsichtigtes Ergebnis, sondern einfach die zufällige Wirkung der zur Herstellung eines Grabes unternommenen Arbeit.

Fahren wir nunmehr in den Versuchen fort. Der Galgen wird senkrecht aufgerichtet, aber das aufgehängte Stück berührt den Boden nicht. Ich nehme eine Maus, die wegen ihres geringen Gewichtes sich besser für die nachstehend geschilderten Arbeiten der Insekten eignet, und binde ihre Hinterbeine mittels eines Bastfadens an der Stabspitze fest. Sie hängt senkrecht herunter und ist dabei in Berührung mit dem Stabe. Zwei Nekrophoren haben das Stück bald entdeckt. Sie ersteigen den Klettermast, untersuchen den Fund und wühlen in seinem Pelze, indem sie mit ihren Kopfschildern dagegen stoßen. Er wird als ausgezeichnete Beute erkannt und die Arbeit in Angriff genommen. Hier beginnt nun, jedoch unter schwierigeren Bedingungen, die uns bekannte Taktik zum Fortschaffen eines auf ungünstigem Platze liegenden Stückes. Die beiden Arbeitsgenossen schlüpfen zwischen die Maus und den Galgen; indem sie sich dort gegen den Stock stämmen und ihre Rücken als Hebel benutzen, versetzen sie den toten Körper durch wiederholte Stöße in Schwingungen, bis er sich dreht, sich von dem Stabe etwas entfernt und wieder dagegen zurückfällt. Der ganze Morgen vergeht unter solchen vergeblichen Bemühungen, die von neuen Untersuchungen auf dem Tierkörper unterbrochen werden.

Am Nachmittage wird die Ursache, die den Körper oben festhält, endlich erkannt, wenn auch nicht in ganz deutlicher Weise, denn die beiden auf die Beute erpichten Wilddiebe machen sich nun über die Hinterfüße der Maus her, etwas unterhalb des Knotens. Sie entfernen die Haare, ziehen die Haut ab und schneiden das Fleisch nach den Zehen zu weg. Als sie bis auf den Knochen gelangt sind, kommt dem einen Totengräber der Bastfaden zwischen die Kiefer. Für ihn ist das nichts Unbekanntes, denn er betrachtet ihn als eine der Graswurzeln, die bei Bestattungen in einem mit Rasen bedeckten Boden so häufig sind. Hartnäckig arbeitet seine Schere darauf los, das aus Pflanzenstoff bestehende Hindernis wird durchschnitten und die Maus fällt zur Erde, um gleich darauf begraben zu werden.

An und für sich würde dies Zerschneiden des Bandes, das die Beute festhält, eine ganz hervorragende Leistung sein, allein, in dem Zusammenhange der gewöhnlichen Arbeit betrachtet, verliert sie jede besondere Bedeutung. Bevor das Insekt sich über den Faden hermachte, hat es sich den ganzen

Morgen nach seiner gewohnten Methode abgeplagt; endlich findet es den Strick und durchschneidet ihn, wie es das gleiche mit einer unter der Erde gefundenen Queckenwurzel gemacht haben würde. Unter den gegebenen Bedingungen ist die Benutzung seiner Schneidewerkzeuge für den Totengräber die notwendige Ergänzung des Gebrauchs seiner als Schaufeln dienenden Beine, und das geringe Unterscheidungsvermögen, über das er verfügt, genügt, um ihn über die Zweckmäßigkeit des Schneidens zu unterrichten. Das Tier durchschneidet, was es hindert, ohne mehr Überlegung, als es braucht, um den toten Körper zur Erde fallen zu lassen. Der Totengräber erfaßt so wenig den Zusammenhang zwischen Ursache und Wirkung, daß er erst den Fußhnochen der Maus zu durchsägen sucht, bevor er den ganz dicht daneben sitzenden Bastknoten zernagt. Das Schwierige wird vor dem ganz Leichten unternommen.

Schwierig — jawohl, aber nicht unmöglich, vorausgesetzt, daß die Maus jung ist. Ich benutze zu einem neuen Versuche einen Eisendraht, dem die Kiefer des Insekts nichts anhaben können, und ein ganz zartes Mäuschen von der halben Größe einer ausgewachsenen Maus. Diesmal wird der dünne Knochen des einen Fußes glatt durchnagt; durch den abgetrennten Fuß bekommt der andere mehr Spielraum, er schlüpft durch die metallene Schlinge, und der kleine Körper fällt zu Boden. Wenn dagegen der Knochen zu hart ist, wie bei einem Maulwurfe, einer ausgewachsenen Maus oder einem Sperling, so bildet die Drahtschlinge ein unüberwindliches Hemmnis für die Arbeit der Totengräber, die sich eine ganze Woche lang an dem aufgehängten Körper abmühen, um endlich von ihm abzulassen, wenn er auszutrocknen beginnt. Ein ebenso zweckmäßiges wie unfehlbares Mittel stand gleichwohl zu ihrer Verfügung: sie konnten den Galgen umwerfen, allein daran dachte keiner von ihnen.

Noch ein letztes Mal ändern wir unsere Kunstgriffe ab. Oben an dem Stocke wird eine kleine Gabel angebracht, deren Zähne ziemlich weit voneinander stehen und kaum einen Zentimeter lang sind. Mit einer Hanfschnur, die zäher ist als ein Bastfaden, binde ich die Hinterfüße einer ausgewachsenen Maus dicht über dem Gelenke zusammen und klemme einen von den Zinken dazwischen. Es bedarf nur eines leichten Schubes von unten nach oben, um den Körper zum Herunterfallen zu bringen. Fünf Nekrophoren kommen zu meiner Vorrichtung und nehmen nach vergeblichem Stoßen die Beinknochen in Angriff. Scheinbar ist das ihr gewöhnliches Verfahren, wenn der tote Körper mit einem seiner Gliedmaßen im Strauchwerke von irgendeiner engen Gabelung zurückgehalten wird. Bei den Versuchen zum Durchsägen des Knochens, das diesmal ein hartes Stück Arbeit ist, drängt sich einer der Arbeiter zwischen die zusammengeschnürten Beine. Dort spürt er auf dem Rücken die Berührung des Pelzes der Maus, und mehr bedarf es nicht, um in ihm den Trieb zum Schieben mit dem Rücken wachzurufen. Nach einigen Hebelbewegungen ist es so weit: die ein wenig gehobene Maus gleitet über den Zinken, der sie festhielt, und fällt zur Erde. Ist das nun wirklich ein überlegtes Manöver gewesen? Hat ein aufblitzender Verstandesfunken dem Tiere gezeigt, daß das Stück, um es zum Fallen zu bringen, losgehakt werden müsse, indem man es an dem Zinken in die Höhe gleiten ließ? Hat es in Wirklichkeit den Mechanismus der Aufhängung erkannt? Gewiß würden manche dies nach einem so wundervollen Ergebnisse bejahen und sich damit zufrieden geben. Ich bin schwerer zu überzeugen und ändere das Experiment ab, bevor ich meine Schlüsse ziehe. Ich vermute nämlich, daß der Totengräber, ohne irgendwie die Folgen seiner Handlung vorherzusehen, mit dem Rücken nur deshalb geschoben hat, weil er auf ihm die Beine des Tieres fühlte. Jener Rückenstoß, den das Tier in allen schwierigen Fällen anwendet, wirkte nun bei dem von mir konstruierten Mechanismus gerade auf den Aufhängepunkt, und dies glückliche Zusammentreffen hat den Fall zur Folge gehabt. Die Stelle, die man längs des Zinkens emporschieben muß, um den Gegenstand auszuhaken, sollte etwas seitwärts von der Maus angeordnet werden, damit die Totengräber bei ihren Stößen nicht den Pelz des Tieres unmittelbar auf dem Rücken spüren.

Zu diesem Zwecke lasse ich den Draht, der die Beine eines Sperlings oder einer Maus zusammenschnürt, einige Zentimeter weiter einen kleinen Ring bilden, in den ich eine der kurzen und jetzt fast horizontal gestellten Gabelzinken mit ganz freiem Spielraume hineinstecke. Um das aufgehängte Stück zum Fallen zu bringen, genügt der geringste Druck gegen diesen Ring; im übrigen ist alles geblieben wie vorher, nur daß der Aufhängepunkt sich vom Tierkörper entfernt befindet. Dieser boshafte Streich, obwohl er einfach genug ist, erzielt vollen Erfolg. Lange Zeit hindurch werden die Rucke vergebens wiederholt, die Beinknochen sind zu hart, als daß sie durchsägt werden könnten, und Sperlinge und Mäuse vertrocknen unbenutzt am Galgen. Das mechanische Problem, etwas auf den beweglichen Hemmungspunkt zu wirken und dadurch das begehrte Tier auszuhaken, bleibt für den Totengräber stets unlösbar. Tagelang bearbeiten sie das Stück, untersuchen es oben und unten, ohne den beweglichen Hemmungspunkt, an dem ihre Bemühungen scheitern, zu beachten. Vergebens passe ich auf, aber niemals sehe ich auch nur einen von ihnen mit dem Fuße daran schieben oder mit der Stirn dagegendrücken.

Ihr Mißerfolg kommt nicht etwa von ungenügender Kraft her. Gleich den Roßkäfern sind sie starke Erdarbeiter. Wenn man sie in die geschlossene Hand nimmt, so zwängen sie sich in die Zwischenräume der Finger und bearbeiten einem die Haut so nachdrücklich, daß man sie bald wieder frei gibt. Mit ihrer dagegen gestemmten Stirn könnten sie den Ring bequem von seiner kurzen Unterlage herunterschieben. Sie tun das nicht, weil sie nicht daran denken, und sie denken nicht daran, weil ihnen die Fähigkeit dazu fehlt, die ihnen die Evolutionstheorie, um ihre Hypothese zu stützen, in so übertriebenem Maße zuschreibt.

Wir wollen die beschränkte Intelligenz der Totengräber noch unter einem anderen Gesichtspunkte untersuchen. Meine Gefangenen sind nicht so zufrieden mit ihrer prächtigen Wohnung, daß sie nicht aus ihr zu entkommen suchen sollten, zumal wenn ihnen die Arbeit . . . mangelt. Die Einschließung unter der Glocke bedrückt sie. So laufen sie denn, wenn der Maulwurf begraben und im Grunde der Höhle alles in Ordnung gebracht ist, unruhig unter der vergitterten Kuppel hin und her. Wenn ein Schein von Intelligenz ihnen zu Hilfe käme, könnten sie mit leichter Mühe daraus entkommen. Hundertmal haben sie am Fuße der Einfassung gegraben, sie haben während der Ruhezeit ganze Tage lang dort in ihren senkrechten Schächten geschlummert. Wenn ich ihnen einen neuen Maulwurf gebe, so steigen sie aus ihrem Schlupfwinkel durch den Eingangsschacht empor und schmiegen sich unter den Bauch des Tieres. Ist das Begräbnis vollzogen, so gehen sie, der eine hier, der andere dort, nach dem Rande der Einschließung zurück und verschwinden wieder unter der Erde.

Während der zwei und einen halben Monat dauernden Gefangenschaft hat aber von vierzehn Totengräbern nur ein einziger das Hindernis umgangen, indem er seine Grabarbeit unter dem nur ein paar Zentimeter in den Sand hinabreichenden unteren Rande der Glocke hinweg fortsetzte und den Schacht dann jenseits wieder an die Oberfläche emporführte — eine ganz geringe Arbeit für diese kräftigen Insekten. Auch diese Befreiung ist eine zufällige gewesen und nicht mit Vorbedacht ausgeführt worden, denn sonst hätten die übrigen Gefangenen, deren Intelligenz doch ungefähr gleich ist, es zweifellos ebenso gemacht, und meine Voliere wäre bald leer gewesen. Wir dürfen deswegen aber den Totengräbern kein geringeres Begriffsvermögen zuschreiben, als es in der entomologischen Psychologie für normal gelten muß. Ich habe nämlich die gleiche Unfähigkeit, sich auf so einfache Weise zu befreien, bei allen Insekten gefunden, die ich unter der Drahtglocke mit dem etwas in den Sandboden versenkten unteren Rande hielt. Mit wenigen seltenen Ausnahmen, die auf Rechnung eines Zufalls kamen, ist keines von ihnen darauf verfallen, mittels eines knieförmig unter dieser Basis herumgeführten Ganges sich die Freiheit zu verschaffen, nicht einmal so ausgezeichnete Minierer wie die Mistkäfer, ebensowenig Scarabaeen, Roßkäfer usw. Hierzu reicht also ihre Fähigkeit, zu überlegen, offenbar nicht aus. Gleich den übrigen wird auch der Totengräber, ungeachtet seiner auf eine bloße Fabel zurückzuführenden Berühmtheit, nur durch den unbewußten Antrieb des Instinktes geleitet."

An Stelle des Symphagiums der Totengräber, das sich auflöst, tritt später ein Sympaedium accidentiale oder ein Patrogynopaedium, dem essentieller Wert ebenfalls nicht mehr zugesprochen werden kann; denn die Käfer, deren Legezeit vorüber ist, bleiben mit ihren Larven vereinigt und fressen mit ihnen gemeinsam von dem Aase, ohne das soziale Beziehungen zwischen den Mitgliedern dieser Gesellschaft zu bestehen scheinen, die aus der Vergesellschaftung keinen erkennbaren Nutzen ziehen. Diese pflegt dann übrigens zu einer heterotypischen zu werden, indem zahlreiche Milben die Käfer besiedeln. Schließlich sollen nach Fabres Beobachtungen die Käfer einander umbringen und wenigstens teilweise verzehren.

8. Synchorium, Platzgemeinschaft.

Die Platzgemeinschaft, die uns als akzidentielle Assoziation schon beschäftigt hat, kann auch essentieller Natur sein. Wir sprachen schon von den Sympatrogynopädien der Stare (S. 290). Sie bilden geschlossene Herden, welche sich an den gemeinsamen Schlafplätzen mit anderen Herden vereinigen. Diese Versammlung mehrerer Herden (Sympatrogynopädien) an demselben Orte hat das Gepräge eines Synchoriums, denn es ist die Gunst des Ortes, die von den Staren bevorzugte Beschaffenheit des Geländes, welche die Vögel zu den ungeheuren Schwärmen zusammenführt, die sie in ihrem Nachtquartiere bilden und die sich wieder auflösen, nachdem die Übernachtungsstelle das dargeboten hat, was die Stare unter dem Einflusse des sinkenden Tages und ihres Ruhebedürfnisses zu ihr führte.

Nun könnte man sich wohl auf den Standpunkt stellen, daß diese aus zahlreichen Herden bestehenden Starschwärme rein akzidentiellen Gesellschaftscharakter hätten, daß die Zusammenrottung mehrerer Flüge auf synchoristischer Grundlage keinen Vorteil zu schaffen vermöge, den nicht die Sozietät in der Einzelherde schon gewährte. Dennoch aber scheinen nicht ausschließlich synchoristische Beweggründe die Herden zusammenzuführen; denn auch da, wo geeignete Schlafplätze in ausreichender Menge zur Verfügung stehen und ausgedehnte Rohrbestände es jeder Herde gestatten würden, für sich einen besonderen Schlafbezirk in Anspruch zu nehmen, unterbleibt die Zusammenrottung nicht. Der Geselligkeitstrieb geht über die engeren Verbände noch hinaus, wie auch die Tatsache beweist, daß sich Stare gern mit Dohlen und Krähen vergesellschaften. Sei es nun, daß nur die Furchtsamkeit die Tiere wünschen läßt, nachts mit möglichst vielen ihresgleichen vereint zu sein, sei es, daß sich wirkliche Vorteile aus diesen Massenversammlungen an demselben Orte ergeben: soziale Werte scheinen diesen Synchorien nicht abgesprochen werden zu dürfen, weshalb sie an dieser Stelle besprochen worden sind.

Ebenfalls Schlafgesellschaften synchoristischer Natur bilden die Zaunkönige (Anorthura troglodytes L.), wenn sie im Winter zu mehreren ein gemeinschaftliches Schlafnest benutzen. Wenn, was gewöhnlich der Fall sein soll, nur Männchen in diesem Neste übernachten, so könnte man auch vermuten, daß es sich um eine synandrielle Sozietät handle; dann müßte aber nachgewiesen werden, daß die Zaunkönige auch am Tage vergesellschaftet leben, und dies trifft meines Wissens nicht zu. — Essentiell ist diese Vergesellschaftung insofern, als die Insassen desselben Nestes einander in den kalten Winternächten erwärmen und weil die Benutzung des nämlichen Nestes es unnötig macht, daß jeder Vogel sich seine eigene Schlafstätte herrichtet.

Die essentiellen Synchorien scheinen übrigens nicht auf die Wirbeltiere beschränkt zu sein; wenigstens gewinnt man den Eindruck, als lägen sie auch in manchen Schlafgesellschaften von Insekten vor. So berichtet A. C. Jensen[1] von den Männchen der westargentinischen Biene Tetralonia crassipes Friese, daß sie in kompakten Klumpen von 3—8 Stück zwischen den Zweigen einer Reihe angebauter Asparagus-Pflanzen ruhen. „Ich konnte nicht ermitteln, was die Ursache dieser Ansammlungen zu kompakten Gemeinschaften gerade vor dem Abend war. Schließlich bin ich zu der Ansicht gelangt, daß die heimatlosen Männchen Unterkommen für die Nacht suchten und so trachteten, sich während dieser Zeit warm zu erhalten. Denn es mag hier daran erinnert werden, daß die Temperatur Westargentiniens während der Nächte gewöhnlich niedrig wird, da der Himmel im allgemeinen vollkommen klar und wolkenlos ist. Die nächtliche Temperaturerniedrigung ist um so beträchtlicher in Chacras de Coria, als diese Örtlichkeit am Fuße der Anden nahezu 3000 Fuß über dem Meere gelegen ist."

Jensen beobachtete ferner, daß es nicht nur synandrielle, sondern auch syngynielle Schlafgenossenschaften gibt. Letzteres trifft für Centris tricolor Friese zu, deren Weibchen sich wenige Meter von Tetralonia-Männchen entfernt für die Nächte zusammenscharten. Sie sammelten sich zwischen den Blättern und Früchten eines kleinen Pfirsichbaumzweiges. „Es zeigte sich, daß es genau derselbe Zweig des Baumes war, der den Bienen während mehrerer Wochen als nächtliche Zufluchtsstätte gedient hatte. Sie saßen dicht beieinander und weitere Tiere flogen erregt ab und an den Baum, laut summend, so daß der weniger erfahrene Beobachter leicht möchte zu der falschen Vorstellung gekommen sein, daß sie grimmig gegeneinander kämpften."

Ob diese Versammlungen wirklich wesentlich den Charakter von Synchorismen haben, wie es den Anschein hat, und ob sie mit Recht als essentiell angesprochen werden können, muß der Entscheidung auf Grund weiterer Beobachtungen vorbehalten bleiben (vgl. akzidentielles Synchorium S. 55).

9. Syncheimadium, Überwinterungsgesellschaft.

Von einer essentiellen Überwinterungsgesellschaft kann nur da die Rede sein, wo die Mitglieder erst zum Zwecke der Überwinterung an einem geeigneten

[1] Zeitschr. f. wiss. Insektenbiologie. Bd. 4. 1908. S. 375 e. s.

Orte zusammenkommen und wo die Gemeinsamkeit ihres Winterquartieres dem Einzeltiere Vorteil bringt. Letzteres trifft zweifellos bei den Honigbienen (Apis mellifica L.) zu, da die Temperatur im Stocke, wie schon erwähnt, während des Winters durch die Zusammenballung zahlreicher Individuen sehr erheblich gesteigert wird und ein Erstarren der Bienen verhindert. Die erste Forderung aber trifft hier nicht zu, weil sich die Bienen nicht erst zum Zwecke gemeinsamer Überwinterung vergesellschaften und an demselben Orte bleiben, der ihnen im Sommer als Aufenthalt gedient hat. Dieses Beispiel soll lehren, daß nicht jede Tiergesellschaft bei gemeinschaftlicher Überwinterung ein Syncheimadium in dem hier festgelegten Sinne bildet.

Anders verhalten sich manche solitäre Bienen, deren Syncheimadien wohl insofern essentielle Momente enthalten, als sich in der Herstellung einer gemeinsamen Winterwohnung ein sozialer Instinkt mit einem Nutzen für die sonst ungeselligen Tiere zu offenbaren scheint. Wenn man hier an eine Temperaturerhöhung von nützlichem Grade durch das Zusammendrängen vieler Individuen wohl kaum denken darf, so dürfte doch mindestens mit der Herrichtung dieser Winterwohnungen Arbeit auf seiten des Einzeltieres erspart werden. Nehmen wir an, daß wir es hier mit rein akzidentiellen Genossenschaften zu tun haben, so müßte nachgewiesen werden, daß aus der Vergesellschaftung kein Vorteil erwächst und daß jede Biene, wenn sie für sich ihr Winterquartier bezöge, ebenso günstig gestellt wäre, auch mit Rücksicht auf die bei dem Bau des Winternestes zu leistende Arbeit; daß ferner der Überwinterungsort nur seiner örtlichen Vorzüge wegen von mehreren Bienen aufgesucht werde, wobei dann doch nur zufällig und nicht regelmäßig gemeinsame Überwinterung zustande kommen könnte. So wenig in diesen Fällen auch die essentielle Natur der Sozietät hervortritt, so primitiv diese Gesellschaft mit Rücksicht auf ihren sozialen Wert auch erscheinen mag, würde sie doch nur unter schweren Bedenken den akzidentiellen Gesellschaften zuzurechnen sein.

Wo Männchen und Weibchen derselben Art zusammen überwintern (Ceratina und Xylocopa pr. p.) könnte man noch an eine sexuelle Anziehung denken. Finden sich aber nur Männchen oder ausschließlich Weibchen (Xylocopa, Ceratina, Halictus u. a.) zu diesem Zwecke zusammen, so fällt diese Möglichkeit fort, falls es sich nicht um abnorme (perverse) Veranlagung handelt, die anzunehmen keine Berechtigung vorliegt.

Ceratina cucurbitina, cyanea und callosa höhlen „nach dem Verlassen ihrer Nestzellen im August und September dürr gewordene Bambusstengel an sonnigen Abhängen aus und richten sich hierdurch trockene Winterquartiere her, indem sie einer nach dem anderen hineinschlüpfen und gewöhnlich den ganzen Bambusstengel auf 20—30 cm Länge und bis zu dreißig Individuen (♂♂ und ♀♀) im Innern einnehmen. In diesem halb erstarten Zustande sind sie während des Winters leicht in Menge zu fangen. Das Liebesleben beginnt gewöhnlich im Monat Mai, zu welcher Zeit auch die Kopulation und der Beginn des Nestbaues (ebenfalls in Bambusstengeln) fällt". (Friese[1]).

Von der Gattung Ceratina „trifft man im Winter sowohl Männchen als Weibchen, mitunter 30 an der Zahl in hohlen Stengeln, besonders Brombeerzweigen, welche sie nach Giraud bisweilen für diesen Zweck aushöhlen... Verhoeff hat ein unter einem Steine befindliches Winternest von Halictus morio beschrieben, in welchem sich 14 Weibchen befanden und dessen Gänge deutlich speziell für eine derartige gemeinsame Überwinterung berechnet waren, und ähnliches ist auch von anderen beobachtet worden. Hier kann offenbar nicht mehr von einer nur zufälligen Verbindung die Rede sein, da eine gemeinsame Arbeit zu einem gemeinsamen Zwecke ausgeführt worden war."

Ein recht merkwürdiger Instinkt, der offenbar gleichfalls Schutz gegen die Kälte bezweckt, läßt mehr oder weniger zahlreiche Individuen sonst solitär lebender Arten sich im Winter in Klumpen zusammendrängen. Derartige Ansammlungen überwinternder Marienkäfer (Coccinella) werden von Schoenichen erwähnt, und Schöyen berichtet, daß die Flöhe in den im Winter verlassenen Sennhütten in Norwegen sich in dieser Jahreszeit zu Klumpen von oft recht achtunggebietender Größe zusammenballen. Auch unter verschiedenen Raubwespenarten kommen derartige Ansammlungen vor" (O. M. Reuter[2]).

Werner[3] fand an geschützten Stellen auf dem Keschisch Dagh (Kleinasien) viele Tausende von Coccinella septempunctata L., die sich unter den Felsblöcken des Gipfels zusammendrängten (zur Überwinterung?). — P. Schulze[4] beobachtete Winterschlafgenossenschaften von Tyttaspis sedecimpunctata L. in Rohrstengeln, die zur Bekleidung von Baumstämmen verwendet worden waren. In den Rohrstengeln hatten sich die Käfer zu Hunderten gesammelt.

Wenn durch diese Ansammlungen im Winterquartiere wirklich ein Schutz gegen Kälte gewonnen wird, so sind die Syncheimadien essentiell. Ist dieser (nicht bewiesene) Vorteil jedoch nicht vorhanden, was ich für wahrscheinlich halte, so haben wir es mit akzidentiellen Syncheimadien zu tun.

Psammophila hirsuta ist ihrem Verhalten nach wohl kaum noch den Syncheimadien bildenden Tieren zuzurechnen; denn ihre Überwinterungsgesellschaften bilden sich ebensowenig wie die der Honigbienen und Ameisen ad hoc, sondern es besteht schon vor der Überwinterung eine Genossenschaft, über welche Reuter[1] nach Adlerz folgendes mitteilt:

„Adlerz hat in bezug auf dieselbe Art in Schweden beobachtet, daß, wenn mehrere Individuen sich in nächster Nähe voneinander aufhalten, sie

[1] Monographie der Bienengattg. Ceratina Latr. Természetrajzi Füzetek Vol. 19, Parte 1. Budapest 1896

[2] Lebensgewohnheiten und Instinkte der Insekten. Berlin 1915

[3] Zeitschr. f. wiss Insektenbiologie, Bd. 9. 1913.

[4] Mündliche Mitteilung.

sich im ersten Sommer ihres Lebens, wo sie noch nicht begonnen haben, Larvenkammern zu bauen, häufig in irgendeiner natürlichen Höhle versammeln, die sie in Eintracht und Frieden bewohnen, ohne den Neid und die Streitsucht zu zeigen, die in der Jagdzeit des folgenden Jahres so oft gewaltsam zum Ausbruch kommt. Er hat bis 40 Individuen dieselbe Höhle bewohnen sehen, gewissermaßen eine Gemeinschaft sonst allein lebender Wespen bildend, die durch das lebhafte Ein- und Ausfliegen an eine Faltenwespengemeinschaft erinnerte. Hier wohnen sie noch beieinander, wenn der Frost im Herbste sie in Schlaf versenkt, und verbringen, dicht aneinandergeschmiegt, den Winter, wobei sie vielleicht durch dieses Zusammenschließen besser die Kälte ertragen. Auch die südafrikanische Ammophila capensis übernachtet und überwintert nach Brauns in größerer Gesellschaft in Erdhöhlen."

10. Symporium, Wandergesellschaft.

Was unter einem Symporium zu verstehen sei, wurde schon im ersten Teile dieses Buches (S. 71) auseinandergesetzt. Die wesentlichen Kennzeichen dieser Gesellschaftsform mögen hier kurz ins Gedächtnis zurückgerufen werden. Die Wandergesellschaft tritt als solche erst zusammen, indem ihre Mitglieder unter der Wirkung derselben Ursache handeln oder ein gemeinsames Ziel zu erreichen suchen. Bei auch sonst schon geselligen Tieren soll nur dann von einem Symporium die Rede sein, wenn die Wanderung die Zusammensetzung der bisher bestehenden Gesellschaft verändert oder nur einen Teil dieser Gesellschaft umfaßt und diesen nicht zu deren übrig gebliebenem Teile zurückführt, also eine dauernde Abspaltung bewirkt. Damit gewinnt die primäre Vergesellschaftung, welche die Wandergenossen zuerst miteinander verband, einen sekundären Charakter, sofern sie als solche nicht bestehen bleibt, sondern sich in zwei Sozietäten von zunächst verschiedener Zusammensetzung spaltet, deren eine bleibt, während die andere fortwandert. Mit einer Sozietät, d. h. einer essentiellen Gesellschaft haben wir es da zu tun, wo sich aus der Vergesellschaftung wandernder Tiere als solcher Vorteile für die Einzelmitglieder ergeben, wo soziale Werte erkennbar werden oder wenigstens eine gewisse Berechtigung vorliegt, solche als vorhanden anzunehmen.

Letzteres werden wir angesichts des Verhaltens der Bartenwale tun können, so wenig wir auch über die Beweggründe und die Zwecke des Zusammenschlusses zu Wandergenossenschaften in diesem Falle wissen. Meistens leben diese Meeressäugetiere ziemlich ungesellig und kommen scheinbar nur zufällig an Orten zusammen, die reiche Nahrungsmengen darbieten. Der Grönlandwal (Balaena mysticetus Lin.) aber lebt gesellig, wenngleich die von ihm gebildeteten Sozietäten kaum mehr als 3—4 Mitglieder umfassen. Zur Wanderung nimmt die Vergesellschaftung eine andere Form an, indem mehrere Hundert Tiere sich zusammenschließen und den Berichten nach gewöhnlich Schwärme gleichaltriger Individuen bilden. Über die Dauer und Art, d. h. das innere Wesen dieser Vergesellschaftungen ist nichts Sicheres bekannt, doch sind sie vielleicht ähnlich zu beurteilen wie die Wandergenossenschaften der Zugvögel, bei denen alte und junge Tiere gesondert ziehen. —

Die steppenbewohnenden Urwildpferde (Kulane, Equus hemionus Pall.) Mittelasiens leben in Genossenschaften, die sich bei dem Beginne des Winters zu größeren Trupps miteinander vereinigen. Diese Trupps gesellen sich zu anderen Trupps und schwellen so zu Herden an, die mehr als tausend Mitglieder zählen können, um gemeinschaftlich nahrungversprechenden Gegenden zuzuwandern. Sie bilden also riesige Wandergenossenschaften, ähnlich denen der Zugvögel, um mit der beginnenden Schneeschmelze die Rückwanderung anzutreten. Diese regelmäßigen Herbst- und Frühjahrswanderungen haben den Sozietätswert essentieller Symporien. Die ursprüngliche Form der Vergesellschaftung dieser Pferde ist das Polygynium; aus diesem, welches seine vorwiegend sexuelle Grundlage dadurch offenbart, daß die um einen Hengst gescharten Stuten sich nach dessen Tode zerstreuen und einem anderen Hengste anschließen, resultiert die polygame Familie als Patrogynopaedium. Schließen sich mehrere Familien zu einer Herde zusammen, so entsteht eine sekundäre Sozietät (Sympatrogynopaedium), deren essentieller Wert mit der Zunahme der Mitglieder nicht herabgesetzt wird. Zu größeren Herden würden sich die Einzelgenossenschaften jedenfalls nicht zusammentun, wenn nicht dieselbe Ursache sie auf gleichem Wege zu demselben Ziele triebe; daher nimmt das Sympatrogynopaedium die Form des Symporiums an; und wenn auch scheinbar nur ein akzidentielles Symporium vorliegt, da die Vergesellschaftung (zu der gemeinsamen Wanderung) als solche und in Beziehung auf das Wandern keine neuen Sozietätswerte schafft, so kann doch angenommen werden, daß die Sozietätswerte eine quantitative Steigerung erfahren. Sicher ist, daß sie bestehen bleiben; und schon deshalb, weil eine Reziprozität zwischen den Mitgliedern der Komponenten des Symporiums vorhanden ist, muß die Wandergesellschaft als essentiell beurteilt werden.

Unter denselben Gesichtspunkt fallen die Kropfantilopen (Antilope gutturosa Pall.) der mongolischen Tatarei, welche die Steppen zwischen China und Tibet und Altsibirien bewohnen, wenn sie im Spätherbste ausgedehnte Wanderungen antreten und sich dann zu Genossenschaften von ungeheurem Mitgliederreichtume sammeln. Ein Wandertrieb liegt hier nicht vor, da die klimatischen Verhältnisse direkt zur Wanderung, übrigens aber natürlich nicht auch zur Zusammenrottung zwingen.

Das Ren (Rangifer tarandus L.) führt in Sibirien weite und regelmäßige Wanderungen aus. Um den Dasselfliegen zu entgehen, steigt es den Angaben nach im Sommer aus dem offenen Gelände auf die bewaldeten Berge und kehrt erst am Anfange des Winters in die Ebene zurück. Bei diesen Wanderungen vereinigen sich die Tiere zu starken Herden, und die Kühe mit den

Kälbern eröffnen, die Hirsche beschließen den Zug, der aus mehreren Tausend Stück besteht, die sich in Herden von 200—300 Stück zusammenhalten. — In Norwegen werden keine Wanderungen unternommen. —

Die Wanderratte (Mus decumanus Pall.) ist nach Pallas 1727 (nach einem Erdbeben?) vom Ufer des Schwarzen Meeres und von der kurmanischen Steppe nach Europa gekommen und hat die einheimische Ratte stark verdrängt. Diese Auffassung, die allgemein wiedergegeben wurde, wird neuerdings bezweifelt, und Marshall (Spaziergänge eines Naturforschers) tritt dafür ein, daß die Ratten auch, was für sie viel bequemer war und besser und schneller gefördert haben wird, auf dem Seewege von Ostindien aus, das schon früher von China her von ihr überzogen war, mit Schiffsgelegenheit nach Europa und vermutlich zuerst nach England gekommen" sei, „angeblich im Jahre 1732." —

Noch in unserer Zeit sind Rattenwanderungen beobachtet worden, bei welchen sich die Tiere zu großen Scharen zusammenrotten. Die Ursachen der Wanderung können wohl von verschiedener Art sein; es kann infolge der starken Vermehrung Nahrungsmangel eintreten, der die Ratten zur Flucht zwingt; oder Störungen und drohende Gefahr verjagen sie aus ihrem Wohngebiete in ein anderes. Namentlich sind es Erdbeben und starke Erschütterungen, etwa bei der Ausführung von Bauten, welche den Ratten ihren Aufenthalt verleiden. Bekannt sind die ungeheuren Rattenscharen, von denen im 17. Jahrhundert Loretto (Mittelitalien) angefallen wurde, sowie die Auswanderung der Ratten, veranlaßt durch den Bau des Boulevard St. Michel und des Hotel Dieu in Paris. Auf der Erfahrung, daß Erdbewegungen den Ratten unangenehm sind, beruht wohl auch der Volksglaube, daß sie durch starkes und anhaltendes Klopfen vertrieben werden können. Liegen die Ursachen der Wanderung im Hunger und in der Beunruhigung, sind assoziierende Faktoren das von vielen erstrebte gemeinsame Ziel und der von allen Bewohnern des bedrohten Bezirkes gleichzeitig gewählte Weg, so bleibt doch die Vergesellschaftung in ihrem Zustandekommen noch unerklärt. Es muß doch eine Ursache vorhanden sein, welche alle Ratten veranlaßt, geschlossen denselben Weg zu wählen. Warum spritzen sie nicht radiär auseinander, sondern rotten sich zusammen und bevorzugen alle dieselbe Richtung? An sozialen Instinkten fehlt es diesen Nagetieren nicht, die an enges Beieinanderwohnen gewöhnt sind. Folgen sie einem Leittiere, das unter dem verwirrenden Einflusse der drängenden Not die Initiative ergreift? Liegt Plan und Ziel in dieser gemeinschaftlichen Wanderung und ergeben sich Werte aus dem Zusammenschlusse? Diese letzte Frage wenigstens kann bejaht werden; denn wenn die Ratten bei ihren Wanderungen die zu besiedelnden Gebiete von anderen Ratten (Hausratten) besetzt fanden, so waren sie bei gemeinsamem Angriffe weit eher und leichter imstande, die eingesessenen Bewohner zu besiegen und zu vertreiben, als wenn jede für sich einen neuen Wohnsitz suchte. Aber auch davon abgesehen, ist es für wandernde Tiere weit bequemer, sich zusammenzuschließen, weil dann nur eins oder einige Führerdienste zu leisten haben, die anderen dagegen einfach folgen, ohne sich den Weg selbst wählen und suchen zu müssen.

Was auch immer den Zusammenschluß der Ratten bei der Wanderung ausschlaggebend herbeigeführt hat: der Zusammenschluß selbst schafft essentielle Werte und stellt das Tier als Mitglied einer Sozietät günstiger, auch wenn die sozialen Beziehungen speziell zwischen den Wandergenossen weniger eng und vorwiegend unter dem Zwange gemeinsamer Not entstanden sind, um sich unter günstigeren Verhältnissen nicht mehr oder in anderer Weise geltend zu machen. Wir sind also berechtigt, die Rattenwanderung, die eine neue Zusammensetzung auch sonst bestehender sozialer Verbände, und wären diese nur Familien, zustande bringt, als essentielles Symporium zu bezeichnen, um so mehr, als gemeinsames Handeln und geselliger Zusammenschluß zwischen nicht wandernden Ratten zweifellos bestehen und ihre ohnehin vorhandenen sozialen Qualitäten durch die Wanderung sicher nicht aufgehoben werden.

Nach allem, was über die Wanderungen der Lemminge (Lemmus lemmus L.) geschrieben worden ist, glaube ich mich berechtigt, sie mit einigem Vorbehalte als essentielle Symporien zu beurteilen. Sie stehen in enger Abhängigkeit von der Art der Fortpflanzung. „Nach Collett unterscheidet sich die Fortpflanzung in den Wanderjahren bedeutend von derjenigen außerhalb derselben, und zwar sowohl durch die Anzahl der Jungen eines Wurfes als auch durch die Anzahl der Würfe. . . . Nach Collett finden zwei Würfe jährlich statt, in den Wanderjahren folgen sich aber die einzelnen Würfe schneller. Da in den Wanderjahren die klimatischen Verhältnisse günstiger sind als gewöhnlich, so ist wohl anzunehmen, daß die Lemminge sich in solchen Jahren früher paaren, früher den ersten Wurf zur Welt bringen und dadurch so viel Zeit erübrigen, daß ein (vielleicht auch mehr als ein) überzähliger Wurf stattfinden kann. Was die Anzahl der Jungen in einem Wurfe betrifft, so hat Collett in gewöhnlichen Jahren 5, zuweilen sogar nur 3, selten 7—8, in den Wanderjahren aber sogar 9—10 gefunden. Nach Colletts Beobachtungen sind die Jungen des ersten Wurfes zum Herbst schon fortpflanzungsfähig. Würfe auf der Wanderung kommen wohl auch vor; doch scheint es, daß nur zufällig einzelne trächtige Weibchen mit in den Strudel fortgerissen werden, besonders da nach Angabe von Collett die bedeutende Mehrzahl der Wanderer aus Männchen besteht und ich unter allen Lemmingen, deren ich habhaft werden konnte, nur ein Weibchen erhalten habe" (Pleske[1]).

Schon die Tatsache der überwiegenden Männchen beweist eine andere Zusammensetzung der Wanderzüge als der stationären Lemminggesellschaften,

[1] Übersicht der Säugetiere und Vögel der Kolahalbinsel. Petersburg 1884.

deren Zusammenhalt übrigens ein gewöhnlich ziemlich lockerer und hauptsächlich synchoristischer zu sein scheint, wenn wir von dem Zusammenschlusse der Familienmitglieder absehen.

„Nach den neueren Forschungen hat es sich erwiesen, daß bedeutendere Wanderungen in sehr verschiedenen Zeiträumen stattfinden. . . Ich betone hier besonders diesen Umstand, da nach Collett die Lemminge alljährlich wandern, jedoch in so engen Grenzen und in so geringer Anzahl, daß diese Wanderungen der Bevölkerung entgehen" (Pleske[1]). Dabei bleiben nach Pleske stets Lemminge in ihrer Heimat zurück, und die Wandergesellschaft erweist sich hiermit als notwendig anders zusammengesetzt als jede stationäre es sein könnte. Es hat den Anschein, als zeige sich der Wandertrieb in erster Linie bei den ungepaarten Männchen wirksam, die auf der Suche nach Weibchen ins Wandern geraten. Dann wäre dem Geschlechtstriebe eine wichtige Rolle für das Zustandekommen der Wanderung zuzusprechen, ohne daß er jedoch auch die Wandergesellschaft als solche zustande brächte. Daß etwa eine Notwanderung infolge von eingetretenem Nahrungsmangel angenommen werden könne, glaubt Ekmann[2] in Abrede stellen zu müssen. A. Koch[3] vertritt dieselbe Auffassung: „Mögen nun diese Wanderungen in größerem oder kleinerem Umfange vorkommen oder nicht, zwei Ursachen, aus denen man sie bisher gewöhnlich zu erklären suchte, können sie wohl kaum veranlassen. Noch Brehm ist der Ansicht, daß . . . die Veranlassung dazu, ebenso wie bei anderen Wühlmäusen, in zeitlich sich fühlbar machendem Mangel an Nahrung beruhen müsse. Wer aber die Vegetation der Bezirke kennt, in denen die Lemminge sich in so ungeheuren Massen zeigen, den gar nicht zu erschöpfenden Überfluß an Birken- und Weidenrinde, an Gras, Flechten und Moos, der kann nicht einen Augenblick darüber in Zweifel sein, daß eine noch viel größere Zahl von Tieren, als sie selbst ein Lemmingjahr aufweist, in jenen Gegenden sich ernähren könnte."

Eine bestimmte Zeit, die das Wandern mitbedingen könnte, läßt sich nicht angeben, und Collett[4] behauptet, „daß in den Jahren der großen Wanderungen die Lemminge im Laufe des ganzen Sommers ihre Heimat verlassen, eine Schar der anderen folgt und sie im Flachlande einholt" (Heck[5]).

Bemerkenswert ist, daß die Wege, welche die Lemmingscharen einschlagen, durch die Natur ihres Wohngebietes vorgezeichnet sind. Darin liegt ein wichtiger äußerer assoziierender Faktor, der uns ohne Zuhilfenahme

[1] Übersicht der Säugetiere und Vögel der Kolahalbinsel. Petersburg 1884.

[2] Die Wirbeltiere der arktischen und subarktischen Hochgebirgszone im nördlichsten Norwegen. 1907.

[3] Kosmos. 6. Jahrg. Stuttgart 1909.

[4] Myodes lemmus, its habits and migrations in Norway. 1895.

[5] In Brehms Tierleben. 1914.

geselliger Instinkte wenigstens bis zu einem gewissen Grade verstehen läßt, wie eine Zusammenscharung zustande kommt. „Die Richtung der Lemmingwanderungen geht in der Hauptsache vom Gebirge zur Ebene. Das ergibt sich mit Sicherheit aus unzähligen unmittelbaren Beobachtungen. Aus diesem folgert dann Pleske sehr richtig weiter, daß die Weltgegend, nach der der Lemming zieht, von der Richtung des Gebirgszuges abhängt, auf welchem der Lemming seinen Wohnort hat. So kommt es, daß im größten Teile Skandinaviens die Lemminge genau westöstlich oder umgekehrt wandern, während die im russischen und im benachbarten finnisch-norwegischen Lappmarken, wo der Gebirgszug die Richtung Ost-West annimmt, nach Norden und Süden ziehen. Daran schließt sich das weitere Beobachtungsergebnis, daß die Lemminge gewisse Zugstraßen haben, die sie den anderen vorziehen, weil sie wegsamer sind" (Heck[1]).

Wenn nun auch das gleichzeitige Wandern auf demselben Wege die Tiere zu einer Wanderassoziation zusammenzuschließen vermag, ist damit allein doch die Entstehung einer essentiellen Sozietät noch nicht gewährleistet. In der Tat wird man auch bei den wandernden Lemmingen nicht von einer festeren Organisation des ganzen Zuges sprechen dürfen; denn aus den Beschreibungen der Beobachter geht hervor, daß jeder Lemming in einiger Entfernung von dem anderen zieht und daß sich die Tiere nur vor größeren Hindernissen (Flüssen, Seen) enger zusammenscharen. Ekman teilt Hambergs Beobachtung mit, daß die von ihm gesehenen Lemminge nicht in gesammelter Masse, sondern ziemlich zerstreut mit etwa 50 bis 100 Schritt Zwischenraum wanderten. Macht somit der Lemmingzug den Eindruck eines akzidentiellen Symporiums, so können ihm doch gewisse essentielle Werte kaum abgesprochen werden. In Beziehung hierauf ist zu beachten, daß jeder wandernde Lemming beständig ein leises Pfeifen hören läßt, das gewiß nicht seiner eigenen Unterhaltung, sondern den Wandergenossen gilt und wenigstens einen gewissen Zusammenhalt zwischen den Mitgliedern der Wandergenossenschaft aufrecht zu erhalten geeignet erscheint. Zudem gebricht es diesen Tieren nicht an sozialen Instinkten. Ekman sagt wenigstens: „In der freien Natur (und in ihrer eigentlichen Heimat) sind die Tiere gar nicht so unduldsam gegeneinander, daß die Hochgebirge ihnen auch bei der intensivsten Vermehrung nicht Platz genug gestatten sollten. Wenn ich mich auf den Boden setzte und mich ganz ruhig verhielt, konnte ich oft 5—6 Lemminge in meiner unmittelbaren Nähe sehen, und sie vertrugen das Zusammenleben ebenso gut wie irgendeine andere Tierart. Auch leben im Winter anscheinend mehrere zusammen, denn ich habe in ihren Winternestern bis zu vier Tiere tot gefunden."

In demselben Sinne äußert sich ein anderer Beobachter: „Auch ihre Unverträglichkeit, ihr bissiger Charakter kann nicht, wie man wohl eben-

[1] In Brehms Tierleben 1914.

falls angenommen hat, als Triebfeder und Anstoß zu solchen Wanderungen gelten. Denn selbst bei der außerordentlichen Dichtigkeit, in der die Tiere bei Jokkmokk zusammenlebten und -wohnten, habe ich keine größere gegenseitige Unduldsamkeit bemerkt, als sie auch sonst wohl bei Nagern von so lebhaftem und leicht erregbarem Temperament vorkommt. Sie fauchten sich wohl an, wenn eines dem anderen in die Quere kam, und sahen dabei auch recht zornig und grimmig aus, aber es blieb bei der Grimasse. Nie habe ich gesehen, daß sie sich gebissen oder gar einander verfolgt hätten. Sie vertrugen im Gegenteil die nahe Nachbarschaft ganz gut" (A. Koch, l. c., S. 269). —

Bekannt sind die gelegentlichen Massenwanderungen unserer Feldmaus (Microtus [Arvicola] arvalis Pall.), die in Mäusejahren zur Beobachtung kommen. Bei ihnen erwacht der Wandertrieb allem Anscheine nach nur im Anschlusse an abnorm starke Vermehrung und ergreift gleichzeitig zahlreiche Mäuse, die dann eine Wandergesellschaft bilden. Da die Feldmäuse sehr gesellig sind, werden wir auch ihren Wandergenossenschaften essentielle Werte nicht absprechen dürfen. Es handelt sich hier um Notwanderungen infolge des eintretenden Nahrungsmangels. —

Wo, wie bei den Zugvögeln, die Vergesellschaftung in der für die Dauer der Reise bestehenden Zusammensetzung erst unter dem Einflusse des Wandertriebes zustande kommt, haben wir echte Symporien vor uns, die aber nicht wie bei den Wanderfischen indifferent bleiben, auch nicht auf sexueller Grundlage entstehen, sondern reziprok insexuelle Bündnisse ad hoc sind. Schon weil die Vögel auf einer weit höheren Stufe der Entwicklung ihres psychischen Lebens stehen, werden sich soziale Beziehungen zwischen ihnen leichter anbahnen und überall da vorausgesetzt werden dürfen, wo überhaupt mehrere von ihnen zur Bildung einer Genossenschaft zusammentreten. Übrigens bringt hier ebenfalls der Wandertrieb allein keinesfalls auch notwendig das Bedürfnis nach Gesellschaft mit sich, denn es gibt bekanntlich Zugvögel, die nicht in Reisegesellschaften ziehen. Um einige Beispiele zu nennen, wandert der Sprosser (Erithacus philomela Bechat) allein, die Nachtigall (Erithacus luscinia L.) familienweise. Die Kraniche (Grus grus. L.), die sich in ihrem Winterquartiere zu sehr großen Scharen sammeln und fest zusammenhalten, auch verwandte Arten unter sich aufnehmen, lösen sich gerade zur Wanderung in kleinere Scharen auf, die nur selten 50—100 Stück umfassen. Hier wirkt also der Wandertrieb geradezu dissoziierend. Die meisten Nachtzugvögel ziehen einzeln. Wo es aber zu einer Vergesellschaftung kommt, liegen die essentiellen Momente jedenfalls zum Teil wenigstens darin, daß jeder Vogel seine individuelle Erfahrung und Fähigkeit in den Dienst der Gesamtheit stellt und hierdurch die Sicherheit des Wegfindens und Reisens eine Steigerung erfährt. Wenn alte und junge Vögel zusammen reisen, scheinen die Jungen oft ganz auf die

Führung durch die Alten angewiesen zu sein. Zweifellos bedeutet es in allen Fällen schon eine fühlbare Erleichterung, wenn einige Vögel führen, die anderen nur folgen; denn die anstrengende Aufmerksamkeit der Führenden bleibt den Gefährten erspart, die nur den durch Lockrufe erleichterten Zusammenhalt zu wahren, sich aber nicht um Richtung und Ziel zu kümmern haben.

Der Wandertrieb interessiert uns hier nur, sofern er zur Vergesellschaftung führt oder ein Symporium durch Umgruppierung (Assoziation oder teilweise Dissoziation) zustande bringt. Die ihn selbst betreffenden Probleme kommen deshalb nur nebenher zur Sprache.

Die Zugvögel verschwinden aus ihrer Sommerheimat großenteils schon lange vor dem Eintritt der ungünstigen Jahreszeit, also bevor sich der Nahrungsmangel bemerkbar und die Kälte ihre Wirkung fühlbar macht. Gerade zur Zeit des Fortzuges pflegen sie am besten genährt und am reichsten mit Reservefett ausgestattet zu sein. Die Wiederkehr erfolgt zum Zwecke der Fortpflanzung. Das Problem ist viel erörtert worden, was eigentlich die Vögel forttreibe; wer den jungen Vögeln, die vor den alten die Reise antreten, den Weg zeige (junge nordische Stare der ersten Brut passieren Helgoland schon im Spätsommer auf dem Zuge nach Süden, die alten folgen erst nach Monaten); woher die im Winterquartiere befindlichen Vögel den richtigen Zeitpunkt zur Heimkehr wissen, der für jede Art und jede Gegend ein anderer ist. Man hat diesen Fragen gegenüber nichts anderes tun können, als sich zu dem Instinkte retten, bewußt ein X einzuführen und mit der Ankunft bei dieser Qualitas occulta vorläufig auf eine weitere Erklärung zu verzichten.

Manche Ornithologen glauben annehmen zu müssen, daß die Vögel Kenntnis von den für sie verhängnisvollen Einwirkungen der kommenden Winterszeit haben, die sie nach Süden treibt. Aber diese Kenntnis kann der junge Vogel noch nicht aus eigener Erfahrung haben. Vermögen die Eltern sie ihm mitzuteilen? Wohl nicht, denn warum tobt der aus dem Neste genommene Vogel im Zimmer oder Bauer zur Zugzeit?

Die jungen Vögel dürften keineswegs in allen Fällen unter Führung der alten den Reiseweg kennen gelernt und ihrem Gedächtnisse eingeprägt haben. Woher sollen z. B. die erwähnten jungen Stare Kenntnis vom Wege haben, woher die jungen Kuckucke, die ihre wahren Eltern gar nicht kennen und uns erst Ende September verlassen, während die alten schon im August fortgezogen sind? Marshall bestreitet, daß junge Vögel ohne Hilfe älterer, die den Weg kennen, die Alpen überfliegen können. Sie müssen nach seiner Ansicht Führer haben, die auch einer anderen Vogelart angehören können. Die jungen Kuckucke sollen z. B. mit ihren Pflegeeltern ziehen.

Nach anderen Ornithologen ist ein unerklärlicher Drang, eine Art

Ahnungsvermögen anzunehmen, durch welches die Vögel zum Wandern veranlaßt werden; ein Richtungssinn, der sie sicher ihrem Ziele zuführt, unterstützt durch das Gedächtnis der Alten, die den Weg wiederholt zurückgelegt haben. Sie empfänden etwas, das wir bei uns als Sehnsucht kennen, deren Gegenstand bekannt oder unbekannt sein kann, die selbst aber aus diesem ihrem Gegenstande oder Ziele keineswegs restlos verständlich wird, wie wir alle Handlungen organischer Naturwesen nur bis zu einem gewissen Punkte verfolgen können, um dann immer wieder vor nicht weiter auf Ursachen zurückführbaren Trieben zu stehen, deren wir ja auch in unserer eigenen Natur genug begegnen. Wenn Braun von einem vererbten Instinkte spricht, der so gut wie der Fortpflanzungstrieb seinem Zwecke nach der Begriffswelt (dem Bewußtsein) des Individuums vollständig entzogen und zum Triebe „verhärtet“ ist, so ist damit nicht viel erklärt, denn auf Grund welcher im Subjekte gelegenen Voraussetzungen, wie und warum lief dieses Geschehen ab?

Man hat die Eiszeiten zur Erklärung des Vogelzugproblems herangezogen. Der Zusammenhang mit den Eiszeiten erklärt vielleicht bis zu einem gewissen Grade die uns hier in erster Linie interessierende Vergesellschaftung. Das Fliehen vor der Vereisung mußte notwendig den Reichtum an Vögeln, die Bevölkerungsdichtigkeit in den Gebieten, in die sie flohen, vermehren und eine günstige akzidentielle Basis zur Vergesellschaftung schaffen, wenn dieser nicht andere Ursachen entgegenwirkten. Die Tiere wurden, vor dem Eise fliehend, erst Strich-, dann Zugvögel, um schließlich aus ihren ursprünglichen Nistgebieten ganz verdrängt zu werden. Mit der Abnahme der Vereisung wurden sie in umgekehrter Reihenfolge wieder Zug- und Strichvögel, ja, entwickelten sich zum Teil zu Standvögeln zurück (Schwarzdrossel). Übrigens ist eine scharfe Scheidung zwischen Zug-, Strich- und Standvögeln bekanntlich nicht wohl möglich. Wenn man unter Zugvögeln solche versteht, welche im Winter ihr Brutgebiet verlassen, um in wärmere Länder zu ziehen; unter Strichvögeln solche, die sich meist zu kleinen oder größeren Gesellschaften vereinigen, um gemeinschaftlich nahrungsreichere Gegenden aufzusuchen, ohne die eigentliche Heimat, das Brutland, zu verlassen (Spechte, Stieglitze, Zeisige, Hänflinge, Kreuzschnäbel u. a.); unter Standvögeln solche, welche ihr Brutgebiet, die Gegend ihrer Geburt nie freiwillig verlassen (Sperling, Zaunkönig, Kolkrabe, Goldammer): so gibt es Vögel, welche zugleich Stand-, Strich- und Zugvögel (Buchfinken, Meisen) und noch mehr, die zugleich Stand- und Strichvögel sind (Haubenlerche, Rebhuhn, Corvus cornix L. in Deutschland und im Norden).

Man darf indessen die Wirkung der Eiszeiten nicht überschätzen, denn ein Wandern von Norden nach Süden muß auch schon lange vor den Glazialperioden stattgefunden haben, weil die lange Polarnacht unabhängig von der Eiszeit eine jährlich wiederkehrende Abkühlung und damit eine nahrungsarme Jahreszeit herbeigeführt haben muß. Ebenso muß der regenlose Sommer der südlichen Abteilung der gemäßigten alten Welt zu einem Erlöschen des Insektenlebens geführt haben, das auch schon vor der Eiszeit wenigstens die Insektenfresser in ihrer Brutperiode zur Auswanderung nach Norden gezwungen haben wird. Die Eiszeit hat daher die schon bestehenden Gegensätze nur noch verschärft und vielleicht auch manche Art vorübergehend aus Nordeuropa ganz vertrieben.

Es ist übrigens in Übereinstimmung mit Kobelt nicht anzunehmen, daß, wie Braun will, die Heimat unserer sämtlichen Zugvögel der Süden sei. Zwar haben unsere Insektenfresser wenigstens zum Teil (sofern sie höhere Ansprüche an ihre Ernährung stellen) nur in einem winterlosen Klima zu solchen werden oder solche bleiben können; aber dies beweist noch nicht, daß dies in den Tropen geschehen sein müsse. Deichler weist mit Recht darauf hin, daß unsere meisten Vogelgattungen (wenn nicht alle!) tief ins Tertiär zurückreichen. Fossile Reste sind bekannt von Fulica, Rallus, Ardea, Anser, Buteo, Milvus, Haliaëtus aus dem Eozän; aus dem Miozän: Cypselus, Alcedo, Passer, Motacilla, Parus, Upupa, zusammen mit heute echt tropischen Formen (Salanganen, Pelikanen). Damals herrschte auch in Europa ein subtropisches oder tropisches Klima, und die unter seinem Einflusse erworbenen Eigentümlichkeiten mußten sich später mit der Eiszeit abfinden (Kobelt[1]).

Kobelt[1] befürwortet die Unterscheidung der Zugvögel in zwei Klassen, deren Angehörige aus ganz verschiedenen Motiven wandern und sich deshalb auch ganz verschieden benehmen. Die erste Gruppe bezeichnet er als Winterflüchter; sie wandern erst, wenn der nahrungsarme Winter unmittelbar bevorsteht; manche (Bachstelze, Rotschwanz, Singdrossel, Star, Dohle, Turmfalk, Sperber, Hühnerhabicht, Steinkauz, Reiher) versuchen wenigstens in den milderen Teilen Deutschlands immer wieder zu überwintern, und wenn mehrere milde Winter aufeinander folgen, wird die Anzahl der Ausharrenden immer größer, bis ein strenger Winter sie wieder in die Flucht jagt oder vernichtet. Sie sind ursprünglich in unseren nördlichen Breiten einheimisch, Winterflüchter bei uns, Wintergäste im Süden, wie hochnordische Vögel Wintergäste in Deutschland. Die Sorge für ihre eigene Erhaltung treibt sie südwärts. Unter ihnen sind viele, die nur da vom Wandertriebe ergriffen werden, wo der durchschnittliche Winter ihnen die Existenz absolut unmöglich macht; die schon in Süddeutschland höchstens streichen und am Mittelmeere echte Standvögel sind. Soweit diese Vögel nicht schon gesellig sind und sich zum Ziehen zu größeren Gesellschaften vereinigen, kann die assoziierende Ursache anfangs rein äußerlich gewesen sein. Indem der Winter sie von Norden nach Süden vor sich hertrieb, mußte eine Anreicherung von Individuen in demselben Maße stattfinden,

[1] Die Verbreitung der Tierwelt. Leipzig 1902.

in welchem der Winter südwärts vorschritt. Die Vögel wurden also durch äußere Faktoren zusammengedrängt und so konnten ursprünglich ungesellige Arten unter Umständen schließlich Gesellschaften bilden und schon vergesellschaftete zu ungeheuren Scharen anwachsen. Aber die Verhältnisse bewirken natürlich keinen über den Wert akzidentieller Synchorismen hinausgehenden Zusammenschluß, sondern begünstigen ihn nur. Daß er in manchen Fällen zustande gekommen, in anderen unterblieben ist, muß in dem Charakter der Vogelarten selbst begründet sein.

Die zweite Gruppe bezeichnet Kobelt als Sommergäste. Sie kommen spät an und ziehen zeitig wieder fort, obwohl noch mehrere warme, nahrungsreiche Monate vor ihnen liegen (Turmschwalbe, Pirol, Wachtel, Turteltaube, Storch). Sie verlassen uns, sobald ihre Jungen die Reise aushalten können. Auch aus den Mittelmeerländern wandern sie fort, in welchen sie kein Winterschnee bedroht und in welchen die Angehörigen der ersten Gruppe eine ihren Anforderungen genügende Winterstation finden. Sie sind bei uns eingewanderte Fremdlinge, Bürger wärmerer Gebiete, die nur zu uns kommen, um bequemer ihr Brutgeschäft zu erledigen. Sie sind Sommerfrischler, welche die Sorge für ihre Nachkommen nach Norden lockt. Verfärbung, Herreise, Gesang, Brut, Mauser, Rückreise sind Akte des Fortpflanzungsgeschäftes, die eng miteinander zusammenhängen. Wie der Lachs nach dem Laichen wieder in das nahrungsreiche Meer zurückkehrt, ziehen auch diese Vögel nach dem Brüten wieder in die Heimat ihrer Art; wie die jungen Fische in den Ozean zurückströmen, verlassen auch die jungen Vögel zumeist gleich nach ihrer physischen Ausbildung den Ort ihrer Geburt und eilen zurück in die Heimat ihrer Art. Nur bei ihnen kann man von einem der Art innewohnenden Wandertriebe sprechen.

Bei dieser zweiten Gruppe wurde durch dasselbe Ziel und denselben Zweck (wie bei den Wanderfischen) sowie durch die gleiche Zeit der Brunst ein Zusammenschluß auf der Reise sehr begünstigt, freilich aber ebenfalls nicht allein durch sie bedingt, wie die einzeln wandernden Vögel beweisen. Es mögen anfangs indifferente (akzidentielle) Gesellschaften gewesen sein, die sich zwischen Individuen und Familienverbänden bildeten, die aber bei den hohen Charaktereigenschaften der Vögel alsbald zu reziproken werden mußten, wenn sie es nicht von vornherein schon waren. Sie lösen sich naturgemäß zumeist am Winter- und Sommerziele auf, weil sich der anfangs allen gemeinsame Weg weiterhin zu getrennten Zielen verzweigt.

So mechanisch, wie möglicherweise in alten Zeiten, spielt sich heute die Zusammenrottung der Wandervögel nirgends mehr ab. Es ist eine gewisse soziale Ordnung in den Vogelscharen unverkennbar, die bei heterotypischen Gesellschaften sogar den Raubvögeln, die mit anderen Vögeln ziehen, verbietet, zu rauben. Bei manchen Vogelarten finden vor dem Zuge Versammlungen („Beratungen“) statt (z. B. Storch), deren eine ich selbst als Kind zu beobachten Gelegenheit hatte; die Störche der damals an diesen Bewohnern noch reicheren Umgebung von Strausberg (Mark) sammelten sich auf dem Turme und Dache der Stadtkirche zu einer sehr ansehnlichen Reisegesellschaft. Es ist bekannt, daß sich vor ihrem Wegzuge alle Storchfamilien einer Gegend auf gewissen (nicht in jedem Jahre denselben) Plätzen, meist weichen, sumpfigen Wiesen zusammenfinden. Ende Juli pflegt die Versammlung vollzählig zu sein, und bald darauf bricht das ganze Heer zur Abreise auf, um unterwegs noch mit anderen Heeren zusammenzustoßen. Flüge, die auf 5000 Mitglieder geschätzt wurden, sind beobachtet worden. Bei dieser Gelegenheit finden auch die wiederholt beschriebenen „Gerichtsverhandlungen" statt, bei welchen kranke oder schwache Störche von den übrigen hingerichtet werden. — Zu ähnlichen Vorversammlungen kommen die Kraniche zusammen. Bei den großen Schwalbenversammlungen wird der Abzugstermin mit Rücksicht auf einzelne Paare festgelegt, deren Junge noch nicht kräftig genug sind und bei deren Fütterung andere Schwalben den Eltern helfen. Einige bleiben bei dem gemeinsamen Aufbruche zurück und folgen den fortgezogenen Artgenossen erst im Dezember einzeln mit ihren Jungen oder in kleinen Gesellschaften.

Die Winterflüchter pflegen sich an nahrungsreichen Orten zu sammeln, streichen vor dem Abzuge noch eine Zeitlang umher und treten schließlich die Hauptwanderung gemeinschaftlich an, um sich auf den Zugstraßen mit anderen Wandergesellschaften zu vereinigen. Daß bei ihnen der eintretende Nahrungsmangel den Fortzug bestimmt, kann als sicher gelten. Aber wir wissen nicht, wer den Termin für die Rückkehr im Frühjahre festsetzt, die sich nicht nach den Witterungs- und klimatischen Verhältnissen richtet, sondern beinahe kalendermäßig genau an demselben Datum erfolgt (Kuckuck zwischen 17. und 19. April, Rauchschwalbe um den 8. April, Segler 28. April). Bei den meisten Vögeln aber sind diese Termine wieder für die verschiedenen Gegenden verschieden: die Schwalben erscheinen in Bozen schon vor Mitte März, in Helgoland (Durchzug nach Skandinavien) erst im letzten Drittel des Mai. Der Aufbruch nach Norden erfolgt also auch für die Angehörigen derselben Art nicht auf einmal. Wenn die italienischen Schwalben aufbrechen, bleiben die deutschen noch ruhig im Winterquartiere, und die nordischen lassen die deutschen abziehen, ohne mitzureisen. Sie müssen wohl wissen, daß in ihrer Heimat die Verhältnisse ihre Rückkehr noch nicht gestatten. Der Nahrungsmangel kommt als Anlaß für die Rückwanderung nicht in Frage; denn wo die deutschen und nordischen Schwalben noch genügend Nahrung finden, müßten es wohl die italienischen auch können. Die Zusammenrottung der Vögel aus der gleichen Heimat ließe sich wohl zum Teil aus dem Umstande erklären, daß sich gleichzeitig bei ihnen allen der Rückwanderungstrieb geltend macht und daß sie denselben Zugstraßen folgen. Dies allein aber kann nicht zu der beobachteten Zusammenrottung und zu dem festen Zusammenschlusse geführt haben. Es ist möglich, ja wahrscheinlich, aber meines Wissens nicht durch Beobachtung erwiesen, daß sich die Vögel in ihren Winterquartieren nach Landsmannschaften in bestimmten Gebieten zusammenhalten, woraus sich der gemeinschaftliche Aufbruch derer mit derselben Heimat verstehen ließe.

Die Reziprozität der Gesellschaft erhellt schon daraus, daß sich die einzelnen Züge innerhalb des Heeres zusammenhalten und diesen Zusammenhang, der in dem freien Luftmeere nicht rein äußerlich erzwungen wird (wie bis zu einem gewissen Grade bei den an das Flußbett gebundenen Wanderfischen), durch ihre Lockrufe sichern, daher auch auf den Ruhestationen, wo sie sich nahrungsuchend naturgemäß mehr zerstreuen, kein Vogel zurückbleibt. Wäre die Gesellschaft indifferent, so würde sich kein Tier um das andere kümmern und alles würde sich regellos mischen. Abgesehen von dieser Gruppierung nach Flügen innerhalb des Wanderheeres ist aber bei vielen Vögeln keine bestimmte Marschordnung erkennbar; Schwalben und Lerchen bilden scheinbar ungeordnete Massen, während in anderen Fällen strenge Ordnung herrscht: die Kraniche[1] wie die Gänse und Wildenten (Anas boschas L.) unterstützen einander, wie man annimmt[2] durch die Zugordnung und durch Wechseln des Führers. Zweck dieser Flugordnung in Form eines V soll das leichtere Durchschneiden der Luft sein; vielleicht soll auch durch sie vermieden werden, daß einem Wandergenossen das freie Gesichtsfeld verdeckt wird. Viele Entenarten, Goldregenpfeifer, graue Kiebitze, Reiher, einige Möwen u. a. fliegen in einer schiefen Linie. Der Nutzen des Fluges während der Nacht besteht vielleicht in dem Schutze vor Angriffen durch Tagraubvögel, doch werden nachts ziehende Vögel von Eulen geraubt. Große, wehrhafte Vögel und

---

[1] Aristoteles (Tiergeschichte, IX. Buch, Kap. X) sagt: „Auch bei den Kranichen scheint viel Kluges vorzukommen, denn sie wandern weit fort und fliegen hoch, um weit zu sehen. Nehmen sie Wolken und stürmisches Wetter wahr, so fliegen sie herab und ruhen. Sie haben ferner einen Führer und solche, welche unter den letzten einen durchdringenden Schrei ausstoßen, daß man ihre Stimme hört. Setzen sie sich nieder, so stecken die übrigen den Kopf unter die Flügel und schlafen, abwechselnd auf einem Beine stehend; der Führer aber behält den Kopf frei, schaut um sich und gibt, wenn er etwas bemerkt, durch Schreien ein Zeichen.

[2] „Ein Teil
schwärmt einzeln durch den Luftkreis, klügere
ziehn in Gesellschaft ihren Weg, gereiht
in spitzige Figur, aus Vorgefühl
der Witt'rung reisen sie hoch über Land
und Meer in luftigen Geschwadern hin
und helfen sich, im Vorflug wechselnd, fort.
So steu'rt der kluge Kranich Jahr für Jahr
auf seinem Flug und läßt den Wind sich tragen."

(John Milton, Paradise lost. Übers. von G. G. Bürde.)

alle Raubvögel ziehen am Tage, dagegen die kleinen wehrlosen meistens nur nachts; doch wandert die Feldlerche am Tage und nur bei großer Eile auch nachts. Drosseln ziehen nachts und am Tage, die meisten Zugvögel aber nachts.

Schließlich sei noch einmal darauf hingewiesen, daß es sich um echte Symporien auch bei solchen Vögeln handelt, die schon vor der Zugzeit vergesellschaftet leben. Denn wenn sich z. B. die Saatkrähen zur Wanderzeit zu ungeheuren Scharen zusammenschließen, so besteht solch eine Wandergenossenschaft nicht mehr aus denselben Komponenten wie die gewöhnliche Krähengesellschaft; vielmehr tun sich mehrere sonst gesonderte Schwärme erst ad hoc zusammen, und das Symporium gewinnt damit eine besondere, ihm eigentümliche Zusammensetzung.

Die essentiellen Symporien sind übrigens nicht auf die höheren Wirbeltiere beschränkt, sondern kommen auch bei den Wirbellosen schon vor; denn wir sind, wie nachgewiesen werden wird, berechtigt, die Schwarmgesellschaft der Honigbiene (Apis mellifica L.) als essentielle Wandergenossenschaft anzusehen.

Wenn am neunten Tage nach dem Belegen der Weiselzellen deren Bedeckelung stattgefunden hat, ist das Bienenvolk schwärmreif. Die Wohnung ist um diese Zeit (Mitte Mai, Anfang Juni) von Insassen überfüllt, die an heißen Tagen außen um das Flugloch einen dichten Klumpen bilden. Der Ausflug wird ebenso eingeschränkt wie die Eiablage, und die Bienen geraten in einen eigentümlichen Zustand, den man als Schwärmdusel bezeichnet hat. Sie lassen den charakteristischen Schwarmton hören und führen in der Luft tolle Tänze aus, die der Abreise vorhergehen, vor welcher jede Biene noch vorsorglich ihren Kropf aus den aufgespeicherten Vorräten des Stockes mit Honig füllt. Die Königin erscheint am Flugloche, zieht sich wieder in den Stock zurück, um abermals zu erscheinen und den Abflug erst nach wiederholtem Hin und Her wie zögernd und ängstlich zu unternehmen. Entschließt sich die Königin nicht zum Abfluge, so kehrt der vergeblich suchende Schwarm zu seinem Mutterstocke zurück und zieht brausend („sterzelnd") wieder ein, oder der weisellose Schwarm hängt sich als Schwarmtraube an einen Zweig oder dergleichen an und löst sich schließlich wieder auf, um heimzukehren. Zieht die Königin mit aus, so setzt sich der Schwarm gewöhnlich schon nach einigen Minuten fest. Dabei scheint die Königin „das Kommando zu führen", denn die Arbeiterinnen sammeln sich da um sie zur Bildung der Schwarmtraube, wo sie sich niederläßt. Bildet ein Schwarm zwei Trauben, so wird der weisellose Teil bald unruhig, schwärmt wieder auf und vereinigt sich mit dem die Königin mitführenden Teile oder kehrt in den Stock zurück. Nach einigen Stunden der Ruhe löst sich der Schwarm wieder auf und fliegt mit reißender Schnelligkeit zu dem neuen Quartiere, einem hohlen Baume, einem leeren Bienenstocke usw., welches die Spurbienen zuvor ausfindig gemacht haben.

In diesem Bienenschwarme haben wir ein gynopädiales Symporium vor uns, im Gegensatze zu dem Nachschwarme, der als sympädiales Symporium unterschieden werden kann. Der Nachschwarm fliegt am neunten Tage nach dem Abzuge des Vorschwarmes; dies ist der zweite Tag nach dem Herauskommen der zuerst entpuppten jungen Königin. Die während des Schwarmtumultes ausgeschlüpften, mit abziehenden Königinnen werden noch in der Schwarmtraube oder später im Stocke getötet.

Es bleibt noch nachzuweisen, daß wir diese Schwärme als Symporien zu beurteilen berechtigt sind, während ihr essentieller Charakter keinem Zweifel unterliegt.

Wenn auch die schwärmenden Bienen schon zuvor essentiell vergesellschaftet sind, so ist doch das Symporium nicht nur ein Zustand der Bienensozietät in ihrer Gesamtheit, sondern das Schwärmen bewirkt eine andere Zusammensetzung des Sympaediums durch Dissoziation. Der abfliegende Schwarm setzt sich, schon weil er keine Larven und Puppen enthält, anders zusammen als der zurückbleibende Rest des Bienenvolkes, und die Schwarmsozietät wird ad hoc aus bestimmten Ursachen und zu einem bestimmten Zwecke gebildet, ohne sich ihrer eigentlichen Bestimmung nach mit den zurückgebliebenen Stockinsassen wieder vereinigen zu sollen. Damit erhält die Schwarmsozietät sekundären Charakter, zwar nicht insofern, als ihre Mitglieder erst sekundär zusammenkämen, wohl aber, sofern die primäre Gesellschaft eine Zerlegung durch Aufspaltung in zwei verschiedene Sozietäten erfährt, von denen das Gynopaedium Symporium wird, das Sympaedium im Stocke bleibt (Schwarm) oder die beiden Sozietäten den genetischen Wert des Sympaediums haben (Nachschwarm). Daß es sich nicht um Synhesmen handeln könne, wurde a. a. O. (S. 168) schon auseinandergesetzt. Die Definition, die wir für das Symporium als Gesellschaftsform gegeben haben, trifft für die gynopädialen Schwärme der Bienen ebenso zu wie für die sympädialen Nachschwärme. —

Merkwürdige, allem Anscheine nach essentielle Wandergenossenschaften bilden die Larven von Sciara militaris Now. zu gewissen Zeiten und unter bestimmten äußeren Bedingungen. Die 10—11 mm langen, spindelförmigen Larven dieser zu den Mycetophiliden gerechneten Mücke halten sich im Boden unserer Wälder auf, in welchem im Herbste die Eier abgelegt werden, um hier zu überwintern. Die im Frühjahre erscheinenden Larven führen zu vielen Hunderten in den modernden Nadeln und Blättern der Bodenstreu ein verborgenes Dasein und nähren sich von den in langsamer Zersetzung begriffenen Pflanzenteilen. Ihr massenhaftes Vorkommen führt zu einer primären Vergesellschaftung, welche unter den Begriff des kombinierten Sympaediums ohne essentiellen Charakter fällt. Die Larven bleiben am Orte ihrer Entstehung, der ihnen reichlich Nahrung darbietet. Aber zu gewissen Zeiten ändert sich ihr Benehmen, denn sie scharen sich zusammen, um in langer Kolonne als der bekannte „Heerwurm“ über den Waldboden oberflächlich dahinzuwandern. Hunderte, ja Tausende von Individuen drängen sich zu einem bis über meterlangen schmalen Bande zusammen das langsam einem bestimmten Ziele zuzustreben scheint.

Der Zusammenhalt der Tiere ist merkwürdig fest, so fest, daß man vermuten kann, es müsse durch ihn ein Wert für die Mitglieder der Wandergesellschaft geschaffen werden. Die durch das Rad eines Wagens oder sonstwie in zwei Teile zerlegte Kolonne schließt sich wieder, und die in ein Terrarium eingesetzten Larven, die das Einsammeln und der Transport völlig zerstreut hat, vereinigen sich wieder zu dem Heereszuge, der, wie mir ein Sammler mitteilte, sogar von Balkon zu Balkon an der Außenmauer eines Berliner Hauses zu wandern imstande ist.

Fragen wir zunächst nach der Ursache der Wanderung! Daß sie durch Nahrungsmangel veranlaßt werde, wird man deshalb unwahrscheinlich finden können, weil die Bodenstreu doch in genügender Menge vorhanden ist. Aber die Larven beanspruchen wohl einen bestimmten Feuchtigkeitsgrad, sei es, daß sie dessen direkt bedürfen, sei es, daß dieser erst die Nahrung in einen Zustand versetzt, der sie für die Tiere genießbar macht. Trocknet nun ein von den Sciaralarven bewohnter Bezirk aus, so sind die Tiere zur Wanderung gezwungen. Die von Heymons in Brehms Tierleben angeführte Vermutung, daß sie gemeinsam geeignete Orte zur Verpuppung aufsuchen, scheint mir wenig begründet.

Angenommen, die Larven wanderten, um dem ausgetrockneten Bezirke zu entfliehen oder um Verpuppungsstellen aufzusuchen, so würde doch in keinem dieser Antriebe zur Wanderung auch die Ursache für eine gemeinsame Wanderung gefunden werden können. Es fragt sich also, weshalb sich die Larven zusammenscharen und ob durch diese Vergesellschaftung ein Vorteil für die Mitglieder der Wandergenossenschaft gewonnen werde.

Hielte die Tiere nur gemeinsames Wandern aus gleichen Ursachen, mit demselben Ziele und Wege zusammen, so würden alle diese assoziierenden Faktoren noch nicht notwendig eine Gesellschaftsform bedingen, wie sie der Heerwurm zeigt. Die Larven werden zusammengeführt und zusammengehalten, ohne doch von vornherein zu einer festgefügten Gesellschaft zu gehören. Sexuelle Momente können nicht zur Erklärung herangezogen werden, weil es sich um noch fortpflanzungsunfähige Jugendformen handelt. Dem ganzen Verhalten der Larven nach wird man geneigt sein, einen ähnlichen inneren assoziierenden Faktor anzunehmen wie etwa bei den Prozessionsspinnerraupen, einen Faktor, der keiner weiteren Erklärung zugänglich ist.

Worin aber besteht der Wert dieser Zusammenrottung? Die einzelne Larve käme nicht weit auf ihrem Wege. Die schleimige Substanz, die ihren Körper überzieht, feucht hält und dessen Adhäsion ermöglicht, wäre bald vertrocknet und verbraucht. Anders, wenn sich die Tiere zusammenschließen: eng gedrängt, halten sie die Feuchtigkeit zurück, und der Schleim der an der Spitze marschierenden hilft nicht nur diesen, sondern allen folgenden weiter. Die hiermit erzielte Ersparnis an einem Material, ohne welches die Larve unfähig wäre, so weit zu wandern, wie sie es im Dienste ihrer Selbsterhaltung muß, ist der essentielle Wert, den die Gesellschaft nur als solche zu schaffen vermag und durch den sie ihren Mitgliedern das Erreichen geeigneter feuchter Stellen erst ermöglicht, der Wanderung also hilft, ihr Ziel zu erreichen und damit das Leben der Gesellschaftsmitglieder zu erhalten. Ist die Deutung der empirischen Tatsachen zutreffend, so erweist sich der Heerwurm als ein Symporium von recht hohem Sozietätswerte.

11. Synepileium, Beutegenossenschaft.

Zur Bildung einer Beutegenossenschaft kommt es da, wo sich mehrere Tiere miteinander vereinigen, um mit vereinten Kräften ihrer Beute habhaft zu werden. Als Sozietätswert ergibt sich aus dieser Verbandsbildung die Erleichterung des Beuteerwerbes. Natürlich kann nur da von einer besonderen Gesellschaft unter dem Namen eines Synepileiums gesprochen werden, wo die Sozietät erst sekundär zusammentritt, nicht aber da, wo, wie etwa bei den Raubameisen (Dorylinen), das Gynopaedium eine primäre Gesellschaft ist, die nicht erst der gemeinsame Raub zu einer Genossenschaft zusammenschließt. Ferner werden wir das Bestehen eines Synepileiums nur da annehmen, wo es sich um eine gemeinschaftliche Jagd auf lebende tierische Beute handelt, nicht da, wo andere Nahrung gemeinsam verzehrt oder eingetragen wird, wie bei den Symphagien, den Ameisen, Termiten usw. Die erleichterte oder so erst ermöglichte Bewältigung lebender Beutetiere, welche gemeinschaftlich gejagt werden, um den Jägern als Nahrung zu dienen, erscheint als der eigentliche Zweck und der hieraus resultierende Vorteil als das ausschlaggebende Bindemittel zwischen den Mitgliedern dieser Gesellschaften, zwischen welchen aber natürlich auch noch andere soziale Beziehungen bestehen können.

Aus dieser Kennzeichnung der Synepileien ergibt sich schon, daß sie nicht überall da vorliegen, wo Tiere gemeinsam ein anderes Tier jagen und verfolgen. Denn diese gemeinsame Verfolgung hat keineswegs überall aggressives, sondern häufig auch defensives Gepräge und erstrebt durchaus nicht immer die Tötung des Verfolgten zu Ernährungszwecken. So sind beispielsweise die Zusammenrottungen kleiner Vögel, etwa der Schwalben, um einen Raubvogel oder Kuckuck zu necken und zu verfolgen oder die zur Abwehr eines Feindes zusammeneilenden Möwen keine Synepileien, sondern entweder Defensivgesellschaften oder, wenn von seiten des Raubvogels oder Kuckucks gar kein Angriff erfolgte, nur Versammlungen, die der gemeinsame Haß auf kurze Dauer zusammenhält und die sich schnell wieder auflösen.

Die alten Tiere unseres Fischotters (Lutra [vulgaris] lutra L.) leben meistens ungesellig; soziale Instinkte sind also nur schwach entwickelt und nicht jederzeit stark genug, ein geselliges Zusammenleben zu bewirken. Die Weibchen bleiben aber lange bei ihren Jungen, und solche Mutterfamilien, die aus einer Fähe mit mehreren Jungen bestehen, vergesellschaften sich so miteinander, daß größere Sozietäten entstehen können, die dann, aus mehreren Müttern und ihren Kindern bestehend, den Charakter von Syngynopädien gewinnen. Diesen gesellen sich zur Paarungszeit noch die Männchen zu, und die Sozietät wird dann mehr per accidens zu einer Aggresivgesellschaft, indem ihre Mitglieder gemeinschaftlich fischen.

Daß hier der gemeinschaftliche Beuteerwerb die Gesellschaft als solche nicht begründet, liegt auf der Hand, weil ja jedes Tier allein ebensogut imstande ist, den Kampf ums Dasein zu führen. Daher ist diese lockere und nur für kurze Zeit bestehende sekundäre Sozietät nicht eigentlich als Synepilie zu bezeichnen.

Anders verhalten sich die Wölfe (Canis lupus L.): Im Frühjahre und Sommer leben sie einzeln oder paarweise, im Herbste in Familien, im Winter in Meuten von verschiedener Mitgliederanzahl, wobei die Männchen überwiegen. In der Meute wird alles gemeinschaftlich betrieben. Gegenseitige Unterstützung, gegenseitiges Herbeirufen durch Geheul, gemeinsame weite Wanderungen (40—70 km in einer Nacht) bei Schnee in Ketten, wobei der Hintermann in die Fährte des Vordermannes tritt, kennzeichnen die Gesellschaft als Sozietät mit fester Organisation. Das typische Gepräge des Synepileiums erhält diese Sozietät dadurch, daß sie auch Pferde und Rinder angreift, die der einzelne Wolf nicht zu bewältigen vermag, ja sie soll sogar den Bären besiegen, gegen den das Einzeltier machtlos ist. Bei der gemeinschaftlichen Jagd handeln die Mitglieder der Meute im Einverständnisse miteinander: ein Teil verfolgt die Beute, der andere verlegt und schneidet ihr den Weg ab.

Die Eintracht, wenigstens der Männchen, wird durch die Ranzzeit sehr gestört. Diese währt bei älteren Tieren von Ende Dezember bis Mitte Januar, bei jüngeren von Ende Januar bis Mitte Februar; die Männchen kämpfen dann auf Tod und Leben um die Weibchen. Nach zwei Monaten „wölfen" die Weibchen, nachdem sie sich von der Meute getrennt haben. Die Dissoziation ist also wenigstens z. T. durch die Entstehung der Familie bedingt, da die hilflosen jungen Wölfe der Meute nur Nachteile bringen können, übrigens aber auch den Vätern zum Opfer fallen, wenn die Mutter sie nicht schützt.

Ähnliche Gesellschaften bildet der indische Wolf (Canis pallipes Syk.), der Schakalwolf Nordostafrikas (Canis anthus F. Cuv.); der Schakal (Canis aureus Briss.) Asiens und Nordafrikas liebt die Geselligkeit und bildet häufig Aggressivgesellschaften, wenngleich er auch einzeln jagt. Die Schakale folgen aber auch in Rudeln größeren Raubtieren und verzehren die Überreste von deren Mahlzeit; dann bilden sie unter sich ein homotypisches Symphagium. Auf Ceylon sollen sie regelmäßig in Meuten unter Leitung eines Leithundes jagen und sogar Hirsche gemeinsam angreifen.

Die Angaben, daß auch Löwen in größeren Gesellschaften gemeinschaftlich jagen, sind neuerdings durch Schillings bestätigt worden. 20 bis 30 Stück können solche Jagdgenossenschaft bilden, deren Mitglieder einander das Wild zutreiben und einander so den Beuteerwerb sehr erleichtern.

Im Anschlusse an die Synepileien der Säugetiere werfen wir einen Blick auf die Gesellschaften der Kormorane (Phalacrocorax carbo L.), um zu entscheiden, ob diese bei ihrem gemeinsamen Fischen Beutegenossenschaften bilden oder nicht. Von vielen Beobachtern wird bestritten, daß ein gemeinschaftliches, den Fischfang erleichterndes Vorgehen bei diesen Vögeln vorkomme, und es mag vielleicht nicht die Regel sein, sondern nur gelegentlich da vorkommen, wo die Verhältnisse die allgemein als klug geschilderten Vögel die Vorteile eines solchen Verfahrens kennen lehrten. Radde berichtet in seiner Ornis caucasica (S. 468) über das Verhalten der Kormorane an der Mündung des Murd-âb in der Bucht von Enseli[1] folgendes: „Die Kormorane hielten sich geschart an der Mündung dieses großen und überaus fischreichen Gewässers auf. Wenn ich von 6000 bis 8000 Individuen spreche, so ist das keineswegs übertrieben. Schon ganz früh am Morgen bei Tagesanbruch erschienen die Kormorane, ebensowohl von dem Meeresufer heranziehend als auch aus dem Inneren des Murd-âb. Sie ließen sich alle im Meere vor der Mündung der Enselibucht nieder und fingen an zu tauchen. Namentlich frequentierten sie die Barre, weil sie dort flaches Wasser und festen Grund vorfanden. Die ganze Gesellschaft avancierte während des Tauchens mehr und mehr vorwärts in der Bucht. Jeden Augenblick sah man auftauchende Kormorane mit dem Fische im Schnabel. So trieb die Gesellschaft es etwa 20 Minuten und hatte in dieser Zeit eine Strecke von einer halben Meile bei ihrer eifrigen Arbeit zurückgelegt. Sodann erhoben sich die Vögel in einzelnen Schwärmen, kehrten zum Meere zurück und begannen aufs neue ihren Fischzug. Bis gegen 9 Uhr wurde die gemeinsame Arbeit in immer gleicher Weise betrieben. Dann zogen die geselligen Vögel in kleineren und größeren Banden davon, und zwar zur Ruhe an ihre Lieblingsplätze. Diese liegen meistens am Meeresufer, oft auf dem festen Sand und Muschelrande. Dort setzen sich die Kormorane in lange, eng geschlossene Reihen und verdauen. Nachmittags wird der Fang zum zweiten Male zwischen 3 und 4 Uhr begonnen und währt bis Sonnenuntergang."

[1] Kaspisches Meer.

An der Richtigkeit dieser Beobachtung kann wohl selbst dann nicht gezweifelt werden, wenn andere Ornithologen kein ähnliches Verhalten gesehen haben. Denn daß sich Tiere örtlichen Verhältnissen in für sie vorteilhafter Weise anpassen können, ist hinlänglich bekannt. In dem von Radde mitgeteilten Falle könnten wir nun sehr wohl eine Synepilie vor uns haben; doch müssen wir, um zu einer Entscheidung zu kommen, einen Blick auf das sonstige Leben der Kormorane werfen.

Die Scharben sind ausgesprochen gesellige Vögel, die man fast immer in Gesellschaften von 30—50 Mitgliedern antrifft. Zur Fortpflanzungszeit bilden sie Scharen von oft mehreren Tausenden. Allgemein wird von ihrem gemeinsamen Sicheindrängen in Reiher- und Saatkrähenkolonien berichtet. Hierdurch entsteht aber keine essentielle Sozietät mit heterotypischem Charakter wie etwa da, wo Krähen, Dohlen und Stare vergesellschaftet leben, sondern die Kormorane stehen den Reihern und Saatkrähen feindlich gegenüber, und es handelt sich um eine Assoziation, die mindestens nicht als reziprok bezeichnet werden kann. Wo übrigens den Scharben keine Bäume zur Verfügung stehen, da werden die Nester auf Klippen und Felsengestaden angelegt; aber wenn sie hier mit Lummen und Alken zusammennisten, bilden sie gesonderte Nistkolonien für sich und halten zwar untereinander fest zusammen, stehen aber allen übrigen Vögeln feindlich gegenüber, sind also der heterotypischen Vergesellschaftung durchaus abgeneigt und machen wohl, wenn sie sich mit anderen Vögeln vereinigen, diesen nur die günstigen Nistplätze streitig. Demnach besitzen sie den Charakter einer aggressiven Sozietät nur mit Rücksicht auf ihr gemeinsames Fischen. Daß dieses aber die Grundlage der ganzen Sozietät abgebe, wird mit Recht bezweifelt werden können. Hinsichtlich ihrer sonstigen Geselligkeit auch während der Brüteperiode (Sympatrogynopädien) erscheinen sie mehr als defensive Gesellschaften nach Art der Möwen oder wenigstens nicht als offensive. Die Gesellschaft ist keineswegs indifferent, etwa zusammengeführt durch die Gunst des Nistortes, denn die Kormorane beanspruchen gar keine besonders qualifizierten Nistgelegenheiten. Wenn sie sich in Krähenhorste und Reiherkolonien eindrängen und deren Inhaber schließlich zum Weichen bringen, so handelt es sich nicht um die Besitzergreifung fremden Eigentums, dessen sie unbedingt bedürfen; denn daß die Kormorane durchaus nicht auf die Gesellschaft der Krähen und Reiher noch auf deren Nistplätze angewiesen sind, geht daraus hervor, daß sie meistens von diesen gesondert nisten. Was sie eigentlich zu ihrem aufdringlichen und unfreundlichen Verhalten diesen Vögeln gegenüber veranlasse, ist nicht sicher zu sagen. Beanspruchen sie nur den von jenen ausgesuchten, auch für sie irgendwelche Vorteile bietenden Nistort für sich, den sie dann gemeinschaftlich erobern? Jedenfalls beruht auch hierauf ihre Sozietät nicht, so daß dieses Verhalten ebenso wie ihr gemeinsames Fischen mehr als eine Begleiterscheinung ihrer dem Wesen nach andersartigen Geselligkeit erscheint, die etwa auf der gleichen Stufe steht wie die Krähensozietät.

Dieses Beispiel lehrt übrigens, wie wenig sich die tierischen Gesellschaften einem Schema fügen und wie schwierig es sein kann, die Grundlagen eines bestimmten Bündnisses zu erkennen, um es hiernach zu klassifizieren. Den eigentlich aggressiven Sozietäten oder Synepileien aber glaube ich die Kormorangesellschaften keinesfalls zurechnen zu dürfen.

Synepileiisches Gepräge haben wenigstens zeitweise auch die Gesellschaften unserer in Ostafrika überwinternden Störche, von denen Schillings erzählt, daß sie sich auf den Steppen zu Scharen zusammenschließen, um in einer geschlossenen Kette die Heuschrecken zusammenzutreiben. Wenn sich diesen Storchgesellschaften zu demselben Zwecke die Marabus (Leptoptilos crumenifer [Less.]) anschließen, so wird die Sozietät heterotypisch und ist als Heterosynepileium zu bezeichnen.

Daß alle Beutegenossenschaften ihrer Natur nach über die Familie als Sozietät hinausragen, bedarf der besonderen Ausführung nicht. Sie sind nur da möglich, wo sie durch den die Familie mitbegründenden Geschlechtstrieb in ihrem Bestehen nicht gestört werden, und setzen höhere soziale Tugenden voraus, als für das Zustandekommen und Bestehen einer Familie unerläßlich sind.

12. Sympaigma, Spielgesellschaft.

Es gibt Tiergesellschaften, welche durchaus den Eindruck machen, als führe ihre Mitglieder nichts anderes zusammen, als die Lust am Spiele. Solche Sympaigmata, wie ich sie nennen will, nehme ich als bestehend nur da an, wo das gemeinsame Spiel keinen anderen Zwecken dient als dem Spiele oder doch, soweit wir es zu beurteilen vermögen, nichts anderes beabsichtigt und erreicht wird als ein Verhalten, das uns als Spiel erscheint. Natürlich haben wir in den tanzenden Mücken und Ephemeriden, von denen schon die Rede war, keine bloßen Spielgesellschaften vor uns, denn bei deren Zustandekommen spricht ein sexuelles Moment mit, das bei den Sympaigmen entweder ganz fortfällt oder derart in den Hintergrund tritt, daß es als assoziierender Faktor nicht erkennbar wird.

Wenn ohnehin vergesellschaftete Tiere gelegentlich miteinander spielen, wie etwa in den Säugetierfamilien die Geschwister untereinander oder mit ihrer Mutter; oder die Dohlen, die ihre wundervollen Flugspiele aufführen und einander von den höchsten Turmspitzen vertreiben; oder die Arbeiterinnen der Ameisen, wenn sie Scheingefechte veranstalten[1]: so kann auch in diesen Fällen von Spielgesellschaften gewiß nicht die Rede sein. Aber es kommt vor, daß die Gesellschaft nur so lange besteht, wie gespielt wird. Es fragt

[1] Vergl. auch die Spiele der Fische, z. B. des Bitterlings, S. 341.

sich nun, ob wir solche den essentiellen Sozietäten zurechnen dürfen. Ist das Spielen der eigentliche Zweck, das Spielbedürfnis die eigentliche Ursache des Zusammenschlusses, so ist die Gesellschaft auch essentiell; denn wenn Tiere mit ihresgleichen spielen wollen, so gibt ihnen eben nur die Vergesellschaftung hierzu die Möglichkeit und wird somit an sich zum Mittel zu einem ohne sie nicht erreichbaren Zwecke, schafft also einen sozialen Neuwert. Solange wir das Wesen dieser Sozietäten nicht anders und vielleicht richtiger zu beurteilen vermögen, als es zurzeit möglich ist, können wir sie als Sympaigmata den homotypischen sekundären Vergesellschaftungen mit essentiellem Gepräge zuzählen.

Jedem Naturfreunde bekannt sind die Taumelkäfer (Gyrinus), die ihre anziehenden Spiele im Sonnenscheine auf der Wasseroberfläche ausführen und wohl vorübergehend auch den Blick gleichgültiger Spaziergänger gefesselt haben werden. Ich habe diese Tiere stundenlang vom Boote und vom Ufer aus beobachtet, aber selbst bei aufmerksamster Kontrolle ihres Treibens durch einen Feldstecher nichts bemerken können, was ihren Schwimmspielen einen anderen Charakter verliehen hätte als den der Spielerei. Die Spielgesellschaften der Gyrinen sind übrigens von recht lockerem Gefüge. Die gestörten Schwimmer tauchen unter oder zerstreuen sich auf der Oberfläche und schließen sich, wieder auftauchend oder sich an anderer Stelle sammelnd, keineswegs immer mit derselben Zusammensetzung aneinander an, begeben sich vielmehr häufig teilweise zu benachbarten Sympaigmen, so daß, wo die Taumelkäfer häufig sind, die Mitglieder der einzelnen Schwärme beständig wechseln. Auch trennt sich nicht selten ein Käfer, ohne daß eine Störung erfolgt ist, von seiner Schar, um allein einer benachbarten zuzustreben.

Um ein gemeinsames Jagen nach Beute handelt es sich bei diesen Raubkäfern, die von Würmern und kleinen Arthropoden leben, zweifellos nicht. Auch steht, soviel ich sehen konnte, ihr Verhalten in keiner Beziehung zu der Fortpflanzung. Ob man, da die Gyrinen nur bei Sonnenschein gemeinsam ihre Schwimmkünste auf dem Wasserspiegel üben, an eine Anziehung durch das Licht denken könnte, eine Anziehung, die nur bei unverdeckter Sonne so stark wirkt, daß sie die Käfer aus dem Wasser an die Oberfläche lockt? Und könnte es vielleicht der Lichtreflex sein, der von ihren glänzenden Elytren aufblitzt, welcher die Tiere zusammenhält? Wenn diese Vermutung (die nichts anderes sein will) richtig wäre, hätten wir in dieser Spielgesellschaft eine Sozietät vor uns, die dem Symphotium vergleichbar wäre. Experimente, die auszuführen ich gegenwärtig nicht in der Lage bin, könnten nach der angezeigten Richtung hin wohl Aufklärung schaffen. Sicher ist jedenfalls, daß die Käfer gegen plötzliche Unterschiede in der Lichtintensität sehr empfindlich sind und meistens sofort untertauchen, wenn ein Schatten auf sie fällt.

13. Symphylacium.

Zu den Gesellschaften, die nicht auf sexueller oder genetischer Grundlage entstanden sind, gehören auch die vieler unserer Süßwasserfische; wenigstens ist nicht anzunehmen, daß die Schwärme, deren Mitglieder sich ziemlich fest zusammenhalten und oft zur Laichzeit mit anderen Schwärmen vereinigen, immer dem Laiche derselben Mutter entstammen und somit eine elternlose Familie repräsentieren (vgl. Jungfischherden, S. 153); vielmehr mischen sich jedenfalls Kinder verschiedener Eltern in diesen Schwärmen miteinander genau so, wie man es an Aquariumfischen beobachten kann, die sich ohne Rücksicht auf ihre Blutsverwandtschaft sofort miteinander vergesellschaften und Herden bilden, wenn ihnen ihr Wohnbecken genügend Raum bietet. Sie bilden Sozietäten, die der unbefangene Beobachter als Sympathiegemeinschaften zu bezeichnen vielleicht am ersten geneigt sein mag; denn die Fische scheinen in der Tat nur durch ein Geselligkeitsbedürfnis zusammengehalten zu werden, das seine Befriedigung in dem Beisammensein mehrerer Individuen derselben Art findet und dahin wirkt, daß sich der isolierte Fisch unglücklich fühlt und sich bei erster Gelegenheit wieder einem Schwarme, in der Gefangenschaft sogar einem artfremden, anzuschließen strebt. Dabei zeigt sich die Zuneigung der Fische zueinander unabhängig von einer wechselseitigen persönlichen Bekanntschaft. Anders als durch die Analogie mit unseren eigenen Empfindungen vermögen wir das Motiv zu diesem Verhalten der Fische unserem Verständnisse nicht näherzubringen, wie dies der alte Chinese Tschuang Tse[1] trefflich zum Ausdrucke bringt.

Von den anderen nicht sexuell oder genetisch begründeten Sozietäten unterscheiden sich diese Gesellschaften z. T. durch negative Merkmale: sie sind nicht Wanderbündnisse wie die der Vögel zur Zugzeit, weder eigentlich defensiv noch aggressiv, sondern beruhen, wie es scheint, nur auf dem Wohlgefallen, das dem Tiere der Anblick seiner Artgenossen und das

[1] Die Stelle, deren Kenntnis nicht bei jedem Leser vorausgesetzt werden kann, lautet in der Übersetzung (Deutsche Auswahl von Martin Buber, Insel-Verlag, Leipzig 1910): Die Freude der Fische. Tschuang-Tse und Hui-Tse standen auf der Brücke, die über den Hao führt. Tschuang-Tse sagte: „Sieh', wie die Ellritzen umherschnellen! Das ist die Freude der Fische."

„Du bist kein Fisch," sagte Hui-Tse, „wie kannst du wissen, worin die Freude der Fische bestehe?"

„Du bist nicht ich," antwortete Tschuang-Tse, „wie kannst du wissen, daß ich nicht wisse, worin die Freude der Fische bestehe?"

„Ich bin nicht du," bestätigte Hui-Tse, „und weiß dich nicht. Aber das weiß ich, daß du kein Fisch bist; so kannst du die Fische nicht wissen."

Tschuang-Tse antwortete: „Kehren wir zu deiner Frage zurück. Du fragtest mich, ‚wie kannst du wissen, worin die Freude der Fische bestehe?' Im Grunde wußtest du, daß ich weiß, und fragtest doch. Gleichviel. Ich weiß es aus meiner eigenen Freude über dem Wasser."

gemeinsame Leben mit ihnen bereitet. Nun ist es gewiß kein Zufall, daß der Hauptsinn aller dieser geselligen Fische das Gesicht ist; und da viele Augen mehr sehen als zwei, werden die Tiere ihren Verfolgern gegenüber in der Herde besser geschützt sein, weil sie sich den plötzlich fliehenden Genossen, die eine Gefahr zuerst bemerkt haben, sofort anschließen. Daraus ergibt sich ein sozialer Wert, der freilich mehr aus dem Sozietätsverhältnisse zu folgen als es zu bedingen scheint. Jedenfalls werden durch die Vergesellschaftung für das Einzeltier Werte geschaffen, die allem Anscheine nach mit dem Gesagten noch nicht einmal erschöpft sein dürften. Daher sind diese Fischschwärme als essentielle Sozietäten anzusprechen, die man nach ihrem vielleicht wesentlichsten sozialen Werte Schutzbündnisse nennen kann.

Betont man, ohne auf die genetische Zusammensetzung Rücksicht zu nehmen, nur den sozialen Hauptwert der Vergesellschaftung, ein Verfahren, das bei dem jetzigen Stande unserer Kenntnisse nach meiner Überzeugung noch gar nicht durchführbar ist, so müßte man als Symphylacien auch eine ganze Reihe der hier anders benannten homotypischen Sozietäten ohne sexuelle und genetische Basis bezeichnen. Dabei würden alle die Gesellschaften in Frage kommen, welche sich durch die Genossenschaft besser vor Gefahren sichern und, durch ausgestellte Wachen oder die stets rege Aufmerksamkeit vieler Mitglieder rechtzeitig gewarnt, sich schneller durch die Flucht retten können, sowie diejenigen, die durch ihre Masse überlegen, auch den Verteidigungskampf gegen stärkere Feinde aufnehmen und siegreich durchführen können. Diese sozialen Vorteile sind es ja sehr häufig, welche als das mit der Vergesellschaftung eigentlich Erstrebte oder doch Erreichte erscheinen. Der Versuch, nach dem sozialen Hauptwerte alle essentiellen Gesellschaften zu klassifizieren, lehrte mich jedoch, daß auf diesem Wege das gewünschte Ziel nicht oder doch nur sehr unvollkommen zu erreichen sei, weil wir in zu vielen Fällen gar kein sicheres Urteil darüber haben, worin für die Mitglieder einer Gesellschaft der wesentlichste soziale Wert eigentlich zu suchen sei. Es ist zu hoffen, daß in Zukunft auf sehr vertiefter Wissensgrundlage eine Einteilung der Tiersozietäten nach dem angedeuteten Prinzipe möglich sein werde; ich gestehe offen ein, daß meine Kenntnisse zu diesem Unternehmen keineswegs ausreichen.

Kehren wir zu den Symphylacien der Fische zurück, um einige Beispiele herauszugreifen. Die Blaufelchen (Coregonus wartmanni Bl.) halten sich als Bewohner der nördlichen Alpenseen den Angaben nach regelmäßig in Schwärmen aus gleichalterigen Mitgliedern zusammen. Diese Gesellschaften folgen vornehmlich den Planktonten, ohne doch ganz ausschließlich auf sie als Nahrung angewiesen zu sein, und bilden Symphylacien in dem festgelegten Sinne. Indem sich aber zur Laichzeit mehrere Symphylacien miteinander vereinigen und zur Oberfläche emporsteigen, bilden sie kombinierte Symphylacien, die sich wieder auflösen, nachdem sie als Kommunalkonnubium für die Erhaltung der Art gesorgt haben. Über die Möglichkeit der Beurteilung dieser Sozietäten als Sympädien war a. a. O. schon die Rede (S. 153).

Der Gründling (Gobio fluviatilis Cuv.) ist ausgesprochen gesellig und lebt als Bodenfisch stets mit seinesgleichen in größeren Herden vom Werte der Symphylacien. Gelegentlich können sich diese Gesellschaften auch wohl kombinieren und dann vielleicht den Charakter eines Symphagiums annehmen. „Marsigli sagt ..., daß man nach der Belagerung von Wien durch die Türken die erschlagenen Türken nebst ihren Pferden, um die Leichen nur loszuwerden, in die Donau geworfen habe, wo die Gründlinge das Fleisch der Menschen gerade wie die Barben dem der Rosse vorgezogen und sich ordentlich gemästet hätten." (Bade[1].)

Die Schwärme der ebenfalls sehr geselligen Ellritze (Phoxinus laevis Agass.) sieht man in der Nähe des Wasserspiegels ihr munteres Wesen treiben. Von ihren Symporien war schon (S. 83) die Rede. Die Hasel (Squalius leuciscus L.) leben gesellig in Bächen, Flüssen und Seen, wo sie kleine Gesellschaften bilden. „Zu kleinen und größeren Gesellschaften vereinigt, steht der Döbel mit Vorliebe an Brückenpfeilern oder Wassermühlen" (Bade), während die Gesellschaften des Aland (Leuciscus idus L.) „abends nahe der Oberfläche des Wassers" bemerkt werden. Auch die Plötzen „halten sich stets scharenweise zusammen und ziehen so zu grasigen Plätzen, um hier zu weiden. Sie sind scheu, aber nicht schlau, mengen sich gern unter Verwandte ihrer Art, und darauf beziehen sich auch die schwedischen Sprichwörter: ‚Plötze mengt sich in alles', oder: ‚Plötze überall im Spiele'." (Bade, l. c.) Daß die Gesellschaften der Plötzen wahrscheinlich Synandrien und Syngynien mit dem sozialen Werte der Symphylacien sind, wurde schon erwähnt (S. 92, 300, 301).

„Dort, wo die Strömung des mündenden Baches in dem nicht tiefen Flusse eine Sandbank gebildet hat, wo hart am Ufer Wasserpest, Quellmoos oder Hornkraut kleine Wasserdickichte bilden oder wo diese Bedingungen in größeren Wiesengräben oder Teichen erfüllt sind, da wird man überall den Bitterling in anmutigem Spielen mit einer Schar gleich fröhlicher Genossen finden. An Anmut der Bewegungen übertrifft er alle unsere Fische. Es ist eine Freude, das reizende kleine Fischchen im Spiele mit seinesgleichen zu beobachten. Bald tummeln sich die kleinen Gesellen im hellsten Sonnenlichte über dem sandigen Boden, sich drehend und wendend, daß helle Blitze von den silberglänzenden Seiten aufleuchten, dann wieder verfolgt eins der Tiere seinen Genossen, um gleich darauf wie ein neckischer Kobold ihm zu entfliehen. Plötzlich ist die ganze Schar zwischen den wuchernden Pflanzen verschwunden ... Lange aber hält es

[1] Die mitteleuropäischen Süßwasserfische. Berlin 1901. S. 111.

die Fischchen nicht im Versteck; eins nach dem anderen wagen sich die Tiere wieder hervor, um das durch einen Raubfisch jäh unterbrochene Spiel im freien Wasser wieder aufzunehmen." (Bade, l. c.)

Vergesellschaftet leben auch die Bleie (Abramis brama L.) und Zoppen (Abramis ballerus L.); wie es scheint, nur zeitweise die Rapfen (Aspius rapax Agass.), deren Sozietäten aber vielleicht als Synepileien zu beurteilen sind; die Ukeleie (Aspius alburnus L.), deren bewegliche Schwärme jeder kennt, u. a. mehr.

Von Seefischen sei als Beispiel der Hering (Clupea harengus L.) herausgegriffen, dessen Lebensweise wohl am besten bekannt ist. Daß seine Gesellschaften nicht als Symphagien zu deuten sind, obwohl die Heringe dem sich an bestimmten Stellen häufenden Plankton folgen, wurde schon erörtert. „Der Hering ist ein geselliger Fisch, der in Schwärmen lebt, die sich häufig aus annähernd gleichgroßen und gleichalterigen Fischen zusammensetzen. Trifft man, was nicht selten ist, auf demselben Fangplatze Heringsschwärme an, die aus verschiedenen Altersklassen, eventuell auch mit Sprott vermischt, bestehen, so liegt gewöhnlich ein gleichgerichtetes Nahrungsbedürfnis vor, aber es ist wahrscheinlich, daß die Fische im Wasser doch in Scharen gehen, die nach Art und Größe getrennt sind. Die Heringe nähern sich scharenweise dem Lande, teils um Nahrung zu suchen, teils um zu laichen. Oft schwimmen sie dabei ganz nahe an der Oberfläche und an dieser sichtbar, auch lösen sich wohl die großen Schwärme in zahlreiche kleinere, durch schmale Zwischenräume getrennte Scharen auf. Häufig bewegen sich die Heringsschwärme nach Art gewisser Vögel in Keilform, und dabei scheinen die größeren und stärkeren Individuen vorauszuschwimmen. Auseinandergesprengt, schließen sich die Scharen schnell wieder zusammen. Die Erfahrungen der Fischer, wonach die Treibnetze gewöhnlich in gewissen Teilen und in einer bestimmten Tiefenzone reichlicher fangen, weisen deutlich darauf hin, daß die Heringe auch nachts in Schwärmen beieinander bleiben. Das Zusammenhalten der Heringe in Schwärmen erstreckt sich ebensowohl auf die ganz junge Brut wie auf die Jugendformen und die laichreifen Tiere. Das Auftreten des Herings in Schwärmen hängt aufs engste mit seinen Ernährungsverhältnissen zusammen. So verschieden auch die Tierarten sind, die seine Nahrung in den verschiedenen Meeren bilden, so handelt es sich doch meist um Tiere des Planktons, die über große Flächen verbreitet und in großer Individuenzahl erscheinen. Solche Tiere pflegen dann in bestimmten Gegenden in ungeheurer Menge und in dichten, wolkenartig geballten Schwärmen aufzutreten und vielfach an der Oberfläche sichtbar zu werden." (Ehrenbaum.)

Gesellschaften von Insekten, die ursprünglich nichts anderes als akzidentielle Synchorien sind, können in manchen Fällen dadurch den Wert essentieller Sozietäten gewinnen, daß ein gemeinschaftliches Handeln zum Besten aller stattfindet. Diese Sozietäten werden wir den Symphylacien zurechnen dürfen.

„Daß mitunter ein wirkliches Gefühl der Zusammengehörigkeit diese Quasigemeinschaften beherrscht, ist von G. und E. Peckham bezeugt worden. Als sie eine derartige Kolonie von Bembex spinolae aufstörten, vereinigten sich die sonst getrennt arbeitenden Individuen und vertrieben sie vom Platze. In kurzer Zeit gewöhnten sich die Tierchen jedoch an ihren Anblick und gestatteten ihnen, ihre Beobachtungen anzustellen. Diese Forscher wiesen übrigens einen ersten Ansatz zu wirklichen sozialen Instinkten bei diesen Wespen nach, indem diese in Schwärmen arbeiteten, sich alle gleichzeitig auf ihre Jagdzüge begaben und auch gleichzeitig zurückkehrten. Gleichzeitig gruben auch alle ihre Nester, versahen sie mit Beute und verjagten die Parasiten durch gemeinsame Angriffe unter starkem Gesumme. Im Nu waren alle vom Platze verschwunden, 10—15 Minuten sah man dort nur einige summende Fliegen. Da begannen die Wespen auf einmal zurückzukehren, wie mit einem Zauberschlage hatte sich die Szenerie verändert, und der Platz war wieder voll Leben und Bewegung. Hierauf beschränkt sich jedoch die Gemeinschaft der dicht nebeneinander nistenden Bembexindividuen. Bouvier hebt hervor, daß diese Gemeinschaft sich ausschließlich auf ein gemeinsames Verjagen der Parasiten beschränkt." (Reuter.)

Ebenso kann sich der rein synchoristische Charakter mancher Gesellschaften solitärer Bienen (Andrena ovina, Anthophora parietina F.) in einen symphylaziellen verwandeln, worüber man S. 177 nachlesen möge.

B. Heterotypische Sozietäten.

Nachdem wir die verschiedenen Formen der homotypischen Sozietäten unterschieden haben, wenden wir uns den heterotypischen essentiellen Vergesellschaftungen zu. Daß wir als solche alle diejenigen Tiergenossenschaften bezeichnen wollen, welche aus zwei oder mehr verschiedenen Tierarten bestehen, wurde schon gesagt.

Kormogene heterotypische Sozietäten existieren deshalb nicht, weil alle Individuen eines Kormus, sofern er essentielle Sozietät ist, untereinander artgleich sind.

Die artungleichen Mitglieder können entweder reziprok oder irreziprok vergesellschaftet sein. Herrscht Reziprozität, so haben beide Arten Vorteil von der Vergesellschaftung; ist die Sozietät irreziprok, so liegt der Vorteil nur auf seiten einer der vergesellschafteten Arten. Diese irreziproken Sozietäten sind dennoch essentiell, weil sich aus der Vergesellschaftung wenigstens für ein Mitglied Vorteile ergeben, die ohne die Vergesellschaftung unmöglich wären.

Die reziproke Vergesellschaftung kann als heterotypische auf sexueller Basis zustande kommen. Dies geschieht da, wo artungleiche Individuen verschiedenen Geschlechtes miteinander kopulieren. Gewöhnlich aber sind sexuelle Motive bei der Entstehung der reziproken Sozietäten mit heterotypischem Gepräge nicht im Spiele.

a. Reciproke heterotypische Sozietäten.

Eine Reziprozität besteht zwischen den artverschiedenen Mitgliedern nur dann, wenn auf seiten beider Arten ein durch die Vergesellschaftung erst geschaffener Vorteil liegt. Welcherart dieser Vorteil, ob er grobmaterieller Natur sei oder mehr als Befriedigung eines Gesellschaftsbedürfnisses, als Erfüllung eines auf gegenseitiger Zuneigung beruhenden Wunsches erscheine, ist dabei von untergeordneter Bedeutung und wird bei der weiteren Einteilung dieser Sozietätengruppe berücksichtigt werden. Welche Motive diese Tiere zusammenführen und zusammenhalten und welcher Nutzen sich aus ihrer Vergesellschaftung ergebe, wird bei der Besprechung der verschiedenen Formen der reziproken heterotypischen Sozietäten zu behandeln sein.

I. Sexuelle Verbindungen.

Wir können die Gruppe der reziproken heterotypischen Sozietäten in zwei Untergruppen zerlegen, deren erster wir alle diejenigen Vergesellschaftungen zurechnen, welche der Geschlechtstrieb zustande bringt. In dieser Untergruppe der sexuellen Verbindungen lassen sich zwei Formen unterscheiden: bei der ersten, dem Connubium confusum, vereinigen sich Männchen und Weibchen zweier verschiedener Tierarten miteinander zu einer zwar heterotypischen, aber doch normalen Ehe oder wenigstens zu einem wenn auch oft nur kurz dauernden, auf eheliche Vereinigung hinzielenden Bündnisse; bei der zweiten dagegen, dem Perversium confusum, findet eine abnorme Vergesellschaftung zwischen gleichgeschlechtlichen Tieren verschiedener Artzugehörigkeit statt.

1. Connubium confusum.

Vergesellschaftungen artungleicher Tiere zum Zwecke der normalen Begattung kommen auch in der vom Menschen nicht absichtlich beeinflußten Natur gelegentlich vor. Hier soll nicht von den halb perversen Vorkommnissen unter Haustieren die Rede sein, von Fällen etwa, in welchen ein alter Erpel Haushühner zu treten versuchte u. dgl., weil solche sexuellen Verirrungen eigentlich keine Vergesellschaftung sonst gesondert lebender Tiere bedeuten. Die bekannt gewordenen Fälle aber, daß z. B. Wildkater sich Hauskatzen, Wölfe Haushunden[1] usw. zum Zwecke der Paarung zugesellen, verdienen an dieser Stelle erwähnt zu werden. Ebenso paaren sich artverschiedene Vögel gelegentlich im Naturzustande und erziehen Nachkommen. „So erzählt Mc Gillivray, wie ein Amselmännchen und ein Drosselweibchen sich ineinander verliebten und Nachkommen hervorbrachten. Seit einigen Jahren sind 18 Fälle verzeichnet worden, daß in Großbritannien Hybriden von Birkhuhn und Fasan vorgekommen sind" (Darwin[2]). Auch in der niederen Tierwelt bemerkt man gelegentlich heterotypische Vergesellschaftungen konnubialen Charakters, die aber wohl nur ganz ausnahmsweise zur wirklichen Begattung führen und somit ihren eigentlichen Zweck verfehlen. So kommt es vor, daß Froschmännchen in der Brunst Weibchen anderer Froscharten oder Kröten (bisweilen sogar Fische, namentlich Karpfen) in der ihnen eigentümlichen Weise umfassen und mit Hilfe der Brunstschwielen längere Zeit festhalten; daß ein Odonatenmännchen das Weibchen einer anderen Libellenart im Fluge erhascht und ergreift, um es nach einiger Zeit wieder freizugeben; oder daß männliche Schmetterlinge, wohl vornehmlich solche, die sich zum Auffinden des Weibchens hauptsächlich ihrer Augen bedienen, artfremde weibliche Schmetterlinge umflattern. Diese und ähnliche Vergesellschaftungen sind jedoch bei den Insekten meistens ganz vorübergehender Natur und lösen sich, von seltenen Ausnahmen abgesehen, bald wieder auf. Standfuss[3] aber sah Melitaea dictynna Esp. ♂ sich mit M. athalia Rott. ♀, Zygaena trifolii Esp. ♂ mit Z. filipendulae L. ♀, Zygaena pilosellae Esp. ♂ mit Z. achilleae Esp. ♀, Zygaena filipendulae L. ♂ mit Z. lonicerae Esp. ♀ paaren. Bei den Zygäniden scheinen solche heterotypischen Konnubien besonders häufig vorzukommen. Auch Stauder berichtet darüber.[4] Fiedler[5] fand ein Männchen von Coccinella decempunctata L. in Copula mit einem Weibchen von Coccinella bipunctata ab. sexpustulata L.

Die unter Mitwirkung des Menschen zustande kommenden Bastardierungen interessieren uns hier natürlich ebensowenig wie die heterotypischen Vergesellschaftungen zahmer Tiere, die nur beweisen, daß die Instinkte nicht so starr sind, daß sie sich durchaus nur auf eine bestimmte Tierart beziehen müssen, sondern daß unter den gegebenen Bedingungen der Gegenstand der Zuneigung sehr verschiedener Art sein kann.

---

[1] „Ungeachtet aller Abneigung, welche zwischen Hund und Wolf besteht, paaren sich beide, und zwar ebensowohl in der Gefangenschaft wie im Freien, ohne Zutun des Menschen. In galizischen Walddörfern stellt sich zuweilen ein Wolf als Mitbewerber bei einer läufischen Hündin ein, und ebenso sollen Hunde manchmal brünstigen Wölfinnen nachgehen. Die Wolfsähnlichkeit vieler Haushunde in Ungarn, Siebenbürgen, Rußland und Sibirien wird auf derartige Kreuzungen zurückgeführt" (Brehms Tierleben).

[2] Abstammung des Menschen.

[3] Handbuch der paläarktischen Großschmetterlinge.

[4] Zeitschr. f. wiss. Insektenbiologie. Bd. 11. 1915. H. 3 u. 4.

[5] Ebendort, 1915, S. 101.

Erwähnt sei noch, daß bei den Kommunalkonnubien mancher Fische dann, wenn verschiedene Arten zu gleicher Zeit dieselben Laichplätze aufsuchen, bei der herrschenden Promiskuität vielfach Bastarde entstehen. Die Bastardierung ist in diesem Falle eine zufällige, wie auch die Vergesellschaftung der artverschiedenen Eltern meistens als rein akzidentiell erscheint. Beispiele sind: Karpfen mit Karausche (deren Bastard: Carpio kollarii Heck.); Blei (Abramis brama L.) mit Plötze (Leuciscus rutilus L.), deren Bastard: Abramidopsis leuckartii Heck.; Güster (Blicca björkna L.) mit Plötze (deren Bastard: Bliccopsis abramorutilus Hol.); Ukelei (Aspius alburnus L.) mit Plötze; Blei mit Rotfeder (Leuciscus erythrophthalmus L.); Blei mit Güster.

Kaum noch als zufällig kann die geschlechtliche Vereinigung von Lachs ♀ und Forelle ♂ beurteilt werden, die Young beobachtet hat. Bei dem Lachse überwacht jedes ältere dem Weibchen gesellte Männchen dieses eifersüchtig „und bemüht sich, alle Nebenbuhler fernzuhalten. Naht ein solcher, so kämpft es mit ihm, bis er das Feld verläßt, und zwar zuweilen so erbittert, daß sein oder des Gegners Blut das Wasser rötet oder einer von beiden Kämpen sein Leben einbüßt. Den Rogener lassen diese Kämpfe unbekümmert. Anscheinend durch die Anwesenheit der Junglachse befriedigt, fährt er fort zu laichen, wirft sich in Unterbrechungen von einigen Minuten bald auf die eine, bald auf die andere Seite, preßt jedesmal einen Teil seiner Eier aus und überdeckt, indem er sich wiederum wendet, die früher gelegten und inzwischen von den eiligst sich herbeidrängenden Junglachsen besamten mit einer dünnen Sandschicht. Die Junglachse spielen somit dieselbe Rolle wie die Spießer während des Kampfes zweier starker Hirsche. Dennoch genügen sie dem Weibchen keineswegs auch als Genossen. Denn dieses unterbricht sein Laichgeschäft, sobald der erwachsene Milchner gefangen oder im Streit erlegt wurde, schwimmt der nächsten Tiefe zu und holt von dort ein anderes altes Männchen herbei, um unter dessen Aufsicht weiter zu laichen. Young beobachtete, daß ein Rogener nach und nach neun männliche Lachse zur Laichstelle brachte, und als auch der letzte männliche Artgenosse wie die anderen weggefangen worden war, mit einer ihm folgenden großen Forelle zurückkehrte." (Brehms Tierleben.)

2. Perversium confusum.

Die Perversien zwischen artverschiedenen Tieren wurden schon bei dem Perversium simplex besprochen, worauf hier verwiesen wird (S. 266).

II. Heterotypische Sozietäten ohne sexuelle Grundlage.

In diesem Kapitel fassen wir alle diejenigen Vergesellschaftungen artungleicher Tiere zusammen, welche nicht durch den Geschlechtstrieb zustande kommen, sondern andere Ursachen ihres Ent- und Bestehens haben.

Diese Ursachen können verschiedener Art sein wie auch die Werte, die sich aus dem Zusammenschlusse und dem Zusammenhalten ergeben.

Als Bindemittel kann ein Vorteil gröberer Natur in Frage kommen, z. B. dann, wenn Stare oder andere Vögel an Weidevieh oder auf anderen Tieren Parasiten finden, die ihnen zur Nahrung dienen (Phagophilium). Wie hier ein Mutualismus besteht, der für beide Parteien Nutzen bringt, nimmt dieser Mutualismus bei dem Synsitium eine etwas andere Form an, indem die Vergesellschaftung enger wird und ein Tier den Körper oder das Wohngehäuse eines anderen besiedelt oder von ihm festgehalten und getragen wird; auch der Nutzen beider Parteien ist hier anderer Art als bei dem Phagophilium, weil kein Sozius dem anderen lästige Parasiten absucht. Ist der Schutz vor Feinden ein wesentliches Moment bei der Vergesellschaftung zweier Tierarten und übernimmt dabei die eine Tierart den Schutz der anderen, welche dafür Gegendienste von anderem Werte bietet, indem sie einen Teil ihrer Wohnung hergibt, so haben wir eine Sozietätsform vor uns, die ich als Phylacobium bezeichnen werde. Während bei dem Phagophilium ein Tier dem anderen seine Parasiten als Nahrung überläßt, beruht ein anderes heterotypisches Sozietätsverhältnis darauf, daß zwar auch hier ein Tier seine Nahrung bei dem anderen findet, diese Nahrung aber im Körper der heterotypischen Genossen selbst hergestellt wird (Sekrete, Fäzes) und der Spender als Gegendienst den Schutz und die Pflege der anderen Tierart genießt (Trophobium). Ganz eigenartiger Natur ist das Symphilium, bei welchem eine Tierart Nahrung und Unterkunft, ja, das Recht zu Mord und Brutraub durch Darbietung eines von der anderen Tierart gesuchten Narkotikums erschleicht. Auf wesentlich anderen Grundlagen beruhen die Raubstaaten (Dulobien), in welchen geraubte Tiere anderer Artzugehörigkeit für ihre Räuber arbeiten müssen, dafür aber alle Rechte der eigenen Art und alle Vorteile der Vergesellschaftung mitgenießen. Kann man in diesen Fällen von einer Zwangsadoption sprechen, so nimmt bei dem Zustandekommen der eigentlichen Adoptionssozietäten eine Tierart die andere freiwillig freundlich auf, ohne materielle Vorteile von ihr zu gewinnen, aber auch ohne durch sie ernstlich geschädigt zu werden; wenigstens betrifft die Schädigung nicht die beteiligten Individuen, kann sich aber in Beziehung auf die Art fühlbar machen (adoptierte Kuckucke). Die hier noch erkennbare Reziprozität gestattet es nicht, solche Fälle als Parasitismus zu bezeichnen. Der soziale Wert des Heterosymphylaciums beruht auf der gesteigerten Sicherheit, die es seinen Mitgliedern bietet, welche einander in ihren Eigenschaften derart ergänzen, daß eine Partei der anderen das zur Verfügung stellt, was diese selbst nicht besitzt. Schließlich gibt es noch einige heterotypische Sozietäten, welche sich keiner der genannten Kategorien einfügen und durch einen höheren, feineren Mutualismus zusammengehalten zu werden scheinen. Diese Freundschaftsbünde könnte man, wenn sie das sind, wofür ich sie halte, als Sympathiegesellschaften oder Freundschaften bezeichnen. Ich nenne sie, ohne die Frage entscheiden zu können, ob sie ausschließlich auf gegenseitiger Zuneigung beruhen, einfach Bündnisse oder Konföderatien. Besteht ein allem Anscheine nach konföderatives Verhältnis nur während der Wanderung oder zum Zwecke gemeinschaftlichen Beuteerwerbes, so kann man von einem reziproken Heterosymporium oder einem Heterosynepileium sprechen.

Es gibt übrigens Vergesellschaftungen, die sich zwar mit Sicherheit als essentielle heterotypische reziproke ansprechen, keineswegs aber auch mit Sicherheit einer der genannten Kategorien einfügen lassen. Dies zeigt beispielsweise das bekannte Freundschaftsbündnis zwischen Naucrates ductor L. und Hai, über das ich in Brehms Tierleben (1914) folgendes zusammengestellt finde:

„Ich habe immer", sagt Commerson, „die Erzählung von dem Lotsen des Haifisches für eine Fabel gehalten, mich nun aber doch durch den Augenschein überzeugt, so daß ich nicht mehr an der Wahrheit zweifeln kann. Daß diese Lotsen die Brocken verzehren, die der Hai fallen läßt, begreift man; daß er sie nicht verschlingt, wenn sie ihm immer um die Nase schwimmen, begreift man nicht. Oft habe ich gesehen, wie ein Lotsenfisch nach dem ausgeworfenen Speck schwamm und dann zurück zum Hai ging, worauf dieser sogleich selbst kam. Fängt man den Hai, so folgen ihm seine Lotsen, bis man ihn emporwindet, und erst dann fliehen sie. Finden sie aber keinen anderen Hai, so halten sie sich an das Schiff selbst und folgen diesem oft mehrere Tage lang, bis sie wieder ihr Glück gemacht haben." „Mit diesen Angaben stimmen alle Beobachter überein, die diesen Fisch erwähnen, und nur Bennett bemerkt noch ergänzend, daß man einen einzelnen Hai regelmäßig von Lotsenfischen begleitet sähe, während diese, wenn mehrere Haie zusammenschwimmen, ebenso regelmäßig fehlten."

„Die Ursache des Freundschaftsverhältnisses zwischen beiden Fischen hat man verschieden gedeutet. Einige glauben, daß der Lotsenfisch seinen Hai zum Raube führe, vielleicht in der Hoffnung, auch seinen Teil davon zu erhalten, andere, wohl mit mehr Recht, daß er im Geleite des fürchterlichen Raubtieres sich vor den Nachstellungen seiner schlimmsten Feinde, behender Raubfische, sicher fühle, dem Hai aber durch die Gewandtheit seines Schwimmens leicht zu entgehen wisse . . . Ein Verhältnis zwischen Hai und Lotsenfisch scheint übrigens bestimmt obzuwalten, der Lotsenfisch sich also nicht allein um den Hai, sondern dieser sich auch um seinen Führer zu bekümmern. ‚Auf der Fahrt nach Ägypten', erzählt Geoffroy St. Hilaire, ‚kam während einer Windstille ein Hai gegen das Schiff geschwommen, nebenher zwei Lotsenfische, die immer eine gewisse Entfernung hielten, bei ihrer Ankunft das Schiff zweimal von einem Ende zum anderen untersuchten und, da sie nichts für ihren Gaumen fanden, weiterzogen, ihren Hai mit sich nehmend. Inzwischen hatte ein Matrose einen Haken mit Speck geködert und warf ihn ins Meer. Die Fische waren bereits ziemlich weit entfernt, hörten jedoch das Plumpsen, kehrten um und begaben sich, sobald sie den Speck ausgekundschaftet, wieder zu ihrem Gebieter, der sich währenddem an der Oberfläche des Wassers durch Umwälzen u. dgl. belustigt hatte. Sogleich wandte er um, auf jeder Seite begleitet von einem seiner kleinen Freunde, wurde von diesen förmlich auf den Speck, den er nicht gewittert zu haben schien, gestoßen, biß zuerst ein Stück des Köders ab, schnappte noch einmal zu, hing an der Angel und ward an Bord gezogen; zwei Stunden später fing man auch einen von den Lotsenfischen, die das Schiff noch nicht verlassen hatten.' Viele Beobachter nehmen an, daß der Lotsenfisch sich von den Auswurfstoffen des Haies nähre, bewiesen ist das aber nicht. In dem Magen gefangener Tiere fand man gewöhnlich kleinere Fische."

Die hier gegebenen Daten reichen, wie man sieht, nicht aus, ein sicheres und definitives Urteil über die Art dieser Vergesellschaftung zu gewinnen. Ob sie überhaupt einer der von uns unterschiedenen Formen zugerechnet werden könne oder ob für sie eine besondere Kategorie geschaffen werden müsse, bleibt davon abhängig, wie künftige Forschung das Wesen dieser heterotypischen Sozietät aufklären wird. —

Wenn man bisher das engere Zusammenleben artverschiedener Tiere, Pflanzen oder Pflanzen und Tiere, bei welchem, ohne daß sexuelle Triebfedern im Spiele sind, beide Parteien Vorteil von ihrer Vergesellschaftung haben, als Symbiose bezeichnet hat, so fallen die heterotypischen reziproken Sozietäten mit Ausschluß der heterotypischen Konnubien unter diesen Begriff. Es wäre mißlich, die eingebürgerte Bezeichnung Symbiose, mit der sich ein bestimmter, allerdings recht weiter Begriff verbindet, ganz auszuschalten. Wenn sie aber beibehalten werden soll, so hätte man zu unterscheiden:

1. Phytosymbiose: Zusammenleben von artverschiedenen Pflanzen, z. B. der Pilze und Algen, welche die Flechten bilden.

2. Zoosymbiose: Das Zusammenleben von artverschiedenen Tieren, also alle die Fälle, die wir als heterotypische, reziproke, nicht sexuelle Sozietäten zusammenfassen.

3. Zoophytosymbiose: Das Zusammenleben von Tieren mit Pflanzen, z. B. einzellige Algen mit Amöben, Heliozoen, Radiolarien, Foraminiferen, Ciliaten, Hydra viridis, Actinien u. a.

Wir sahen nun, und dies wird weiterhin eingehender auseinandergesetzt werden, daß verschiedene Fälle der Zoosymbiose unterschieden werden müssen, von denen keinem [auch den bisher als typische Symbiosefälle angesehenen nicht] der Name Symbiose belassen werden kann, da dieser für den übergeordneten Begriff vergeben ist.

1. Phagophilium.

Die Phagophilie liegt denjenigen Fällen heterotypisch-reziproker Vergesellschaftung zugrunde, in welchen beiden beteiligten Tierarten aus dem Zusammenleben ein materieller Vorteil erwächst und wenigstens eine Partei der anderen ihre Nahrung verdankt, ohne ihr jedoch dadurch zu schaden; vielmehr nützt mit dem Verzehren dieser Nahrung ein Tier dem anderen, indem es dieses von lästigen Parasiten befreit. Die Ursache der Vergesellschaftung liegt primär darin, daß eine Tierart der anderen Nahrung darbietet. Die Sozietät würde aber trotzdem nicht immer zustande kommen können, wenn sich nicht die aufgesuchte (passive) Tierart die Befreiung von ihren Parasiten durch die aufsuchende (aktive) Tierart gern gefallen ließe. Beide Tierarten nützen so einander, und der bloße grobmaterielle Mutualismus ist die Grundlage, auf welcher die Phagophilie beruht. Damit soll aber nicht bestritten werden, daß sich zwischen den Phagophilen auch andere soziale Beziehungen ausbilden und eine gewisse Sympathie und Freundschaft die Mitglieder enger verbinden könne.

Wenn z. B. die Stare dem Weidevieh seine Parasiten absuchen, so haben beide Nutzen von dieser Vergesellschaftung, die auf ganz grobmaterieller Basis ruht. Besonders bevorzugt werden von den Staren die Schafherden, bei denen sie Bremsen und Stechfliegen wegfangen und von denen sie Schafzecken und anderes Ungeziefer ablesen. Dabei sind sie so wenig scheu und andererseits von dem Weidevieh so gern geduldet, daß sie sich den Rindern, Schafen und Schweinen ungescheut auf den Rücken setzen. Zahme Stare flöhen mit Vorliebe Hunde. Wie Sturnus vulgaris L. bei uns, verhält sich im südlichen Asien und in Afrika Pastor roseus Temm.

Ein Verwandter der Stare, der Madenhacker (Buphaga africanus L. und B. erythrorhynchus Stanl.) steht in Phagophilie mit Säugetieren. „Man sieht die Madenhacker in kleinen Gesellschaften zu 6—8 Stück und zwar ausschließlich in der Nähe größerer Säugetiere, ohne die sie, wie es scheint, gar nicht zu leben vermögen. Sie folgen den Herden der weidenden Rinder oder Kamele, finden sich aber auch auf einzelnen von ihnen ein und lassen sich gewöhnlich auf ein bestimmtes Tier nieder. Nach Hartmann wandern die Madenhacker mit den nomadisierenden, Viehzucht treibenden afrikanischen Stämmen und finden sich überhaupt nur da, wo zahlreiche Rinder sind. Aus den Berichten anderer Reisender erfahren wir aber, daß sie in gleicher Weise wie den Herdentieren auch Elefanten und Nashörnern, Büffeln und Antilopen ihre Dienste widmen. Sie machen sich namentlich an solche Herdentiere heran, die wunde Stellen haben und deshalb die Fliegen herbeilocken. Daher hassen sie die Abessinier, die glauben, daß die Madenhacker durch ihr Picken die aufgeriebenen Stellen reizen und die Heilung verhindern; was aber vorzugsweise die Vögel anlockt, sind die

Larven der verschiedenen Biesfliegen, die sich unter der Haut der Tiere eingebohrt haben, und die bluterfüllten Zecken. Verletzte, zumal arg wundgedrückte Pferde, Esel und Kamele, deren Wunden zu heilen beginnen, suchen sich von den Madenhackern zu befreien und sie, freilich meist erfolglos, durch rasches Laufen, Zucken mit der Haut, Peitschen mit dem Schwanze und Wälzen auf der Erde zu vertreiben, und sie mögen in der Tat empfindlich von ihnen gequält, die Heilung ihrer Wunden vielleicht auch gehemmt werden. „Als ich sie zuerst", erzählt Mc D. Hawker, „an den Ponys und Kamelen herumklettern sah, dachte ich, was sie doch für nützliche Geschöpfe wären. Aber bald änderte sich meine Ansicht, als ich bemerkte, daß ihre Aufmerksamkeit den Rücken der Pferde nichts weniger als zuträglich war: alte verharschte Wunden wurden Geschwüre und kleine Geschwüre große. Eines Tages beobachtete ich mit Hilfe eines Feldstechers einen solchen Vogel auf einem Bauernesel, dessen Rücken zu picken er eifrig beschäftigt war. Ich ging zu dem Langohr und fand, daß er aus Wunden, die der Vogel offenbar erst wieder geöffnet hatte, blutete."

Auch Fischer kam zu dem Schlusse, daß die Madenhacker eine Plage für das Vieh sind. „Sie schaden jedenfalls mindestens ebensoviel, als sie nützen. Wenn sie auch das Vieh von Östruslarven befreien, so lassen sie doch Wunden und offene Stellen nie zum Heilen kommen. Mit Geschwüren und Druckstellen versehene Esel suchen sie mit Vorliebe auf, reißen die Borken von den Wunden herab und wühlen mit den Schnäbeln darin umher, so daß das Blut reichlich fließt, das sie dann gierig aufzusaugen scheinen. Die Esel wälzen sich auf der Erde, um die Quälgeister loszuwerden, aber unermüdlich erneuern diese ihre Angriffe. So viel ist jedenfalls sicher, daß diese Vögel zur Verbreitung infektiöser Krankheiten in der gefährlichsten Weise beitragen können."

„Hinde glaubt, die Vögel hätten in Ostafrika ihre Lebensweise gegen früher geändert. Sie hätten sich vordem hauptsächlich von Zecken und anderen Schmarotzern der großen Säugetiere ernährt, allerdings auch vorhandene Wunden vergrößert und bisweilen so bösartig gemacht, daß die Tiere an ihnen zugrunde gingen. Seit dem Wüten der Rinderpest und dem Aussterben ungeheurer Herden in Ukambani und seitdem während der letzten Hungersnot fast alle Schafe und Ziegen verzehrt waren, seien die Vögel ihrer ursprünglichen Nahrungsmittel beraubt und echte Fleischfresser geworden, so daß sie noch vorhandene Haustiere anfielen und sie töteten, wenn diese nicht fortwährend bewacht würden. Sie fräßen ganz gesunden Tieren die Ohren bis auf den Schädel ab und nagten ihnen große Löcher in den Rücken und in die Schenkel."

„Ein mit Madenhackern bedecktes Pferd oder Kamel gewährt einen merkwürdigen Anblick. Ehrenberg sagt sehr richtig, daß die Vögel an den Tieren herumkletterten wie die Spechte an den Bäumen. Der Madenhacker weiß jede Stelle an dem Körper auszunutzen. Er hängt sich unten am Bauche zwischen den Beinen an, steigt an diesen kopfunterst oder kopfoberst herab, setzt sich auf den Rücken, auf die Nase, kurz, sucht so recht buchstäblich den ganzen Leib ab. Fliegen und Bremsen nimmt er geschickt vom Felle weg, Maden zieht er unter der von ihm gespaltenen Haut hervor ....“

„Daß wild lebende Tiere sich nach und nach gewöhnen, auf die Warnung des Madenhackers zu achten, ist sehr erklärlich. „Die Madenhacker“, sagt Ayres, „sind der Fluch des Jägers, denn sie warnen Büffel und Nashörner bei seinem Nahen durch lautes Schreien, das von ihren großen Freunden sofort verstanden wird.“ Nach Stark erheben sie sich bei nahender Gefahr 8—10 m hoch und fliegen im Kreise herum, wobei sie rauhe, scheltende Töne, ähnlich dem Geschnatter der Misteldrossel, ausstoßen. Auf dieses Zeichen hin begibt sich das Wild sofort auf die Flucht.“ (Brehms Tierleben, 1913.)

Die Buphagaarten sind, wie diese Darstellung zeigt, soziologisch betrachtet, nach zwei Richtungen hin von Interesse. Wir dürfen wohl annehmen, daß die Beziehungen zwischen ihnen und ihren Wirten ursprünglich derart friedliche und gegenseitige gewesen sein werden und es vielfach noch sind, daß man von einem Phagophilium zu sprechen berechtigt ist. In diesem Phagophilium entwickelten sich dann auf seiner Grundlage noch andere soziale Beziehungen, die den Wirten und Gästen in gleicher Weise von Nutzen sind; denn der Vogel dient dem Säugetiere als Warner und sichert seine Existenz; damit handelt er zugleich im eigenen Interesse, indem er zur Erhaltung seiner „Weide“ beiträgt. Wenn aber die Madenhacker nicht mehr allein an den Parasiten, sondern wie diese an dem Blute und an den Geweben ihrer Wirte Geschmack finden, so werden sie selbst zu Parasiten und liefern ein Beispiel dafür, wie aus dem reziproken Phagophilium ein irreziprokes Parasitium werden kann.

Humboldt berichtet, er habe kleine weiße Reiher auf dem Rücken und dem Kopfe des Spitzkrokodils (Crocodilus americanus Laur.) umherlaufen sehen, die sich wahrscheinlich von den auf der Haut sitzenden Parasiten nähren. Vom Nilkrokodil (Crocodilus vulgaris Cuv.) berichtet schon Herodot[1], daß es mit dem Vogel Trochilus (Charadrius aegyptiacus

[1] Geschichten, II. Buch, Kap. 68: „Weil es im Wasser lebt, so ist sein Rachen inwendig voller Blutegel. Alle anderen Vögel und Tiere fliehen vor ihm, nur mit dem Trochilos lebt er in Frieden, weil dieser ihm gute Dienste leistet. Wenn nämlich das Krokodil aus dem Flusse an das Land steigt und dann den Rachen aufsperrt, und das pflegt es gegen den Westwind zu tun, so schlüpft der Trochilos hinein und verschluckt die Blutegel. Das gefällt ihm dann sehr wohl und es tut dem Trochilos nichts.“ — Auch Aristoteles (Tiergeschichte, IX. Buch, Kap. VI) berichtet hierüber: „Wenn die Krokodile den Rachen aufsperren, fliegen die Trochilos hinein und reinigen ihnen die Zähne; sie finden so selbst ihre Nahrung, das Krokodil aber fühlt, daß ihm geholfen wird, und schadet nicht, sondern bewegt, wenn der Trochilos hinaus will, den Hals, damit es ihn nicht zerbeißt.“

Vicill. [Pluvianus aegypticus L.]) Freundschaft halte, der in sein aufgesperrtes Maul gehe und ihm die Blutegel von der Rachenschleimhaut absuche. Diese Freundschaftsverhältnisse sind ebenso zu bewerten wie das zwischen Weidevieh und Staren.

Eine ebenfalls hierher gehörige Beobachtung hat Heuglin an Fledermäusen gemacht: „Die Fledermäuse Afrikas ziehen ihrer Nahrung wegen den Herden nach. In den Bogosländern wird sehr starke Viehzucht getrieben, und die Herden kommen, wenn in ferneren Gegenden bessere Weide und mehr Trinkwasser sich finden, oft monatelang nicht zu den Wohnungen der Besitzer zurück. Bei unserer Ankunft in Keeren waren alle Rinderherden samt den Myriaden von Fliegen, welche sie überallhin begleiteten, in den Tiefländern des Barka, und Fledermäuse hier außerordentlich selten. Gegen Ende der Regenzeit sammelten sich auf etwa einen Monat fast alle den hiesigen Bogos gehörigen Herden in der nächsten Umgebung und gleichzeitig erschienen die insektenfressenden Dämmerungs- und Nachtfledermäuse in ganz ungeheuerlicher Anzahl; mit Abzug der letzten Herde verschwanden auch sie spurlos wieder. In der Nacht vom 30. September auf den 1. Oktober lagerten wir auf einer drei Stunden südlich von Keeren gelegenen Hochebene in der Nähe von Umzäunungen, die zur Aufnahme von Rindvieh bestimmt waren. Da sich die Herden in anderen Teilen des Gebirges befanden, beobachteten wir nur ein oder zwei Fledermäuse auf der für diese Familie äußerst günstigen Örtlichkeit. Tags darauf kehrten die Herden an die besagte Stelle zurück, und schon an demselben Abend hatte die Anzahl der Fledermäuse ganz auffallend zugenommen. Es entsteht nun die Frage, ob sie wirklich ihre Standorte ändern oder von diesen aus allabendlich oft weite Jagdflüge machen, um die Fliegen aufzusuchen, welche die Herde begleiten. Ich glaube an eine Veränderung der Standorte, weil an den betreffenden Stellen die Tiere abends so zeitig erscheinen, daß sie unmöglich auf dem Platze sein könnten, ohne stundenlange Reisen bei Tage gemacht zu haben, und ich habe hier niemals Fledermäuse vor der Abenddämmerung fliegend entdecken können." (Brehms Tierleben, Säugetiere. 10. Bd., 1912, S. 381.)

Über Hemimerus talpoides Walk. vgl. unter Paraphagium (S. 400).

2. Synsitium.

Das als typische „Symbiose" bekannte Verhältnis zwischen zwei artverschiedenen Tieren liegt einer Sozietätsform zugrunde, die ich unter Ausschluß des für sie bisher üblichen Namens und im Gegensatze zum Parasitium als Synsitium zu bezeichnen vorschlagen möchte. Wie bei dem Phagophilium besteht auch zwischen den Mitgliedern des Synsitiums ein Mutualismus, der jedoch einen etwas anderen Charakter hat. Zunächst ist als wesentlich hervorzuheben, daß die beiden Synsiten derart vergesellschaftet sind, daß einer den Körper des anderen bewohnt oder doch auf einem Gegenstande angesiedelt ist, den das tragende Tier, wenn auch nicht selbst aufgebaut, so doch für seinen Gebrauch annektiert und besiedelt hat. Ferner besteht der Vorteil für die Mitglieder nicht darin, daß die einen fressen, was die anderen belästigt, sondern der Nutzen der Vergesellschaftung ist von anderer Art. Durch diese Merkmale sind Phagophilium und Synsitium hinlänglich als verschiedene Sozietätsformen gekennzeichnet.

Sehr bekannte Beispiele des Synsitismus bieten die Einsiedlerkrebse in ihrer Vergesellschaftung mit den Actinien, Tieren, die einem ganz anderen Tierkreise angehören. Die Actinie besiedelt hier nicht den Körper des Krebses selbst, sondern die Schneckenschale, welche dieser als Wohnung benutzt. Eupagurus sucht sich ein für seine Größe passendes Schneckenhaus, das er entweder leer vorfindet oder dadurch für sich verwendbar macht, daß er die rechtmäßige Bewohnerin und Erbauerin der Schale verzehrt. Der Schneckenschale bedarf er, um sein weiches Abdomen in ihr zu bergen. Aber wenn sie ihn auch schützt, so muß er doch nun eine verhältnismäßig schwere tote Last mit sich schleppen und ist hierdurch für den Nahrungserwerb weniger günstig gestellt als seine Verwandten, die einen leichter beweglichen eigenen Panzer besitzen. Dieser Nachteil wird durch die Vergesellschaftung mit einer Actinie wieder ausgeglichen, die trotz ihrer geringen eigenen Bewegungsfähigkeit als nahezu sessiles Tier dennoch für den Beuteerwerb aufs beste ausgerüstet ist. Diese Actinien (Sagartia parasitica Gosse) können zu drei bis fünf oder in noch größerer Anzahl auf dem vom Krebse okkupierten Schneckengehäuse angesiedelt sein. Ursprünglich wird diese Besiedelung der bewegten Schale nur ein Synchorismus oder Symphorismus gewesen sein und nur akzidentiellen oder irreziproken Charakter gehabt haben, denn die Actinien lieben das bewegte Wasser und sind vorwiegend Bewohner der Strandregion in der Brandungszone, übrigens wie die Einsiedlerkrebse carnivor. Für die Actinien war nun der Vorteil der gleiche, wenn sich das Wasser bewegte oder wenn sie durch das Wasser getragen wurden; deshalb vollzog sich die Besiedelung der durch den Krebs fortbewegten Schneckenschale leicht. Der Wert der Vergesellschaftung besteht auf seiten der Actinien darin, daß sie von dem Krebse immer wieder in neue Gebiete getragen wird, die ihr Beute liefern, deren sie sich mit Hilfe ihrer an den Tentakeln und an den durch Öffnungen der Leibeswand vorgeschossenen Nesselfäden entwickelten zahlreichen Nesselkapseln bemächtigt. Durch ihren Träger hinsichtlich des Beuteerwerbes günstig gestellt, vermag sie von ihrer Nahrung dem Krebse abzugeben, ohne selbst Mangel zu leiden; und darin liegt der Vorteil für den Krebs. Die Sozietät erweist sich also als essentiell und reziprok.

Bemerkenswert ist, daß sich der Einsiedlerkrebs so benimmt, als kenne er den Wert seiner Genossin sehr genau; denn wenn er für seine Wohnung zu groß geworden ist und eine andere Schale beziehen muß, betätigt er sich stundenlang mit seinen Scheren, um die Actinie zum Überwandern auf sein neues Haus zu veranlassen und ihr dabei behilflich zu sein.

Als Zweck der synsitiellen Sozietät ergibt sich eine Erleichterung des Nahrungserwerbes für beide Mitglieder derart, daß sie als eine physiologische Einheit erscheinen. Der Kampf ums Dasein wird den artverschiedenen Mitgliedern durch ihren Zusammenschluß erleichtert, aber nicht erst ermöglicht; denn die Gesellschaft kann aufgelöst werden, ohne daß damit notwendig ein Mitglied zugrunde gehen müßte wie bei dem Parasitismus; vielmehr vermag auch jeder Synsit allein den Daseinskampf zu bestehen, nur weniger leicht, weil dann die vorteilhafte Ergänzung durch den anderen Synsiten fortfällt.

„Alle diese Beziehungen sind noch viel enger bei der Symbiose von Eupagurus prideauxii Hell. mit der Adamsia palliata Forbes. Beide werden in der freien Natur nie getrennt voneinander gefunden, nur wenn sie ganz jung sind, macht jedes von ihnen den Anfang seiner Entwicklung für sich durch. Von einem bestimmten Stadium ab wächst und gedeiht aber keines von beiden, ohne daß die Vereinigung stattgefunden hat. Der Eupagurus prideauxii bewohnt immer Schneckenschalen, die für ihn zu klein sind, nur seinen Hinterleib umhüllen und den vorderen Teil seines Körpers frei lassen. Den umhüllt die Actinie, welche, sobald sie auf der Schneckenschale sitzt, ihre regelmäßige, zylindrische Actinienform verliert. Sie hält stets ihren Tentakelkranz dicht hinter die Mundgliedmaßen ihres Einsiedlers, sitzt also an seiner bzw. der Schneckenschale Unterseite. Stets ist nur eine Adamsia auf einer Einsiedlerbehausung vorhanden, und in ihrer normalen Stellung kann sie an den Nahrungsstücken, die der Eupagurus zwischen seinen Mundgliedmaßen festhält und benagt, gleich von hinten mitfressen. Bald nach der Festsetzung beginnen die Seitenteile ihres Körpers lappenförmig auszuwachsen und umgeben wie ein Mantel den Vorderteil der Schneckenschale. Ja sie strecken sich über deren Umriß hinaus und umhüllen den herausragenden Teil des Krebskörpers. Und zwischen sich und dem Krebskörper scheidet nun die Actinie eine Lamelle aus hornartig aussehender organischer Substanz ab, welche die Schneckenschale vergrößert und ihr selber eine feste Unterlage darbietet."

„Wie bei diesen Symbiosen beide Organismenarten aneinander angepaßt sind, das zeigt sich vor allem an dem gegenseitigen Verhalten der Partner. Der Krebs, seiner Actinie beraubt, wird sehr unruhig und sucht sich ihrer oder einer neuen Partnerin zu bemächtigen. Er betastet und bearbeitet eine glücklich aufgefundene mit seinen vorderen Extremitäten, so daß sie von ihrer Unterlage sich loslöst; er pflanzt sie mit sorgsamen Bewegungen auf seine Schneckenschale über. Die Actinie reagiert auf seine Berührungen nicht wie bei anderen Tieren durch brüske Kontraktionen oder Entladung der Acontien und sonstigen Nesselbatterien. Sie kriecht eventuell sogar von selbst auf seine Schneckenschale hinüber. Die Einsiedler wechseln bei ihrem Wachstum auch die Schneckenschalen, indem sie zu klein gewordene verlassen und größere beziehen. Dann werden auch die Actinien auf das neue Schneckenhaus übergepflanzt. Eupagurus prideauxii wechselt übrigens viel seltener seine Behausung als die anderen Paguren, denn ihm baut ja seine Symbiontin das Haus weiter. Er und seine Adamsia halten auch in ihrem Körperwachstum in auffallender Weise Schritt." (Doflein[1].)

Nähere Beziehungen, die uns berechtigen, von einem Synsitium zu sprechen, bestehen auch sonst zwischen Krebsen und Coelenteraten. „Die individuenreichen Kolonien der Hydroidpolypen Hydractinia echinata Flem. und H. sodalis Stem. sowie von Podocoryne carnea Sars findet man stets nur auf Schneckenhäusern, die von Einsiedlerkrebsen bewohnt sind (Eupagurus bernhardus L. mit Hydractinia echinata Flem., Eupagurus constans Stem. mit Hydractinia sodalis Stem.). Ja, wir erkennen in ihrer Organisation Besonderheiten, welche wir nur aus den Bedingungen des Zusammenlebens verstehen können. Die Kolonien bestehen aus Individuen, die infolge von Arbeitsteilung untereinander verschieden sind. Es gibt da neben Freßpolypen, welche für die ganze Kolonie Nahrung aufnehmen, Fortpflanzungspolypen, die allein Geschlechtstiere hervorbringen, während alle anderen steril sind. Das Merkwürdigste ist aber das Vorkommen besonderer Wehrpolypen; das sind Individuen, welche mit Batterien von Nesselkapseln reichlich versehen sind und ihren Genossen als Verteidiger dienen. Diese sind nun eigenartigerweise bei Hydractinia an dem Rande der Mündung des Schneckenhauses in dichter Reihe angeordnet, so daß sie den Zugang zu dem weichen Hinterleib des Einsiedlers ausgiebig verteidigen können. Diese großen Polypenkolonien scheiden ein hornartiges Skelett ab, welches den einzelnen Polypen als Stütze dient, durch Ausbildung von Stacheln eine Schutzwehr für die ganze Kolonie darstellt und auch, indem es die Schneckenschale von außen überzieht, eine feste Unterlage für die ganze Kolonie schafft. Diese Hornlamelle muß auch die Schneckenschale ersetzen, denn diese wird im Laufe der Zeit allmählich aufgelöst. Ja, sie wächst auch, die Form der Schneckenschale ergänzend und fortsetzend, über deren ursprünglichen Rand hinaus, wenn der Krebs, der als junges Tier das Schneckenhaus besetzt hatte, weiter wächst, so daß ihm seine Behausung zu klein werden würde." (Doflein, l. c.)

Weniger klar sind die Beziehungen zwischen anderen vergesellschafteten Tieren, die man ebenfalls als Synsiten anzusehen geneigt ist. Dahin gehört z. B. die Genossenschaft zwischen Dromia vulgaris M. E., einer Wollkrabbe des Mittelmeeres, und Suberites domuncula Olivi, einem monaktinelliden

[1] Das Tier als Glied des Naturganzen. B. G. Teubner, 1914.

Schwamme. Der Schwamm ist nicht auf dem Rücken des Krebses festgewachsen, sondern wird von diesem mit Hilfe der Beine festgehalten und gelegentlich auf der Flucht abgeworfen. Auch andere Tiere werden von dieser Krabbe benutzt (ein anderer Schwamm: Sarcotragus spinulosus, Synascidien). Man darf annehmen, daß der Schwamm auf dem Rücken des sich bewegenden Krebses hinsichtlich des Nahrungserwerbes günstiger gestellt sei. Schwieriger ist die Beantwortung der Frage, worin der Nutzen für die Wollkrabbe bestehe. Sie scheint den Schwamm dazu zu benutzen, sich gegenüber ihrer Beute unkenntlich zu machen und ihrer so leichter habhaft zu werden. Ähnliche Beziehungen mögen auch zwischen Krabben und anderen Epizoen bestehen, z. B. dann, wenn die Krebse mit auf ihrem Panzer angesiedelten Bryozoen, Ascidien, Hydrozoen u. dgl. bedeckt sind. Allerdings ist hierbei auch häufig der Vorteil nur einseitig, und dann hätten wir es mit einem irreziproken Symphorismus zu tun; oder die Vergesellschaftung schafft überhaupt keine Werte, dann liegt akzidentieller Symphorismus vor.

3. Phylacobium.

Ein Phylacobium entsteht als Sozietät da, wo zwischen zwei Tierarten ein Vergesellschaftungsverhältnis zustande kommt, welches Wasmann als Phylacobiose bezeichnet hat. Dabei gestattet eine Tierart der anderen das Wohnen in ihrem Bau und wird dafür von den Einmietern geschützt.

Ein charakteristisches Beispiel liefern Ameisen und Termiten, wenn diese sonst einander feindlich gegenüberstehenden Insekten friedlich beieinander wohnen, einander jedoch nicht nur dulden, sondern auch Vorteil voneinander haben. Dies trifft für Camponotus punctulatus subspec. termitarius Em. zu, eine Ameise, die gesetzmäßig bei verschiedenen Termiten (meist Eutermes- und Anoplotermesarten) wohnt, wenn das soziale Verhältnis tatsächlich derart ist, wie man es sich denkt: daß nämlich die Ameisen von den Termiten bequem eine ihnen zusagende Wohnung erhalten und diesen dafür als wehrhafte und mutige Tiere Schutz gegen andere (termitenjagende, carnivore) Ameisenarten zuteil werden lassen.

Auch andere staatenbildende Hymenopteren können mit den Termiten eine Sozietät vom Werte des Phylacobiums bilden. In Südamerika lebt eine stachellose Honigbiene (Trigona Kohli), welche viel Zeit und Arbeit dadurch erspart, daß sie sich im Neste einer Termite (Eutermes rippertii) ansiedelt. Die Gastfreundschaft, welche die Termite gewährt, wird ihr von der sehr bissigen Biene dadurch vergolten, daß sie manche Feinde von dem Termitenbaue fernhält.

Ob die von A. Ducke[1] mitgeteilte Freundschaft zwischen Faltenwespen

[1] Zeitschr. f. wiss. Insektenbiologie. II. 1906. S. 18.

und Ameisen als Phylacobium aufzufassen sei, werden erst weitere Untersuchungen festzustellen haben. Ducke fand Polybia myrmecophila Ducke und Synoeca irina Spin. bei Barcellos am Rio Negro in Gemeinschaft mit Ameisen nistend. Durch eine Öffnung eines etwa $^1/_2$ m im Durchmesser großen Ameisennestes von annähernd kugeliger Form sah er zahlreiche Wespen aus- und einfliegen. „Das Nest von Pol. myrmecophila, hüllenlos, aus vertikal aneinander gehefteten Waben bestehend, befand sich in einer großen Höhlung des Ameisennestes, während sich das Nest der Synoeca irina hart unterhalb des Ameisennestes an dem Aste befand . . . Die betreffende Ameisenart ist außerordentlich bissig und würde jedenfalls andere als die genannten Wespenarten nicht dulden. Die hiesigen Ameisen plündern ja überhaupt gerne Wespennester!“ In einem anderen Falle schienen die S. irina direkt aus dem Ameisenneste zu kommen. „Es ist ja sehr wohl möglich, daß sich ihr Nest in einer Höhlung des letzteren befand . . ., möglichenfalls aber war es auch so dicht an das Ameisennest angebaut, daß man es auf einige Entfernung davon nicht unterscheiden konnte.“

Die von Ducke mitgeteilten Tatsachen reichen, wie man sieht, nicht einmal aus, um zu entscheiden, ob diese heterotypische Vergesellschaftung reziprok oder irreziprok sei.

4. Trophobium.

Das Verhältnis zwischen artverschiedenen Tieren, welches dieser Sozietätsform zugrunde liegt, ist mit dem Namen Trophobiose belegt worden. Seinem Wesen nach besteht es darin, daß eine Tierart der anderen Sekrete oder Fäzes als Nahrung zur Verfügung stellt oder ihr sonstwie durch seine Tätigkeit eine Nahrungsquelle erschließt und dafür von der empfangenden Tierart verteidigt und geschützt wird. Solche Trophobien sind von den Ameisen bekannt.

„Bei der großen Vorliebe der Ameisen für alles Süße ist es kein Wunder, daß sich zwischen ihnen und solchen Insekten, welche süße Exkremente oder Exkrete produzieren, Beziehungen ausgebildet haben. Ursprünglich werden diese Beziehungen sehr einfache gewesen sein, d. h. die Ameisen werden eben die betreffenden Tiere getötet und als Beute heimgeschleppt haben. Allmählich aber dürfte der große Vorteil, der durch das Lebenlassen der Tiere den Ameisen erwächst, eine Hemmung des Raub- und Tötungsinstinktes hervorgerufen haben; war diese einmal geschaffen, so konnten sich die übrigen Beziehungen (Aufzucht, Schutz usw.) leicht ausbilden.“ (Escherich[1].) Mag nun dieser oder ein anderer Weg zu den jetzt bestehenden Beziehungen zwischen Ameisen und Blattläusen geführt haben: sicher ist jedenfalls, daß zwischen diesen beiden Insektenarten eine reziproke

[1] Die Ameise. Braunschweig, 1906.

Vergesellschaftung besteht, die das wesentliche Gepräge des Trophobiums trägt.

Wenn auch die Blattläuse gern und häufig von Ameisen aufgesucht werden, so ist doch zunächst keine beider Tierarten notwendig auf die andere angewiesen. Beide stellen wie bei dem Symbium einander günstiger im Kampfe ums Dasein, ohne doch einander dieses Dasein erst zu ermöglichen. Die Nahrung, welche die Ameisen von den Blattläusen (Aphiden) begehren, ist deren zuckerhaltiger Kot. Die ein Blattlausgynopaedium besuchenden Ameisen wissen die Rhynchoten durch Antennenschläge zur Defäkation zu veranlassen und lecken den Kottropfen auf. Man hat daher unter einem etwas schiefen Bilde von einem Melken gesprochen und die Blattläuse als Milchkühe der Ameisen bezeichnet.

Auf seiten der Blattläuse ergibt sich aus dem Verkehr mit den Ameisen insofern ein Vorteil, als diese ihnen ihre zahlreichen Feinde nach Möglichkeit vom Leibe halten, gegen welche sie selbst ziemlich wehrlos sind; denn das zur Verteidigung benutzte Wachssekret, welches aus den „Honigröhren" (Nektarien) austritt, vermag die Läuse gegen die Coccinellen und deren Larven, die Syrphiden-, Chrysopa- und Hemerobiuslarven nur sehr unvollkommen und vorübergehend zu schützen. Ferner schleppen die Ameisen ihre Zuckerlieferanten in Sicherheit oder umbauen sie mit Schutzwällen, ja, lassen deren Eiern ihre Pflege zuteil werden, indem sie die Wintereier (Latenzeier) gegen Ende der warmen Jahreszeit in ihr Nest eintragen und die im Frühjahre erscheinenden jungen Läuse wieder auf ihre Nährpflanzen schleppen.

Die erwähnten Schutzwälle werden von Lasius und Myrmica, in vollendetster Ausführung aber von Crematogaster lineolata Wheeler hergestellt. Diese Ameise baut kleine „Zelte" oder „Pavillons" um die von Blatt- oder Schildläusen besetzten Pflanzenzweige, deren Zwecke Wheeler[1] in folgendem sieht: Die Läuse werden durch sie am Fortwandern gehindert, vor ihren natürlichen Feinden, vor Kälte und anderen ungünstigen Witterungseinflüssen geschützt. Ferner sichern sich die Ameisen so das ausschließliche Eigentumsrecht über die Läuse und entziehen sie konkurrierenden stärkeren Ameisen.

Das Trophobium nimmt dann sehr feste und dauernde Form an, wenn sich die Ameisen mit Wurzelläusen vergesellschaften, die beständig im Neste bleiben, also auch die Wohnung mit den Ameisen teilen. Dann scheint, wie Wasmann annimmt, die Sozietät so innig werden zu können, daß gewisse Läuse (Forda- und Paracletusarten) überhaupt nicht mehr ohne sie zu leben vermögen, und die Ameisen können sich in diesem Falle derart von den Läusen abhängig machen, daß sie nur noch von ihrem Kote leben (Lasius flavus [Deg.] Mayr, umbratus [Nyl]Mayr, brunneus [Latr.] Mayr,

[1] Bull. Amer. Mus. Nat. Hist. XXII. 1906.

niger [L.] F. u. a.). Übrigens schenken die Ameisen nicht allen Blattläusen dieselbe Aufmerksamkeit, sondern treffen eine Auswahl. So ist nach Forel Lasius flavus nur mit Wurzelläusen (drei Fordaarten und einer Paracletusart nach Wasmann), Lasius niger mit diesen und mit Blattläusen, Lasius fuliginosus (Latr.) Mayr nur mit Rindenläusen befreundet.[1]

Trophobien bestehen ferner zwischen Ameisen und Membraciden. Enslin[2] berichtet über die Vergesellschaftung von Formica cinerea Mayer mit Gargara genistae F., deren Jugendformen an Ginsterstengeln saugen. Die auf eine Zikadenlarve stoßende Ameise „macht sofort halt in ihrem eiligen Lauf, stellt sich hinter die Larve und streicht und schlägt mit ihren Fühlern sehr rasch und mit kurzen Intervallen das Hinterleibsende der Larve. Die Larve, welche im übrigen ruhig sitzen bleibt, biegt das Hinterleibsende in die Höhe, aus der Afteröffnung tritt mehr oder weniger weit eine kleine Röhre hervor, und an deren Spitze erscheint ein wasserheller Exkrettropfen, der von der Ameise sofort aufgeleckt wird. Dann zieht die Ameise weiter zu einer anderen Larve oder versucht auch noch einmal, von derselben Larve durch erneutes Beklopfen mit den Fühlern einen zweiten Tropfen zu entlocken ... Ein welch kräftiger Reiz übrigens diese sanfte Massage des Hinterleibes ist, geht daraus hervor, daß ich sah, wie eine Larve dadurch binnen wenig mehr als drei Minuten dreimal und eine andere binnen fünf Minuten viermal zur Exkretion veranlaßt wurde. Letztere Larve gab dann allerdings in den nächsten zehn Minuten keinerlei Exkret mehr ab, sondern verhielt sich ganz reaktionslos, obwohl sie von mehreren Ameisen sehr eindringlich bearbeitet wurde. Überhaupt kommt es oft vor, daß die Ameise umsonst anklopft, denn die Zikaden sind vielfach von Ameisen ganz umlagert und können selbstverständlich nicht all den vielen dringenden Mahnungen nachkommen." Die Imagines werden von den Ameisen in ähnlicher Weise behandelt.

Aus diesen Tatsachen geht hervor, daß die Ameisen bei den Membraziden dasselbe suchen wie bei den Läusen, und man wird nicht fehlgehen, wenn man diese Vergesellschaftung unter der Voraussetzung als reziprok anspricht, daß den Rhynchoten auch in dem vorliegenden Falle der Schutz durch die Ameisen zuteil wird, der sie vor manchem Feinde sichert.

Ähnliche Beziehungen, wie zwischen den Ameisen einerseits und den Aphiden, manchen Cocciden und einigen anderen Rhynchoten andererseits, bestehen auch zwischen den Lycänidenraupen und den Ameisen. Die Bläulingsraupen liefern ein am Rücken des drittletzten Segmentes austretendes Sekret, welches nur erscheint, wenn die Lieferanten mit den Antennen gestreichelt werden. Guenée (1864) fand bei der Raupe von Lycaena boetica L. am elften Segmente, etwas hinter und unter dem

[1] Hierzu vgl. auch Kneissl, Zeitschr. f. wiss. Insektenbiologie. 5. Bd. 1909. S. 76.
[2] Ebenda. 7. Bd. 1911. S. 19f.

letzten Stigmenpaare zwei den Stigmen ähnliche Öffnungen, aus welchen das beunruhigte Tier je einen eigentümlichen Körper ausstülpen kann, welchen der genannte Autor ganz passend mit einem Polypen vergleicht, der seine verzweigten Tentakeln ausgestreckt hat. In der Mitte des zehnten Segmentes befindet sich eine ausstülpbare halbkugelige Blase, welche eine Flüssigkeit austreten läßt. Diese fadenziehende Substanz dürfte zuckerhaltig sein und wird regelmäßig von Ameisen aufgesogen. (Näheres bei Thomann, Jahresbericht d. nat. Ges. Graubündens, 44. Band, 1900/1901.) Thomann faßt die paarigen Organe des vorletzten Segmentes, die wie die mittlere Drüse auch anderen Lycänidenraupen eigen sind (Lycaena argus L., L. dorylas Hb.) als Duftorgane auf, deren Sekret auf die Ameisen anziehend wirke. Auch hier übernehmen die Ameisen den Schutz der Raupen und tragen sie vor der Verpuppung in ihre Nester.

Mit Recht wurde darauf hingewiesen, daß bei dieser Vergesellschaftung die Ameisen die aktive Rolle spielen, da sie die Nahrung begehren, die ihnen von den trophobiontischen Genossen geliefert wird. Auch ist hier anderen Ameisengästen gegenüber mit Wasmann zu betonen, daß die gelieferten Stoffe zur Nahrung, in manchen Fällen zur ausschließlichen Nahrung dienen, während die anschließend noch zu besprechenden Symphilen in ihren Exsudaten mehr Genußmittel oder Narkotika darbieten und gegen diese die Freundschaft der Ameisen eintauschen.

In demselben sozialen Verhältnisse wie die Trophobionten zu den Ameisen, stehen manche Tiere zu den Termiten, wenigstens kann man trotz des Fehlens direkter Beobachtungen über den Vorgang des „Melkens" mit großer Wahrscheinlichkeit annehmen, daß die in Termitennestern gefundenen Aphiden ihren Wohngenossen dieselbe Nahrung darbieten wie die Ameisenaphiden und dafür des Schutzes und der Pflege der Termiten teilhaftig werden (Termitaphis circumvallata Wasm. bei Armitermes fordi in Südamerika; vgl. Wasmann, Spec. nov. Insect. Termitophil. usw. Tijdschr. vor Entom., 65. Bd., 1902, S. 95 u. f.). Dasselbe gilt wohl auch von einigen bei Termiten gefundenen Cocciden (Silvestri, Contribuzione alla conoscenza dei Termiti e Termitofili dell' America meridionale, Redia I, Portici 1903).

Man könnte im Zweifel sein, ob man unter den Begriff des Trophobiums auch diejenigen Fälle bringen solle, in welchen sich Ameisen zu Tieren gesellen, die ihnen zwar keine im eigenen Körper hergestellten Stoffe zur Verfügung stellen, ihnen aber in anderer Weise eine Nahrungsquelle erschließen. Mit einer solchen Vergesellschaftung macht uns Thomann[1] bekannt. Es handelt sich um die von Ameisen besuchten Raupen von Psecadia pusiella Röm. und P. decemguttella Hb., die auf Lithospermum leben. Die Raupen pflegen von Ameisen umgeben zu sein, die sie betasten, ohne daß

[1] Jahresbericht Nat. Ges. Graubündens. 1908. S. 21f.

von seiten der Schmetterlingslarven etwas an sie abgegeben wird; vielmehr ist es der Saft der Futterpflanze, welcher infolge des Raupenfraßes ausfließt und auf den es die Ameisen abgesehen haben. Auffällig ist, daß die Ameisen diese Quelle nicht selbsttätig anzapfen. Als reziprok dürfen wir diese heterotypische Vergesellschaftung jedenfalls ansprechen; denn die Raupen machen den Ameisen eine von ihnen begehrte Nahrung zugänglich und sind dafür durch ihre Ameisenleibwache mindestens ebenso geschützt wie die meisten Pflanzenläuse. Ich halte es nicht für nötig, dieser Form der Vergesellschaftung einen eigenen Namen zu geben, denn sie erscheint mir nur als eine besondere Art des Trophobiums.

5. Symphilium.

Als Symphilium bezeichne ich diejenige Sozietätsform, welcher das als Symphilie bekannte Reziprozitätsverhältnis zugrunde liegt. Es besteht zwischen Ameisen und zahlreichen Käferarten (Lomechusinen, Clavigeriden, Gnostiden, Paussiden, Thorictiden, Hetaeriinen, Amphotis, Lomechon, Amorphocephalus) sowie anderen Insekten und beruht auf einer sehr eigenartigen Reziprozität, doch so, daß die Ameisen hier im Gegensatze zu der Trophobiose die gesuchten sind. Sie werden dementsprechend auch mehr oder minder geschädigt, weil sie so oder so für die Ernährung der Symphilen in Anspruch genommen werden. Dabei sind die Forderungen an die Ameisen recht verschiedener Art: „Die einen haben es auf die Blut ihrer Wirte abgesehen (Paussus, Lomechusa), die anderen benutzen den Aufenthalt im Ameisenneste dazu, ihre Eier in die Larven der sie bewirtenden Ameisen abzulegen (die Proctotrupiden Tetramopria und Solenopsia) und wieder andere lassen sich aus dem Munde der Ameisen füttern und auch ihre Larven aufziehen (Atemeles, Lomechusa u. a.). Sodann gibt es auch Symphilen, welche ihre gastfreundlichen Wirte anstechen, um ihnen Blut abzuzapfen (Thorictus); andererseits kennen wir aber auch harmlosere, echte Gäste, welche sich damit begnügen, das auf der Oberfläche der Ameisen ausgeschiedene Sekret abzulecken. Solche harmlosen Geschöpfe gehören aber zu den Seltenheiten (bis jetzt nur einige Oxysomaarten), und wir dürfen wohl behaupten, daß die Symphilie der Ameisengesellschaft im allgemeinen Schaden bringt." (Escherich, l. c.)

Dieser Schaden kann allerdings in einigen Fällen auch so gering sein, daß er kaum noch in Betracht kommt. Dies trifft allem Anscheine nach für Hetaerius ferrugineus Ol. (Histeridae) zu, wenigstens beobachtete Viehmeyer[1], daß dieser Gast, der sich in erster Linie von den Resten der Insekten, welche seine Wirte eingetragen haben, und von toten Ameisen ernährt, höchstens gelegentlich nach Art der Synclopen aus dem Munde

[1] Zeitschr. f. wiss. Insektenbiologie. I. 1905.

der Ameisen austretenden Futtersaft erhält. Daß übrigens das Gastverhältnis in diesem Falle ein reziprokes sei, also weder Paraphagium noch Synclopium, geht schon aus der Tatsache hervor, daß der Hetaerius an seiner mit gelben Börstchen ausgestatteten Rückenseite oft von den Ameisen beleckt wird. Wenn er nach Wasmann[1] kein besonderes Exsudatgewebe besitzt, so kann er auch mit Rücksicht auf die Forderungen, die er an seine Wirte stellt, als auf einer primitiven Stufe der Symphilie stehend angesehen werden, die sich vielleicht aus einer Paraphagie entwickelt hat. Wasmann[2] sagt darüber (S. 330): „Sein Verhältnis zu den normalen Wirten bildet einen Übergang von der indifferenten Duldung (Synoekie) zum echten Gastverhältnis (Symphilie)."

Sind die Symphilen somit in der Regel Schädlinge des Ameisenstaates, so fragt es sich, warum sie von den sonst so wehrhaften und sozial hoch organisierten Ameisen geduldet werden und worin ihr Nutzen oder wenigstens ihre Gegenleistung bestehe, die uns erst das Recht gibt, das Symphilium den reziproken Sozietäten zuzuzählen. Diese Gegenleistung ist sehr merkwürdiger Art. „In erster Linie sind es Exsudate, welche die Gäste ausschwitzen und welche auf die Ameisen einen angenehmen narkotischen Reiz ausüben. Diese Exsudate bilden die Grundlage" — richtiger· eine der Grundlagen, — „auf der die Symphilie, welcher Stufe sie auch angehören mag, basiert ist. Wir dürfen bei jedem Gast, bei welchem die Symphilie durch Beobachtung festgestellt ist, mit Sicherheit auf das Vorhandensein von Exsudatorganen schließen."

„Diese sind äußerlich meistens leicht zu erkennen an besonders auffallenden Poren oder Porengruben und vor allem an den sogenannten ‚Trichomen', das sind goldgelbe, steife Härchen oder Borsten, mit welchen in weitaus den meisten Fällen die Austrittsstellen der Exsudatdrüsen besetzt sind. Sie dienen zweifellos als Reizborsten, indem sie bei der Beleckung durch die Ameisen gezerrt werden und dadurch einen sekretionsvermehrenden Reiz auf die inneren Exsudatsorgane (‚adipoide Drüsen') ausüben (vgl. Wasmann, Biol. Zentralblatt, 1903). Je zahlreicher und besser ausgebildet die Trichome sind, desto freundlicher wird natürlich das Benehmen der Ameisen gegen die Gäste und desto intimer wird das Verhältnis." (Escherich, l. c.)

Das Sekret der Exsudatdrüsen, deren Vorhandensein Wasmanns „echte Gäste" auszeichnet und ohne die kein Symphilium zustande kommt, dient nun aber den Ameisen nicht zur Nahrung wie der Laushonig, sondern als Genußmittel. Sofern die Ameisen diesen Genuß lieben und suchen, haben sie einen gewissen Vorteil von der Vergesellschaftung mit den Symphilen, und es besteht mithin zweifellos eine Reziprozität. Dieser Vorteil

[1] Biolog. Zentralbl. 23. Bd. 1903. S. 207.
[2] Zeitschr. f. wiss. Insektenbiologie. I. 1905.

wiegt aber den Schaden nicht auf, den die Gäste verursachen können. „Da die Symphilen (mit Ausnahme vielleicht des ... Oxysoma) der Gesellschaft der Ameisen keinen wirklichen Nutzen verschaffen — das Exsudat ist ja kein Nahrungsmittel, sondern lediglich Genußmittel (Luxus) —, so bedeutet schon jede Pflegehandlung, welche die Ameisen diesen Gästen zuteil werden lassen, an und für sich eine Vergeudung, einen Verlust von Arbeit für den Staat. Abgesehen aber davon, schädigen die meisten Symphilen die Ameisen auch noch direkt, indem sie ... die Brut der letzteren verzehren oder deren Larven mit Eiern belegen usw. Der Schaden kann mitunter ganz gewaltig werden, wie z. B. durch Lomechusa, durch deren Anwesenheit die Erziehung krüppelhafter Zwischenformen (Pseudogynen), welche weder zur Arbeit, noch zur Fortpflanzung tauglich sind, veranlaßt wird und so die Existenz des ganzen Staates in Frage gestellt werden kann."

„Die Symphilie bedeutet (wenigstens in weitaus den meisten Fällen) für die Ameisen eine soziale Krankheit, wie etwa der Alkoholismus für die Menschenstaaten. Derartige schädliche Liebhabereien können nur in Gesellschaften auftreten, da in denselben den einzelnen Individuen der Kampf ums Dasein wesentlich erleichtert ist gegenüber den solitären Tieren." (Escherich, l. c.)

Bei dem engen Zusammenleben der heterotypischen Mitglieder des Symphiliums wird man von vornherein erwarten dürfen, daß es sich auch in Anpassungen morphologischer Natur ausdrücken müsse; und daß solche Anpassungen auf seiten derjenigen Gesellschaftsgenossen liegen werden, welche aktiv sind, die Ameisen aufsuchen und an sie mit bestimmten Forderungen herantreten, wird jeder denkende Biologe von vornherein annehmen. In der Tat bestätigt die Erfahrung diese Voraussetzung. Es genügt an dieser Stelle, nur auf einige solcher Anpassungen hingewiesen zu haben. So werden z. B. bei den von den Ameisen ganz abhängigen Gastinsekten die sonst so wichtigen Antennen für ihre ursprüngliche Bestimmung überflüssig und können daher einen Funktionswechsel, verbunden mit morphologischer Umgestaltung, erfahren. Es entsteht dann eine Fühlerform, die etwas im Dienste des zwischen den Gästen und den Ameisen bestehenden Verhältnisses zu leisten vermag. Das „Betrillern" mit den Antennen ist bei den Ameisen eine bekannte Art der Verständigung. Um diese auch ihrerseits mitmachen zu können, haben nun die Gäste z. T. taktstock- oder keulenförmige Fühler entwickelt (die Käfergattung Claviger hat daher ihren Namen). Anders bei Paussus, einem Käfer, der, viel größer als die Ameisen, bei denen er lebt, von diesen nicht fortgetragen werden kann; die Arbeiter ergreifen ihn deshalb mit ihren Mandibeln an seinen Antennen; und da diese als ursprünglich ziemlich zarte und leicht verletzbare Organe für einen Transport, bei welchem der Käfer gezogen wird, nicht geeignet waren, haben sie sich zu mächtigen, widerstandsfähigen Kopfanhängen umgebildet, deren rauhe Oberfläche ein Abgleiten der haltenden Mandibeln verhindert. Gäste, welche von den Ameisen gefüttert werden, weisen stets eine Verkümmerung der von ihnen nicht mehr in der ihrer ursprünglichen Bestimmung entsprechenden Weise gebrauchten Mundextremitäten auf, wobei die Maxillartaster auf Rudimente reduziert sein können (Claviger) und die verbreiterte und verkürzte Zunge sich der Aufnahme des dargereichten Futtertropfens angepaßt hat.

Über die verschiedenen Grade der Freundschaft, die zwischen den Mitgliedern des Symphiliums bestehen, sagt Escherich (l. c., S. 167)· „In dem einen Falle besteht die ganze Freundschaft darin, daß die Ameisen ihre Gäste nur ganz gelegentlich und flüchtig belecken (Histeriden); in dem anderen Falle dagegen ist die Beleckung eine regelmäßige und intensive und werden die Gäste von den Ameisen außerdem herumgetragen oder auf andere Weise herumtransportiert (Paussiden); auf der nächst höheren Stufe der Symphilie werden die Gäste auch noch aus dem Munde der Ameisen gefüttert, und auf der höchsten Stufe endlich werden überdies sogar die Larven der Gäste gefüttert und aufgezogen (Lomechusa). Wir haben hier eine Reihenfolge der Beziehungen vor uns, deren Anfangsstufe noch sehr an die Synoekie erinnert und deren Endstufe den Beziehungen der Ameisen zu ihrer eigenen Brut oder zu ihrer eigenen Königin beinahe gleichkommt."

„Was das Benehmen der Symphilen gegen die Ameisen betrifft, so ist dieses ein höchst ungeniertes und furchtloses. Sie meiden nicht nur nicht ein Zusammentreffen mit den Ameisen, wie die Synechthren und Synoeken, sondern suchen dieselben sogar mit Vorliebe auf und mischen sich mitten unter den dichtesten Ameisenknäuel. Man sieht sie nur selten allein, meistens sind sie von Ameisen umgeben. Sie unterhalten auch einen regen Fühlerverkehr mit ihren Wirten, der entweder zur Schmeichelei und Täuschung (aktive Mimicry) dient, oder aber als Aufforderung zur Fütterung. Manche Symphilen (Atemeles) äffen den geselligen Verkehr der Ameisen in so erstaunlich hohem Grade nach, daß sie, wenn sie eine Ameise zur Fütterung auffordern wollen, hierzu nicht nur ihre Fühler nach Ameisenart verwenden, sondern überdies sogar die Vorderfüße nach Ameisenart erheben und die Kopfseiten der fütternden Ameise streicheln. Andere klettern auf ihren Wirten herum, um sie abzulecken, oder klammern sich an ihren Fühlern oder sonstwo oder auch auf der Ameisenbrut fest, um sich so direkt oder indirekt transportieren zu lassen."

Die Symphilie begegnet uns auch bei den Termiten und hat ähnlich auf die mit diesen Insekten vergesellschafteten Tiere gewirkt wie bei den Ameisen. Die Trichombildungen treten hier freilich stark zurück und die Exsudation geschieht durch Hautporen; aber es macht sich oft eine Physogastrie, eine übermäßige Anschwellung des Abdomens, bei den Termitengästen geltend, die man auf die ihnen gereichte Nahrung zurückzuführen geneigt ist. Dem Exsudate kommt dieselbe Bedeutung zu, die bei den Ameisensymphilen besprochen worden ist. Die meisten Termitengäste der hier in Rede stehenden Kategorie sind Käfer, namentlich Staphyliniden. Die physogastren, mit Trichomen ausgestatteten Larven mancher Carabiden (Glyptus sculptilis Br., Orthogoniusarten, Rhopalomelas angusticollis) sind als symphile Genossen der Termiten bekannt und leben gesetzmäßig in deren Nestern, wo sie wahrscheinlich der Termitenbrut und den Arbeitern nachstellen. Physogastrie, verbunden mit entsprechender Verbreiterung der Zunge, zeigen die Staphyliniden (Termitobia physogastra Wasm., Corotoca Phylo Schiödte, Termitomimus usw.), die als Gäste der Termiten durch verschiedene Forscher (Wasmann, Schiödte, Trägårdh u. a.) bekannt geworden sind und wohl ebenfalls als Bruträuber angesprochen werden können. Zu den Termitengästen sind ferner einige Aphodien (Scarabaeiden) geworden. Chaetopistes und Corythoderus erweisen ihre Natur als Symphilen durch die Trichombüschel und ihr Exsudatgewebe (adipoides Drüsengewebe Wasmanns), durch die Verkümmerung ihrer Mundteile und die Tatsache, daß sie bisher nur in Termitennestern gefunden worden sind, vorzugsweise bei Pilzzüchtern. Sie scheinen ganz auf die Ernährung durch die Termiten angewiesen zu sein und diese nicht als Bruträuber zu schädigen. Wasmanns[1] Rhyssopaussiden, die nach Trägårdh[2] die Pilzkuchen der Termiten zerstören und wahrscheinlich ihre ganze Entwicklung in deren Nestern durchmachen, dürften ebenfalls als Symphilen anzusprechen sein. Erwähnt seien an dieser Stelle noch die Termitoxeniiden, eine Dipterenfamilie, deren Angehörige in ihrem Körperbau und ihrer Entwicklung sehr merkwürdige Abweichungen vom typischen Verhalten zeigen[3], und eine von Trägårdh[4] entdeckte Tineidenlarve.

Von einer Symphilie sind wir, glaube ich, nicht allein da zu sprechen berechtigt, wo die eine Tierart bei der anderen wohnt, vielmehr auch in solchen Fällen, in welchen die Beziehungen zwischen den heterotypischen Mitgliedern der Gesellschaft dieselben sind, ohne daß die mit Exsudatorganen ausgestattete Art mit der anderen deren Wohnung teilt. Lockerer sind dann die Beziehungen zwischen den Sozietätsgenossen zweifellos, aber einer sucht bei dem anderen das betäubende Exsudat und fällt dafür diesem zu seiner Ernährung zum Opfer.

---

[1] Ann. Mus. Civ. Gen. (2) 16. (XXXVI.) 1896. S. 613.

[2] Results Swed. Zool. Exped. to Egypt and the White Nile 1901. I. No. 12. 1903.

[3] Vgl. Wasmann, Zeitschr. f. wiss. Zool. 67. Bd., 1900, S. 599; ebenda, 70. B., 1901, S. 289. — Verhandlg. Internat. Zoolog. Kongr. Jena 1902. S. 852. — Verhandl Deutsch. Zoolog. Ges. 1903, S. 113. — Ferner Assmuth, Termitoxenia Assmuthi Wasm. Anatom.-histol. Untersuchung. Inaug.-Dissert. Berlin 1910.

[4] Arkiv för Zoologi III. No. 22. Upsala u. Stockholm 1907.

„Derartige Trichome finden sich bei Insekten, die nicht in Ameisenhaufen leben, äußerst selten; wo sie aber vorkommen, stehen sie fast stets in irgendeinem Verhältnisse zu Ameisen. Ein solches Bündel gelber, zu einem Haarpinsel gesammelter Trichome, welche die Mündung einer speziellen Drüse umgeben, findet sich auf dem zweiten, scheinbar dem ersten Bauchsegmente einer auf Java lebenden Wanze, Philocerus ochraceus, die zu der merkwürdigen Unterordnung der Holoptilinae gehört. Der Trichompinsel ist nach Jacobson dem Insekt in doppelter Hinsicht von Nutzen. Einerseits schützt er dasselbe vor dem Angriff der Ameisen, andererseits verschafft er ihm seine Nahrung. Wo dieses Insekt vorkommt, findet sich nämlich stets eine große Menge zur Art Dolichoderus bituberculatus gehöriger Ameisen ein, die eifrig an der Flüssigkeit naschen, die aus den erwähnten Hautdrüsen ausgeschieden wird. Diese Flüssigkeit ist aber keineswegs ohne ernste Folgen für die Ameisen; durch allzu reichlichen Genuß derselben werden sie von einer Lähmung betroffen, die nicht selten zum Tode führt. Unterhalb des Bambusrohres, auf welchem die Wanze sitzt, findet man zahlreiche Ameisen schlafend oder tot auf der Erde liegen. Diese wartet gewöhnlich geduldig, bis sich die Lethargie einer saugenden Ameise bemächtigt, worauf sie sie angreift und aussaugt ohne Furcht, daß sie von ihren Waffen Gebrauch macht. Hier hat die Natur wahrlich eine Prachtprobe von arger List geliefert." (O. M. Reuter[1].)

Diese Tatsache beweist, daß die Symphilen möglicherweise ihre Trichome und Exsudatorgane schon besessen haben, bevor sie in die Wohnungen der Ameisen eindrangen.

6. Dulobium, Raubstaat.

Die Raubstaaten oder Sklavenstaaten sind Gynopädien, die mit geraubten oder gewaltsam der eigenen Gesellschaft einverleibten Mitgliedern anderer Gynopädien vergesellschaftet sind. Immer handelt es sich um heterotypische Sozietäten, die ausnahmslos reziprok sind, weil das soziale Verhältnis zwischen den Mitgliedern unabhängig von der heterotypischen Zusammensetzung immer noch in irgendeiner Form fortbesteht.

Wheeler[2] nennt das hier in Frage kommende Verhältnis zwischen den heterotypischen Gesellschaftsgenossen Dulosis. Im Anschlusse an diese Bezeichnung werde ich die Sozietät mit dem Namen Dulobium belegen.

Das Dulobium kommt als heterotypische Sozietät meistens dadurch zustande, daß die Arbeiter eines Ameisenstaates die Puppen eines anderen Staates rauben. Wenn nun auch die aus diesen hervorgegangenen geraubten Arbeiter als „Sklaven" für ihre Räuber arbeiten, so ist doch der Vorteil

[1] Lebensgewohnheiten und Instinkte der Insekten. Übers. von A. u. M. Buch. Berlin 1913.

[2] Amer. Natural. 35. Bd. 1901. S. 516.

nicht einseitig, sondern bezieht sich auf beide vergesellschaftete Arten, weil die geraubten Ameisen in dem Räuberstaate alle Rechte der autochthonen Bürger haben und in dem fremden Staate ebenso beschäftigt sind und ebenso behandelt werden wie in ihrem Mutterstaate. Ein Zwang wird von den „Herren" nicht auf sie ausgeübt und sie leben genau so, wie sie in ihrer Mutterkolonie gelebt haben würden. Daher besteht auch zwischen den Sklaven und den Herren wenigstens auf den primitiveren Stufen des Dulobiums genau dieselbe Reziprozität, welche zwischen den artgleichen Mitgliedern ungemischter Staaten beobachtet wird. Die Adoptionssozietät ist vielleicht als die Vorläuferin des Dulobiums anzusehen. Der Raubstaat von Formica sanguinea Latr. geht z. B. aus einer Adoptionssozietät hervor. Die Zwangsadoption bezieht sich hier gewöhnlich auf Puppen von Formica fusca Latr., F. rufibarbis (F.) For. oder F. cinerea (Mayr) For., und das Dulobium kann dadurch polytypisch werden, daß in demselben F. sanguinea-Staate zwei, ja bisweilen drei artfremde Sklaven leben.

Übrigens gehen die Ansichten der Ameisenkenner über die phylogenetische Entstehung der Dulobien auseinander, und hier, wo es in erster Linie auf eine Unterscheidung der tatsächlich vorhandenen Gesellschaftsformen ankommt, ist nicht der Ort, zu dieser Frage Stellung zu nehmen. Ich verweise auf Wasmann[1], Emery[2], Wheeler[3] und Viehmeyer[4].

Wie sehr die Zusammensetzung eines Raubstaates wechseln kann, dafür teilt Wasmann (Biol. Zentralblatt, 25. Bd., 1905, S. 258) ein interessantes Beispiel mit. „Die fast romanhaft klingenden Schicksale dieser Kolonie" faßt der rühmlichst bekannte Ameisenforscher in folgender Weise kurz zusammen:

„Im April 1897, als ich die Kolonie entdeckte, war sie eine ziemlich starke Sanguineakolonie von mittelgroßer bis kleiner Rasse mit drei Nestern, die nahe beisammen lagen. Als Sklaven waren nur F. fusca vorhanden, und zwar nur 1%. Durch langjährige Lomechusazucht war die Kolonie bereits in Degeneration begriffen, wie der zunehmende Prozentsatz kleiner, blasser Sanguineaarbeiterinnen bewies, deren Auftreten in allen Kolonien demjenigen der Pseudogynen voranzugehen pflegt."

„Im Mai 1898 war die Kolonie nur noch mittelstark; sie besaß jetzt neben 5% Fusca auch 30% Pratensis als Hilfsameisen. Die Pratensis waren sehr klein und dunkel, sicher aus einer ganz jungen Pratensiskolonie stammend. Am 19. September waren die Sanguinea ausgezogen (in ihr

[1] Ursprung und Entwicklung der Sklaverei bei den Ameisen. Biol. Zentralbl. 25. Bd. 1905. S. 117. — Über den Ursprung des sozialen Parasitismus usw. Ebenda. 29. Bd. 1909. S. 587. — Zur Geschichte der Sklaverei usw. Naturw. Wochenschr. 8. Bd. 1909. S. 401.

[2] Über den Ursprung der dulot., parasit. und myrmekophil. Ameisen. Biol. Zentralbl. 29. Bd. 1909. S. 352.

[3] The origin of sclavery among ants. Popular Science monthly. Vol. 71. 1907. p. 550.

[4] Zur Koloniegründung der parasit. Ameisen. Biol. Zentralbl. 28. Bd. 1908. S. 18.

Winternest, das auch ihr Spätsommernest ist). Nur zwei Nestschollen waren noch bewohnt, und zwar von einer kleinen, selbständigen Pratensiskolonie mit einer Königin. Im April 1899 waren die Sanguinea aus ihrem Winternest als viel schwächere Kolonie (durch Aussterben vieler Arbeiterinnen) zu dem alten Nistplatze zurückgekehrt und hatten sich mit den Pratensis wiederum alliiert. Neben einem kleinen, reinen Pratensishaufen lag, $^1/_2$ m entfernt, ein kleines Nest von fast reinem Sanguineastil; in ersterem waren fast nur Pratensis, in letzterem neben 40% Pratensis 60% Sanguinea zu sehen; aber die Gesamtzahl der Ameisen in letzterem betrug kaum noch 100 Arbeiterinnen. Bei Untersuchung des volkreicheren ersteren (Pratensis) Nestes kamen auch etwa 1% Sanguinea (einige Dutzend Arbeiterinnen) aus der Tiefe desselben hervor. Mitte Mai waren beide Nester näher aneinandergerückt, auf dem Pratensisneste reiner Pratensisbau, auf dem Sanguineaneste gemischter Bau. In letzterem betrugen die Pratensis ungefähr 75% der Gesamtzahl. Eierklumpen waren nur im Pratensisneste vorhanden bei der Pratensiskönigin. Ich notierte schon damals: ‚Haben die Sanguinea dieser gemischten Kolonie keine Königin mehr? Dann wären ja die Sklaven zu Herren und die Herren zu Sklaven geworden!‘ Anfang Juli war nur noch eine selbständige Pratensiskolonie mit einem reinen Pratensishaufen von $^1/_3$ m Umfang an dem früheren Nestplatze der Sanguineakolonie . . . . zu sehen. Nur eine einzige Sanguineaarbeiterin lief noch auf einer der verlassenen Nestschollen des ehemaligen Sanguineanestes umher. Im Pratensishaufen fand sich eine Masse Arbeiterkokons und einige große weibliche Kokons von Pratensis. Am 8. August waren die Pratensis wegen Störung ihres auf einem Fahrwege gelegenen Haufens ausgewandert und in den benachbarten Kiefernwald gezogen, wo ich das kleine Nest nicht wiederfand. Von Sanguinea sah ich nur eine einzige Arbeiterin unter einer der früheren Nestschollen, und zwar unter jener, über der im Juli der Pratensishaufen sich befunden hatte. Unter einer anderen Nestscholle saß ein entflügeltes isoliertes Sanguineaweibchen, offenbar von einem diesjährigen Paarungsfluge stammend, also einer fremden Kolonie angehörig."

„Die Entwicklung der gemischten Kolonie . . . gestaltete sich also folgendermaßen. Ursprünglich war sie eine Adoptionskolonie Sanguinea-Fusca wie gewöhnlich. Als ich sie 1897 entdeckte, war sie bereits zu einer volkreichen Raubkolonie Sanguinea-Fusca geworden, die schon ziemlich alt und durch langjährige Lomechusazucht degeneriert erschien. Wahrscheinlich hatte sie damals schon ihre Königin verloren, vielleicht bei einem der periodischen Nestwechsel, da das Frühlingsnest auf einem Fahrwege lag. Im Sommer 1897 wurden von den Sanguinea wahrscheinlich schon die ersten Pratensiskokons geraubt und zwar aus einer benachbarten, sehr jungen Pratensiskolonie, die noch eine Adoptionskolonie Pratensis-Fusca war. Im Frühjahr 1898 war die Kolonie . . . tatsächlich bereits eine

Sanguinea-Pratensis-Fuscakolonie, aber noch ohne Pratensiskönigin. Da die Sanguinea keine Königin mehr hatten und auch die Zahl der Sanguineaarbeiterinnen immer mehr zurückging, holten die Pratensissklaven ihre eigene Pratensiskönigin aus dem Heimatneste, das sie bei ihren Streifzügen wiedergefunden hatten. Hiermit war die letztjährige Raubkolonie Sanguinea-Pratensis-Fusca zu einer sekundären Adoptionskolonie Sanguinea-Fusca-Pratensis geworden. Im Herbst wanderten die Sanguinea in ihr Winternest, während die Pratensis mit ihrer Königin im Frühlingsneste der Sanguinea zurückblieben. Hiermit waren beide Kolonien wiederum selbständig geworden. Im Frühjahr 1899 kehrten die Sanguinea zu ihrem alten Nestplatze zurück, aber bereits ohne Fuscasklaven, die unterdessen schon ausgestorben waren. Da sie dort ihre letztjährigen Pratensissklaven als selbständige Pratensiskolonie vorfanden, verschmolzen sie mit letzteren zu einer sekundären Allianzkolonie Sanguinea-Pratensis. Im Laufe des Sommers starben die Sanguinea allmählich ganz aus, die Pratensiskolonie wurde hiermit endgültig wiederum eine einfache, selbständige Kolonie und wanderte dann nach einem anderen Nestplatze aus."

„Wir finden somit hier in einer einzigen Kolonie . . . fast alle theoretisch möglichen Metamorphosen tatsächlich vertreten, welche eine gemischte Kolonie durchmachen kann: erst primäre Adoptionskolonie Sanguinea-Fusca, dann normale Raubkolonie Sanguinea-Fusca-Pratensis, dann sekundäre Adoptionskolonie Sanguinea-Fusca-Pratensis, dann selbständige Sanguinea-Fuscakolonie und selbständige Pratensiskolonie, dann sekundäre Allianzkolonie Sanguinea-Pratensis, endlich einfache Pratensiskolonie."

Auf der Höhe sehen wir das Dulobium bei der Amazonenameise (Polyergus). Indem hier die Herren von ihren Sklaven in hohem Grade abhängig werden, gewinnt das ganze heterotypische Staatswesen eine modifizierte Form, doch so, daß die Reziprozität und der soziale Nutzen für jedes Mitglied fortbestehen. Diese Sozietätsform ist ebensowenig wie das Symphilium ohne Wirkung auf die morphologische Gestaltung ihrer Mitglieder geblieben, eine Wirkung, die sich natürlich nicht an den Sklaven, sondern nur an den Herren als den bei der Schaffung der Sozietät aktiven Tieren geltend machen konnte. Die Polyergus haben ihre Mandibeln zu Waffen umgestaltet, welche für den Sklavenraub besonders geeignet erscheinen und als scharfspitzige, glatte Sicheln ihren Trägern die Überlegenheit über die Ameisen sichern, denen sie ihre Sklaven rauben. Zugleich aber bringt diese Spezialisierung einen Nachteil mit sich, der erst durch die Tätigkeit der Sklaven wieder ausgeglichen wird; denn die zu Waffen umgeformten Mandibeln eignen sich nicht mehr zu den Arbeiten, die Nestbau, Brutpflege usw. erfordern, ja, die Amazonen sind nicht einmal mehr imstande, selbst Nahrung aufzunehmen, und würden ohne ihre Sklaven verhungern; nicht weil ihnen die Mittel zu selbständiger Nahrungsaufnahme fehlen, sondern weil sie verlernt haben, sich dieser Mittel zu bedienen. Das war aber nur möglich, wenn sie sich ausschließlich von ihren Sklaven füttern ließen. Diese übernehmen hier also den Nestbau, die Brutpflege und die Fütterung ihrer Herren, die von dieser heterotypischen Vergesellschaftung so vollständig abhängig geworden sind, daß ihre ganze Existenz auf ihr beruht und ohne sie nicht mehr möglich ist.

Die einzige europäische Amazone ist Polyergus rufescens Latr., welche ihre Sklaven als Puppen den Nestern von Formica fusca Latr. und F. rufibarbis (F.) For. entnimmt und dafür sorgt, daß das Dulobium ungefähr viermal so viel Sklaven enthält wie Herren.

In anderer Weise entsteht eine heterotypische Vergesellschaftung zweier Ameisenstaaten von der Form des Dulobiums, wenn eine Ameisenart in das Nest der anderen gewaltsam eindringt, dessen Inhaber verjagt und das eroberte Nest bezieht, dessen zurückgebliebene Brut nicht getötet, sondern gepflegt und aufgezogen wird. Thomognathus sublaevis Nyl. vergesellschaftet sich so als Eroberer mit Leptothorax acervorum (F.) Mayr. oder L. muscorum (Nyl.) Mayr., eine Tatsache, deren Kenntnis wir Adlerz verdanken. In diesen gemischten Sozietäten sind dann natürlich alle drei Bürger — Männchen, Weibchen und Arbeiterinnen — beider Arten vertreten. Der wesentliche Wert dieses heterotypischen Raubstaates liegt zwar auf seiten der Räuber (Tomognathus), deren Kolonien sich besser entwickeln, wenn sie heterotypisch vergesellschaftet sind. Dennoch kann diese Staatsform nicht als irreziprok bezeichnet werden, weil die eroberte Brut ja ebenso gepflegt wird wie die eigene und sich ein wechselseitiger Vorteil für alle Mitglieder des Staatswesens ergibt.

Auch Bothriomyrmex ist an dieser Stelle zu erwähnen. Ihre Weibchen sind nicht mehr fähig, unabhängig eigene Kolonien zu gründen. Sie dringen daher in den Staat einer Tapinoma ein, töten oder verjagen die rechtmäßige Königin und lassen ihre Brut von den Tapinomaarbeitern aufziehen. (Santschi.[1])

Wie diese Dulobien phylogenetisch entstanden seien, darüber maße ich mir kein Urteil an. Die Ansichten der Ameisenforscher sind geteilt, und man darf vielleicht annehmen, daß diese merkwürdigen Vergesellschaftungen auf verschiedenen Wegen zustande gekommen sind.

7. Adoptionssozietäten.

Wenn eine Tierart eine andere freundlich aufnimmt und wie ihresgleichen behandelt, ohne von ihr materiellen Nutzen ziehen zu müssen, so haben wir eine heterotypische Vergesellschaftung vor uns, die als Adoptionssozietät bezeichnet werden kann. Was die adoptierenden Tiere zur frei-

[1] Ann. Soc. Ent. France. 1906. p. 363f.

willigen Adoption der artfremden Personen veranlasse, ist nicht immer zu ermitteln, ja bisweilen kaum zu vermuten.

Wir finden solche Adoptionssozietäten bei den verschiedensten Tieren und wollen uns im folgenden einige Beispiele vor Augen führen. Dabei sehe ich von den unter künstlich geschaffenen Verhältnissen zustande gekommenen Adoptionen ab, die etwa dann vorliegen, wenn eine Hündin junge Katzen oder Löwen säugt oder eine Henne oder Puthenne junge Enten oder andere artfremde Küchlein führt.

Sehr eigenartige, in ihrem Zustandekommen z. T. rätselhafte Adoptionssozietäten kommen bei den Ameisen vor. Wenn ein zur Koloniegründung selbst nicht mehr fähiges befruchtetes Ameisenweibchen eine artfremde Kolonie aufsucht, die keine eigene Königin mehr besitzt, von den Arbeiterinnen freundlich aufgenommen und wie die eigene Königin behandelt wird, so liegt eine Adoptionssozietät vor, deren Zustandekommen schwer verständlich ist. Die Ameisenarten stehen einander sonst feindlich gegenüber; dennoch wird hier eine artfremde Königin adoptiert, und es entsteht eine gemischte Kolonie, die so lange als solche Bestand hat, bis die adoptierenden Ameisen, die ja schließlich aus Mangel an fortpflanzungsfähigen Artgenossen aussterben, verschwunden sind. Dann wird die bis dahin heterotypische Sozietät, die vor der Adoption homotypisch war, wieder homotypisch, doch so, daß nur die adoptierte Art fortbesteht. So gründen z. B. Formica consocians mit Hilfe von F. incerta, F. truncicola mit Hilfe von F. fusca ihre Gynopädien. Die fortbestehende adoptierte Art aber muß nun nicht als homotypische Sozietät weiterleben, sondern kann heterotypisch bleiben, indem die adoptierten Ameisen Puppen der adoptierenden Art aus anderen Nestern stehlen und zu Sklaven machen. Dann entsteht die schon besprochene heterotypische Sozietät des Dulobiums.

Anergates atratulus (Schuck.) For. hat sich infolge der Adoption durch Tetramorium so weit degenerativ entwickelt, daß für diese Ameise die heterotypische Vergesellschaftung lebensnotwendig geworden ist. Dementsprechend trifft man von dieser Art niemals selbständige homotypische Staaten. Die Arbeiterkaste existiert bei Anergates überhaupt nicht mehr; die Männchen besitzen keine Flügel, die Weibchen ein enorm angeschwollenes Abdomen, und die Mundteile sind bei beiden Geschlechtern verkümmert. Nur unter der Pflege ihrer Wirtsameise vermögen sich diese Tiere noch zu erhalten und gehen, sich selbst überlassen, zugrunde. Die heterotypische Sozietät Anergates + Tetramorium besteht aus einer befruchteten Anergateskönigin, aus deren Kindern (Männchen und Weibchen) und aus Tetramoriumarbeitern. Sie kommt dadurch zustande, daß sich ein befruchtetes Anergatesweibchen von einer königinlosen Tetramoriumsozietät adoptieren und ihre Brut von deren Arbeitern aufziehen läßt. Warum die Tetramoriumstaaten, auch wenn sie nicht weisellos sind, die artfremden Anergates ohne Schwierigkeiten aufnehmen, ist eine Frage, die ihrer Beantwortung noch harrt. Leichter verständlich erscheint es, wenn die Anergateskönigin nur dann an die Stelle der Tetramoriumkönigin tritt, wenn das Gynopädium seine eigene Königin verloren hat.

Als essentiell erweist sich diese heterotypische Sozietät schon dadurch, daß die Anergates zugrunde gehen, wenn ihre Tetramoriumpfleger ausgestorben sind. Aber es kann scheinen, als sei diese Vergesellschaftung gar nicht mehr reziprok, weil der ganze Vorteil auf seiten der Anergates liegt, von denen sich nach Aussterben der Adoptionssozietät einige geflügelte Weibchen wieder einer weisellosen Tetramoriumgesellschaft anschließen und damit den Fortbestand ihrer Art sichern können. Dennoch glaube ich, dieser Sozietät reziproken Charakter zusprechen zu müssen; denn man darf nicht vergessen, daß die weisellose Tetramoriumkolonie ohnehin dem Aussterben verfallen ist; und wenn festgestellt werden konnte, daß die ihrer Königin beraubten Arbeiterinnen schon vor dem Erreichen ihres normalen Alters sterben, so wird sie die Vergesellschaftung mit einer artfremden Königin wieder instand setzen, ihr natürliches Alter zu erreichen und ihrem Leben den mit der eigenen Königin verlorenen Inhalt wiedergeben. Damit aber schafft diese heterotypische Sozietät als solche auch Werte für die Tetramorium und erweist sich als reziprok.

Recht extrem gestaltet sich die Adoptionssozietät zwischen Wheeleriella und Monomorium. Santschi läßt diese heterotypische Vergesellschaftung in folgender Weise zustande kommen: Das Weibchen der arbeiterlosen Wheeleriella begibt sich in ein Monomoriumnest, wo es nach einigem Widerstande freundlich aufgenommen wird. Diese Freundschaft geht so weit, daß die Monomoriumarbeiter ihre eigene Königin töten, die der eingedrungenen Fremden niemals feindlich entgegentritt. (Forel[1].)

Höppner[2] stellte auch bei Hummeln das Vorkommen von Adoptionssozietäten fest, die auch wohl im Freien gelegentlich ohne menschliche Eingriffe entstehen werden. Er fand in $^1/_2$ m Entfernung voneinander zwei Hummelnester. Das eine gehörte Bombus arenicola Ths., das andere Bombus sylvarum L. Obwohl beide Nester nahe beieinander lagen, konnte sich Höppner doch durch sorgfältige Beobachtung davon überzeugen, daß niemals die Arbeiterinnen der einen Hummelart in den Bau der anderen gingen. Das Bombus silvarum-Nest wurde nun entfernt, und acht Tage später fand sich, daß die übriggebliebenen verwaisten B. silvarum von Bombus arenicola aufgenommen worden waren, von denen 15 Stück nachgewiesen werden konnten.

„Das Vorkommen dieser beiden Arten in einem Neste erklärt sich in dem vorliegenden Falle leicht. Beide Nester lagen dicht beieinander. Da-

[1] Rev. Suisse d. Zool. T. 14. 1906. p. 51.

[2] Allg. Zeitschr. f. Entomologie. 6. Bd. 1901. S. 132.

durch, daß ich den größten Teil der Bombus arenicola Ths. ☿ einfing, wurde das Nest schwächer. Die in der Nähe umherirrenden Bombus silvarum L. ☿ fanden ihr Nest nicht mehr vor. Nachdem sie eine Zeitlang vergeblich nach dem Neste gesucht hatten, flogen sie in das Bombus arenicola Ths.-Nest und boten sich hier als Mitarbeiter an."

„Da es hier an Arbeitskräften fehlte, wurden die Fremdlinge angenommen ... Aus dem Vorhergehenden ergibt sich also folgendes:

1. In einem Hummelneste, welches einen Teil (den größeren) seiner Arbeiter verloren hat und dadurch geschwächt ist, werden Arbeiter einer anderen Art aufgenommen.

2. Geht ein Hummelnest durch irgendeinen Umstand plötzlich zugrunde, so suchen die überlebenden Arbeiter bei in der Nähe bauenden Hummelarten unterzukommen."

Interessant sind ferner noch folgende Mitteilungen Höppners, die ich, wenngleich sie sich auf künstlich geschaffene Verhältnisse beziehen, dennoch hierher setzen möchte.

„In meinem Garten hatte ich im vergangenen Sommer dicht beieinander eine Reihe Hummelnester in Kästen stehen, und zwar: Bombus derhamellus K., B. lucorum L., B. silvarum L. und B. lapidarius L. Alle Nester waren ziemlich volkreich. Ende Juli waren die Nester des Bombus derhamellus K. vollkommen entwickelt, d. h. alle drei Formen waren vertreten, und die jungen Weibchen verließen das Nest. Um sie für die Sammlung zu präparieren, nahm ich die B. derhamellus K.-Nester Anfang August fort. Eine Anzahl B. derhamellus K.-Arbeiter und -Männchen flogen an dem Platze, wo das Nest gestanden hatte, suchend umher."

„Am anderen Tage sah ich nach den übrigen Nestern. Da lagen bei den volkreichen Nestern von Bombus lapidarius L. und B. silvarum L. (im Kasten und ebendavor) mehrere tote Bombus derhamellus K.-Arbeiter. Hier waren sie also nicht angenommen, ja, wahrscheinlich von den Insassen getötet worden."

„Dem Bombus lucorum L.-Neste hatte ich eine ziemliche Anzahl Arbeiter entnommen. In diesem Neste lagen mehrere Bombus derhamellus K.-Arbeiter friedlich neben den Bombus lucorum L. Arbeitern auf den Kokons und brüteten. Auch später blieben die B. derhamellus K.-Arbeiter unbehelligt von den jungen Weibchen und Männchen. Sie flogen fleißig mit ein und aus, und abends lagen sie mit den übrigen Insassen auf den Waben und brüteten. Später kamen dann noch drei Nester von Bombus soroensis F. var. proteus Gerst. dazu."

„Nach einigen Wochen wurde das Bombus-lucorum-Nest entfernt. Einige Bombus lucorum-Arbeiter und -Männchen blieben draußen, ebenso ließ ich die Bombus derhamellus K.-Arbeiter fliegen. Ferner wurde dem Bombus silvarum L.-Neste ein großer Teil der Arbeiter genommen. In den nächsten Tagen lagen in dem Bombus-silvarum L.-Neste dicht nebeneinander mit den übrigen Insassen zusammen auf den Waben: zwei Bombus-lucorum-Männchen, vier B. lucorum-Arbeiter und drei B. derhamellus K.-Arbeiter. Die zusammengewürfelte Gesellschaft habe ich so mehrere Tage friedlich zusammenlebend beobachtet. Als ich dann auch dieses Nest fortnahm, ließ ich eine Anzahl Bombus silvarum L.-Arbeiter fliegen. In den beiden stark bevölkerten Nestern des Bombus soroensis F. wurden sie nicht geduldet. Selbst die jungen Bombus soroensis F.-Weibchen verfolgten die Eindringlinge und bearbeiteten sie mit ihren Kiefern. Nur in dem schwächsten (dritten) Neste des Bombus soroensis F. wurden drei Arbeiter aufgenommen, die auch in den 14 Tagen, in denen ich das Nest weiter beobachtete, fleißig mit den Bombus soroensis F.-Arbeitern ein- und ausflogen und jeden Abend brütend auf den Waben lagen oder die Nesthülle durch Heranschleppen von dünnen Halmen verbessern halfen."

„Diese Versuche beweisen somit auch die Richtigkeit der obigen Sätze. Sie zeigen aber auch, daß nicht nur nahe Verwandte — wie Bombus silvarum L. und Bombus arenicola Ths. —, sondern auch einander fernstehende Arten unter den erwähnten Verhältnissen in einem Neste vorkommen können, ja daß unter Umständen (wie es bei dem Bombus arenicola Ths.-Neste der Fall war) die eingewanderten Arbeiter zahlreicher sind als die rechtmäßigen Eigentümer des Nestes."

Bei den höheren Tieren erheben sich die heterotypischen Adoptionssozietäten wenigstens zum Teil auf eine recht hohe Stufe mit Rücksicht auf die Triebfedern, welche dergleichen Vergesellschaftungen zugrunde liegen. Ein schönes Beispiel hierfür findet sich in Eckermanns Gesprächen mit Goethe.[1] Eckermann erzählt:

„Man brachte mir eine graue Grasmücke und drei Junge, die ich zusammen in einen großen Käfig tat und die die Alte fütterte. Am anderen Tage brachte man mir zwei bereits ausgeflogene, junge Nachtigallen, die ich auch zu der Grasmücke tat und die von ihr gleichfalls adoptiert und gefüttert wurden. Nach einigen Tagen setzte ich noch ein Nest mit beinahe flüggen, jungen Müllerchen hinein und ferner noch ein Nest mit fünf jungen Plattmönchen. Diese alle nahm die Grasmücke an und fütterte und sorgte für sie." Auch im wilden Zustande beobachtete Eckermann[1] (S. 342) solche Adoption. Er hatte zwei junge, schon flügge, aber von den Eltern noch gefütterte Zaunkönige gefangen, die ihm von der Fangstelle weit entfernt entflogen. Nach drei Tagen fand er beide Zaunkönige da, wo sie ihm entflogen waren, im Neste eines Rotkehlchens mit dessen Jungen zusammen, wo sie von den Alten gefüttert wurden." Goethe sagt dazu: „Das ist eine der besten ornithologischen Geschichten, die mir je zu Ohren gekommen", und zweifelt nicht daran, daß hier Liebe (Caritas) die Vogeleltern geleitet

[1] Ausgabe der deutschen Bibliothek in Berlin. Bd. 1. S. 341.

habe. Freilich, der „moderne" Biologe wird mit dem ihm so verzweifelt gut stehenden Lächeln des Besserwissens das Haupt schütteln über Goethes naiven Glauben; denn er weiß ja ganz sicher, daß es nur Reflexe gibt. Ich halte es der hohen Weisheit unserer Tage gegenüber allerdings mit Goethe und glaube zu wissen, warum.

Man kann sich fragen, ob bei derartigen Adoptionen in Wirklichkeit noch eine Reziprozität, ein Vorteil auf beiden Seiten angenommen werden könne. Liegt nicht vielmehr der ganze Nutzen solcher Sozietät auf seiten der adoptierten jungen Vögel und nur Nachteil durch Mehrarbeit auf seiten der Pflegeeltern? Mir scheint demgegenüber, als bestehe zwischen Adoptivkindern und Pflegeeltern dasselbe reziproke Verhältnis wie zwischen Eltern und eigenen Kindern. Die Vogeleltern sind von dem entschiedenen Bedürfnisse beherrscht, Junge zu pflegen, und zeigen sich unglücklich, wenn ihnen diese genommen werden. Sie nehmen nicht nur gebotenen Ersatz gern an, sondern auch einen Zuwachs ihrer Familie, selbst dann, wenn die fremden Kinder einer anderen Art angehören. Freilich besteht hier kein grobmaterieller Mutualismus, wenigstens nicht auf seiten der Pflegeeltern; dennoch aber ein Mutualismus von allerdings höherer, uns aber keineswegs unverständlicher Art.

Das beste Zeugnis stellt den Pflegeeltern ihr Verhalten dem jungen Kuckuck gegenüber aus. Bekanntlich legt das Kuckucksweibchen seine Eier in die Nester anderer Vögel. Naumann[1] gibt eine Liste von 145 Vogelarten, die als Pflegeeltern des Kuckucksjungen bekannt geworden sind.

„Es ist eine wunderbare Erscheinung, daß die kleinen Pflegeeltern des jungen Kuckucks so viel Liebe zu diesem häßlichen Stiefkinde haben, solange es nämlich ihrer Erziehung übergeben bleibt, daß sie sich fast für dasselbe aufopfern, indem sie gewohnt sind, mit lauter kleinen Insekten, Käferchen, Fliegen, Mücken, Räupchen u. dgl., zu füttern, und daher vollauf zu tun haben, diesen immer hungrigen Fresser satt zu machen und sich dabei bei Kräften zu erhalten. Man hat davon wirklich rührende Beispiele. Einst traf man ein einsames Bachstelzenweibchen sehr spät im Herbste noch, als bereits alle anderen seiner Art uns längst verlassen hatten, am Wasser emsig nach Insekten suchend an und bemerkte, wenn es etwas gefangen, daß es damit einer nahen Eiche zuflog, auf welcher in einer Spalte ein längst erwachsener junger Kuckuck saß, welcher darin ausgebrütet sein mußte, aber zu groß war, um durch das Loch herauskommen zu können; man mußte ein Beil anwenden, den Eingang damit zu erweitern, und konnte ihn nur dann erst aus seiner Gefangenschaft befreien. Dieses Pflegekindes wegen war also die gute Mutter allein von der Reise zurückgeblieben; sie hatte ihr Schicksal mit dem seinigen geteilt und sich aus Liebe der Gefahr ausgesetzt, mit ihm verhungern oder erfrieren zu müssen." (Naumann[1].)

[1] Naturgeschichte der Vögel Mitteleuropas. Neu bearb. von C. R. Hennicke.

„Am 17. Juli fand ich beim Himbeerenpflücken auf einem etwa 1 m hohen Buchenstämmchen ein kuppelförmiges Vogelnest. Seitlich war ein Flugloch. Ich schaue hinein und sehe einen einzigen schwärzlichen, ziemlich großen, jungen Vogel. Gleich denke ich an einen jungen Kuckuck. Ich stelle mich einige Schritte vom Nest entfernt auf, um die Hausbewohner kennen zu lernen, und sehe bald einen Zaunkönig mit einem Würmchen im Schnabel an das Schlupfloch fliegen und füttern. Eine halbe Stunde beobachte ich den gewiß selten zu sehenden Vorgang, wie ein junger Kuckuck gefüttert wird. Die drei nächsten Tage bin ich wieder am Platze und sehe längere Zeit der Fütterung zu. Nach einigen Tagen war der Kuckuck so groß, daß er sich nicht mehr im Neste bewegen und auch nicht heraus konnte, denn das Schlupfloch war viel zu eng. Ich schlage nun zu Hause an einem leeren Zigarrenkistchen eine Stirnseite heraus, ersetze sie durch ein Lattentürchen und wandere damit zum Nest. Es kostet ziemliche Mühe, den fetten Burschen herauszubekommen. Endlich aber gelingt es doch. Zuerst bringe ich nun eine Moosunterlage in das Kistchen, setze dann den Kuckuck hinein, verschließe das Türchen und stelle das Kistchen, mit Moos und Zweigen bedeckt, auf den Boden in das Gebüsch. Nun nehme ich wieder meinen Beobachtungsposten ein. Nicht lange dauert es, und der Zaunkönig kommt, sucht nach dem Neste, das ich aber weggenommen hatte, findet bald den schreienden Kuckuck im Kistchen und füttert, wie wenn nichts geschehen wäre.“ (Mattern[1].)

Demgegenüber gibt es freilich auch Beispiele dafür, daß der junge Kuckuck nicht adoptiert wurde, was wenigstens beweist, daß ihn die Pflegeeltern als Fremdling in ihrem Neste erkennen. Ich halte die Annahme, daß die Vögel den Pflegling nicht von den eigenen Jungen unterscheiden können, für nahezu unmöglich; dazu unterscheiden Vögel viel zu scharf in ihrem sonstigen Leben, dazu finden sich die artgleichen Pärchen viel zu sicher zusammen und kommen viel zu selten zwischen nahen Verwandten Mischehen vor; ja, die Mitglieder verschiedener Flüge derselben Vogelart erkennen und unterscheiden einander usw.

In der Regel wird der junge Kuckuck adoptiert, sonst könnte dieser Vogel seine Art auf diesem Wege nicht erhalten. Die Pflegeeltern folgen dem Wechselbalge noch, um ihn zu füttern, wenn er das Nest schon verlassen hat, hängen also zweifellos an ihm zumeist mit derselben Liebe, die sie mit ihrer eigenen Nachkommenschaft verbindet. Die Leichtigkeit, mit der zahlreiche Vögel Junge anderer Vogelarten adoptieren, wofür Beispiele genug beobachtet sind, schuf erst die Möglichkeit für den Kuckuck, sich von den Pflichten gegen die eigene Brut freizumachen.

---

[1] Kosmos, 7. Jahrg. 1910, S. 396.

8. Heterosymphylacium.

Wenn eine heterotypische Sozietät aus Mitgliedern besteht, die einander in ihren Fähigkeiten so ergänzen, daß die Sicherheit der ganzen Gesellschaft dadurch gesteigert wird, haben wir eine eigenartige Genossenschaftsform vor uns, die ich als Heterosymphylacium bezeichnen möchte. Mit dem Symphylacium hat diese Sozietät als Hauptwert der Vergesellschaftung die Erhöhung der Sicherheit durch rechtzeitiges Aufmerksamwerden auf Feinde gemein, womit die Möglichkeit zur rechtzeitigen Flucht gegeben ist. Wesentlich für die höchste Form des Heterosymphylaciums ist die Forderung, daß die eine Tierart mit einem anderen Hauptsinne vor Gefahr sichert als die mit ihr vergesellschaftete zweite Tierart: die eine mit dem Auge, die andere mit der Nase. Da Tiere mit außergewöhnlich feinem Riechvermögen weniger scharfe Augen zu haben pflegen, vortreffliche Seher aber einen nur geringen Spürsinn, komplementieren solche Tierarten einander aufs glücklichste, wenn sie vergesellschaftet sind; und mögen die sozialen Beziehungen, die außerdem noch zwischen ihnen bestehen können, beliebiger Natur sein, so liegt doch der wesentliche Wert der Vergesellschaftung in dieser gegenseitigen Ergänzung. Es gibt aber auch heterotypische Tiergesellschaften, bei welchen die Reziprozität nicht so deutlich in Erscheinung tritt und bei welchen sich eine scharfe Grenze gegen die Konföderationen nicht mehr ziehen läßt.

Wo sich wehrhafte mit flüchtigen Säugetieren vereinigen, kann man noch an einen wechselseitigen Nutzen denken; wenn aber klügere, lebhaftere und wachsamere Tiere mit dümmeren, phlegmatischen und weniger aufmerksamen Arten vergesellschaftet sind, liegt der Wert des Beisammenlebens doch mehr, wenn nicht ausschließlich, auf seiten der minderbegabten, die sich durch den Anschluß an die besser begabten sichern, ohne diesen Gegendienste zu leisten, es sei denn, daß unruhige und furchtsame Tiere sich in der Gesellschaft weniger leicht erregbarer Tierarten sicherer fühlen.

Wenn sich die Kulane den verschiedenen Wildschafherden, den Tibetantilopen und den Grunzochsen, in den Tiefebenen den Kropf- und Saigaantilopen zugesellen, so kann man in Zweifel sein, ob die Tiere nicht nur durch eine zwischen ihnen bestehende Sympathie zusammengeführt werden, ohne einander mehr als ideellen Nutzen zu gewähren (vgl. Confoederatium, S. 380).

„Die Tigerpferde leben gesellig. Gewöhnlich sieht man wohl 10 bis 30 Stück vereinigt. Vielfach wird aber auch von Gesellschaften berichtet, welche Hunderte zählen und dann wahrscheinlich auf Wanderungen begriffen waren. Immer sieht man jede einzelne Art für sich allein. Vielleicht fürchtet ein Tigerpferd das verwandte; vor anderen Tieren aber scheut es sich nicht. So geben alle Beobachter übereinstimmend an, daß man zwischen den Quaggaherden fast regelmäßig Spring- und Buntböcke, Gnus und Strauße, aber auch Büffel finde. Zumal die Strauße sollen die beständigen Begleiter gedachter Wildpferde sein, jedenfalls deshalb, weil diese aus der Wachsamkeit und Vorsicht jener Riesenvögel den besten Vorteil zu ziehen wissen. Nach Harris vereinigt sich das bunte Quagga ebenso regelmäßig mit dem Kokun oder gestreiften Gnu wie das gewöhnliche Quagga mit dem Wildebeeste oder Gnu; ja es scheint fast, als ob eines der genannten Tiere ohne das andere sich nicht behaglich fühle. Derartige Freundschaften gewisser Tiere mit scheueren, klügeren sind nichts Seltenes. Die wachsamsten Mitglieder solcher gemischten Gesellschaften geben dann immer den Ton an; solange sie sich ruhig verhalten, bekümmern sich die übrigen um nichts anderes als um ihre Ernährung und ihren Zeitvertreib; sobald jene stutzig werden, erregen sie die Aufmerksamkeit der Gesamtheit, und wenn sie die Flucht ergreifen, folgen ihnen alle nach.“ (Brehms Tierleben.)

Wenn die Strauße beständig mit den Wildpferden vergesellschaftet sind, so haben wir das höchste Komplementär-Heterosymphylacium vor uns: Die Strauße verfügen über einen ausgezeichneten Gesichtssinn und vermögen dank ihrer Körpergröße weite Flächen zu überschauen; ihr Spürsinn aber kommt kaum in Betracht. Die Pferde dagegen wittern vorzüglich, ohne eine nennenswerte Sehschärfe zu besitzen. Das Heterosymphylacium erhält damit den Wert eines Organismus, dem diese beiden Hauptsinne in bester Entwicklung zur Verfügung stehen.

Dasselbe gilt für den Nandu (Rhea americana L.), wenn er als weit- und scharfsichtiger Vogel zwischen den Rudeln des Steppenhirsches lebt und somit einem Säugetiere mit guter Nase und schwachem Auge gesellt ist.

„Daß die Gemeinsamkeit für die Tiere einen gegenseitigen Nutzen bringen kann, der geradezu an ein Symbiosenverhältnis erinnert, hat Schillings an sehr lehrreichen Beispielen gezeigt. Er fand oft Giraffen und Elefanten gemeinsam in den lichten Akazienwäldern äsend, kleine Herden bildend. Es fiel ihm auf, daß die gut sehenden Giraffen mit ihren langen Hälsen sozusagen den Gesichtssinn in der Interessengemeinschaft repräsentierten, während die Elefanten mit ihrem scharfen Gehör alle verdächtigen Töne registrierten. Die Warnungslaute der einen Tierart wurden von der anderen richtig verstanden, beide richteten sich in ihren Handlungen nach den Wahrnehmungen ihrer Partner.“ (Doflein, l. c.)

„Die Sumpfschnepfen, welche mit kleineren Flußvögeln in einer Herde leben, üben über ihre Gefährten stets eine Art Herrschaft aus; was die Schnepfe tut, ahmen die anderen nach; ihre Bewegungen und Schreie leiten die ganze Herde. Diese Art der Vergesellschaftung unterscheidet sich von den vorhergehenden nur dadurch, daß wegen der Überlegenheit der Schnepfe die Vorstellungen und Gefühle der anderen Vögel nicht ausschließlich wechselseitig, sondern gleichzeitig sind und sich alle auf einmal auf dasselbe Glied der Herde richten. Die Erklärung der Gefühle einer besonderen

Art von Befriedigung, welche die Schnepfe bei der Ausübung dieser Führerschaft empfindet, wollen wir auf einen passenden Zeitpunkt verschieben und hier nur auf die Häufigkeit derartiger Gefühle bei den Haustieren hinweisen. Jede Voliere hat ihren Herren, wie verschieden ihre Insassen auch sein mögen. Auf diesem Hange zur Herrschaft bei den einen und zur Unterordnung bei den anderen beruht die Anwendung, welche man in Guyana von dem Agami macht, um die Hausvögel zu leiten; in Afrika von dem grauen Kranich, um die Schafherden zu hüten; in der ganzen Welt vom Hunde, um großes und kleines Vieh im Zaume zu halten." (Espinas, l. c.)

9. Heterosynepileium.

Hinsichtlich des heterotypischen Synepileiums, der Beutegenossenschaft, welche aus artverschiedenen, gemeinschaftlich jagenden Tieren besteht, kann auf das homotypische Synepileium (S. 337) verwiesen werden.

10. Confoederatium.

Nach allem, was wir über das Seelenleben der höheren Tiere wissen, erscheint es durchaus berechtigt, anzunehmen, daß in manchen Fällen der Vergesellschaftung, die sich keiner der bisher besprochenen Formen einfügen, artverschiedene Tiere nur durch ein Wohlgefallen zusammengeführt und zusammengehalten werden, das sie aneinander finden. Der Geselligkeitstrieb geht dann über die Angehörigen derselben Art hinaus, und die Sympathie erstreckt sich auch auf Tiere fremder Arten, ohne daß ein erkennbarer Nutzen für eine Tierart bei dieser Genossenschaft herauskäme. In der Tat scheint dann die heterotypische Sozietät nur auf einer Freundschaft der Mitglieder für einander zu beruhen und keinen anderen Wert zu haben, als diese gegenseitige Zuneigung zu befriedigen. Unter dieser Voraussetzung würde die Bezeichnung Sympathiesozietät ganz berechtigt sein. Wir kennen jedoch unmittelbar nur die Sozietät als äußeren Ausdruck und schließen erst aus ihrer Beschaffenheit auf ihre Grundlagen und ihren inneren Wert. Deshalb ziehe ich es vor, die anschließend zu besprechenden Sozietäten nicht als Sympathiegesellschaften oder Freundschaftsbünde, sondern mehr indifferent als Konföderatien zu bezeichnen.

Die Gesellschaften von Krähen und Dohlen, die sich an manchen Orten ständig beobachten lassen, sind nicht leicht richtig zu beurteilen. Keine Art scheint von der anderen greifbaren Nutzen zu haben; es herrscht also keine Reziprozität, die beiden Vogelarten äußere Vorteile brächte. Aber man wird sich trotzdem nicht berechtigt glauben, diese heterotypische Sozietät als ganz indifferent (akzidentiell) zu bezeichnen. Keine äußere Ursache zwingt die Vögel zu dieser Vergesellschaftung, die vielmehr eine ganz freiwillige — natürlich aber motivierte —, nur auf Sympathie beruhende zu sein scheint. Man darf hierbei nicht vergessen, daß Krähen und Dohlen sehr gesellige Tiere sind, deren Flüge in inniger Personalgemeinschaft leben. Dieser Trieb zur Geselligkeit führt mindestens leicht auch zu gegenseitiger Duldung artverschiedener Vögel, wenn keine zur Exklusivität zwingenden Interessengegensätze bestehen, muß aber nicht notwendig eine heterotypische Sozietät schaffen. Welche engeren Beziehungen aber zwischen den Tierarten solcher heterotypischen Gesellschaften bestehen, wissen wir nicht und sind auf Vermutungen angewiesen.

Unter denselben Gesichtspunkt fällt wohl die Tatsache, daß sich die ebenfalls sehr geselligen Stare gern zwischen Krähen und Dohlen mischen, ja sich Haustaubenflügen zugesellen. Auf gegenseitiger Sympathie dürfte auch die Freundschaft zwischen Wacholderdrosseln (Turdus pilaris) und Goldammern (Emberiza citrinella L.) beruhen, worüber Naumann sagt: „Selbst nicht mit ihnen (den Drosseln) verwandte Vögel finden ihre Gesellschaft behaglich, z. B. die Goldammern, und ich habe dies immer mit Vergnügen beobachtet, wenn diese mit einzelnen oder kleinen Gesellschaften von Wacholderdrosseln an meinen Vogelherd kamen und sich oft mit ihnen fangen ließen, ohne daß sie durch einen Lockvogel ihrer Art dazu veranlaßt worden wären. Man sieht es aus ihrem ganzen Betragen, wie wohl sie sich in der Gesellschaft der Wacholderdrosseln befinden." Derartige Gesellschaften dürften, weil sie gar keine realen, sondern, wie es scheint, nur ideelle Werte schaffen, als reine Freundschaften auf der höchsten Stufe stehen, die wir bei Tieren überhaupt kennen; und weil wir außerstande sind, tiefer in das Tier hineinzuschauen, können wir kaum beurteilen, was im besonderen die befreundeten Wesen zueinander zieht und aneinander fesselt. Wenn wir von einer Sympathie sprechen, so ist dies in gewissem Sinne nur ein Verlegenheitswort, sofern es unausgedrückt läßt, worauf sich die Zuneigung beziehe, was ihr spezieller Gegenstand sei. Wir wissen ja freilich primär auch nicht, auf Grund welcher Eigenschaften uns manche Personen sympathisch, andere unleidlich sind, und erfahren es oft überhaupt nicht. Möglicherweise könnten Zeichnung und Farbe, Stimme usw. des anderen Vogels anziehend wirken, sowie die geringe Schwierigkeit, sich miteinander zu verständigen, den Zusammenschluß sehr erleichtert haben dürfte; doch wissen wir darüber in der Tat nichts Sicheres. Übrigens sind die Wacholderdrosseln ebenso wie die Goldammern gesellige Vögel, bei denen nur der Fortpflanzungsinstinkt dissoziierend wirkt.

Auch zwischen Goldhähnchen (Regulus regulus L.), Meisen verschiedener Art, Baumläufern (Certhia familiaris L.), Spechtmeisen (Sitta europaea L.) und Spechten bestehen Freundschaftsbünde von der Beschaffenheit, daß wir sie den Konföderatien zurechnen müssen. Die Goldhähnchen sind außer der Brutzeit stets mit ihresgleichen vergesellschaftet. Die Geselligkeit der Meisen, von denen sich Kohlmeisen (Parus major L.) mit Blaumeisen

(Parus coeruleus L.), Tannenmeisen (Parus ater L.) und Haubenmeisen (Parus cristatus L.) zusammenhalten, ist jedem Beobachter des einheimischen Vogellebens bekannt. Die Baumläufer, wenngleich zumeist einzeln oder paarweise lebend, zeigen ihre Neigung zur Geselligkeit wenigstens dadurch, daß sie gern mit ihresgleichen zusammen in demselben Baumloche übernachten. Die Spechtmeisen leben zur Strichzeit gesellig. Welcher Art bei allen genannten Vögeln ein sich aus der heterotypischen Vergesellschaftung ergebender materieller Vorteil sein sollte, vermag ich nicht ausfindig zu machen. Ich glaube auch nicht, daß nur der ähnliche Lockruf diese verschiedenen Arten zusammenführe und zusammenhalte; so locker und äußerlich ist das Band zwischen ihnen doch wohl nicht. Welches Motiv den ungeselligen Specht diesen Vogelschwärmen zuführe, bleibt rätselhaft. Übrigens scheinen die Baumläufer und Meisen dem großen Buntspechte (Dendrocopus major L.) wie einem Anführer zu folgen und sich ihm anzuschließen, daher er sein Gefolge, um das er sich nicht weiter kümmert, nur zu dulden scheint. Eine gewisse führende Rolle spielen bei diesen Gesellschaften auch die Haubenmeisen, deren Lockrufen alle übrigen Vögel folgen. Aber diese sind im Gegensatze zum Spechte unter sich schon gesellig und stehen zu ihren heterotypischen Genossen mehr im Verhältnisse der Freundschaft als der Duldung.

Wenn die hier genannten Vögel unter sich artgleich vergesellschaftet sind, so haben sie, falls keine Familienzugehörigkeit zwischen ihnen besteht, den Sozietätswert der Symphylacien, welche auch wohl den Vorteil nebenher gewähren, daß die gemeinschaftlich suchenden Vögel jedesmal von einem, der im Finden Glück hatte, an eine Stelle gerufen werden, die reichlich Nahrung bietet. Da diese Werte aber schon durch die homotypische Vergesellschaftung geschaffen werden, bedarf es hierzu der heterotypischen Vergesellschaftung nicht; und diese vermag um so weniger neue symphylacielle Werte zu schaffen, als eine Komplementierung einer der beteiligten Vogelarten durch die andere nicht stattfindet, soweit ich es zu beurteilen vermag. Man könnte höchstens daran denken, daß die führende Vogelart (Haubenmeisen) die anderen an Wachsamkeit, Klugheit usw. übertreffe; dann läge auf seiten der anderen der größere materielle Vorteil. Dieser aber bindet zweifellos die Genossen allein nicht; denn warum ist die führende Vogelart mit den übrigen befreundet?

Eine ganz ähnliche Vergesellschaftungsform wie bei den artverschiedenen Vögeln haben wir jedenfalls in den heterotypischen Affensozietäten vor uns, z. B. dann, wenn sich die südamerikanischen Cebusarten einzeln oder in kleinen Gesellschaften den Herden anderer Affenarten anschließen und mit ihnen gemeinsame Sache machen.

Wenn wir als Grundlage für die Konföderatien eine irgendwie speziell bedingte Sympathie annehmen, so gründet sich dies zum Teil auf die Tatsache, daß nicht alle gesellig lebenden Vögel und Säugetiere sich mit anderen geselligen Arten leicht oder überhaupt zusammenschließen, vielmehr in ihrer Sozietät äußerst exklusiv bleiben. Was die Liebe oder Zuneigung mancher verschiedener Tierarten zueinander im besonderen motiviere, muß ich unbeantwortet lassen; über die Erkenntnis der allgemeinen Grundlagen der Konföderatien kommen wir also einstweilen nicht hinaus. Diese aber kannte Espinas schon; denn er behauptet, daß die sozialen Beziehungen anfangs nicht zur bloßen Erhaltung des Lebens schlechthin, sondern „zur Verteidigung und zur Verbesserung und vor allem zur Verschönerung des Lebens eingegangen werden". Daß also nicht immer primär gröbere physische Bedürfnisse zu der Vergesellschaftung geführt haben müssen und der Nutzen oder Wert der Sozietät psychischer Natur sein könne, ohne zur Erhaltung des Daseins in enger oder einziger Beziehung zu stehen, spricht Espinas in dem Satze aus: „Das einzige in sehr vielen Fällen gefühlte Interesse ist die Befriedigung sympathischer Bedürfnisse."

Speziell über die Vögel äußert sich Espinas so: „Die merkwürdigsten zeitweiligen Verbindungen finden . . . zwischen den Vögeln derselben Gegend statt, welche lediglich zu dem Zwecke zusammenkommen, um das Bedürfnis des geselligen Lebens unabhängig von jedem anderen zu befriedigen. Dieser Fall wirft auch auf alle anderen ein helles Licht, denn er zeigt uns bei den Vögeln einen latenten Trieb zur Geselligkeit, der immer bereit ist, sich zu äußern, sobald er durch keine andere Neigung bekämpft wird; um so mehr also, wenn ein nützlicher Zweck gemeinschaftlich verfolgt werden kann. So sieht man morgens am Waldrande alle nicht fleischfressenden Vögel der Umgegend sich versammeln und freudig den jungen Morgen begrüßen."

11. Heterosymporium.

Ich muß es in Zweifel lassen, ob die hier zu erwähnenden Gesellschaftsformen mit Recht als reziproke Reisegesellschaften angesprochen werden können. Ein Recht hierzu läge dann vor, wenn der Sozietätswert derselbe wäre wie bei den Konföderatien der Vögel, von denen oben die Rede war.

Es ist bekannt, daß sich oft in der Gesellschaft wandernder Kraniche (Grus grus L.) kleine Vögel, hauptsächlich Lerchen, befinden, die mit diesen wenigstens so eng verbunden sind, daß sie mit ihnen, in die Felder einfallend, den Wanderzug unterbrechen und zugleich mit ihnen wieder aufbrechen.

„Es ist ein alter und weit verbreiteter Volksglaube, daß die großen Zugvögel, namentlich die Kraniche und Störche, den kleineren bei der Wanderung behilflich sind und sie auf ihrem Rücken über das Meer tragen Die Ägypter nehmen das als unbedingte Tatsache an. Gmelin fand den Glauben in Sibirien allgemein verbreitet. Aber es liegen auch direkte

Beobachtungen vor, daß kleine Vögel mit Kranichen zusammen ziehen. Ich selbst habe einmal einen starken Kranichzug ziemlich niedrig über mich hinfliegen sehen und dabei ganz deutlich das Gezwitscher zahlreicher kleiner Vögel gehört, ohne daß ich ein Stück hätte sehen können, obwohl ich jede Feder der Kraniche deutlich erkannte. Es war gar keine andere Möglichkeit, als daß die Kleinen auf dem Rücken der Großen saßen. Ähnliche Beobachtungen sind mehrfach von absolut vertrauenswerter und sachverständiger Seite mitgeteilt worden." Lerchentrupps wurden in Begleitung von Kranichen nicht nur gehört, sondern auch gesehen. „Ob es allein das leichtere Durchschneiden der Luft hinter den größeren ist, welches die kleinen Vögel zum Anschlusse veranlaßt . . ., steht dahin. Alle Spekulationen in dieser Hinsicht sind müßig, solange wir von den sozialen Beziehungen der verschiedenen Vogelarten zueinander und von der Psychologie der Tiere überhaupt noch keine Spur von Kenntnis haben." (Kobelt, Die Verbreitung der Tierwelt, S. 489.)

b) Irreziproke heterotypische Sozietäten.

Der Begriff der irreziproken Gesellschaft wurde schon festgelegt. Wenn nun auch bei diesen heterotypischen Vergesellschaftungen die Vereinigung zweier oder mehrerer Tierarten nicht mehr jeder beteiligten Tierspezies Vorteil bietet, so sind doch die in diesem Abschnitte zu besprechenden Sozietätsformen zweifellos essentieller Natur, wenn nur irgendein wirklicher Nutzen auf seiten eines der Genossen liegt. Dieser Nutzen kann freilich recht verschiedener Art sein und so bedeutungsvoll für die ganze Existenz einer der vergesellschafteten Tierarten werden, daß diese nur noch unter der Voraussetzung des Bestehens der heterotypischen Sozietät zu leben vermag.

Die Formen, welche diese Tiergesellschaften annehmen, lassen eine Klassifikation zu, die ich unter folgenden Gesichtspunkten vorgenommen habe:

Wenn der Vorteil, welcher aus der Vergesellschaftung erwächst, darin besteht, daß die eine Partei (Tierart) der anderen mit leichter Mühe und unter Ersparung eigener Arbeit Lebensmittel zu ihrem Gebrauche entzieht, welche die andere Tierart gesammelt hat, so kann man die Sozietät als Diebsvergesellschaftung oder Synclopium bezeichnen. Sie unterscheidet sich von der Raubgastgesellschaft oder dem Syllestium dadurch, daß den Raubgästen Mitglieder oder Eier derjenigen Tierart, mit der sie zusammenleben, für ihre räuberische Ernährung zum Opfer fallen, wodurch diese Sozietät nicht ohne empfindlichen Schaden für den Wirt (als dem Beherberger der Raubgäste) oder die feindlich verfolgte Tierart bestehen kann. Nehmen die Synclopen Vorräte, die Syllesten lebende Mitglieder der anderen Tierart zu deren Nachteil für sich in Anspruch, so sind die Gast- oder Bettelfresser die mit einer fremden Tierart zu ihrem eigenen Vorteil die Gesellschaftsform des Paraphagiums bilden, weit harmlosere, ja oft ganz unschädliche Genossen ihrer Wirte, weil sie sich auf die für jene wertlosen Abfallstoffe beschränken oder nur nehmen, was ihnen wenigstens bis zu einem gewissen Grade freiwillig überlassen wird. Wenn die Synclopen, Syllesten und Paraphagen mit ihrer assoziierten (Wirts-) Tierart die Wohnung teilen können, so erscheint es dennoch nicht berechtigt, hier von einer Wohnungsgenossenschaft zu sprechen; denn nicht die Wohnung und wohnlichen Vorteile sind es, welche diese ungebetenen Gäste in erster Linie bei ihren Wirten suchen, sondern die ihnen zusagende und durch die Vergesellschaftung bequem erreichbare Nahrung. Das Zusammenwohnen ergibt sich also hier nur nebenher, wenngleich nicht bestritten werden soll, daß auch gelegentlich aus primären Wohngästen Raub-, Diebs- und Bettelgäste entstanden sein können.

Anders verhalten sich demgegenüber die echten oder ausschließlichen Wohngäste, die mit ihren Wirten die Sozietätsform des Synoeciums zusammensetzen; denn sie suchen bei der fremden Tierart nichts anderes als eine ihnen zusagende Wohnstätte, die freilich weder für sie noch mit ihrer Hilfe hergestellt worden ist. Je nach der Art der Inanspruchnahme einer fremden Wohnung bleiben sie für ihre Wirte gleichgültig oder belästigen sie mehr oder minder fühlbar.

Von dem Synoecium unterscheidet sich das Paroecium dadurch, daß ein Tier bei dem anderen Schutz sucht, ohne doch die Wohnung mit ihm zu teilen. Ein Mitglied ist dann nicht Einmieter, sondern Nachbar des anderen.

Zu einer Wohngemeinschaft kommt es auch bei dem merkwürdigen Mutterbunde, den gewisse Ameisenweibchen schließen; aber die eine Ameise sucht bei der andersartigen nicht nur Wohnung, sondern nimmt sie noch weit ausgiebiger in Anspruch, da sie deren Brutpflegeinstinkte für sich und ihre Nachkommen ausnutzt. So entsteht eine allem Anscheine nach irreziproke Sozietätsform, die ihren ganz spezifischen Charakter hat und an die Adoptionssozietäten erinnert, welche jedoch reziproker Natur sind. Ich schlage für sie den Namen Metrokoinonium vor.

Den bisher kurz gekennzeichneten Gesellschaften stehen solche gegenüber, welche als gemeinsames Merkmal haben, daß eine Tierart am oder im Körper der anderen lebt. Bei dem Symphorismus findet die eine Tierart durch Besiedeln der Körperoberfläche der anderen Tierart darin ihren Vorteil, daß sie von jener bei dem Mangel an eigener Lokomotionsfähigkeit umhergetragen wird oder, selbst lokomotionsfähig, doch die andere Tierart zum eigenen Vorteile als Träger benutzt und so unter günstigeren Ernährungs- oder Ortswechselbedingungen lebt, oder daß sie einen gewissen Schutz genießt und an geeignete Orte transportiert wird. Als mehr zufällige Vergesellschaftung erscheint die Syncollesis dadurch, daß die Träger der anderen Tierart es eigentlich nicht auf die Vergesellschaftung mit dieser, sondern nur auf deren Gehäuse abgesehen haben, die sie zum Aufbau des eigenen Wohngehäuses benutzen. Hier liegt der Vorteil nicht wie bei dem Symphorium auf seiten des getragenen Tieres, sondern auf seiten des Trägers. Wird nicht die Oberfläche des Trägers (Wirtes) in Anspruch genommen, sondern dringt die andere Tierart in dessen Körperhohlräume ein (analog den Entoparasiten), um dort Schutz (nicht Nahrung!) zu finden, so haben wir die Sozietätsform des Parachoriums vor uns. Als letzte hierher gehörige Form irreziproker Vergesellschaftung zeichnet sich der Parasitismus dadurch aus, daß der Parasit bei seinem Wirte in erster Linie Nahrung sucht und diese dem Substanzbestande des Wirtskörpers selbst zu dessen Nachteil entzieht. Mit Rücksicht auf die sonstigen Beziehungen zwischen Parasit und Wirt bestehen mannigfaltige Abstufungen in der Innigkeit der Verbindung, die eine weitere Klassifikation dieser häufigsten Art heterotypisch-irreziproker Vergesellschaftung zulassen.

Im folgenden sollen die zunächst nur kurz skizzierten irreziproken Sozietäten unter Heranziehung erläuternder Beispiele eingehender behandelt und gegeneinander abgegrenzt werden. Diesen Beispielen werden in Zukunft zahlreiche neue hinzugefügt werden können, wenn man sich nicht mehr darauf beschränken wird, die zahlreichen Mitbewohner (namentlich Coleopteren) der Vogel- und Säugetiernester einfach zu sammeln, sondern dazu übergegangen sein wird, deren Beziehungen zu ihren warmblütigen Wirten genau zu erforschen. Eine beträchtliche Anzahl von Käfergattungen und -arten ist in Wildtauben-, Uferschwalben-, Rohrsänger-, Star-, Specht-, Eulen-, Sperlings- und Dohlennestern sowie in den Bauen und Wohnungen von Zieseln, Hamstern, Maulwürfen, Eichhörnchen, Dachsen, Kaninchen, Spitzmäusen und Fledermäusen gefunden worden, wo außer Käfern auch andere Insekten und Milben vorkommen.[1] Wir werden erwarten dürfen, daß sich diese heterotypischen Vergesellschaftungen vorwiegend als irreziproke erweisen werden und daß es sich hauptsächlich um Synclopen, Paraphagen und Synoeken als Einmieter oder Gäste der Vögel und Säugetiere handeln werde.

1. Synclopium, Diebsvergesellschaftung.

Als Synclopium bezeichne ich nur solche Sozietäten, in welchen der eine Sozius den anderen bestiehlt, ihm nur Vorräte oder Nahrung raubt, ihn aber nicht durch Wegfressen von Staatsangehörigen (Mord) schädigt oder wie die Paraphagen Abfälle frißt. Dieser Vergesellschaftung liegt also nicht das in der Literatur über staatenbildende Insekten unter Cleptobiose

---

[1] Vgl. N. H. Joy, Ent. Montly Mag. 17 (42) 1906, p. 198 u. 237. — H. Bickhardt, Entom. Zeitschr. Guben, XX. Jahrg. 1906/07, S. 254 u. 261.

(Wheeler) oder Lestobiose (Forel) bekannte Verhältnis zugrunde, weshalb auch hier die möglicherweise irreführenden Bezeichnungen Cleptobium und Lestobium vermieden werden; denn unter Cleptobiose wird auch das Verhältnis verstanden, welches ich als einer anderen Sozietätsform zugrundeliegend ansehe, die ich als Syllestium zu sondern für richtig halte. Die Synclopen und Syllesten sind (z. B. von Escherich) als Synoeken zusammengefaßt, zu denen auch die von mir so genannten Paraphagen gerechnet werden. Ich verstehe, wie auseinandergesetzt werden wird, unter Synoeken etwas anderes, indem ich Paraphagen, Synclopen und Syllesten von den Synoeken sondere und die Synoeken der Literatur nur nach Abzug der genannten Kategorien bestehen lasse, also in sehr eingeschränktem Sinne.

Die pilzzüchtenden Mikrotermes, welche in den Nestern großer, ebenfalls pilzzüchtenden Termiten leben, scheinen Synclopen zu sein. „Horn fand die Pilzgärten von Microtermes globicola, die eine Miniaturausgabe der großen Gärten darstellen, dicht unter der Spitze eines etwa $1^1/_4$ m hohen Nesthügels von Termes redemanni. Die Kleinheit der Microtermesarten läßt uns vermuten, daß dieselben . . . eine diebische Lebensweise führen, indem sie das Material zu ihren Pilzgärten nebst dem Pilz von ihren Wirten stehlen. In diesem Falle hätten wir es also mit Pilzdieben zu tun." (Escherich[1]).

Ferner „lebt (nach Silvestri) Mirotermes fur regelmäßig in den Nestern von Termes cyphergaster, und zwar sowohl in den Scheidewänden als auch in leeren oder mit Nahrungsvorräten gefüllten Kammern. Die Regelmäßigkeit des Vorkommens und der Aufenthalt in den Vorratskammern legt entschieden den Verdacht nahe, daß wir es mit einer ‚Diebstermite' zu tun haben. Dasselbe scheint für Eutermes microsoma (Südamerika) zu gelten; wenigstens traf Holmgren denselben mehrfach in den Nestern anderer Termiten, wo er in den Scheidewänden enge, in die Vorratskammern mündende Gänge bewohnte. Dies deutet zweifellos darauf hin, daß der genannte Eutermes ebenfalls nach Art der Diebsameisen von seinen engen, den Wirtstermiten unzugänglichen Galerien aus Diebszüge in die Nahrungsspeicher seiner Wirte unternimmt." (Escherich, l. c.)

Die Synclopie kann auch Ameisen und Termiten miteinander zu einer irreziproken Sozietät verbinden, wie diejenigen Diebsameisen zeigen, „welche sich ähnlich wie die oben erwähnten Diebstermiten in den Wänden der fremden Nester ganz enge Gänge anlegen, von denen aus sie ihre Diebszüge in die Vorratskammern, Bruträume usw. unternehmen. Diese Diebe sind winzige Ameisen, welche den Gattungen Solenopsis und Monomorium angehören. Auch die durch den riesigen Größenunterschied von Arbeiter und Weibchen bekannte Carebara vidua lebt regelmäßig in Termitennestern

[1] Die Termiten. Leipzig 1909.

(bei Termes natalensis) und dürfte zu den Diebsameisen gehören." (Escherich, l. c.) Natürlich würde in diesem Falle nur dann von einer Synclopie die Rede sein können, wenn die Ameisen keine Bruträuber sind; handelt es sich jedoch um Brutraub, so liegt Syllestie vor.

Die Fälle, in welchen Ameisengäste als Mundräuber auftreten, sind, soweit ich sie zu beurteilen vermag, wohl mit mehr Recht den Synclopien als den Paraphagien zuzurechnen. Erschwert wird die Beurteilung dadurch, daß manche dieser Tiere sowohl als Paraphagen Abfallstoffe, als auch wie Synclopen Nährstoffe ihrer Wirte in Anspruch nehmen. So baut Leptothorax emersoni Wheeler, eine nordamerikanische Ameise, ihr kleines Nest im Neste von Myrmica brevinodis Em. Während die Königin und die Brut der Leptothorax von den Wirtsameisen stets geschieden im eigenen Neste bleiben, besuchen die Arbeiter, um Nahrung zu holen, die Myrmicaarbeiter, die sie anbetteln, indem sie ihnen auf den Rücken steigen und ihren Kopf so lange mit den Antennen und der Zunge bearbeiten, bis die Myrmicaarbeiterinnen einen Nahrungstropfen erbrechen, den die Leptothorax aufsaugen. Aber letztere nehmen ihre Wirte auch noch in anderer Weise in Anspruch, da sie als Bettelgäste von deren Körper ausgeschiedene Sekrete ablecken. Wenn auch das freundschaftliche Verhalten der Wirtsameise recht auffällig ist, kann doch von einem reziproken Verhältnisse noch nicht gesprochen werden, weil aller für uns erkennbare Vorteil auf seiten der Gastameise liegt, die zwar die Myrmicasozietät durch ihre Bettelei um Nahrung verkürzt, nennenswerten Schaden aber, demgegenüber die Wirtsameise wehrlos wäre, nicht anrichtet.

Noch enger scheint Leptothorax glacialis Wheeler mit Myrmica brevinodis var. subalpina verbunden zu sein, weil sie ausschließlicher die erbrochene Nahrung ihrer Wirtsameise in Anspruch nimmt und ganz auf diese angewiesen, also völlig abhängig zu sein scheint. (Wheeler[1])

Ein Synclopium in Form des Mundraubes stellte Wheeler[2] als „Kommensalismus" zwischen der Larve von Neptopina pachycondyla Brues (Phoridae) und Pachycondyla harpax fest. Die Phoridenmade umschlingt das Vorderende der Ameisenlarve wie ein Halskragen und nimmt an deren Fütterung durch die Arbeiter teil. Die Ameisenarbeiterinnen füttern ihre Larven in der Weise, daß sie Stücke erbeuteter Insektenlarven auf deren muldenförmig vertiefte Bauchseite legen; diese Nahrung verzehren dann die Phoridenmaden zusammen mit ihren Wirtslarven, wonach sie auch benachbarten Ameisenlarven das Futter zu nehmen bemüht sein können. Nach Ablauf der Larvenperiode trennen sich die vergesellschafteten Larven nicht; vielmehr läßt sich die Phoridenlarve von der Ameisenlarve in deren Kokon mit einspinnen, um sich an dessen Hinterende ebenfalls zu verpuppen.

[1] Bull. Wisc. Nat. Hist. Soc. Vol. V. 1907. p. 71.

[2] Amer. Natural. Vol. 35. 1901.

Hinsichtlich der Mundräuber sei noch darauf hingewiesen, daß sie in gewisser Hinsicht eine Zwischenstellung zwischen den Synclopen und Paraphagen einnehmen. Sofern sie die Nahrung, welche die Ameisen an andere rechtmäßige Mitglieder des Staates abgeben, während der Fütterung mit verzehren, bestehlen sie ihre Wirte; und ein wesentlicher Unterschied zwischen ihnen und solchen Synclopen, welche gespeicherte Nahrung stehlen, besteht nicht. Andererseits aber erweisen sie sich auch als Bettler, denen die Nahrung freiwillig überlassen wird.

Man könnte wohl die Entscheidung, ob es sich um Paraphagie oder Synclopie handle, von dem Verhalten der Ameisen abhängig machen und von Paraphagie etwa da sprechen, wo die Ameise freiwillig gibt, von Synclopie da, wo sie sich des Mitfressers nicht erwehren kann. Aber die Beantwortung der Frage, wodurch das Verhalten der Ameise bestimmt werde, ist oft schwer oder unmöglich. Ich ziehe es deshalb vor, alle die Fälle der Synclopie zuzurechnen, in welchen die Ameisen freiwillig oder unfreiwillig von ihnen selbst benutzte Nährstoffe hergeben; Paraphagen würden dagegen nur von den Ameisen oder anderen Wirten nicht mehr beanspruchte Stoffe, wenigstens keine Nährstoffe, für sich zu gewinnen streben.

So betrachtet, sind die Antennophorusarten, Milben aus der Familie der Gammasiden, welche bei verschiedenen Lasiusarten leben, Synclopen. Die erwachsenen Milben sitzen immer am Körper, gewöhnlich an der Unterseite des Kopfes der Ameisen. Wenn sich das Nahrungsbedürfnis bei ihnen fühlbar macht, so reizen sie mit ihren langen Vorderbeinen ihren Träger durch Kitzeln an der Stirn so lange, bis die Ameise einen Nahrungstropfen aus ihrem Munde hervortreten läßt, den die Milbe aufsaugt. Die erwachsenen Antennophorus sind ganz auf das Zusammenleben mit ihren Wirten angewiesen und zum selbständigen Nahrungserwerb ganz unfähig.

Um Synclopien handelt es sich auch in allen solchen Fällen, in welchen Tiere von den Nahrungsvorräten des Menschen (Mäuse, Ratten, Ephestia kühniella Zeller, Aleurobius farinae Geer und viele andere) oder von den Vorräten anderer Tiere leben, wobei diese Vorräte nicht unumgänglich zu den Nährstoffen zu gehören brauchen. Da wir zu diesen Vorräten auch z. B. das Wachs der Bienenstöcke rechnen können, ist die Raupe der Wachsmotte (Galleria melonella L.), welche dieses Stoffes zu ihrer Ernährung bedarf, als Synclop anzusprechen. Als Diebsgesellschafterin erweist sie sich auch dadurch, daß sie von dem als Bienennahrung eingesammelten Pollen frißt. Nebenher aber hat sie auch paraphage Gewohnheiten, da sie die alten Larvenhäute als Abfallstoffe verzehrt. Immer jedoch großenteils auf Wachsnahrung angewiesen, fügt sie ihren Wirten größeren oder geringeren Schaden zu. Ähnliches gilt von der in Hummelnestern hausenden Galleria colonella L.

2. Syllestium, Raubgastgesellschaft.

Diese Vergesellschaftung liegt da vor, wo eine Tierart mit der anderen lebt oder sie bei ihren Massenwanderungen verfolgt, um sie oder ihre Brut zu verzehren. Wie bei der Synclopie ist das soziale Verhältnis durchaus irreziprok, indem der Nutzen nur auf einer Seite liegt und der anderen Tierart durch ihn empfindlicher Schaden zugefügt wird, der bei der Synclopie minimal und von kaum merklicher Bedeutung sein kann.

Wenn auch die „Synechthren" der Autoren zum Teil Mitglieder der Syllestien in unserem Sinne sind, so werden doch von mir als Syllesten aufgefaßte Tiere in der Literatur über staatenbildende Insekten den Synoeken zugerechnet. Der Mangel an Übereinstimmung zwischen der gebräuchlichen und der von mir bevorzugten Einteilung ergibt sich daraus, daß die Wasmannschen Einteilungsprinzipien in erster Linie dem Verhalten der Ameisen entnommen sind. Ich stelle mich demgegenüber auf den Standpunkt, daß das Verhalten der Syllesten, Synoeken, Paraphagen und Synclopen als denjenigen Gesellschaftsgenossen, welche als aktive zu gelten haben, d. h. die Tierart aufsuchen, von der sie Nutzen ziehen, der Sozietät in viel höherem Grade ihre charakteristische Beschaffenheit verleihe als das Verhalten der aufgesuchten Tierart, die sich passiv oder reaktiv verhält und nur (unfreiwillig oder freiwillig) gebend an dem Zustandekommen einer zwar irreziproken aber doch essentiellen Sozietät beteiligt ist.

Das Syllestium umfaßt eine Reihe unter sich insofern verschiedener Gesellschaftsformen, als je nach den äußeren Umständen festere oder lockere Beziehungen zwischen seinen Mitgliedern bestehen. Man könnte dies in besonderen für sie zu wählenden Namen zum Ausdrucke bringen, indem man sich z. B. da der Bezeichnung Synoekolestium bedient, wo die Raubgäste die Wohnung ihrer Opfer teilen; da von einem Symporiolestium spricht, wo gemeinschaftlich wandernde Tiere von ihren Feinden verfolgt werden, und in allen den Fällen von einem Tychosyllestium[1], in welchen die Räuber weder bei ihren Beutetieren wohnen, noch mit ihnen wandern, sondern sich ihnen da zugesellen, wo sie sie gerade finden.

Syllestie herrscht zwischen den Ameisen und ihren Synechthren (im Sinne der Autoren), den zahlreichen Staphylinen (Myrmedonien usw.), welche als Raubtiere in den Ameisenbauten leben und der Brut ihrer Wirte nachstellen. Die geschädigten Ameisen stehen diesen Raubgästen feindlich gegenüber und suchen sich ihrer vergeblich zu erwehren. Einer der gemeinsten und bekanntesten Ameisenräuber unter den Staphyliniden ist Staphylinus stercorarius Ol., der sich, wenn er überhaupt als Syllest auftritt, in Tetramorium-caespitum-L.- (auch Lasius alienus (Foerst) Mayr- und anderen Ameisen-) Nestern bei den Puppenlagern der Ameisen auf-

[1] ἡ τύχη, das Ungefähr.

zuhalten pflegt. Er entzieht sich den Angriffen der Arbeiterinnen durch Eingraben in die Erde. In sein Erdversteck zieht er Puppen und Arbeiter und verzehrt sie (Wasmann[1]). Wenn dieser Käfer nicht ausschließlich als Raubgast der Ameisen auftritt und somit nicht auf sie allein angewiesen ist, so hat das mit seiner Zurechnung zu den Syllesten nichts zu tun, die völlig außer Zweifel bleibt; denn für uns kommt es nicht darauf an, ob ein Tier obligatorisch mit einem anderen vergesellschaftet sei oder nicht, sondern nur darauf, ob und wie es sich überhaupt vergesellschaftet; und wenn er in der Gesellschaft der Ameisen auftritt, so ist S. stercorarius Syllest, gleichgültig, ob er notwendig, dauernd und ausschließlich oder fakultativ, vorübergehend und mehr zufällig mit ihnen konsoziiert ist.

Dasselbe gilt für Staphylinus fossor Scop. Aus Wasmanns (l. c., S. 8f.) Versuchen ergibt sich, „daß Staphylinus fossor sowohl die Puppen als die Arbeiterinnen von F. sanguinea frißt; daß er ferner von den alten Arbeiterinnen meist heftig angegriffen wird, aber durch die Angriffe wenig Schaden leidet wegen seines harten Chitinskelettes, seiner kräftigen Kiefer und der großen Gewandtheit, mit der er sich sofort in die Erde eingräbt. Es ist somit eine Synechthrie, ein echtes Räuberleben, das er in Gesellschaft der Ameisen führt."

Alle diejenigen „Synoeken" im Sinne der Autoren, welche von der Brut der Ameisen leben, rechne ich zu den Syllesten, z. B. Dinarda, welche Puppen und Eier frißt; die von Silvestri und Escherich als Räuber nachgewiesenen Myrmecophila (Grylliden) und die Clytralarven (Chrysomeliden) sind vielleicht mehr gelegentliche Syllesten. Wenn übrigens die Dinarden zugleich mit Milben (Tyroglyphus Wasmanni u. a.) in den Ameisennestern leben, so können sie durch Verzehren der Milbenbrut den Ameisen nützlich werden, und die Sozietät wird dann reziprok und gewinnt die Natur des Phagophiliums.

Echte und ausschließliche Syllesten der Ameisen (Lasius niger [L.] F.) scheinen die Weibchen von Systellonotus triguttatus L. zu sein. Mjöberg[2] fand die geflügelten Männchen dieser Wanze, die von ihren hochgradig ameisenähnlichen Weibchen sehr verschieden sind, mit diesen und einigen Exemplaren von Lasius niger auf moosbewachsenem trockenen Boden zusammen, sowie ein Weibchen der Wanze in dem Neste dieser Ameise. Er konnte feststellen, daß sich die Ameisen zu den Hemipteren freundlich verhielten, sie nicht nur nicht angriffen, sondern untersuchten und ihr Abdomen mit den Antennen betrillerten, ohne doch von den Gästen, die ihnen zu entfliehen suchten, etwas zu erhalten. „Daß ein Abgeben von Sekret oder etwas Derartiges vorkommt, habe ich trotz genauer Beobachtungen nicht wahrnehmen können. Auch deuten keine morphologischen

[1] Zeitschr. f. wiss. Insektenbiologie. 6. Bd. 1910. S. 5f.
[2] Zschr. f. wiss. Insektenbiologie. 2. Bd. 1906. S. 107.

Erscheinungen darauf hin, daß dies der Fall sein sollte." Dagegen sogen die Wanzen — übrigens nur die Weibchen, während sich die Männchen als harmlose Vegetarier erwiesen — ihnen von Mjöberg dargebotene Puppen von Lasius niger durch die Kokonwand hindurch aus.

Die von Escherich[1] nach Wasmanns Vorgange als typische Diebsameise angeführte Art Solenopsis fugax (Latr.) For. bildet mit ihren Wirtsameisen (Formica sanguinea Latr., F. rufibarbis (F.) For., F. fusca Latr., F. pratensis (Retz.) For., Polyergus, Lasius alienus (Foerst.) Mayr, Myrmica, Tetramorium usw.) zweifellos Syllestien; denn sie sucht deren Brut, die sie als Nahrung für sich verwendet. „Durch die schmalen Diebspfade schleichen sie sich in die Bruträume der Wirte und tun sich an deren Larven und Puppen gütlich. Wenn auch hier und da Solenopsis mit Aphiden angetroffen werden, so ist doch ‚das ehrliche Handwerk' (der Blattlauszucht) sicherlich nicht als Hauptgeschäft anzusehen." (Escherich[1].) „Die Wahl ihres Nistplatzes, die häufigen tatsächlichen Diebereien und die sehr feindseligen Beziehungen zu ihren Nachbarn lassen ihren Charakter als Diebsameisen als den vorherrschenden erscheinen." (Wasmann.) Solenopsis fugax baut mit ihren Wirtsameisen zusammengesetzte Nester. Ihre Diebspfade sind enge Gänge, welche die größeren Wirte nicht passieren können, die auch sonst diesem Raubgaste gegenüber wehrlos sind, weil sie gegen den Giftstachel dieser kühnen Ameisenart nichts auszurichten vermögen. „Die große Ameise, z. B. die durch Mut und Kraft hervorragende Formica sanguinea wälzt sich, von den Diebsameisen angegriffen, alsbald wütend auf dem Boden, sucht nach dem Gegner zu beißen und ihn aus ihrem eingekrümmten Hinterleibe mit Gift zu übergießen. Aber es ist, als ob sie ihn nicht fände, meist beißt und spritzt sie neben ihm vorbei." (Wasmann.)

Die Metoecuslarven (Rhipiphoridae) sind Syllesten der Erdwespen (Vespa vulgaris L. und V. germanica F.). Die aus den im Freien abgelegten Eiern von Metoecus paradoxus Lin. ausgeschlüpften Larven klammern sich wahrscheinlich ebenso wie die Triungulinuslarven der Meloiden (vgl. Symphorium, S. 411) an Wespen an, um sich in deren Nester tragen zu lassen. Es ist nicht ganz leicht, zu entscheiden, ob man die hier angekommene Larve als Parasiten oder Syllesten ansprechen solle; denn sie bohrt sich in eine Wespenlarve ein und lebt zunächst, wie es scheint, nur von deren Blut oder Fettkörper, ohne sie zu töten. Später aber verläßt die Metoecuslarve das Innere ihres Wirtes und verzehrt die Wespenlarve nunmehr vollständig, um sich dann in deren Zelle zu verpuppen. Damit erweist sie ihren Charakter als Syllest der Wespen, der Mitgliedern des Staates nachstellt, um sie zu verzehren. Ein Parasit frißt seinen Wirt niemals ganz auf.

Ein Syllestium haben wir auch in einem Rubusstengel beisammen, in

[1] Die Ameise. Braunschweig 1906.

welchem neben den Larven von Prosopis rinki Gorsky, die ein Sympaedium bilden, die Larven von Gasteruption assectator Fabr. leben. „Die Gasteruptionlarve macht ihre Entwicklung in zwei übereinander liegenden Zellen ihres Wirtes (Prosopis) durch. Nachdem sie die Wirtslarve in der einen Zelle verzehrt hat, durchbricht sie die Scheidewand zur folgenden und verzehrt auch die darin ruhende Prosopislarve. Sie ist hierzu befähigt durch ihre Körpereinrichtung . . . Nachdem sie die zweite Wirtslarve verzehrt hat, spinnt sie einen feinen Kokon und wird zur Ruhelarve . . . Gasteruption assectator F. schmarotzt auch nicht selten bei der in alten Liparagallen nistenden Prosopis kriechbaumeri Förster.“ (Höppner[1].) Da die Gasteruptionlarven die Larven ihrer Wirtsbiene auffressen, handelt es sich nicht um einen eigentlichen Parasitismus, sondern um Syllestie. Das gleiche gilt für die Stelis ornatula Nyl.-Larve, die in den Linienbauten von Osmia parvula Duf. et Perr. und von Osmia leucomelaena K. deren sympädiell vereinigten Larven nachstellt, sowie für alle ähnlichen Fälle.

Bei den Termiten kommen Syllestien natürlich ebenfalls vor, und es wird über sie in Zukunft noch mehr bekannt werden, als man bisher weiß. Die Myrmedonien sind wohl zweifellos als Syllesten anzusprechen, die sich in den Termitenbauten verbergen und deren rechtmäßige Bewohner überfallen und verzehren.

Syllesten sind auch die südamerikanischen Eidechsen Gonatodes humeralis Guich. und Tupinambis nigropunctatus Spix., die nach Hagemann ihre Eier in die Nester von Baumtermiten legen. „Die Vorteile, welche die Eidechsen aus der Gewohnheit, die Eier bei Termiten abzulegen, ziehen, sind nicht gering: einmal befinden sich die Eier in einer ziemlich hohen gleichmäßigen Temperatur und Feuchtigkeit, und sodann sind die jungen, dem Ei entschlüpften Tiere sogleich umgeben von reichlicher Nahrung.“ (Escherich, l. c.) Sie fressen die Termitenarbeiter und -larven.

Erwähnt seien noch von hierher gehörigen Fällen die Larven von Clerus mutillarius Fabr. (Cleridae), welche in den Gängen der von ihnen feindlich verfolgten Borkenkäfer verschiedener Laubhölzer leben; Thanasimus formicarius Lin. (Cleridae), dessen Käfer und Larven sich dadurch als forstnützlich erweisen, daß sie namentlich die Larven von Hylesinus piniperda L. in ihren Brutgängen verfolgen. Die Larve von Pelecotoma fennica Payk. (Rhipiphoridae) lebt in den Bohrlöchern von Ptilinus fuscus Geoffr. (Anobiidae) in alten, weichen Laubhölzern und stellt hier den Bohrkäfern nach.

Für die Raubgastgesellschaft ist das Bewohnen desselben Baues kein notwendiges Kennzeichen. Als wesentlich erscheint allein die Tatsache, daß zwei Tierarten beieinander sind und einige Zeit lang beieinander bleiben, von denen die eine der anderen als ihrer Beute nachstellt. Dabei können

[1] Allg. Zeitschr. f. Entomol. 9. Bd. 1904. S. 161.

diese Gesellschaften von sehr lockerem Gefüge sein, und es gibt alle Übergänge von dem sich seiner Beute gesellenden Raubtiere bis zu den zeitlebens in den Nestern ihrer Beutetiere lebenden Raubgästen.

Wenn man die Heringsschwärme als eigentliche Wandergenossenschaften auffaßt, so bilden sie mit ihren Verfolgern, als welche fast alle Meeressäugetiere, Meeresvögel und Raubfische in Betracht kommen, eine Tiergesellschaft, die man als Heterosymporium bezeichnen könnte, wenn nicht nur die verfolgten, sondern auch die verfolgenden Tierarten Wandergenossenschaften bildeten. Man könnte dann wohl dieses Heterosymporium auf Grund seines syllestiellen Charakters als eine besondere Form des Syllestiums auffassen. Da diese Gesellschaft aber wesentlich Syllestium, nicht Symporium schon deshalb ist, weil die Verfolger keineswegs von einem Wandertriebe beherrscht werden, sondern nur ihrer wandernden Beute folgen, sehe ich davon ab, die an Wandergenossenschaften gebundenen Syllestien als besondere Kategorie heterotypischer Vergesellschaftung abzusondern, und schließe sie hier an, es freistellend, ob man die vorgeschlagene Bezeichnung Symporiolestium annehmen wolle oder nicht, welche die Zugehörigkeit dieser Sozietätsform zu dem Syllestium ausdrückt.

Eine heterotypische Gesellschaft von der Form des Symporiolestiums bilden mit den Lemmingen diejenigen Tiere, welche deren Wandergenossenschaften folgen, um sich von den Wanderern zu ernähren. Der eine wesentliche Bestandteil dieser irreziproken Sozietät wird durch die Lemminge als den verfolgten, der andere durch die sämtlichen Räuber als den verfolgenden Tieren gebildet, auf deren Seite allein der Vorteil liegt, der dieser Vergesellschaftung ihren essentiellen Wert verleiht. Als Verfolger gesellen sich den Angaben nach den Lemmingen Bären, Vielfraße, Füchse, Marder, Iltisse, Hermeline, Schneeeulen, Bussarde, Raben, Krähen und Elstern zu, also eine bunte Gesellschaft, deren Mitglieder unter sich ein heterotypisches Symphagium, mit den Lemmingen aber ein Syllestium bilden und deren Raubgäste sind.

Von dem Springbocke (Antidorcas euchore Forst.) und seinen Begleitern war schon a. a. O. (S. 92 f.) die Rede. Den notwandernden Herden dieser südafrikanischen Antilope folgen zahlreiche Raubtiere, die sich von den ermatteten und verendeten Wanderern ernähren. (Als solche werden genannt: Löwen, Leoparden, Luchse, Hyänen, Geier, Schakale.)

Den Wanderheuschrecken schließen sich ihre Feinde ebenfalls in großen Massen an: kleinere Raubvögel, Turmfalken, Bussarde, Raben, Dohlen und vor allem der Rosenstar bilden die Begleitung der wandernden Insekten und dezimieren deren Scharen.

Unter den Begriff des Syllestiums fällt auch die gelegentliche Vergesellschaftung der Blattlausvertilger mit ihren Opfern. Die Coccinellen und deren Larven, die Chrysopa- und Hermerobiuslarven („Blattlauslöwen“)

und die Syrphuslarven suchen die Blattlauskolonien auf und sind mit diesen wenigstens bis zur Stillung ihres Hungers zu einer Tiergesellschaft verbunden, welche den Charakter des Syllestiums (Tychosyllestiums) zeigt.

Hatten wir es soeben mit einer lockeren und vorübergehenden tychosyllestiellen Vergesellschaftung zu tun, so tritt uns eine solche in festerer Form beispielsweise da entgegen, wo der Seestern Asterias rubens L. sich den Austern zugesellt, um sie zu verzehren. Er ist bekanntlich nicht der einzige Mitbewohner der Austernbänke, die von Möbius als komplizierte „Biocoenosen" nachgewiesen worden sind, in welchen verschiedene Vergesellschaftungsformen zu einem recht zusammengesetzten Ganzen miteinander vereinigt sind. Aus der Analyse dieser und ähnlicher Biocoenosen (z. B. der Korallenriffe u. a.) ergeben sich stets mehrere verschiedene Genossenschaftsarten je nach den Beziehungen, die sich zwischen den örtlich zusammengedrängten Tieren ausgebildet haben. Diese engeren Beziehungen sind es, denen zunächst nachgegangen werden muß, um zu bestimmten Grundbegriffen zu gelangen, die zu gewinnen und zu ordnen eben die Aufgabe der vorliegenden Arbeit ist.

3. Paraphagium.

Dem Syllestium gegenüber erscheint das Paraphagium als eine irreziproke Tiergesellschaft, die auf recht harmlosen Beziehungen beruht; denn die spezifische Natur des Gastfressers oder Bettlers liegt darin, daß er von seinem Wirte nur Abfallstoffe als ihm freiwillig überlassene (erbettelte, geschenkte) Nahrung für sich beansprucht, dem Wirte also keinen Schaden zufügt. In den beanspruchten Stoffen handelt es sich im Gegensatze zu den Synclopen nicht um gespeicherte Vorräte oder sonst den Wirten zur Nahrung dienende Substanzen, die gestohlen werden; im Gegensatze zu den Parasiten nicht um Entziehung wertvoller Stoffe, die dem Körper des Wirtes selbst entnommen werden. Da die Paraphagen bisweilen ihren Wirten von einem gewissen, übrigens stets entbehrlichen, weil nur geringen Nutzen sein können, besteht die Möglichkeit zum Übergange dieser irreziproken zu einer reziproken Sozietätsform.

Beispiele für das Paraphagium, für welches sich eine geeignete deutsche Bezeichnung nicht leicht finden läßt — Gastfresserei, Bettelfresserei werden wenig Beifall finden —, bietet uns die niedere Tierwelt in ziemlicher Fülle. Wir greifen nur einige heraus, die zugleich zeigen mögen, auf wie verschiedener Grundlage Paraphagien entstehen konnten.

Soweit die Beobachtungen Aufschluß gegeben haben, besiedeln die bohrenden Alcippen (Alcippe lampas Hancock) stets nur solche Schneckenschalen, welche von einem Eupagurus bewohnt werden. Es besteht also eine Vergesellschaftung zwischen den Cirripedien und dem Einsiedlerkrebse. Auf seiten des letzteren liegt nun zweifellos kein Vorteil, der aus dieser

Inanspruchnahme seines Wohngehäuses für ihn erwachsen könnte, aber auch kein Nachteil. Die An- oder Abwesenheit der bohrenden Cirripedien ist für ihn ganz gleichgültig. Die Alcippen aber wählen nicht ohne Ursache die von dem Einsiedler bewohnte Schale. Berndt[1] äußert sich darüber (S. 412) wie folgt: „Bei lebenden Exemplaren fand sich der vielverzweigte Magendarm stets mit bräunlich-grünen Detritusmassen angefüllt. Auch bei konserviertem Material wurde nie eine mehr oder minder große Nahrungsmenge im Darm vermißt. Die mikroskopische Untersuchung des Magendarminhaltes ergab stets das Resultat, daß derselbe aus vollkommen gleichmäßigen, ganz außerordentlich feinkörnigen Massen bestand . . . Niemals fand sich im Magendarm irgendein organisiertes Gebilde, etwa ein Crustaceenpanzer oder Reste pelagischer Organismen. Man würde auch nicht verstehen, wie diese Wesen in die von dem Pagurusschwanze dicht abgeschlossenen Mündungen der Alcippehöhlungen hineingeraten sollten. Man wird daher die Nahrungsquelle unseres Tieres in einer anderen Richtung zu suchen haben. Aurivillius hat dem Zusammenleben von Alcippe und Pagurus den Namen einer Symbiose gegeben; ob das Verhältnis den Namen wirklich verdient, ist fraglich, da dem Pagurus aus demselben wohl keine Vorteile erwachsen dürften. Für Alcippe ist dies jedoch sicherlich der Fall. Ich möchte die Ansicht vertreten, daß die Nahrung der Alcippe im wesentlichen aus Stoffen besteht, die entweder bei der Nahrungsaufnahme oder bei der Defäkation der Paguren im Wasser fein verteilt werden. Bei der Nahrungsaufnahme der Paguren, d. h. dem Zerreißen und Zerschneiden faulender Fische und anderer tierischer Substanzen, muß eine große Menge feinster organischer Partikelchen im Wasser verteilt werden, was der Alcippe zum Nutzen gereichen muß. Inwieweit die Fäces des Pagurus an der Ernährung der Alcippe beteiligt sind, muß dahingestellt bleiben; jedenfalls würden sie eine gewissermaßen schon vorbereitete Nahrung darstellen, welche sehr gut für den höchst eigenartig umgebildeten Verdauungstraktus unseres Tieres passen würde."

Ist die von Berndt vertretene und recht einleuchtende Auffassung richtig, so haben wir in der Vergesellschaftung der Alcippen mit dem Pagurus eine echte paraphagielle Sozietät vor uns, weil die Cirripedien, ohne ihrem Sozius zu schaden, nur Abfallstoffe für sich beanspruchen.

Ein Paraphagium anderer Art hat sich zwischen einem Käfer (Trinodes hirtus Fabr.) und der Hausspinne (Tegenaria domestica L.) ausgebildet. Wie viele andere Dermestiden lebt auch diese Trinodesart von tierischen Stoffen und verzehrt gleich ihren Verwandten, den Anthrenusarten, die als Zerstörer unserer Insektensammlungen gefürchtet sind, Insektenreste. Da der Käfer und seine Larve solche in den Spinnennetzen reichlich vorfindet,

[1] Zeitschr. f. wiss. Zool. 74. Bd. 1903.

tritt er gelegentlich als Paraphag der Spinne auf, während er sonst in hohlen Bäumen, an altem Holze, in Gebäuden usw. lebt. Seiner Wirtin, der Spinne, fügt er durch das Verzehren der ausgesogenen und für sie wertlosen Reste keinen Schaden zu, ist aber selbst durch die Vergesellschaftung mit ihr günstiger gestellt, weil sie ihm die begehrte Nahrung in reicherer Fülle liefert als die sonst von dem Käfer bewohnten Orte.

Die Anthrenusarten, deren Larven unsere Insektensammlungen zerstören, treten zu dem Menschen natürlich deshalb in ein anderes Sozietätsverhältnis, weil die getrockneten Insekten für uns nicht wertlos sind. Man kann sie als Synclopen des Menschen auffassen, wenn man nicht eine andere Kategorie für sie schaffen will. Da in diesem Buche übrigens das Verhältnis zwischen dem Menschen und mit ihm vergesellschafteten Tieren unberücksichtigt bleiben soll, wurde Anthrenus hier nur nebenher erwähnt.

Andere Dermestiden scheinen zu gewissen Insekten in einem ähnlichen Verhältnisse zu stehen wie Trinodes zu den Spinnen; denn wenn Dermestes erichsoni Gglb. in den Nestern von Euproctis chrysorrhoea L., Dermestes aurichalceus Küst. in den Nestern von Thaumetopoea pityocampa Schiff. lebt, so darf man wohl annehmen, daß sie hier die Exuvien oder andere Abfallstoffe der Raupen suchen.

Als Paraphagen sind natürlich auch alle diejenigen sogenannten „Synoeken" der Ameisen anzusehen, welche nur deshalb bei den Ameisen hausen, weil sie die Abfälle suchen, die für ihre Wirte keinen Wert mehr haben. Als solche Abfälle werden wir auch die Leichen der Ameisen ansehen dürfen, die wenigstens in Beziehung auf die Ameisensozietät unter denselben Gesichtspunkt fallen wie die Abfälle des Einzeltieres; und dann ist Dinarda, welche diese Leichen zerreißt und frißt, ein Paraphag. Schwieriger zu beurteilen sind diejenigen Insekten, welche zu ihren Wirten in verschiedenen Beziehungen stehen: die sich z. B. bei der Fütterung zwischen zwei Ameisen stellen und sich als Mundräuber (Synclopen) dadurch kennzeichnen, daß sie von dem gespendeten Futtersafttropfen mitlecken, wie es Atelura, Myrmecophila und gelegentlich auch Dinarda machen, von denen Dinarda als Leichenfresser sonst ebenso echter Paraphag ist wie Myrmecophila, wenn sie nur die Oberflächensekrete der Ameisen abzulecken begehrt. Dieselben Tiere können auch als Syllesten auftreten (Dinarda, Myrmecophila) und es durch die Vielseitigkeit ihrer Beziehungen zu den Ameisen unmöglich machen, die Vergesellschaftung einer bestimmten Kategorie zuzuzählen. Dinarda kann sogar mit den Ameisen ein Phagophilium, also eine reziproke Sozietät, bilden, wenn die Ameisen an Milbenräude leiden. Die Dinarden fressen dann auch die Jugendformen der Milben und befreien so die Ameisen von Parasiten, die für sie recht schädlich werden können. Für diese mannigfachen kombinierten sozialen Beziehungen besondere Kategorien zu schaffen, mag in Zukunft nötig werden. Vorläufig sehe ich noch davon ab, um den hier erstrebten Überblick nicht unnütz zu erschweren.

Als Beispiel eines Ameisenparaphagen, dessen Verhältnis zu seinem Wirte schon den Eindruck eines reziproken macht, möge hier das bei dem nordafrikanischen Myrmecocystus viaticus Fb. lebende Oxysoma oberthüri Fvl. (Fam. Staphylinidae) herausgegriffen sein. „Die Beziehungen dieses durch seine hellbraune Färbung und den eigentümlichen Fettglanz an die ‚echten Gäste' erinnernden Myrmecophilen zu seinen Wirten sind, wie ich durch eine neunwöchentliche Beobachtung im künstlichen Neste feststellen konnte, ganz eigenartige und unerwartete. Das Charakteristische des Verhältnisses besteht darin, daß hier nicht der Gast von den Wirten beleckt wird, wie es sonst bei den Symphilen (‚echten Gästen') üblich ist, sondern umgekehrt die Wirtsameisen von dem Gast. Beinahe ununterbrochen leckten die Oxysomen an den Myrmecocystus herum, wobei sie mit großer Gründlichkeit zu Werke gingen; sie stiegen der Ameise auf den Rücken, leckten hier die ganze Oberfläche zwei- bis dreimal gründlich ab, kletterten dann über den Kopf an den Fühlern hinauf bis zur Spitze, dieselben ebenfalls gierig beleckend, dann ging's an die Unterseite und endlich an die Beine, welche eines nach dem anderen ebenso behandelt wurden. War so eine Ameise von oben bis unten und von vorn bis hinten gewissenhaft abgeleckt, so ging's zu einer anderen, wo dann in derselben Weise weitergeleckt wurde. Die Häufigkeit und die Gier des Beleckens im Verein mit dem Umstand, daß Oxysoma weder von den Wirten gefüttert wurde, noch auch sonst irgendwelche Nahrung zu sich genommen, zwingen uns zu der Annahme, daß unser Staphyline seine ganze Nahrung durch das Lecken an den Ameisen beziehen und daß dieselbe also wohl in den Ausscheidungen der Ameisen bestehen müsse." (Escherich[1].)

Der Käfer ist hier zweifellos das aktive Mitglied, welches im Interesse seiner Ernährung die Ameisen aufsucht und den wesentlichen Vorteil aus der Vergesellschaftung zieht. Aber es ist schwer anzunehmen, daß die Ameise nicht ebenfalls Nutzen von ihrem Gaste habe, da sie sich das Abgelecktwerden so bereitwillig gefallen läßt. Deshalb gewinnt man den Eindruck, daß sich in diesem Falle ein reziprokes Verhältnis zwischen Käfer und Ameise ausgebildet habe, welches darauf beruht, daß der Käfer nicht nur, weil unabweisbar, geduldet, sondern gern geduldet wird. Träfe dies zu, so erhielte die Vergesellschaftung einen Wert, der sie dem Phagophilium nahe rücken würde.

Den Übergang des Paraphagiums als einer irreziproken Sozietät zu einem Mutualismus scheinen wir auch in folgender merkwürdiger Tiergesellschaft vor uns zu sehen:

„Im Gegensatze zu den meisten anderen Spinnen leben in Afrika,

[1] Allg. Zeitschr. f. Entomol. 7. Bd. 1902. S. 355.

südlich vom Zambesi, in Indien und auf Zeylon Arten der Gattung Stegodyphus in Gruppen von recht zahlreichen Individuen, welche zwischen den Zweigen der Bäume große gemeinschaftliche Netze ausspannen, in denen sie gemeinsam jagen. Nach Pocock hat man im Netze einer dieser Arten regelmäßig die Larven einer kleinen Mottenart, Batrachedra stegodyphobius, angetroffen. Bei warmem Sonnenscheine kriechen diese kleinen Schmetterlingslarven an den Fäden zu den Überbleibseln der von den Spinnen gefangenen Insekten und verzehren dieselben. Bei trübem Wetter halten sie sich im Innern des von den Spinnen aufgeführten Nestes auf und bei Einbruch der Dunkelheit ziehen sie sich mit den Spinnen zusammen in dasselbe zurück. Bemerkenswert ist, daß die Spinnen die in den äußeren Netzen gefangenen Insekten nie an der Stelle liegen lassen, wo sie gefangen wurden, sondern sie mit Geduld und Ausdauer in die nächste Umgebung des Nestes schaffen. Nie jedoch bringen sie sie in das Nest hinein, so daß die Larven genötigt sind, dieses zu verlassen, um sich Futter zu suchen. Der Nutzen, den diese Mottenlarven von ihrem Kommensalismus, ihrer Tischgenossenschaft mit den Spinnen haben, ist unschwer zu verstehen. Sie erhalten dadurch nicht bloß mühelos ihre Nahrung, sondern auch einen schützenden Zufluchtsort vor ihren Feinden in dem mit einem Fangnetze versehenen Neste. Weniger leicht läßt sich verstehen, wie es den Schmetterlingen zuerst glückte, die Spinnen dazu zu bringen, ihnen Zutritt zum Neste zu gestatten und sie Generation auf Generation zu dulden. Der Umstand, daß die Larven das Nest rein halten, indem sie Leichenreste verzehren, erklärt wohl, weshalb sie von den Spinnen unangetastet gelassen werden, und dieser Fall dürfte daher als Beispiel von Mutualismus angesehen werden können. Einen anderen Nutzen dürften sie dem gemeinschaftlichen Haushalte nicht bringen. Vielleicht besitzen sie auch ein spezielles Schutzmittel gegen die Spinnen. Die Schmetterlinge entfliehen diesen leicht und können ins Netz kommen oder gehen wie sie wollen. Die Larven und auch die Schmetterlinge gleich nach ihrem Auskriechen aus der Puppe müßten aber von den Spinnen doch sicher ohne Schwierigkeit getötet werden können. Daß dies nicht geschieht, ist ein weiterer Beweis für diesen Mutualismus. So ist dieses Beispiel des Zusammenlebens verschiedener Tierarten in Wahrheit eines der merkwürdigsten. Die Spinnen gehören ja zu den ausgeprägtesten Raubtieren, und die Schmetterlingslarven pflegen sich ja im allgemeinen von Pflanzenstoffen zu ernähren." (O. M. Reuter, Lebensgewohnheiten und Instinkte der Insekten.)

Die Paraphagen können schließlich auch zu Epizoen[1] werden. Dies trifft für die Mallophagen zu, sofern sie ihren Träger selbst bewohnen,

---

[1] Unter Epizoen will ich nur solche Tiere verstanden wissen, welche auf anderen Tieren leben, ohne daß der Ausdruck eine Bestimmung darüber enthalten soll, weshalb und warum eine Tierart auf der anderen lebt. Epizoisch leben auch Symphoristen und manche Parasiten.

ohne doch zu Parasiten geworden zu sein; denn sie schädigen ihn entweder gar nicht, indem sie die Epidermschuppen, welche Abfallstoffe sind, sowie Ausscheidungen der Hautdrüsen verzehren, oder sie beeinträchtigen ihn in nur geringem Maße, wenn sie nicht mehr lebende Hautprodukte (Haare, Federn) benagen und den Gesundheitszustand ihres Wirtes selbst dann nicht nachteilig beeinflussen, wenn sie ihn massenhaft bewohnen. Diese epizoischen Paraphagen (Epiparaphagen) leiten zu den Parasiten über und können, wie die Physostomiden, zu echten Parasiten werden, da sich die Angehörigen dieser Familie auf Singvögeln zu Blutsaugern entwickelt haben.

Wenn P. J. van Beneden die Mallophagen deswegen als Mutualisten auffassen will, weil sie nach seiner Meinung ihren Wirten durch Entfernung überflüssiger und unter Umständen vielleicht schädlicher Abfallstoffe Nutzen bringen, so will ich nicht bestreiten, daß aus der Tätigkeit der Haar- und Federlinge gelegentlich ihrem Wirte einmal einiger Nutzen erwachsen könne; aber ich stelle mich doch auf den Standpunkt, daß normalerweise von einem solchen Nutzen kaum die Rede sein kann und außergewöhnliche Verhältnisse zur Beurteilung des Sozietätsverhältnisses nicht herangezogen werden sollten. Der Fall wäre denkbar, daß ein Parasit durch seine Einwirkung einmal einen Fehler im Organismus korrigierte; aber er würde uns noch keineswegs berechtigen, daraufhin den Parasitismus als Mutualismus zu beurteilen.

Ein Paraphagium ähnlicher Art scheint zwischen Hemimerus talpoides Walk. (Hemimeroidea) und Cricetomys gambianus Wtrh., der Hamsterratte des tropischen Afrika zu bestehen. Die epizoischen Hemimeren, die oft in größerer Anzahl das Fell des Nagers bevölkern, scheinen Epidermschuppen, Pilzsporen und organische, dem Felle des Wirtes anhaftende Verunreinigungen zu fressen. [A. de Bormans und K. Krauss[1] bemerken: „Da die Mundteile nicht geeignet sind, die Haut der Ratte anzubeißen, um etwa Blut daraus zu saugen, so ist anzunehmen, daß Hemimerus hier von anderen Parasiten, z. B. Mallophagen, lebt.“ Wenn diese Annahme das Richtige trifft, so haben wir kein Paraphagium, sondern eine spezielle Form des Phagophiliums vor uns.]

Als Paraphagium ist wohl auch folgender Fall zu beurteilen: „In Südamerika traf Schulz eine kleine, bis jetzt systematisch nicht näher bestimmte, nur $1^3/_4$ mm lange Fliege an, welche auf der oberen Flügelseite des großen, prachtvollen Tagschmetterlings Morpho achilles kriecht, wo ihre Larven geschlängelte Gänge in die Schüppchenbekleidung genagt hatten, die offenbar ihre Nahrung bildeten. Derartige kleine Fliegen hat er auch auf den Flügeln anderer amerikanischer Schmetterlinge, wie Helicopis acis und cupido beobachtet.“ (Reuter, l. c.) Reuter sagt im Anschlusse an

[1] Das Tierreich. Berlin 1900. S. 131.

den zitierten Passus: „Diese Fälle sind unseres Erachtens zum Parasitismus zu zählen, wenngleich die vollkommen ausgebildete Fliege keine degenerierten parasitischen Charaktere zeigen dürfte. Offenbar sind auch diese Fliegen den Schmetterlingen von keinem Nutzen und die Ausbeutung der Symbiose somit völlig einseitig."

Seltsame Paraphagien bilden die Krebsegel (Astacobdella, Histriobdella, Polia) mit den von ihnen bewohnten höheren Krebsen, an deren Abdomen sie sich aufhalten. Sie nähren sich nur von Abfall, von Leichen, indem sie die abgestorbenen Eier aus den Eiermassen herausfressen, welche die brutpflegenden Krebsweibchen an ihrem Körper mit sich tragen, schädigen also ihren Wirt in keiner Weise, sondern bringen ihm eher vielleicht noch einigen Nutzen, scheinen für ihn aber im ganzen recht gleichgültige Gäste zu sein.

4. Synoecium, Wohngenossenschaft.

Die Wohngenossenschaft ist eine Gesellschaftsform, die nur da vorliegt, wo eine Tierart bei der anderen nichts weiter als eine geeignete Wohnstätte sucht. Nicht zu verwechseln ist diese Sozietätsform mit dem Synchorium; denn dieses beruht darauf, daß mehrere Tiere den ihnen zusagenden naturgebotenen Ort gemeinsam besiedeln; bei dem Synoecium aber liefert erst die eine Tierart der anderen den geeigneten Ort, jedoch nicht, indem sie als solchen ihren eigenen Körper hergibt (Parasitismus und Parachorismus), sondern als eine von ihr selbst erst hergesetllte Wohnstätte, wobei diese Wohnstätte als Arbeitsergebnis der einen Tierart von der anderen Tierart unmittelbar besiedelt und benutzt wird oder die zweite Tierart ihren Bau in der Wohnung der Wirtstierart anlegt, weil dieser hierzu günstige Gelegenheit darbietet. Die eine Tierart wohnt also bei dieser Gesellschaftsform, wie noch einmal hervorgehoben sei, nicht im oder am Körper der anderen Tierart.

Wenn Einmieter in dem Baue einer Wirtstierart leben, sind sie darum allein nicht schon Synoeken. Es kommt vielmehr ganz darauf an, was sie in dem Baue der anderen Tierart suchen, welchen Vorteil sie durch das Zusammenwohnen gewinnen. Nur dann, wenn die mitbewohnende Tierart von der anderen nichts weiter erhält als die geeignete Wohnstätte, soll nach der hier vertretenen Auffassung von einem Synoecium gesprochen werden dürfen; denn in allen anderen Fällen erscheint der Aufenthalt in der fremden Wohnung nebensächlich und ergibt sich per accidens aus anderen Bedürfnissen, welche ein Tier veranlassen, das andere aufzusuchen.

Das Synoecium ist stets heterotypisch und irreziprok. Nur die wohnungsuchende Tierart hat als die aktive Vorteil von der Vergesellschaftung, die für die wohnunggebende Tierart gleichgültig bleibt oder nachteilig wird. Dadurch unterscheidet sich das Synoecium von dem Phylacobium, das wir (S. 357) als reziproke Sozietät kennen gelernt haben und dessen Wesen sich dadurch ausdrückt, daß eine Tierart der anderen das Wohnen in ihrem Baue gestattet, dafür aber von den Wohngästen geschützt wird.

Den übrigen Sozietätsformen gegenüber ist das Synoecium hinlänglich gekennzeichnet; es bedarf daher keiner besonderen Hervorhebung der bestehenden Unterschiede, und wir können sogleich zur Anführung einiger Beispiele für die Wohngenossenschaft übergehen.

Man beobachtet nicht selten, daß Sperlinge die günstige Nistgelegenheit benutzen, welche ihnen ein Storchnest oder der Horst eines anderen großen Vogels bietet. Der Storch wird hierdurch nicht geschädigt und steht seinen Wohngenossen gleichgültig gegenüber. Das Storchnest wird von den Sperlingen nicht unmittelbar als Wohnung benutzt, sondern nur als geeignete Unterlage für ihr eigenes kunstloses Nest. Da dies auch geschieht, wenn das Storchnest nicht bewohnt ist, so kann der Sperling bei dem Storche nicht wohl noch mehr suchen als die gute Nistgelegenheit; daher trägt diese Vergesellschaftung ganz den Charakter des Synoeciums.

Ebenso bauen in dem Horste des amerikanischen Seeadlers (Pandion haliaetus Cuv.) Sperlingsvögel und Nachtreiher ihre Nester oft in größerer Anzahl und finden so bei geeigneter Nistgelegenheit wohl auch zugleich eine gewisse Sicherheit des Wohnortes, welche ihnen die Anwesenheit des Raubvogels in seinem Gebiete gewährleistet. Auffallend ist es freilich, daß der Adler diese Einmieter duldet und schont[1], von denen er allerdings keine Schädigung zu befürchten hat, die ihm aber auch keinen erkennbaren Nutzen bringen. Sollte sich aber durch genaueres Studium dieses Zusammenlebens doch ein wechselseitiger Vorteil nachweisen lassen, so wäre diese Sozietät nicht als Synoecium anzusehen, sondern als eine reziproke Tiergesellschaft.

„Es ist wohl nicht nur durch das Bedürfnis hervorgerufener Zufall, sondern instinktartige Gewohnheit, welche die neuseeländische Brückenechse (Hatteria [Sphenodon] punctata) veranlaßt, ihre Höhlennester mit Sturmvögeln (Procellaria) und Sturmtauchern (Puffinus) zu teilen. Es sind stets die Echsen, welche die Höhlen bauen, die im Innern erweitert sind, und in denen stets die Vögel die linke, die Echse die rechte Seite bewohnen sollen. Nach J. v. Haast duldet letztere ohne weiteres die Vögel und ihre Brut, während sie keine ihrer Artgenossen in die Höhle läßt; vielmehr versperrt sie mit ihrem dicken Kopfe den engen Zugang." (Doflein, l. c.)

Soweit sich diese merkwürdige Vergesellschaftung zurzeit beurteilen läßt, dürfte sie den Synoecien zugerechnet werden müssen.

Für die Ameisen sind verschiedene Fälle des Synoeciums bekannt. Wasmann bezeichnet die Resultate der Bautätigkeit so vergesellschafteter Arten als „minder zufällige" Formen zusammengesetzter Nester, bei welchen

[1] Diese Schonung wird leichter verständlich, wenn man bedenkt, daß dieser Adler nur von Fischen lebt.

„einem der beiden Teile ein besonderer wohnlicher Vorteil aus dem Zusammenleben mit der anderen Art erwächst."

„Hierher gehört die von Mc Cook und Wheeler berichtete Erscheinung, daß in den Bauten der Pogonomyrmexarten, vorzüglich auf dem den Nestkegel umgebenden scheibenförmigen Hofraume, sich häufig fremde Ameisenkolonien finden (Dorymyrmex pryraniscus, Formica sanguinea, Forelius foetidus usw.). Auch die Haufen unserer Waldameisen sind verschiedentlich von fremden Arten (Lasius, Myrmica, Tetramorium) bewohnt. Wir dürfen in diesen Fällen wohl annehmen, daß die Fremdlinge nicht rein zufällig in die Pogonomyrmex- oder Formicanester geraten sind, sondern daß sie durch die wohnlichen Vorteile, deren gerade diese Nester ja nicht wenige besitzen (gleichmäßig hohe Temperatur, Schutz gegen Regen usw.) angezogen wurden." (Escherich, Die Ameise.)

Die „Gastameisen" sind ebenfalls Synoeken in dem hier festgelegten Sinne. Unserer Fauna gehört nur der bei Formica rufa L. und F. pratensis (Retz.) For. wohnende Formicoxenus nitidulus Nyl. an. „Adlerz[1], der die Gastameise am eingehendsten studierte, fand die Nester derselben meist im Innern der Rufahaufen, aus feinem Material der letzteren gebaut, selten in der äußeren Decke des Haufens und einmal in den Spalten eines morschen Eichenstammes, über welchem die Rufa ihr Nest errichtet hatten. Wasmann fand eine Formicoxenuskolonie unter anderem im Puppengehäuse einer Cetonia floricola (Käfer), welche als Larve in den Rufahaufen lebt. Nach demselben Autor erinnert das Nest der Gastameise nicht wenig an ein Vogelnest, sowohl durch die napfförmige Gestalt, als auch durch das zu demselben verwendete Baumaterial. Der Umfang des Nestes erreicht höchstens den einer kleinen Nußschale. Die Kolonien sind klein und zählen gewöhnlich nur einige hundert Mitglieder . . . Wenn Formicoxenus auch seine eigenen Nestkammern anlegt, um in denselben seine Brut zu bergen, so ist die Trennung doch bei weitem nicht so streng durchgeführt wie bei der Diebsameise, indem zu den Kammern breite, auch dem Wirte zugängliche Wege führen."

Die Beziehungen der Gastameise zu den Wirten sind auch völlig friedliche oder vielmehr gleichgültige. Beide nehmen voneinander nicht die geringste Notiz; dabei läuft die Kleine nicht selten unter oder über der Großen hinweg, ohne daß diese es zu bemerken scheint. Wenn es auch hier und da zu kleinen Auftritten zwischen den beiden kommt, so führen diese doch niemals zu ernsten Konflikten."

Wasmann sucht das friedliche Verhalten der Waldameisen gegen Formicoxenus dadurch zu erklären, daß „die Berührung mit letzteren auf den Tast- und Geruchsinn der ersteren einen indifferenten Eindruck macht. Ihre Neugierde scheint nur dann zu erwachen, wenn sie zufällig einmal das

[1] Myrmecolog. Studier I., Formicoxenus nitidulus Nyl. Stockholm 1884; II. 1886.

vorübereilende Tierchen sehen — gewöhnlich begegnen sie demselben ja nur im dunklen Nestinnern —; dann prüfen sie es mit ihren Fühlern und nehmen es sogar zwischen ihre Zangen. Die kleine Gastameise hält sich unbeweglich still und spielt die Scheintote. Weil das kleine Ding sich nicht mehr bewegt, ist die Angriffslust der Waldameise abgekühlt, sie öffnet ihre Kiefer und Formicoxenus läuft weiter." (Wasmann.)

„Der Vorteil, den die Gastameise im Rufaneste genießt, liegt wohl in erster Linie in der Sicherheit und dem Schutze gegen die Angriffe feindlicher Ameisen und sodann wohl auch in der höheren gleichmäßigen Temperatur, welche in dem großen Rufahaufen herrscht und welche der Entwicklung der Brut sehr förderlich ist. Vielleicht findet sie auch noch eine besondere Nahrung; doch ist darüber noch nichts bekannt." (Escherich.)

Daß auch die Termitenbauten manche Mitbewohner haben, die mit deren Insassen ein Synoecium bilden, hat die Beobachtung gelehrt. Dabei kann es zu sehr seltsamen Vergesellschaftungen kommen. „Belt berichtet von einem kleinen Papagei Nicaraguas, der regelmäßig sein Nest in der Höhlung eines bewohnten Termitennestes macht, und Hagmann beobachtete das gleiche von einigen brasilianischen Sittichen (Conurus aureus und Brotogerys virescens). Wie der letztgenannte Forscher mitteilt, höhlen die betreffenden Vögel gewöhnlich selbst die Termitennester aus. „„Der Eingang wird auf der Unterseite des Nestes angefangen und fast senkrecht nach oben weitergeführt. Darauf wird in der Mitte des Termitenbaues das eigentliche Nest ausgehöhlt, nach oben und unten ausgewölbt, so daß das Ganze einer Retorte ähnlich sieht."" Auch in australischen Termitenbauten wurden von Saville-Kent mehrfach Vogelnester angetroffen, so daß es sich also um eine ziemlich verbreitete Erscheinung handeln dürfte."

„Welchen Sinn die eigenartige Termitenfreundschaft jener Vögel hat, ist noch nicht klar. Möglicherweise ist es das Schutzbedürfnis, welches die Vögel in die Gesellschaft der Termiten treibt (Belt). Schwerer einzusehen ist, wie es kommt, daß die Termiten den Eindringlingen nicht entgegentreten und sie auch beim Brutgeschäft nicht stören, obwohl sie doch physisch dazu durchaus nicht unfähig wären. Vielleicht bieten auch die Vögel ihrerseits den Termiten manches Angenehme dar, so daß die Duldung als Gegenleistung aufzufassen wäre? Wasmann rechnet jene Vögel zu den wirklichen Termitengästen und zwar zu den indifferent geduldeten Einmietern, den Synoeken." (Escherich, Die Termiten.)

Solange wir über diese eigenartigen Vergesellschaftungen nicht mehr wissen als bisher, werden wir sie mit Vorbehalt den Synoecien zurechnen dürfen.

Überall, wo bei Meeresbewohnern ein Tier einen selbst hergestellten Wohnraum benutzt (Schale, Röhre, Höhle u. dgl.), ist, falls dieser geräumig genug erscheint, auch einem anderen Tiere Gelegenheit gegeben, diese Wohnung mit zu benutzen. Natürlich haben wir es nur dann mit reiner Synoekie zu tun, wenn der Mitbewohner bei seinem „Hauswirte“ nicht mehr sucht als schützende Unterkunft, also nicht etwa an seiner Mahlzeit teilnimmt usw. Ob dies zutrifft, wenn sich der Ringelwurm Nereilepas furcata und Muscheln (Anomia) in dem Schneckenhause ansiedeln, welches Pagurus striatus bewohnt, muß ich dahingestellt sein lassen. Ebenso zweifelhafter Natur erscheint das Zusammenleben des Anneliden Harmothoe sarniensis mit Chaetopterus insignis, dessen Röhre er bewohnt, der Antinoe nobilis mit Terebella nebulosa, der Krabbe Pinnixia chaetopterana Stps. mit Chaetopterus pergamentaceus, der Pinnixia cylindrica mit Arenicola cristata u. a.

„Ganz besonders eigenartig sind die Lebensgewohnheiten der ‚Muschelwächter‘. Es sind dies kleine Krebse aus verschiedenen Gruppen, besonders Krabben aus der Familie der Pinnotheriden, doch auch Pontonien, selbst Flohkrebse (Gammariden). Die Pinnotheriden sind eine artenreiche Familie, deren frei lebende Glieder in Löchern und Höhlungen, auch in Korallen und Annelidenröhren sich aufhalten. Sehr viele Arten sind aber Entoeken mit eigenartigen Anpassungen geworden. Allein von der Gattung Pinnotheres kommen ein paar Dutzend Arten in Muscheln der verschiedensten Meere vor, in Placuna, Lima, Pecten, Meleagrina, Mytilus, Modiola, Pinna, Arca, Pectunculus, Tridacna, Tapes, Solen, Venus, Ostrea, Pholas usw. Ähnlich leben die Krabben der Gattungen Durckheimia, Xanthasia, Fabia, Ostracotheres, Conchodytes usw. Vielfach sind einzelne Arten auf eine oder einige Arten von Wirten beschränkt. So findet sich die bekannteste Art, Pinnotheres veterum L., von der schon die antiken Schriftsteller berichteten, im Mittelmeer in Pinna, in England auch in Modiola und Ostrea. Die nahe verwandte Art, P. pisum L., lebt in Ostrea, Mytilus, Modiola und Cardium. Pinnotheres ostreum wird an der ostamerikanischen Küste frei und in der Auster (Ostrea virginiana) gefunden. Alle diese Formen sieht man, wenn die Muschel ihre Schalen weit geöffnet hat, zwischen den Mantelfalten der Muschel hervorschauen und gelegentlich auch herausmarschieren. Naht eine Gefahr, so zieht sich die Krabbe hastig ins Innere der Muschel zurück, die dann alsbald ihre Schalen schließt. Es ist aber nicht wahrscheinlich, daß letztere der Warnung ihres Wächters bedarf, wenn er ihr auch manchmal von Nutzen sein mag.“ (Doflein, l. c.)

5. Paroecium, Nachbargenossenschaft.

Von den Synoecien kann man die Paroecien als weniger enge irreziproke Genossenschaften sondern. Sie kennzeichnen sich dadurch, daß ein Tier bei dem anderen Schutz sucht, ohne doch mit ihm die Wohnung zu teilen. Dennoch kann die Verbindung zwischen beiden Tierarten so eng werden, daß sie für das schutzsuchende Gesellschaftsmitglied lebensnotwendig wird.

Es scheint, als hätten wir ein solches Paroecium in der Vergesellschaftung von Fischen mit Medusen vor uns, z. B. bei Caranx trachurus L., dessen Jungfische gesellig leben und oft in der Begleitung von Medusenschwärmen beobachtet worden sind. Man nimmt an, daß die Fische die Gesellschaft der Medusen deshalb suchen, weil sie bei Gefahr zwischen den Nesselbatterien der Tentakeln Schutz finden. Warum aber werden sie von den Medusen nicht gefangen, die doch nachgewiesenermaßen Fische zu fressen imstande sind? Besitzen sie einen Schutz vor der Wirkung des Inhaltes der Nesselkapseln?

„Von einem Mittelmeerfische, Schedophilus medusophagus, hat man behauptet, daß er die Fangarme der Medusen abfresse; richtig ist nur so viel, daß man ihn häufig um die Medusen herumschwimmen sieht, aber es scheint sich um eine harmlose Symbiose zu handeln. Wenn im Herbste die schöne Cassiopeja borbonica (Cotylorhiza tuberculata) an der Oberfläche erscheint, beherbergt sie zwischen den Armen häufig junge und muntere Exemplare von Caranx trachurus. Lunel erhielt von der Insel Mauritius eine Crambessa palmipes in Weingeist, welche mit Caranx melampygus vergesellschaftet war, und erfuhr durch Robillard, daß das Zusammenleben beider ein gesetzmäßiges ist. Unter den Röhrenquallen sind die Physalien oder Galeerenquallen ihrer nesselnden Eigenschaften wegen geradezu gefürchtet, aber man sieht im Leben oft zahlreiche junge Fische sich munter zwischen ihren langen herabhängenden Fangfäden herumtreiben, und sie sind an diesem Aufenthaltsorte Nachstellungen gegenüber jedenfalls gut geschützt." (Keller[1].)

„In der Nordsee findet man nach Collet und Lunel und Sars bei Cyanea, Crambessa und Aurelia junge Dorsche (Gadus) von 3 cm Länge und Caranx melampygus, im Mittelmeer und Atlantischen Ozean bei den Rhizostomeen junge Caranx trachurus, Amphiprion, Scomberiden, Scorpaeniden. Sie schwimmen mit großer Vorsicht zwischen den Tentakeln durch und sind wohl daselbst geschützt vor manchen Verfolgern. Doch scheint es mir wahrscheinlich, daß physiologische Zusammenhänge besonderer Art es sind, welche sie unter die Medusenglocke führen. Auch ist beobachtet worden, daß sie die Mundarme ihres Gastgebers benagen und Teile davon abfressen. Nach Sars fressen sie auch an jenen sitzende parasitische Krebse. Semon beobachtete in Amboina junge Fische (Caranx auratus) unter der Glocke einer Meduse (Rhizostomide), die sie durch Stöße in einer Richtung fortzutreiben suchten. An der Küste von Neusüdwales hat man zwischen den mörderischen Nesselbatterien der Senkfäden von Physalia regelmäßig Scharen (6—10 Exemplare) von Nomeus gronovii, einem kleinen Fisch aus der Familie der Stromateiden, beobachtet. Beide Arten sollen sich gegenseitig keinen Schaden zufügen; die Fische halten sich so sehr zu

[1] Das Leben des Meeres. Leipzig 1895.

den sie wohl beschützenden Staatsquallen, daß sie unter jener gefunden werden, wenn die Strömung sie an den Strand wirft." (Doflein, l. c.)

Es hat den Anschein, als ob der Schutz, welchen die Fische durch die Nesseltiere genießen, den Hauptwert dieser Sozietät ausmache. Nebenher aber können sich wohl auch andersartige Beziehungen zwischen den heterotypischen Mitgliedern ausgebildet haben, die der Gesellschaft ein anderes Gepräge als das des reinen Paroeciums verleihen. Die spärlichen Beobachtungen aber ermöglichen es noch nicht, darüber ein abschließendes Urteil zu gewinnen.

Von einem anderen hierher gehörigen Falle berichtet Doflein (l. c., S. 275): „Im Japanischen Meer konnte ich einen kleinen Serranus beobachten, der sich stets zwischen die Kelche eines prachtvoll orangerot und gelb gefärbten Korallenstockes aus der Gattung Astraea zurückzog und ihre Umgebung nicht verließ, so daß er leicht mit den Korallen gefangen wurde. Dieser Fisch trug noch dazu die Uniform seiner Beschützerin, so daß er zwischen ihren Polypen infolge seiner schützenden Färbung kaum erkennbar war."

Über die Paroeken der Korallenriffe äußert sich Doflein (l. c., S. 276) wie folgt: „Die Massen festsitzender Nesseltiere, welche auf Korallenriffen vereinigt sind, bilden mit ihren Nesselkapseln, mit dem Gewirre ihrer Zweige und Äste, mit den Höhlen in ihrem toten und wachsenden Kalkskelette eine Menge von Schlupfwinkeln für unzählige Tiere. Nicht wenige davon sind so an dies Vorkommen gebunden, daß sie als Paroeken der Korallen bezeichnet werden können und dies durch allerhand Anpassungen dokumentieren. Fische, Krebse, Schnecken und Muscheln, Würmer, Seesterne und Seeigel von auffallendster Färbung und zum Teil höchst seltsamen Formen leben in diesen unterseeischen Blumengärten und erhöhen den Zauber ihres Anblickes. Sie können ohne Schaden so auffallend aussehen, denn sie können vor allen großen, gut sehenden und rasch beweglichen Feinden, vor allem Haien, Knochenfischen und Tintenfischen, sich in das Gewirre der Korallenstöcke zurückziehen. Viele der buntesten Fische der Welt, die mit Vögeln und Schmetterlingen an Farbenpracht wetteifern, findet man auf den Korallenriffen, und die grell gezeichneten kleinen Krabben aus der Gattung Trapezia kommen nur hier vor."

6. Metrokoinonium, Mütterbund.

Der Mütterbund ist eine Form der essentiellen irreziproken Sozietät, welche zur Bildung des sogenannten Allianzstaates bei manchen Ameisen führt. Wenn das befruchtete Weibchen einer Ameisenart die Fähigkeit verloren hat, selbständig eine Kolonie zu gründen, schließt es sich an das Weibchen einer anderen Art an, welches diese Fähigkeit noch besitzt, und läßt von ihm seine Brut mit aufziehen. Dabei liegt der Vorteil ganz auf einer Seite, und die so entstandene Sozietät ist irreziprok, wenn auch insofern essentiell, als die unselbständige Ameise allein durch sie die Möglichkeit zur Gründung eines Staates und zur Erhaltung ihrer Art gewinnt.

Der süd- und mitteleuropäische Strongylognathus testaceus Schenk lebt stets in gemischten Kolonien mit Tetramorium caespitum (L.) Mayr, die nach Wasmann so zustande kommen, daß sich ein befruchtetes Strongylognathusweibchen einem befruchteten Tetramoriumweibchen anschließt. Letzteres sorgt für die Brut der artfremden Mutter mit, und wenn die ersten Tetramoriumarbeiterinnen erschienen sind, übernehmen auch sie die Pflege der Brut der Strongylognathusmutter mit, die ihre Brutpflegeinstinkte in dem Maße verloren hat, daß sie ganz auf die andere Ameisenart angewiesen ist. Ursprünglich haben die Strongylognathus wohl Hilfsameisen geraubt. In dem Metrokoinonium ist dies deshalb nicht mehr nötig, weil die Tetramoriumkönigin beständig für den Ersatz der Hilfsameisen sorgt, die aus ihren eigenen Eiern hervorgehen. Es handelt sich also in dieser Sozietät weder um eine Adoptionsgesellschaft, noch um ein Dulobium. Beide Königinnen leben friedlich nebeneinander wie ihre Nachkommen, die allein von den Tetramoriumarbeiterinnen aufgezogen werden. Die Strongylognathusarbeiterinnen sind zum Kampfe und zum Raube anderer Ameisen nicht mehr fähig, werden aber auf Grund des Baues ihrer Mandibeln mit Recht als degenerierte Raubameisen aufgefaßt. Als solche ohnehin in ihrer Eigenschaft als Arbeitstiere rückgebildet und zu Kriegern geworden, haben sie auch noch ihre Tauglichkeit zu Kriegern verloren, und damit ist ihr sozialer Wert gleich Null geworden, weil sie weder arbeiten noch kämpfen.

„Da die Geschlechtstiere von Strongylognathus ungleich kleiner sind als die von Tetramorium, so ziehen die Arbeiterinnen des letzteren viel lieber jene als ihre eigenen auf; daraus resultiert die Zusammensetzung der Kolonien: einerseits eine große Anzahl Geschlechtstiere, dagegen sehr wenige Arbeiter von Strongylognathus, andererseits viele Tetramoriumarbeiter und wenig Tetramoriumgeschlechtstiere." (Escherich.)

7. Irreziprokes Symphorium.

Das Symphorium haben wir als akzidentielle Gesellschaftsform schon im ersten Teile dieses Buches kennen gelernt (S. 113). Es sei kurz wiederholt, daß es zustande kommt, wenn sich eine Tierart, ohne parasitär zu leben, auf der Körperoberfläche einer anderen Tierart dauernd ansiedelt oder nur vorübergehend festsetzt, ohne daß ein mutualistisches Verhältnis zwischen Träger und Getragenem besteht. Als Assoziation und als Sozietät ist das Symphorium immer heterotypisch und sekundär. Daß es als essentielle Gesellschaft nur irreziprok sein kann, weil wir für seine Mitglieder Mutualismus ausschließen, wurde schon hervorgehoben; von dem gleichfalls irreziproken Parasitismus, der als Ektoparasitismus eine gewisse äußere Ähnlichkeit mit ihm hat und sich auch phylogenetisch in manchen Fällen aus ihm entwickelt haben kann, unterscheidet sich der irreziproke Symphorismus dadurch, daß dem Körper des Trägers durch das getragene Tier keine Nahrung entzogen wird. Der Unterschied dem Parachorismus gegenüber liegt darin, daß die Parachoristen in, nicht auf ihren Wirten leben (ohne Parasiten zu sein) und nur Schutz in deren Körper suchen; und die Paraphagen endlich, soweit sie den Körper ihres Wirtes bewohnen, suchen bei diesem von ihm produzierte Nährstoffe und sind hierdurch von den Symphoristen verschieden.

Nach der gegebenen Definition würden wir in allen denjenigen Fällen Symphorismen vor uns haben, in welchen sich Cirripedien auf lebenden, frei beweglichen Wasserbewohnern ansiedeln. Die Vorliebe für im Wasser bewegte Gegenstände beweisen manche Cirripedien (Lepas anserifera L.) dadurch, daß sie sich an Schiffskiele festheften; andere dadurch, daß sie treibende Gegenstände zur Besiedelung wählen (Lepas pectinata Spengl.). Der Vorteil, welcher ihnen hieraus erwächst, besteht darin, daß sie in immer wechselnde nahrungspendende Gegenden getragen werden, und der Körper, der sie trägt, die ihnen selbst fehlende (sekundär verloren gegangene) Fähigkeit zum Ortswechsel ersetzt. Durch diese gemeinschaftliche Inanspruchnahme eines unbelebten, nur passiv bewegten Trägers entstehen natürlich noch keine Symphorismen, sondern höchstens Synchorismen. Besiedeln die Cirripedien dagegen lebende Tiere, so ist der Vorteil für sie derselbe, aber dann entsteht eine heterotypische Sozietät ohne Vorteil für den Träger, also ein irreziprokes Symphorium, wie z. B. bei Coronula balaenaris Gmelin und Tubicinella, die auf Walen festsitzen. Dabei werden von den Cirripedien bestimmte Bezirke ihres Trägers, dem sie nennenswerten Schaden nicht zuzufügen pflegen, bevorzugt. Die Tubicinellen z. B. besiedeln mit Vorliebe den oberen Teil des Kopfes, Coronula diesen sowie die Schwanz- und Brustflossen der Glattwale der Südsee. Das an nordischen Haien lebende Anelasma squalicola belästigt zweifellos seinen Träger dadurch merklich, daß es mit seinem Stiele tief in dessen Haut eingegraben sitzt. Chelonobia und Conchoderma besiedeln Seeschildkröten; Alepas findet man auf Haien und Seeschlangen.

Außer den erwähnten Cirripedien, denen selbst zwar, nicht aber ihrem lebenden Träger aus der Vergesellschaftung Vorteile erwachsen, da sie an den Aufenthaltsorten ihrer Träger die ihnen zusagende Nahrung ohne eigene lokomotorische Leistung finden, kennen wir noch andere Fälle heterogener irreziproker Vergesellschaftung, die wir als Symphorien anerkennen müssen. Für den irreziproken Symphorismus ist übrigens als Charakter gegenüber seiner akzidentiellen Form der Umstand zu betonen, daß der tragende Sozius frei beweglich sein muß, weil erst damit für das getragene Tier die

Möglichkeit gegeben ist, Vorteil aus der Vergesellschaftung zu ziehen. Bei dem akzidentiellen Symphorismus fällt dieser Vorteil eben darum fort, weil der Träger festsitzt.

Wenn z. B. die Rückenpanzer mancher Krabben von Polypenstöckchen besiedelt werden, so ist ein Vorteil, der dem besiedelten Krebse aus dieser Vergesellschaftung erwüchse, nicht zu erkennen; denn die Nesselbatterien der Hydranten, an die man als wirksame Verteidigungsmittel denken könnte, vermögen sicher dem Krebse keinen besseren Schutz zu bieten als sein eigener fester Panzer; und ob man in allen Fällen eine Maskierung annehmen dürfe, die dem Krebse vorteilhaft ist, darf bezweifelt werden. Andererseits aber wachsen die Aussichten auf einen reichlichen Beuteerwerb für die Polypen mit deren Ansiedelung auf einer beweglichen Unterlage, die sie an alle möglichen, ihnen sonst nicht zugänglichen Orte mit verschiedener für ihre Ernährung in Betracht kommender Lebewelt des Meeresbodens bringt, ganz bedeutend.

Sehr bemerkenswert ist die Vorliebe gewisser sessiler Peritrichen und Suktorien für lebende Schnecken, Crustaceen und Insekten, auf deren Schale oder Chitincuticula sie sich einzeln oder in großer Anzahl festsetzen, wobei sie häufig wie die symphoristischen Cirripedien bestimmte Körperteile ihres Trägers zur Anheftung auswählen, andere meiden. So sitzen die Spirochonen und Dendrocometes immer an den Kiemen von Gammarus, Tocophrya cyclopum Clap. u. L. mit Vorliebe an den Antennen von Cyclops, Tocophrya astaci Clap. u. L. an den Pleopodenborsten des Flußkrebses, Tocophrya elongata Clap. u. L. auf Schneckenschalen usw. Für diese Protozoen ergeben sich in ihrer Eigenschaft als teils strudelnde (Peritricha), teils mit Hilfe von Tentakeln ihre Beute fangende Organismen (Suctoria) aus dem Symphorismus ganz ähnliche Vorteile wie für die strudelnden Cirripedien und nesselnden Hydrozoen, Vorteile, die wesentlich darauf beruhen, daß die festsitzenden Tiere durch ihre Träger zu bewegten werden. Den Trägern erwächst aus dieser Vergesellschaftung niemals ein Vorteil; sie bleibt für sie gleichgültig oder wird nachteilig, z. B. dann, wenn ein von Vorticelliden ganz bedeckter und infolgedessen wie verschimmelt aussehender Cyclops durch die Menge seiner Epizoen in seiner Bewegungsfreiheit gehindert wird.

In der Vergesellschaftung jugendlicher Milben mit verschiedenen Insekten haben wir eine andere Form des Symphorismus vor uns. Bekannt ist die Tatsache, daß Mistkäfer (Geotrupes) und Totengräber (Necrophorus) häufig von Jugendformen der Parasitiden (Gamasiden) besiedelt sind, während die reifen Milben frei am Boden unter Laub u. dgl. leben. Die Jugendformen sind nun keineswegs, wie man wohl anzunehmen geneigt war, Parasiten der Käfer, sondern benutzen diese nur als Träger, an die sie sich anheften, um ihre Entwicklung zur Nymphe durchzumachen. Sie verlassen als

Nymphen ihren Träger wieder, sobald er sie an einen ihnen zusagenden Ort gebracht hat, und vollenden dann ihre metembryonale Entwicklung. Ähnlich verhält sich Gammasus fucorum Deg., eine Mitbewohnerin der Hummelnester, wenn ihre Nymphen vorübergehend im Haarpelze der Hummeln festsitzen. Der Vorteil, welcher diesen und anderen Milben aus dem Symphorismus erwächst, liegt darin, daß sie einmal am Körper ihrer Träger während einer Entwicklungsperiode einen gewissen Schutz finden, ferner aber auch an ihnen zusagende Örtlichkeiten getragen werden, welche ihnen die gesuchten Lebensbedingungen darbieten. Auf seiten des Trägers liegt bei dieser symphoristischen Vergesellschaftung kein Vorteil, meist auch kein Nachteil; nur kann er gelegentlich durch zahlreiche Milben zu stark belastet werden und dann vielleicht infolge von Entkräftung vorzeitig zugrunde gehen.

Als symphoristisch lebende Milben („Raumparasiten") der Apiden kommen zahlreiche Arten vor. Siehe darüber Graf Vitzthum, Zeitschrift für wiss. Insektenbiologie, S. 61 e. s.

Der Symphorismus kann auch Mittel zum Zwecke werden, um das Zustandekommen einer anderen Gesellschaftsform, des Syllestiums, zu ermöglichen oder zu erleichtern. Dafür liefern die Meloiden interessante Beispiele. Aus ihren in die Erde gelegten Eiern schlüpfen die sehr kleinen, von Fabricius als Pediculus apis benannten und in der Literatur seit Dufour als Triungulinus bekannten Larven, welche in der Nähe blühende Pflanzen, namentlich Kompositen, aufsuchen und in den Blüten versteckt auf Blumenbienen (Anthophora, Andrena, Eucera, Osmia, Halictus, Colletes, Nomada) warten. Sie gehen auf deren Körper über und halten sich an dessen Haaren mit Krallen und Kiefern fest, um in den Bau der Bienen zu gelangen. In dieser Vergesellschaftung handelt es sich zunächst um ein reines Symphorium, das aber alsbald dadurch zu einem Syllestium wird, daß der Triungulinus das Ei der Biene verzehrt. Nicht zur Syllestie führt dieser Symphorismus dann, wenn der Triungulinus andere Insekten zu Trägern wählt. „Die winzigen Triungulinuslarven verfehlen oft ihr Ziel, weil sie sich an alle behaarten Insekten heften, welche auf die von ihnen besetzten Blüten gelangen. Ich habe sie oft und zahlreich auf dem Haarpelz der Amphicomaarten angetroffen und auf ihnen allmählich zugrunde gehen sehen." (Reitter.) Über Metoecus vgl. Syllestium (S. 392).

Ob wir in der Vergesellschaftung der Schiffshalter (Echeneidiformes) mit Haien immer nur ein Symphorium oder gelegentlich auch ein Paraphagium vor uns haben, ist mit Sicherheit nicht bekannt. Man nimmt an, daß der Vorteil dieser merkwürdigen Fische, die sich auch an Schiffe festheften, darin bestehe, daß ihr Träger sie von Ort zu Ort bringt und ihnen so Gelegenheit gibt, in immer neuen Bezirken zu fischen. Sie selbst sind keine sehr ausdauernden Schwimmer und vermögen nur mit Hilfe ihrer

Träger weite Strecken zu durchmessen. Es mag nun wohl von der Beute des Haifisches auch gelegentlich etwas für die Echeneen abfallen, und dann würde es sich um Paraphagie handeln. Ob dies aber die Regel sei und das Zustandekommen der Vergesellschaftung wesentlich bedingt habe, kann bezweifelt werden. Gewiß kann aus einem Symphorium leicht ein Paraphagium werden; aber es scheint in unserem Falle doch, als habe die Sozietät, die den Haien keinerlei Nutzen und, wenn sie stark besetzt sind, durch Beeinträchtigen der Lokomotionsfähigkeit sogar Nachteile bringt, mehr symphoristischen als paraphagiellen Charakter.

Ein weiteres Beispiel dafür, wie selbst sehr bewegliche Tiere andere als Vehikel benutzen, liefern die pelagischen Krabben (Planes minutus L.), welche sich in der Nähe der Schwanzregion von Schildkröten festsetzen oder sich an andere Tiere anheften und sich von ihnen tragen lassen.

Den hier behandelten, dem Symphorium zugrunde liegenden irreziproken Symphorismus im Anschlusse an den vielfach geübten Brauch als „Raumparasitismus" zu bezeichnen, lehne ich ab, weil Raumparasitismus überhaupt ein unglückliches Wort ist. Im Parasitismus liegt der Begriff der Ernährung auf Kosten des Wirtes und ist ihm wesentlich. „Raumparasitismus" aber schließt gerade diesen Begriff aus, ohne daß seine Negation in dem Zusatze „Raum" zum Ausdrucke käme, ist also deswegen eine schlechte Bezeichnung, weil die unter ihm begriffenen Fälle überhaupt keine Formen des Parasitismus mehr sind.

8. Syncollesium, Verkittungsgesellschaft.

Als Verkittungsgesellschaft möchte ich eine eigenartige Form der irreziproken Sozietät bezeichnen, die wohl eine gewisse äußere Ähnlichkeit mit dem Symphorium besitzt, sich aber doch wesentlich von ihm unterscheidet. Sie ist da gegeben, wo ein Tier zur Herstellung seines Gehäuses die Gehäuse anderer Tierarten verwendet, ohne deren Bewohner zu vertreiben oder zu töten. Der Vorteil liegt hier im Gegensatze zu dem Symphorismus ganz allein auf seiten des Trägers, der die anderen, später von ihm gegen ihren Willen getragenen Tiere als brauchbare Bausteine benutzt, wobei es ihm nicht eigentlich auf den lebenden Weichkörper, sondern auf die Schale ankommt. Da aber die rechtmäßigen Insassen der so benutzten Schalen noch lange Zeit am Leben bleiben können, sind sie nolens volens mit ihrem Träger zu einer Tiergesellschaft verbunden, die in ihrer Eigenart von anderen Sozietäten zu unterscheiden ist und deren Mitglieder einerseits Trichopterenlarven, andererseits Schnecken und Muscheln sind. Während die meisten Trichopterenlarven zur Herstellung ihrer Gehäuse Sand, Steinchen und Pflanzenteile verspinnen, verwenden gewisse Limnophilusarten Molluskenschalen mit oder ohne ihre Insassen. Limnophilus flavicornis Fabr. klebt z. B. Sphärien, Bithynien, Planorben, Limnaen u. dgl.

zusammen, und man sieht dann die Schnecken oft noch lange verzweifelte Anstrengungen machen, an einer Unterlage festen Fuß zu fassen und sich frei zu bewegen. Dies gelingt auch gelegentlich einem kräftigeren Exemplare, und die Köcherfliegenlarve läßt sich dann bisweilen einige Zeit ruhig von der kriechenden Schnecke umhertragen.

9. Parachorium.

Die Gesellschaftsform, welche ich als Parachorium bezeichnen werde, ist ebenso wie das Symphorium wiederholt „Raumparasitismus" genannt worden. Weshalb ich das Verschwinden dieses höchst unglücklichen Ausdruckes aus der Terminologie befürworte, wurde a. a. O. schon auseinandergesetzt (S. 412).

Der Parachorismus ist dem Parasitismus deshalb nicht gleichzusetzen, weil der Parachorist im Gegensatze zum Parasiten nicht Nahrung, sondern nur Wohnung, schützende Unterkunft bei seinem Wirte sucht und findet. Daß das Bestehen eines Parachorismus den Übergang zum Parasitismus nahelegt und begünstigt, braucht kaum hervorgehoben zu werden.

Im Gegensatze zu den Symphoristen sind die Parachoristen derart vergesellschaftet, daß ein Tier (als aktives) in dem Körper des anderen Schutz findet, wobei der Wirt mehr oder minder empfindlich gestört und belästigt wird. Zufällige Parachorismen kommen häufig vor, und um einen solchen handelte es sich beispielsweise, als mich eine Lepisma, die sich schutzsuchend in meinen rechten Gehörgang gerettet hatte, arg belästigte. Hier interessieren uns jedoch wesentlich nur die normalen und regelrechten Fälle, von denen folgende als Beispiele angeführt sein mögen:

Nach Emery[1] dringt Fierasfer acus Kaup. in folgender Weise in Holothurien ein: Der Fisch sucht mit der Schnauze am Meeresboden. „Bemerkt er eine Holothurie, so kommt eine sichtbare Aufregung über ihn, er gleitet mit der Schnauzenspitze über das Tier bis zu einem Körperende hin. Ist es das Kopfende, so dreht er um, bis er den hinteren Körperpol erreicht hat. Dort faßt er Posten in der Nähe der Kloakenöffnung, durch welche in regelmäßigen Pausen das Atemwasser aus- und eingezogen wird. Öffnet sich die Pforte, um den Wasserstrom passieren zu lassen, so stürzt er sich wie der Blitz darauf und klemmt die Schnauze dazwischen. Nun wird das spitze Schwanzende umgebogen, am Körper, gewöhnlich an der rechten Seite, entlang geführt und am Kopfe vorbei in die Seegurke hineingestoßen. Dann schnellt der Kopf zurück, und unser Fisch steht nun mit dem Schwanze in der Holothurie verankert, aufrecht im Wasser. Die ganze Prozedur ist das Werk eines Augenblicks." (Emery.)

„Offenbar ist es der Strom des ausgestoßenen Wassers, der den Fierasfer zu seinem Kunststück anreizt; Emery gelang es wenigstens öfters, die Fische dadurch zu täuschen, daß er ihnen ein Stück Gummischlauch

[1] Fauna und Flora des Golfes von Neapel. Leipzig 1880.

vorhielt, aus welchem Wasser hervorströmte. Sie versuchten dann, hineinzuschlüpfen; quetschte er den Schlauch zu, so daß kein Wasser ausströmte, so taten sie es nicht."

„Der Seegurke ist der Eindringling anscheinend unsympathisch; man sieht wenigstens, wie sie sich durch Zusammenziehen des Hinterendes seiner zu entledigen sucht. In seltenen Fällen sollen die Seegurken dabei sogar die Eingeweide herauspressen, eine bei ihnen sehr beliebte Verteidigung gegen Angriffe. Allein das Sträuben hilft dem Tiere nichts, Stück für Stück rückt der Nadelfisch vorwärts, indem er sich die Pausen zunutze macht, wenn die Holothurie Atem holt, bis er ganz im Innern verschwunden ist."

„Die Seegurke besitzt als Ausstülpungen des Enddarmes zwei Kiemenbäume, von denen der eine mit der Körperwand verwachsen ist, der andere frei in die Leibeshöhle hineinhängt. In diesen, besonders in dem freien, findet man den Eingeweidefisch gewöhnlich, wenn man die Holothurie öffnet, und nur durch Verletzung der zarten Wände gelangt er von da in die Leibeshöhle. Die Anwesenheit ihres Einmieters scheint der Seegurke im allgemeinen keine großen Beschwerden zu machen. Anders wird die Sache, wenn mehrere sich dasselbe Wirtstier suchen. Emery berichtet, er habe bei den im Freien gefangenen Holothurien niemals mehr als drei Fierasfer auf einmal gefunden, in seinen Aquarien aber, wo die Unterkunft knapp war, sah er bis zu sieben Fische in eine Seegurke eindringen. Das war selbst dem geduldigen Stachelhäuter zu viel, er warf die Eingeweide aus, blähte den Hinterkörper und After mächtig auf und ging zugrunde. Aus dem leeren Körperschlauche guckten die Köpfe der Nadelfische, die sie zum Atmen hervorstreckten."

„Was unser Fierasfer in der Holothurie sucht, ist lediglich Schutz. Bei einer tropischen Art, Encheliophis vermicularis J. Müll., beobachtete aber Semper, daß sie die Eingeweide der Holothurie ausfraß; der Fisch wäre dann also vom Einmieter zum echten Schmarotzer geworden."

„Der Nadelfisch verläßt die Seewalze hauptsächlich des Nachts, um seiner Nahrung nachzugehen, die in kleinen Krustentieren besteht, vielleicht steckt er dabei gelegentlich auch nur den Kopf ein Stück heraus und schnappt nach vorüberschwimmenden Opfern; so hat es Emery wenigstens im Aquarium beobachtet. Auch zur Eiablage ... werden die Fische wohl ganz hervorkommen." (Steche, in Brehms Tierleben, 1914.)

„Die Fierasferiden sind übrigens nicht ausschließlich auf die Gastfreundschaft der Seewalzen angewiesen. Eine japanische Art lebt in den fünfeckigen, hochgewölbten Körpern der Seesterne aus der Gattung Culcita, und Fierasfer dubius von der Panamaküste verkriecht sich in der Perlmuschel (Meleagrina margaritifera), in deren Schalensubstanz gelegentlich ein abgestorbenes Exemplar des Fisches, vollkommen in Perlmuttersubstanz gebettet, gefunden wurde." (Doflein, l. c.)

Ein zweites Beispiel liefert uns der Bitterling (Rhodeus amarus Bl.), dessen Weibchen bekanntlich seine Eier mit Hilfe seiner Legeröhre der Malermuschel (Unio) anvertraut. Die Eier dringen, da sie in den mit der Mantelhöhle kommunizierenden Hohlräumen der Kiemen liegen, nicht in die Gewebe der Muschel selbst ein, entziehen ihrem Wirte auch nicht schmarotzend Körpersubstanzen; und ebensowenig sind die jungen Fischchen, die noch einige Zeit in den Kiemen und in dem Kloakenraume der Muschel leben, Parasiten. „Es muß . . . hervorgehoben werden, daß das Beherbergen der Fischeier und die Entwicklung dieser in den Kiemenfächern, wo sie Schutz und vor allem das nötige stets frische Wasser erhalten, der Muschel nicht im geringsten zu schaden scheint. Freilich werden um diese Zeit die Kiemenfächer etwas erweitert, aber dies scheint auch die ganze, vielleicht etwas unbequeme Wirkung auf die Muschel zu sein, die während und nach dieser sonderbaren Tracht in gleicher Weise ungestört fortlebt." (F. C. Noll.) Übrigens stammen die Eier, welche dieselbe Muschel in verschiedenen Altersstadien beherbergt, nicht alle von einem Bitterlingsweibchen.

Parachoristen sind wohl zweifellos viele, wenn auch nicht alle entoezischen Bewohner des Kanalsystems von Spongien. Sofern sie in den abführenden Abschnitten des Kanalsystems ihren Sitz haben, können sie nicht wohl Mitfresser der Nahrung sein, die sich der Schwamm zustrudelt; und wenn sie ihren Wirt nicht in anderer Weise belästigen und sich nicht auf seine Kosten ernähren, sind sie nichts anderes als ziemlich harmlose Parachoristen, die ihren Lebensunterhalt unabhängig von dem Schwamme erwerben und seinen Körper nur als Wohnung benutzen. Als solche kommen in Frage: Hydroidpolypen, Actinien, Polychäten, Ophiuroiden, Crustaceen.

10. Parasitium, Schmarotzgesellschaft..

Der Parasitismus, welcher eine eigenartige irreziproke Vergesellschaftung artverschiedener Tiere mit sich bringt, soll uns hier nicht speziell beschäftigen. Er muß nur, sofern er Sozietät ist, berücksichtigt, eingeordnet und gegen die anderen Sozietätsformen, die wir unterschieden haben, abgegrenzt werden. Immer erweist er sich dadurch als essentiell, daß ein Mitglied der Gesellschaft mindestens in seiner Ernährung mehr oder minder auf die Existenz des anderen angewiesen ist, wobei die Nahrung aus assimilierter Körpersubstanz des Wirtes, die für diesen wertvoll ist und deren Entziehung für ihn einen (wenn auch nicht selten kaum merklichen) Verlust bedeutet, bestehen muß, wenn es sich nicht um bloße Paraphagie handeln soll.

Der Parasitismus ist keineswegs leicht und immer scharf als solcher von anderen Beziehungen der Tiere zueinander zu unterscheiden. Er hat mit anderen irreziproken Sozietäten das dadurch gekennzeichnete Verhältnis zwischen Wirt und Gast gemeinsam, daß aller Nachteil auf seiten des Wirtes, aller Vorteil auf seiten des Gastes liegt.

Bei eingehender Betrachtung ergeben sich alle nur denkbaren Stufen des Parasitismus, deren höchste da erreicht ist, wo der Parasit nicht nur in seiner Ernährung, sondern auch in seinem Aufenthalte völlig an den Wirt gebunden ist. Wenn diese Stufe als unzweifelhaftester Parasitismus sicher erkannt werden kann, so geht sie doch durch alle möglichen Zwischenstufen in Beziehungen über, denen gegenüber die Bezeichnung Parasitismus nicht mehr angebracht erscheint. Man darf zweifellos nicht jedes Tier als phytophagen oder sarkophagen Schmarotzer nur darauf hin ansprechen, daß es auf organische Nahrung angewiesen ist, diese im lebenden Zustande verzehrt, dem lebenden Organismus entnimmt. Aber wo man den Parasitismus beginnen lassen wolle, ist eine Frage, die objektiv nicht leicht zu entscheiden ist.

Das Verhältnis des Parasitismus zu ihm verwandten Sozietätsformen wurde bei deren Besprechung schon erörtert. Da über ihn eine umfangreiche Literatur besteht, kann an dieser Stelle von seiner Einteilung in gewisse, zum Teil wenig scharf umschriebene Formen (Ento- und Ektoparasiten, monophage und polyphage Schmarotzer, Zellschmarotzer, Blutsauger usw.) ebenso abgesehen werden wie von der Anführung ihn erläuternder Beispiele.

Schlußbemerkungen.

Die Hauptaufgabe, welche sich das vorliegende Buch gestellt hat, besteht darin, unsere tatsächlichen Kenntnisse über tierische Gesellschaften systematisch zu ordnen und bestimmte Begriffe derart zu schaffen, daß die Einordnung jeder wirklich vorhandenen Tiergesellschaft in dieses System möglich werde.

Wenn dieses Ziel nicht vollkommen erreicht worden ist, so könnten zwei Mängel dafür verantwortlich zu machen sein: der eine würde möglicherweise in der Unzulänglichkeit des Systems, der andere in der ungenügenden Kenntnis der gegebenen Gesellschaft begründet sein. Läge der Fehler im System, so ließe sich dem durch einen weiteren Ausbau abhelfen. Man kann ja leicht etwa fehlende Kategorien dem sich herausstellenden Bedarfe entsprechend neu schaffen und einordnen, und man wird auch, wie dies wiederholt angedeutet worden ist, die einzelnen Kategorien noch weiter spezifizieren können. Wenn von dieser Aufteilung in manchen Fällen abgesehen wurde, so geschah es, um die Übersichtlichkeit nicht zu sehr zu beeinträchtigen. Die größeren Schwierigkeiten liegen zweifellos im Stoffe selbst; denn bei mangelhafter Kenntnis einer Tiergesellschaft können wir diese natürlich auch entweder gar nicht oder nur vorläufig und mit Vorbehalt ihrem Wesen nach beurteilen und in das System einordnen. Da wir nun in der Tat einer ganzen Anzahl in diesem Buche angeführter und anderen, unberücksichtigt gebliebenen Tiergesellschaften gegenüber auf Schwierigkeiten in der Beurteilung stoßen, wird sich der hieraus folgende

Mangel auch in unserem Systeme fühlbar machen, ein Mangel, der die Brauchbarkeit des aufgestellten Systems jedoch nicht in Frage stellen und den Prinzipien, auf welchen es aufgebaut ist, nicht zur Last fallen muß. Jedes andere zurzeit mögliche System würde mit denselben Mängeln behaftet sein und könnte, allein gegen sie sich wendend, dem hier geschaffenen nicht ablehnend und feindlich gegenübertreten. Wohl ist ein anderes und besseres System nicht unmöglich; aber wenn ich seine Konstruktion jetzt schon für möglich hielte, hätte ich sie an Stelle des gegebenen Systems auszuführen versucht.

Wurde mit dem aufgestellten System eine Grundlage geschaffen, auf der eine Orientierung möglich ist und auf der sich weiterbauen läßt, so würde schon darin allein der vorliegende Versuch seine Rechtfertigung finden. Aber er beschränkt sich nicht auf die Erörterung rein systematischer Fragen, sondern greift auf alle Gebiete der Soziologie über, um seinem Stoffe besser gerecht zu werden. Dabei traten die verschiedensten Probleme an den Verfasser heran und mußten wenigstens gestreift werden, wenn es auch vorgezogen wurde, ein tieferes Eindringen in sie, so verlockend es oft sein mochte, mit Rücksicht auf den Hauptzweck des Buches zu unterlassen; und es war nicht der Hauptzweck, die gesamte Tiersoziologie mit allen ihren wissenschaftlichen und philosophischen Fragen erschöpfend zu behandeln. Daher konnte auch der Standpunkt des Verfassers oft nur angedeutet, nicht aber eingehend begründet werden. In erster Linie sollte der empirische Stoff gesichtet und geordnet werden, um einer künftigen Tiersoziologie den Platz zu schaffen, auf dem sie ihr Gebäude, für welches hier nur einige Bausteine mit herbeigeschafft wurden, aufführen könne. Diese notwendige Vorarbeit, bis dahin nur teilweise in Angriff genommen und oft auf bestimmte Tiergruppen beschränkt, mußte zuerst unter ständigem Blicke auf das ganze Gebiet geleistet werden.

Wenn wir die Formen der Gesellschaftsbildung in ihrer Gesamtheit überschauen, so sehen wir mehrere Punkte, von denen sie ausgegangen ist, sowie von diesen Wurzelpunkten aus aufwärts führende Linien, auf welchen ihre höheren Stufen liegen. Bald ist der Endpunkt einer Linie von ihrem Fußpunkte weit entfernt und bezeichnet einen Zustand hoher Vollkommenheit, wie z. B. bei den Ameisen- und Bienenstaaten; bald bleibt die Linie kurz und erscheint dann bisweilen wie ein abgebrochener Weg zu einem Ziele, das auf ihm nicht erreicht werden konnte oder wenigstens nicht erreicht worden ist. Da die Ausgangspunkte dieser Entwicklungslinien nicht zusammenfallen, ja oft sehr weit voneinander entfernt liegen, kann auch von einer monophyletischen Entstehung sozialen Lebens nicht die Rede sein.

Zur Erläuterung dieser Tatsache sei auf den Parasitismus hingewiesen, der auf recht verschiedener Basis hat entstehen können und zweifellos auch entstanden ist. Es wird kaum bestritten werden, daß Parasitismus sich leicht aus einem Symphorismus entwickeln konnte, indem sich das getragene

Tier zu eigenem Nutzen mehr an seinen Träger anpaßte und dessen Körper auch für seine Ernährung in Anspruch nahm. Die Buphagaarten sind aller Wahrscheinlichkeit nach aus Phagophilen zu Parasiten geworden; und Symphorismus und Phagophilie sind keineswegs gemeinsamen Ursprungs. Die Epiparaphagen konnten leicht Parasiten werden (Mallophagen); aber die Paraphagie ist hier nicht aus dem Symphorismus oder der Phagophilie entstanden, noch hat sie mit ihnen gemeinsame Wurzel. Auch aus einem Parachoristen kann ein Parasit werden (Encheliophis vermicularis J. Müll., S. 414); und doch sucht der Parachorist bei der Tierart, mit der er vergesellschaftet ist, ursprünglich nicht dasselbe wie der Epiparaphag, Phagophile oder Symphorist. Von einer einheitlichen phylogenetischen Entstehung des Parasitiums als Gesellschaftsform kann also gar keine Rede sein.

Schon die Tatsache, daß dieselbe Gesellschaftsform bei Tieren von so verschiedener systematischer Stellung auftreten kann, daß sie gewiß nicht in dem Verdachte der Abstammung voneinander stehen können, beweist, daß an eine monophyletische Entstehung der Gesellschaftsformen nicht gedacht werden kann. Das einzige, was geschehen kann und soll, um phylogenetische Zusammenhänge aufzudecken, ist, innerhalb einer Gruppe des zoologischen Systems, also bei genetisch verwandten Tieren, aufeinander folgende Stufen der Vergesellschaftung miteinander zu vergleichen und sie daraufhin zu prüfen, ob sie voneinander abgeleitet werden können. Dabei werden wir jedoch nicht erwarten dürfen, ein unmittelbares, in allen seinen Komponenten gegenwärtiges Bild des Werdeganges einer Gesellschaft zu erhalten, sondern wir werden nur noch vorgefundene Stufen als solche ansprechen können, welche möglicherweise von anderen bekannten Gesellschaftsstufen überwunden worden sind; d. h. wir werden nicht sagen dürfen: eine existierende Gesellschaftsform ist die wirkliche noch vorhandene Vorstufe, über welche sich eine andere hinausentwickelt hat. So sahen wir bei den sozialen Hymenopteren zwar alle Sozietätsformen vom Werte einer Familie aus der Brutpflege hervorgehen, von dieser gemeinsamen Wurzel aus aber divergente Wege einschlagen.

Wie der Insektenstaat mehrfach und wiederholt in Unabhängigkeit von unter denselben Begriff fallenden Sozietäten entstanden ist (man denke an die Termiten und Hymenopteren), so kann auch der Familie kein monophyletischer Ursprung zugesprochen werden. Eine Wanzenfamilie hat mit einer Ohrwurm- oder Skorpionsfamilie ebensowenig phylogenetisch etwas zu tun, wie eine Vogelfamilie mit einer Fisch- oder Säugetierfamilie; und die Grundlagen, auf welchen Familien entstanden sind, erscheinen keineswegs überall als dieselben, wie der Vergleich einer Blattlausfamilie mit einer Rebhuhn- oder einer Stichlingsfamilie zeigt. Ähnliches kann man leicht für andere Vergesellschaftungsformen nachweisen, daher die Aufstellung eines Stammbaumes für sie ganz unmöglich ist. Ein genealogisch-soziologisches System läßt sich nicht konstruieren.

Wir sind wohl in der Lage, gewisse Bedingungen als günstig für die Entstehung oder Erstarkung und qualitative Steigerung sozialer Triebe zu erkennen, wobei die Ehe z. B. ebensowohl ein geeigneter Boden ist wie die Familie in irgendeiner ihrer Formen; denn wenn die Begattung notwendig wenigstens zwei Tiere verschiedenen Geschlechts für einige Dauer zu einer Gesellschaft zusammenschließt, so kann auch jede Art der Zuneigung, des engeren Anschlusses an den Gatten, die nicht rein sexuell bedingt sind, auf dieser Grundlage günstigen Boden finden (ohne es zu müssen, wie die zahlreichen Fälle äußerst lockerer Ehebündnisse lehren); und das gleiche gilt für die Familie, deren Mitglieder, wenn überhaupt primär miteinander irgendwie verbunden, eben damit schon hinsichtlich der Entstehung und Betätigung sozialer Gepflogenheiten vorteilhaft gestellt sind. Aber auf dieser Basis entstehen doch nicht immer höhere Sozietäten, sie reicht also allein für deren Begründung nicht aus. Selbst die Familiensozietät entsteht nicht immer, obwohl die Eltern ihre Kinder noch erleben oder sonst die bekannten Bedingungen erfüllt sind, unter welchen sie sich in anderen Fällen gebildet hat. Dann fehlt den Eltern oder den Geschwistern eine soziale Qualifikation, über deren Entstehung wir nichts wissen, nicht aber der Boden und das Betätigungsfeld für diese, die mit den Kindern, ihrem primären Beisammensein und mit der materiellen Beziehung zwischen Erzeugern und Erzeugten, gegeben sind.

Die sozialen Triebe, mögen sie sexuellen oder anderen Ursprungs sein, ihrem ersten Werden nach zu begreifen, ist uns indessen unmöglich. Daher kann auch eine sich in ihren möglichen Grenzen haltende Entwicklungsgeschichte der Gesellschaftsformen nur in dem Sinne gefaßt werden, daß man eine Sozietätsform auf eine andere, primitivere bezieht und als deren Weiterentwicklung nachweist (oder wenigstens als aus ihr entstandene höhere Stufe wahrscheinlich macht), nicht aber so, daß wir die Entstehung eines vergesellschaftenden Triebes aus dem anderen nachzuweisen unternehmen könnten. Die Entwicklungsgeschichte der inneren Qualifikation solcher geselligen Tiere, die auf Grund sozialer Instinkte gesellig sind, kann so lange nicht geschrieben werden, wie wir über die Entstehung der Instinkte auseinander gar nichts wissen und nicht einmal beweisen können, daß nicht ein konsoziierender Trieb als völliges Novum unabhängig von schon vorhandenen aufzutreten vermöchte.

Noch einige Worte über die Bewertung der Person als Sozietät, der Kolonie als Person! In uns selbst sehen wir, sofern wir Zellstaat sind, das Einzelbewußtsein der Zelle aufgehoben und nur ein einziges, die ganze Zellsozietät umfassendes und zur Individualität, zum Ich stempelndes Bewußtsein. Die Sozietät ist so fest und innig, daß in ihr die Einzelzelle mit ihrem Ich völlig auf- und untergeht. Das gleiche dürfen wir für alle Metazoen annehmen; gilt es aber auch schon für die Volvoxkolonie? Ist diese schon in dem Sinne Person, daß von einem kolonialen Ichbewußtsein gesprochen werden könnte? Die Frage ist wohl erlaubt; sie zu beantworten unternehme ich nicht, weil ich nicht gern über Dinge spreche, von denen ich nichts weiß.

Das genetische Analogon zur höchsten Teilungskolonie, der Metazoenperson, ist die uns bekannte vollkommenste Knospungskolonie, der Siphonophorenstock. Fühlt sich dieser ganze Stock als Einheit, als Person, als Einzeltier, oder empfindet sich jedes seiner heteromorphen Individuen (Knospen) als Person, wenn auch in Relation zum Ganzen? Und wie weit hinab reicht etwa dieses Empfinden in der Reihe der essentiellen Knospungskolonien? Der materielle Zusammenhang zwischen den morphologischen Individuen legt die Vermutung nahe genug, daß sich jede Knospungskolonie als Ganzes, als Einheit im Sinne einer Person fühlt. Tun es auch die Konkreszenzkolonien, oder entspricht bei ihnen das Sicheinsfühlen dem Kollektivbewußtsein vieler gesonderter und nur gesellig, nicht materiell verbundener Personen? Das aus Ei und Spermatozoon verschmolzene Metazoon beweist, daß eine völlige Verschmelzung zweier Personen in eine möglich ist.

Vermöchten wir alle diese Fragen zu beantworten, so wäre kein Zweifel mehr, wo die Person anfängt und die Kolonie aufhört. Wir sehen aber leider alle Organismen außer uns selbst unmittelbar nur von außen und vermögen nicht weit in ihr inneres Wesen einzudringen, dies auch nur auf ganz unsicheren Wegen. Daher bleiben wir an der morphologischen Oberfläche haften, und der eigentliche Schlüssel zum vollen Verständnisse ist nicht in unserer Hand.

Wo das materielle Band fehlt, welches die Mitglieder einer Gesellschaft zu einer morphologischen Einheit verbindet, kann ein einheitliches persönliches Gesellschaftsbewußtsein nicht mehr entstehen. Die Gesellschaft löst sich in Personen auf, jede Person fühlt oder weiß sich nur noch als einer Genossenschaft zugehörig. Das, was die Mitglieder verbindet, ist immaterieller Natur, das einigende Band ist intellektueller Art. Die Zusammenrottung ist von außen her motiviert, wenn auch wesentlich bedingt durch die subjektive Bestimmtheit der Reaktionsweise einer Tierart (Instinkt, Veranlagung, Trieb, innerer Zustand, Charakter). Das persönliche Bewußtsein steigert sich zum Kollektivbewußtsein, ohne doch selbst unterzugehen.

Kolibri 360 GmbH
Ferdinand-Jühlke-Straße 7
99095 Erfurt, Deutschland
produktsicherheit@kolibri360.de